Botulinum Toxins:
Cosmetic and Clinical Applications

肉毒毒素

医学美容与临床应用

主编　〔美〕乔尔·L.科恩（Joel L. Cohen）
　　　〔美〕戴维·M.奥茹格（David M. Ozog）
　　　〔美〕丹尼斯·A.波尔托（Dennis A. Porto）
主审　蒋海越
主译　王永前　房　林

WILEY Blackwell

北京科学技术出版社

著作权合同登记　图字：01-2018-0598

图书在版编目（CIP）数据

肉毒毒素：医学美容与临床应用 /（美）乔尔·L. 科恩（Joel L. Cohen），（美）戴维·M. 奥茹格（David M. Ozog），（美）丹尼斯·A. 波尔托（Dennis A. Porto）主编；王永前，房林主译 . — 北京：北京科学技术出版社，2024.1
书名原文：Botulinum Toxins: Cosmetic and Clinical Applications
ISBN 978-7-5714-2972-0

Ⅰ. ①肉… Ⅱ. ①乔… ②戴… ③丹… ④王… ⑤房… Ⅲ. ①肉毒毒素−应用−美容术−研究 Ⅳ. ①R625

中国国家版本馆CIP数据核字（2023）第054084号

策划编辑：何晓菲		电　话：0086-10-66135495（总编室）	
责任编辑：陈　卓		0086-10-66113227（发行部）	
责任校对：贾　荣		网　址：www.bkydw.cn	
图文制作：北京永诚天地艺术设计有限公司		印　刷：北京捷迅佳彩印刷有限公司	
责任印制：吕　越		开　本：889 mm × 1194 mm　1/16	
出 版 人：曾庆宇		字　数：480 千字	
出版发行：北京科学技术出版社		印　张：19.75	
社　址：北京西直门南大街16号		版　次：2024年1月第1版	
邮政编码：100035		印　次：2024年1月第1次印刷	
ISBN 978-7-5714-2972-0			

定　　价：258.00元

主编简介

〔美〕乔尔·L. 科恩（Joel L. Cohen）

医学博士，AboutSkin 皮肤科和皮肤外科主任，科罗拉多大学皮肤医学系临床副教授，加州大学尔湾分校皮肤医学系临床助理教授。

〔美〕戴维·M. 奥茹格（David M. Ozog）

医学博士，C.S. Livingood 皮肤科主席，亨利福德医院皮肤科主席及美容皮肤科主任，韦恩州立大学助理教授。

视频编辑

〔美〕丹尼斯·A. 波尔托（Dennis A. Porto）

医学博士，亨利福德医院皮肤科医生。

编者名单

Alan Ackerman, PhD
Master Medical Scientific Liaison, Retired Ackerman LLC
Greeley, USA

Ki Young Ahn, MD (PhD)
Director
Dr. Ahn's Aesthetic & Plastic Surgical Clinic
Daegu, South Korea

Murad Alam, MD (MSCI, MBA)
Professor and Vice-Chair
Department of Dermatology
Section of Cutaneous and Aesthetic Surgery
Departments of Dermatology
Otolaryngology, and Surgery
Northwestern University
Chicago, USA

Shawn Allen, MD (FAAD, FACMS)
Director and Founder
Dermatology Specialists
Boulder, USA

Assistant Clinical Professor
University of Colorado
Department of Dermatology
Boulder, USA

Ada Regina Trindade de Almeida, MD
Medical Assistant
Dermatology Clinic
Hospital do Servidor Público Municipal de
São Paulo
São Paulo, Brazil

Cheré Lucas Anthony, MD
Medical Director
Rendon Center for Dermatology and AestheticMedicine
Boca Raton, USA

Voluntary Faculty
Dermatology and Cutaneous Surgery
University of Miami, Miller School of Medicine
Miami, USA

John P. Arkins, BS
DeNova Research
Chicago, USA

Eileen Axibal, MD
Department of Dermatology
University of Colorado
Aurora, USA

Lakhdar Belhaouari, MD
Director
Centre de Chirurgie Esthétique et Medecine
Esthétique Jules Guesde
Toulouse, France

Anthony V. Benedetto, DO (FACP, FCPP)
Clinical Professor of Dermatology
Perelman School of Medicine
University of Pennsylvania
PA, USA

Medical Director
Dermatologic SurgiCenter
Philadelphia and Drexel Hill
PA, USA

Brian S. Biesman, MD (FACS)
Assistant Clinical Professor Ophthalmology
Dermatology, Otolaryngology
Vanderbilt University Medical Center
Nashville, TN, USA

Donna Bilu Martin, MD (FAAD)
Dermatologist, Premier Dermatology
Aventura, USA

Volunteer Professor of Dermatology and
Cutaneous Surgery
Miller School of Medicine University of Miami
Miami, USA

Andrew Blitzer, MD (DDS, FACS)
Director
NY Center for Voice and Swallowing
Disorders

Senior Attending Physician
St. Luke's/Roosevelt Hospital
Professor of Clinical Otolaryngology
Columbia University College of Physicians and Surgeons
New York, USA

Alastair Carruthers, FRCPC
Clinical Professor
Department of Dermatology and Skin
Science
University of British Columbia
Vancouver, Canada

Jean Carruthers, MD (FRCS(C), FRCOphth)
Clinical Professor
Department of Ophthalmology and Visual
Sciences
University of British Columbia
Vancouver, Canada

Lesley F. Childs, MD
Attending Physician
Assistant Professor of Laryngology,
Neurolaryngology, and Professional Voice
UT Southwestern, Dallas, TX

Chinobu Chisaki, MD
Medical Assistant
Dermatology Clinic
Hospital do Servidor Público Municipal de
São Paulo
São Paulo, Brazil

Joel L. Cohen, MD (FAAD, FACMS)
Director
AboutSkin Dermatology and DermSurgery
Greenwood Village and Lone Tree
Colorado, USA

Associate Clinical Professor
University of Colorado Department of
Dermatology
Denver, USA

Assistant Clinical Professor
University of California Irvine Department
of Dermatology
Irvine, USA

Carolee M. Cutler Peck, MD
Ophthalmic and Plastic and Reconstructive
Surgeon
SouthEast Eye Specialists
Knoxville, USA

Steven H. Dayan, MD (FACS)
Clinical Assistant Professor of
Otolaryngology
Chicago Centre for Facial Plastic Surgery
University of Illinois Chicago
Chicago, USA

Koenraad De Boulle, MD
Aalst Dermatology Clinic
Aalst, Belgium

Chérie M. Ditre,MD
Associate Professor
Department of Dermatology
University of Pennsylvania School of
Medicine
Philadelphia, USA

Jason J. Emer,MD
Cosmetic Dermatology and Body
Contouring
Private Practice
Beverly Hills, CA

Ramin Fathi,MD
Resident Physician
Department of Dermatology
University of Colorado
Aurora, USA

Lauren Fine, MD (FAAD)
Associate Dermatologist & Cosmetic Fellow
Advanced Dermatology, LLC
Chicago, USA

Timothy Corcoran Flynn, MD
Clinical Professor of Dermatology
University of North Carolina at Chapel Hill
Chapel Hill, USA

Medical Director
Cary Skin Center
Cary, USA

Conor J. Gallagher, PhD
Executive Director Medical Affairs
Facial Aesthetics
Allergan plc
Irvine, USA

Hayes B. Gladstone, MD
Gladstone Clinic
San Ramon, USA

Dee Anna Glaser, MD
Professor and Interim Chairman
Department of Dermatology
Saint Louis University School of Medicine
Saint Louis, USA

Richard G. Glogau, MD
Clinical Professor of Dermatology
University of California San Francisco
USA

Michael H. Gold, MD
Medical Director
Gold Skin Care Center
Nashville, USA

David J. Goldberg, MD (JD)
Clinical Professor of Dermatology
Department of Dermatology
Icahn School of Medicine at Mount Sinai
New York, USA

Skin Laser and Surgery Specialists of New
York and New Jersey
New York, USA

TimothyM. Greco, MD (FACS)
Clinical Assistant Professor
Department of Otolaryngology-Head and
Neck Surgery
Division of Facial Plastic Surgery
University of Pennsylvania School of
Medicine
Philadelphia, USA

Ryan M. Greene, MD (PhD, FACS)
Director
Plastic Surgery & Laser Center
Fort Lauderdale, USA

James L. Griffith, MD (MSci)
Dermatology Resident
Department of Dermatology
Henry Ford Hospital
Detroit, USA

Camile L. Hexsel, MD (FAAD, FACMS)
Dermatologist and Dermatologic Surgeon
MadisonMedical Affiliates
Mohs Surgery
Glendale andWaukesha
USA

Dóris Hexsel, MD
Dermatologist and Dermatologic Surgeon
Brazilian Center for Studies in Dermatology
Porto Alegre, Brazil

Matthias Imhof, MD (DALM)
Board Certified Dermatologist and
Allergologist
Aesthetische Dermatologie imMedico Palais
Bad Soden, Germany

Julia D. Kreger,MD
University of Colorado Dermatology
Colorado, USA

Ulrich Kühne, MD (DALM)
Board Certified Dermatologist and
Allergologist
Aesthetische Dermatologie im Medico
Palais
Bad Soden, Germany

Matteo C. LoPiccolo,MD
Henry Ford Health System
Department of Dermatology
Detroit, USA

Stephen Mandy, MD (FAAD)
Volunteer Professor of Dermatology and Cutaneous Surgery
Miller School of Medicine University of Miami
Miami, USA

Premier Dermatology
South Beach Dermatology
Miami Beach, USA

Suveena Manhas-Bhutani, MD
Sadick Dermatology and Research
New York, USA

Ellen S.Marmur, MD (FAAD)
Director, Marmur Medical
Mount Sinai School of Medicine
Department of Dermatology
New York, USA

Adam R. Mattox, DO (MS)
Micrographic Surgery & Dermatologic
Oncology Fellow
Department of Dermatology
Saint Louis University School of Medicine
Saint Louis, USA

Gary D. Monheit, MD
Total Skin and Beauty Dermatology Center
PC Private Practice
Associate Clinical Professor
Department of Dermatology
Department of Ophthalmology
University of Alabama at Birmingham
Birmingham, USA

Girish S. Munavalli, MD (MHS, FACMS)
Medical Director, Dermatology, Laser, and
Vein Specialists of the Carolinas, PLLC
Charlotte, USA

DavidM. Ozog, MD (FAAD, FACMS)
Chair, Department of Dermatology
C.S. Livingood Chair in Dermatology
Director of Cosmetic Dermatology
Division of Mohs and Dermatological
Surgery
Henry Ford Hospital
Detroit, MI, USA

Mee young Park, MD (PhD)
Department of Neurology
Yeungnam University
College of Medicine
Daegu, South Korea

Dennis A. Porto, MD
Department of Dermatology
Henry Ford Hospital
Detroit, USA

Molly C. Powers, MD
Dermatology Senior Resident
Department of Dermatology
Henry Ford Hospital
Detroit, USA

Marta I. Rendon, MD (FAAD, FACP)
Medical Director, Rendon Center for
Dermatology and AestheticMedicine
Boca Raton, USA

Voluntary Associate Clinical Professor
University of Miami
Dermatology Department
Miami, USA

Scott Rickert, MD (FACS)
Attending Physician
Assistant Professor of Otolaryngology,
Pediatrics, and Plastic Surgery
NYU Langone Medical Center
New York, USA

Farhaad R. Riyaz, MD
Henry Ford Health System
Department of Dermatology
Detroit, USA

Neil S. Sadick, MD (FACP, FAAD, FAACS, FACPh)
Clinical Professor
Weill Cornell Medical College
Cornell University
New York, USA

Roberta Sengelmann, MD
President and Owner
Santa Barbara Skin Institute
Associate Clinical Professor
UCI Dermatology
Santa Barbara, USA

Carolina Siega, BSc
Biologist
Brazilian Center for Studies in Dermatology
Porto Alegre, Brazil

Rachel Simmons, MD (FAAD)
Dermatologist
Dermatology Specialists
Boulder, USA

Kevin C. Smith, MD (FRCPC (DERM))
Private Practice Dermatologist
Niagara Falls
Ontario, Canada

Amy Forman Taub, MD
Director
Founder
Advanced Dermatology, LLC
Assistant Professor
Northwestern UniversityMedical School
Chicago, USA

Assistant Clinical Professor
Northwestern University
Lincolnshire, USA

Neal D. Varughese, MD (MBA)
Skin Laser and Surgery Specialists of New
York and New Jersey
New York, USA

HeidiWaldorf, MD
Mount Sinai School of Medicine
Department of Dermatology
New York, USA

主译简介

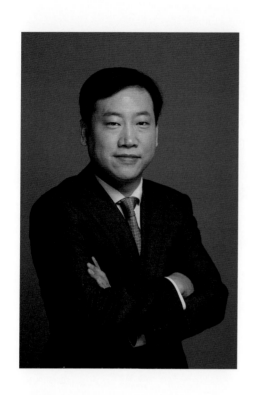

王永前

　　医学博士，主任医师，中国医学科学院整形外科医院副院长，北京协和医学院博士研究生导师。担任中华医学会整形外科分会第十届全国委员，中国康复医学会修复重建外科委员会第九届全国委员，北京医学会医学美学与美容学分会秘书长，北京医疗整形美容业协会秘书长，北京市医疗整形美容质量控制和改进中心主任，《中华整形外科杂志》编委。曾获北京医师协会第六届北京优秀医师奖，北京协和医学院教学名师奖。

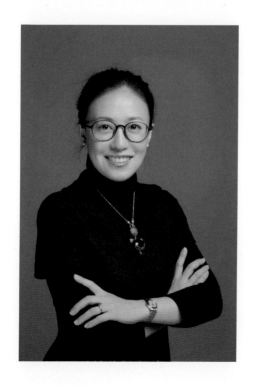

房　林

　　医学博士，中国医学科学院整形外科医院激光中心副主任医师，美国 MD Anderson 癌症中心访问学者。担任中华医学会整形外科分会会阴学组委员，中国整形美容协会美容与再生医学分会常务委员，美国激光学会（American Society for Laser Medicine and Surgery）成员，美国激光外科协会（American Board of Laser Surgery）成员。曾获第八届宋儒耀整形外科青年医师论坛一等奖，北京市高校第十二届青年教师教学基本功大赛一等奖。

主审简介

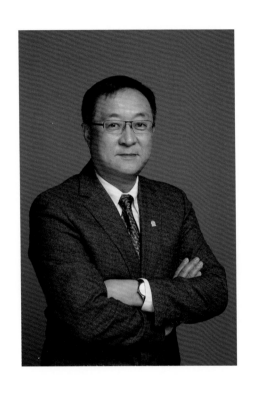

蒋海越 ————————————————————

　　医学博士，主任医师，中国医学科学院整形外科医院院长，北京协和医学院博士研究生导师、临床教授，享受国务院政府特殊津贴专家，国家卫生健康突出贡献中青年专家。担任中华医学会常务理事，中华医学会整形外科分会第十届候任主任委员，北京医学会整形外科分会第十届主任委员，北京医疗整形美容业协会会长，《中华整形外科杂志》副总编辑。曾获中国宋庆龄基金会第二届"宋庆龄儿科医学奖"。

译者名单

主　审　蒋海越

主　译　王永前　房　林

副主译　杜奉舟　王维新　尹　琳　孙　虹

译　者

王永前　中国医学科学院整形外科医院	王　宇　中国医学科学院整形外科医院
顾天一　中国医学科学院整形外科医院	李斯磊　中国医学科学院整形外科医院
孙　虹　首都医科大学宣武医院	李孔盈　中国医学科学院整形外科医院
杜奉舟　中国医学科学院北京协和医院	吴　茜　中国医学科学院整形外科医院
赵久丽　成都市第二人民医院	张　广　中国医学科学院整形外科医院
刘　静　江苏省中医院	邹　翀　中国医学科学院整形外科医院
赵穆欣　大连医科大学附属第二医院	刘　派　中国人民解放军总医院第一医学中心
王斌卿　中国医学科学院整形外科医院	李无言　中国医学科学院整形外科医院
马　宁　中国医学科学院整形外科医院	曹玉娇　中国医学科学院整形外科医院
房　林　中国医学科学院整形外科医院	王千文　中国医学科学院整形外科医院
田　怡　重庆医科大学附属第二医院	余泮熹　中国医学科学院整形外科医院
张　诚　南京晴禧医疗美容门诊部	都　乐　中国医学科学院整形外科医院
李鹏程　中国人民解放军总医院第四医学中心	俞楠泽　中国医学科学院北京协和医院
徐浩翔　中国医学科学院皮肤病医院	付　茜　中国医学科学院整形外科医院
王维新　中国医学科学院整形外科医院	付思祺　中南大学湘雅二医院
吕　洋　中国医学科学院整形外科医院	周　波　湖南省肿瘤医院
张旭龙　中国医学科学院整形外科医院	刘　彤　中国医学科学院整形外科医院
王佳怡　首都医科大学第一临床医学院	邓　丹　上海交通大学医学院附属上海儿童医学中心
孙维绎　中国医学科学院整形外科医院	
刘　娜　中国医学科学院整形外科医院	舒凯翊　成都市第三人民医院
闫　言　中国医学科学院整形外科医院	彭瑶函　西藏民族大学研究生院
尹　琳　中国医学科学院整形外科医院	吴江怡　中国医学科学院整形外科医院
王　耸　中国医学科学院整形外科医院	唐　蓉　美国新罕布夏州埃克塞特医院
张萌萌　中国医学科学院整形外科医院	吴雅荷　美国康涅狄格大学文理学院
陈树秀　中国医学科学院整形外科医院	欧阳熠烨　中山大学孙逸仙纪念医院
刘　冰　中国医学科学院整形外科医院	唐园园　湖南省肿瘤医院
魏思奇　中国医学科学院整形外科医院	冯永强　中国医学科学院整形外科医院
狄文君　中国医学科学院整形外科医院	陈　琨　首都医科大学附属北京儿童医院
张之璐　中国医学科学院整形外科医院	王　悦　中国医学科学院整形外科医院

序

Alastair Carruthers, FRCPC[a], Jean Carruthers, MD, FRCSC[b]

肉毒梭菌（*C. botulinum*）在1个多世纪前被发现，它是引起肉毒梭菌毒素食物中毒的细菌。随后其医学地位不断上升，成为需求量最多的面部年轻化医学美容治疗的基础，是公认的用于多种临床场景的治疗方案。

直到20世纪80年代，肉毒毒素（BoNT）仅仅是一种具有毁灭性影响的强效毒素，其致死率高达65%。肉毒毒素从作为一种食源性疾病的致病源，到应用于临床治疗的转变，其历程充满了曲折，交织着被污染的血肠、杰出的临床科学家和生物战争。但最核心的一点是人们认识到，这种在20世纪30年代导致如此多人死亡并摧毁了罐头产业的毒素，竟然能够以某种形式应用于临床。

有趣的是，肉毒毒素的临床应用已被证明是可循环往复的：它起初被用于斜视和眼睑痉挛的非手术治疗，这也引发了其在面部年轻化医学美容领域的应用；而它在医学美容用途上的巨大成效又反过来推动了其治疗领域的扩展和使用量的急剧增长。由此进一步丰富了注射医生们的临床经验，提高了人们对其作用机制和潜在适应证的认识。

在过去的5年里，肉毒毒素的使用呈指数增长，现在约占北美所有非手术医学美容治疗的50%（包括软组织填充剂）。人们对肉毒毒素产生如此热烈反响的原因或许可以在目标人群中找到答案。随着年龄的增长，皮肤变得萎缩并下垂，骨骼形态改变，细纹和褶皱变得更

加明显。通过注射肉毒毒素改善这些皱纹是还年驻色的主要方法之一。肉毒毒素注射因误工期短、副作用小而广受推崇。此外，肉毒毒素作为一种预防性抗衰老方式，还吸引了尚未出现皱纹和褶皱的年轻人群。

在治疗方面，肉毒毒素的适应证已经不仅仅局限于运动障碍和痉挛的治疗，它还扩展到了对许多疾病和综合征等潜在用途的研究，其中包括疼痛、内分泌系统（如汗腺、泪腺和唾液腺）和中枢神经系统等疾病的治疗。几乎所有其他领域的临床医生都或多或少地关注到了肉毒毒素在其专业领域的潜在应用。

随着肉毒毒素治疗新进展的日新月异，编写这本书的目的不仅仅为了强调曾经被称为"香肠毒药"的肉毒毒素非凡历史和临床进展，而且还包括了其不断扩大的适应证，以及许多可用的新配方和相关的副作用或并发症。

本书详细介绍了面部解剖学和肉毒毒素在上面部、中面部、下面部及颈部的应用，并着重介绍了肉毒毒素无论是单独使用还是与其他药物和外科手术联合使用时，其对于恢复对称性和修饰面部轮廓方面的能力。在选择最合适的适用人群和预测治疗结果时，患者的想法同样重要。有证据表明，肉毒毒素能对患者的生活产生巨大的社会心理影响。另外，本书还介绍了肉毒毒素在医学美容以外领域中的应用，如使用神经毒素治疗多汗症、皮肤肿瘤和创伤性瘢痕，以及与外科手术相结合，达到促进切

注：[a] 英属哥伦比亚大学皮肤病学和皮肤科学系临床教授。
[b] 英属哥伦比亚大学眼科学与视觉科学系临床教授。

口愈合及延长美容时效的效果。

如果不探索肉毒毒素广阔的发展前景，那么一本有关神经毒素在医学美容与临床应用方面的书籍注定是不完整的。由于肉毒毒素的临床特性是在近 1 个世纪前才被发现的，很明显，我们尚未将这一目前为止全世界最致命毒素的全部潜能完全开发出来。

Joel Cohen 博士在他的同事和患者中都享有杰出的国际声誉。他在纽约西奈山医学院获得了医学博士学位，随后在底特律 Henry Ford 医院接受了皮肤病学培训。此后，他在加拿大温哥华接受了高级皮肤外科医生手术培训，在那里我们第一次见到 Joel 博士和他的家人。

完成培训后，Joel 博士多次出现在全国媒体上，并在医学期刊上发表了大量的文章，这很大程度上与他对肉毒毒素及其在皮肤科中的应用充满兴趣有关。他在这一领域学识渊博，贡献卓著，享有盛誉。

David Ozog 博士在纽约罗切斯特大学获得了医学学士学位，之后在底特律 Henry Ford 医院接受了皮肤病学住院医师培训，并在加州比弗利山庄与 Ron Moy 博士一起学习莫氏手术和美容手术。在过去的 13 年里，他一直在 Henry Ford 医院担任皮肤美容科的主任，在那里他教授住院医师们手术技能和美容技术。这是多么出色的经历！他已经证明了自己是一位优秀的教师，并具有探究精神——这两者都是宝贵的品质。

这些专家是编写本书非常合适的人选，这本书汇集了他们及该领域其他专家们的专业知识，使本书在肉毒毒素的基础科学和临床应用方面都具有重要贡献。

参考文献

The American Society for Dermatologic Surgery. (2008.) The American Society for Dermatologic Surgery Releases New Procedure Survey Data. Retrieved July 22, 2010 from http://www.asds.net/ TheAmericanSocietyfor DermatologicSurgeryReleases NewProcedureSurveyData.aspx

目　录

第 1 章

肉毒毒素的医学和美容应用史

Alastair Carruthers, FRCPC, Jean Carruthers, MD [FRCS (C), FRCOphth]

肉毒毒素中毒（香肠中毒）

18 世纪末，一场因食物污染引起的致命疾病在欧洲暴发，并席卷了整个大陆。拿破仑战争（1803—1815 年）引起的贫困导致食物生产不卫生，这在一定程度上对这场疾病起到了推波助澜的作用。当时食物中毒的主要来源是烟熏的血肠。最大规模的一次疫情于 1793 年发生在德国南部的维尔德布拉德（Wildebrad）；1811 年，Würtemberg 王国的内政部门将香肠中毒的罪魁祸首称为"普鲁士酸（prussic acid）"。当地的医疗官员兼诗人 Justinus Kerner 博士（1786—1862 年）对此产生了极大的兴趣，他一生都在探索，试图揭开这种毒素的神秘面纱。正是由于他早期做了大量研究，他后来被认为是肉毒毒素（BoNT）研究的教父。1820 年，Kerner 首次对肉毒毒素进行了准确描述（"肉毒毒素"这一术语创造于 1817 年，来源于拉丁语"*botulus*"，意思是香肠）。1822 年，他比较了被污染的香肠成分，并得出结论：毒素存在于脂肪中。他由此把这种可疑物质称为"香肠毒素""脂肪毒素"或"脂肪酸"，并发表了第一篇完整的关于血肠中的"脂肪毒素"的专题论文。

Kerner 在论文中描述了肉毒毒素中毒的症状，包括呕吐、肠痉挛、瞳孔散大、上睑下垂、吞咽困难和呼吸衰竭，并推荐了治疗和预防食物中毒的方法。通过动物实验和自体试验，Kerner 发现肉毒毒素在厌氧条件下增殖，而且小剂量即可致死。由于这种血液毒素的影响类似于阿托品、东莨菪碱、尼古丁和蛇毒，Kerner 推测，香肠毒素在本质上可能是生物性的，并可阻断周围和自主神经系统中的信号传导。值得注意的是，当时还没有发现微观病原体。实际上，有些人会把 Kerner 称为预言家。Kerner 认为少量的这种香肠毒素可以降低交感神经系统的兴奋性，可用于治疗相关的运动障碍（如小舞蹈症，一种以面部或者手臂和腿部的舞蹈样、不可控运动为特征的疾病），还可用于减少体液分泌，以及治疗溃疡病、妄想、狂犬病、鼠疫、肺结核和黄热病。

肉毒梭菌的发现

微生物学家 Emile Pierre Van Ermengem（1851—1922 年）发现了炭疽、结核和霍乱的病原体，并且他是第一位证明微生物能使动物患病的研究者。1897 年，Van Ermengem 在检查了比利时因生吃咸猪肉患胃肠炎而死亡的患者的尸体组织后，发现了肉毒毒素中毒的病原体——肉毒梭菌（最开始称为"肉毒杆菌"）。在接下来的 20 年中，研究发现，不同菌株的细菌可以产生不同的血清毒素，按字母顺序分为 7 种血清型（A、B、C1、D、E、F 和 G）。1928年，Herman Sommer 博士（加州大学旧金山分校）分离出了最强效的血清型——A 型肉毒毒素（BoNT-A），并将其纯化为稳定的酸沉淀形式，为日后的研究奠定了基础。

战争中的生物武器

在第一次世界大战中，德国企图生产出化学和生物武器，但并没有成功。当第二次世界大战到来时，在美国总统富兰克林·罗斯福的指示下，美国国家科学院和威斯康星大学细菌学系主任 Fred Ira Baldwin 召集细菌学家和医生组建了一个名为 Fort Detrick（位于马里兰州）的实验室。这个实验室的目标是研究危险的感染性细菌和毒素，其研究成果用于制作进攻型和防守型生物武器。

1946 年，Carl Lamanna 和 James Duff 研发出了毒素的浓缩和结晶技术。随后 Fort Detrick 实验室的一位年轻的美国军官 Edward J. Schantz 使用上述技术生产出了第一批供人类使用的 BoNT-A（后期临床产品的基础）。美国战略情报局（OSS）曾提出一个暗杀计划：使用一种明胶胶囊暗杀某国高级官员，该胶囊内含有最新纯化的 BoNT-A。但美国政府最后放弃了这项计划，因为前期测试中发现服用胶囊的驴存活了下来。讽刺的是，尽管 BoNT 被认为是当今世界上最致命的毒素之一（1 g 就可能杀死 100 万人），但该毒素仍然不是一个

理想的生物武器，因为该毒素性质易受环境影响且致死率不稳定。

1972 年，理查德·尼克松总统签署了《生物和有毒武器公约》，由此"终止"了所有用于战争的生物制剂的研究。Schantz 将他的研究带到了美国威斯康星大学，他在那里生产了大量 BoNT-A（批次 79–11）。直至 1997 年 12月，这些毒素一直在临床中使用。

人体试验

肉毒毒素的临床应用开始于 20 世纪 60 年代末至 70 年代初，当时 Alan Scott 医生（旧金山 Smith-Kettlewell 眼科研究基金会，图 1.1）开始使用 Schantz 医生提供的 BoNT-A 和其他化学制剂在猴子身上进行实验，希望能找到一种化合物用于人类斜视的非手术治疗。1973 年，Scott 发表了他的第一项灵长类动物研究，研究证明 BoNT-A 可以削弱眼外肌力量，在没有进行任何人体研究的情况下，Scott推测该毒素可以用来治疗一系列骨骼及肌肉疾病和痉挛。1978 年，Scott 获得了美国食品和药物管理局（FDA）的批准，在人类志愿者身上使用小剂量毒素（当时命名为 Oculinum）进行测试；1980 年，他发表了一篇里程碑式的论文，证实了肌内注射 BoNT-A 可以矫正斜视。在生产商 Allergan 公司（加利福尼亚州尔湾市）获得 Scott 的毒素在美国的分销权 1 年之后，1989 年 BoNT-A 被批准成为斜视、眼睑痉挛、偏侧面肌痉挛和成人梅格斯综合征的非手术治疗手段，并且临床使用范围延伸到了治疗颈部肌张力障碍和痉挛性斜颈。此后不久，Allergan 公司收购了 Scott 的公司，并重新命名了该毒素，保妥适就此诞生。

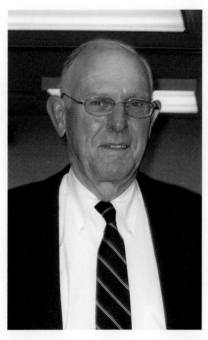

图1.1　Alan Scott 医生 2010 年的照片，他是肉毒毒素使用的先行者，开始在猴子、后来在人类身上使用 A 型肉毒毒素

与美容的联系

20 世纪 80 年代中期，加拿大温哥华的一位眼科医生 Jean Carruthers 注意到她接诊的眼睑痉挛患者在注射了 BoNT-A 后眉间皱纹减少。她与 Scott 及皮肤科医生 Alastair Carruthers（她的丈夫）讨论了这个发现。Alastair Carruthers 正在尝试使用当时的软组织填充剂来减少患者前额的皱纹。出于好奇，Carruthers 夫妇在他们的前台接待员的前额实验性地使用了肉毒毒素，随后在 1992 年发表了注射 BoNT-A 治疗眉间皱纹的第一篇报道（图 1.2）。其他报道接踵而至，包括首个治疗面部动力性皱纹的双盲、安慰剂对照研究。

特性、作用机制和临床效果

肉毒梭菌是一种杆状革兰阳性厌氧菌。在

7 种血清型中，A、B 和 E 常与人类肉毒毒素中毒有关。BoNT 是一种高分子量的蛋白质，有 150 kDa。它的非共价结合蛋白保护其不被消化酶破坏，这使它成为食物中毒的致命原因之一。肉毒毒素中毒的症状包括视觉、语言和吞咽障碍，有时在摄入 18~36 小时后出现窒息和死亡（死亡率为 10%~65%）。

20 世纪 40 年代末，研究人员对肉毒毒素的作用机制有了了解，他们发现 BoNT 会在神经肌肉接头处阻断神经递质的释放。50 年代中期，人们发现，当 BoNT 被注入过度活跃的肌肉中时能阻止运动神经末梢释放乙酰胆碱，这使人们对将神经毒素作为潜在的治疗药物重新产生了兴趣。

虽然 7 种血清型都通过与运动神经末梢上的受体结合，抑制乙酰胆碱的释放来阻断神经肌肉运动的传递，造成肌肉暂时的化学神经溶解，但不同血清型作用于细胞的机制和临床表现各有不同。商品化的亚型——A 型（BoNT-A）和 B 型（BoNT-B）都是由重链和轻链组成的分子量为 150 kDa 的双链多肽，重链和轻链之间由二硫键连接。

BoNT-A 的轻链黏附于 1 条分子量为 25 kDa 的突触小体相关蛋白（SNAP-25）上，该蛋白对于在神经末梢囊泡中成功锚定和释放乙酰胆碱来说是不可或缺的，而 BoNT-B 的轻链则黏附于囊泡相关膜蛋白（VAMP 或小突触小泡蛋白）上。这种差异可能导致不同亚型之间临床疗效的差异。当以治疗剂量进行肌内注射时，BoNT 可引起肌肉暂时的溶解，导致局部肌肉活动减少。然而，目前对于注射后细胞恢复的过程尚未完全明确。肌肉收缩的早期恢复伴随着原有神经末梢在活性末梢的附近侧支芽生。然而，研究表明这些新生的活性末梢只是暂时存在，神经传递最终会在原有神经末

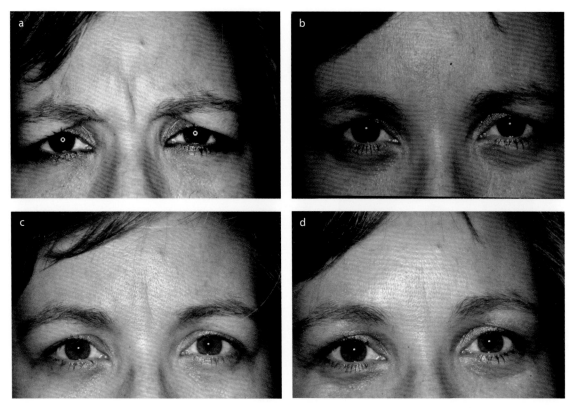

图 1.2 Carruthers 医生的第一位仅出于美容原因而接受眉间区治疗的患者。a. 治疗前皱眉；b. 治疗后皱眉；c. 治疗前静态；d. 治疗后静态

梢恢复，同时那些不必要的新生活性末梢会被消除。这说明了 BoNT 治疗不会永久改变神经肌肉连接。在没有其他神经肌肉功能障碍的患者中，进行推荐剂量的肉毒毒素注射不会导致全身临床症状的出现。对人类和动物组织的研究表明，在注射 BoNT-A 后的最初 2 周，随着单个肌纤维的变化，目标肌肉开始萎缩。这种毒素的麻痹效应与剂量有关，初始作用在治疗后第 2~3 天显现，1~2 周后作用达到顶峰。萎缩大约持续 4 周后开始稳定，萎缩临床功能的恢复发生在治疗后的 3~6 个月。由于毒素扩散距离为 1.0~1.5 cm（直径为 2~3 cm），因此每一个注射点周围都是一个去神经区域。重复注射的临床效果可延续 12 个月；在治疗过程中，患者可能会改变他们的表情肌的使用习惯。组织不再受到既往肌肉收缩的习惯作用，

大多数患者也会发生真皮和表皮的长期重塑，从而有助于维持美容效果。

多种配方

直到最近，只有一种产品（至少在美容方面）主导着市场，也就是 Ona A 型肉毒毒素（保妥适 /Botox Cosmetic®/Vistabel®/Vistabex®，Allergan 公司，加利福尼亚州尔湾市）。然而，现在有很多其他药剂也被加进了最初的配方用于对抗衰老。在已上市的或正在研发的 BoNT-A 的配方中，最初的 Ona A 型肉毒毒素是在同行评议文献中最被认可的，也是被讨论得最多的。保妥适在 2002 年被美国 FDA 批准用于治疗眉间皱纹，紧接着在超过 75 个国家获得批准用于治疗 20 种适应证。目前，在北

美有 3 种 A 型肉毒毒素的配方已被批准用于美容。这 3 种配方是最早的 Ona A 型肉毒毒素及后加入的 Abo A 型肉毒毒素（吉适）和 Inco A 型肉毒毒素（希尔敏）。Abo A 型肉毒毒素最初被超过 65 个国家批准用于治疗有适应证的患者（吉适，Ipsen 公司，英国；Medicis 公司，美国亚利桑那州斯科特代尔；被 15 个欧洲国家批准的 Azzalure®，Galderma 公司，法国），2009 年该配方在北美获得了美国 FDA 的许可用于注射美容（吉适，Ipsen 公司）。虽然是由同一血清型产生，但 Abo A 型肉毒毒素与 Ona A 型肉毒毒素在提纯程序、剂量、注射时间表和临床效果上有所不同。单位剂量的 Abo A 型肉毒毒素没有 Ona A 型肉毒毒素作用强；大部分注射美容医生会使用 2~3 倍的剂量。总的来说，Abo A 型肉毒毒素安全且具有良好的耐受性。BoNT-A（希尔敏 /NT-201；Merz 公司，德国法兰克福）在德国和其他欧洲国家、美国、加拿大、墨西哥和阿根廷被批准用于临床治疗，并且在阿根廷和美国已经被批准用于治疗眉间皱纹。临床上，希尔敏和保妥适表现相似，具有同等的效力、安全性和持续时间。由于希尔敏没有络合蛋白，一些人认为这会使配方纯度更高、更有效，并且致敏和抗体形成的风险也会降低。

在北美还有一种 B 型肉毒毒素（BoNT-B）配方。Rima B 型肉毒毒素（Myobloc®/NeuroBloc®，Solstice Neurosciences 公司 /Eisai 公司）在 2000 年被美国 FDA 批准用于治疗颈部肌张力障碍，但在说明书的治疗范围以外也被用于治疗面部皱纹，并取得了一些成效。BoNT-B 的起效速度比 BoNT-A 快，但不如 BoNT-A 持久，虽然持续时间已被证明与剂量有关。BoNT-B 往往比 BoNT-A 扩散得更广泛，注射时可能更痛，并可能导致不良反应；尽管如此，在仔细检查了多种剂量后发现，对于美容治疗而言，它们都是安全且有效的。

美容应用

动力性皱纹产生的原因是与皱纹相垂直的肌肉反复收缩。用 BoNT-A 弱化或放松这些肌肉可以舒展皱纹，包括前额的水平皱纹（来自额肌的收缩）、眉间区的纵行皱纹（由皱眉肌引起）、鼻梁上的水平褶皱（来自降眉间肌的收缩）、鱼尾纹（由外侧眼轮匝肌收缩引起）和口周皱纹（由口轮匝肌收缩引起）。其他部位因肌肉活动而加重的深沟或褶皱也可以治疗。30~50 岁的患者对 BoNT-A 的反应最灵敏，因为他们的皱纹更有可能是肌肉活动引起的，而不是衰老过程中皮肤弹性丧失导致的。目前临床医生使用这种神经毒素治疗上面部的各种动力性皱纹（包括鱼尾纹、额横纹和眉间皱纹），以及下面部、颈部和胸部的褶皱和皱纹，其疗效甚佳，患者满意度很高。

面部雕塑

BoNT 的应用已由面部年轻化扩展到更具艺术性的面部塑造和雕刻。除了单纯的动力性皱纹，肉毒毒素的精细注射现在还可以用来提升和塑造眉部，扩大双眼，矫正由于神经麻痹、肌力障碍、手术或创伤引起的面部不对称，以及降低咬肌肥大患者下颌部肌肉的厚度（图 1.3）。

辅助治疗

BoNT 已越来越多地与其他面部年轻化手段结合使用，如软组织填充和激光或光学疗法，特别是处理较深、静态的皱纹和褶皱时。BoNT 在手术中也被用于增强美学效果，以及辅助伤口愈合和减少瘢痕形成（图 1.4）。

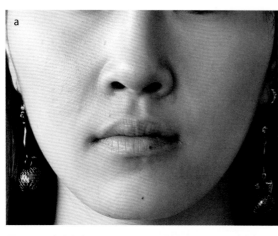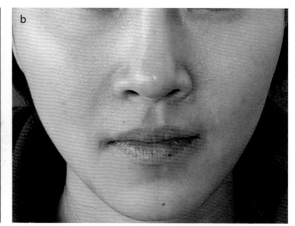

图 1.3　每侧咬肌注射 25 U 肉毒毒素。a. 注射前；b. 注射后

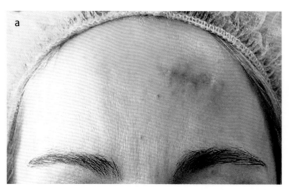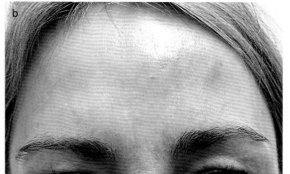

图 1.4　前额瘢痕。a. 伤后不久；b. 注射肉毒毒素 3 个月后（资料来源：Carruthers, 1992。经 Lippincott Williams & Wilkins 许可转载）

治疗性应用

　　肌内注射 BoNT-A 已成为一系列以肌肉过度活动为特征的疾病，如斜视、眼睑痉挛、偏侧面肌痉挛、颈部肌张力障碍、局灶性肌张力障碍（书写痉挛）、脑卒中引起的肌肉痉挛及脑瘫等的首选治疗方法。此外，由于 BoNT 的能够阻止支配腺体或平滑肌的自主神经末梢释放乙酰胆碱，医生们也开始研究 BoNT 的其他适应证，包括 Frey 综合征和多汗症，各种胃肠道、泌尿生殖系统的括约肌功能紊乱，以及手部出汗障碍性湿疹和过敏性鼻炎。由于 BoNT 具有调节血管收缩的能力，所以可以有效地治疗面部和胸部的潮红。临床医生对于使用 BoNT 治疗慢性疼痛性疾病的研究一直在进行中，包括慢性腰部疼痛、颞下颌关节功能障碍、肌筋膜痛和神经性疼痛，但 BoNT 对于头痛的疗效尚有争议。最近还有使用 BoNT 用于缓解关节炎疼痛的研究。

未来方向

　　有趣的是，关于肉毒毒素的应用，曾经只是一个大胆的尝试，用于治疗单一疾病，现在却转变成一种全球性现象。人们不禁猜想，现在 Justinus Kerner 博士会如何评价花费他大量的心血并成为他一生研究课题的"香肠毒素"。BoNT 已经成为抚平动力性皱纹和塑造

面部的治疗选择，它既可单独使用，也可联合其他年轻化手段使用，治疗应用包括各种运动系统、自主神经系统、胃肠道和泌尿生殖系统疾病，以及疼痛等。目前临床试验的招募对象从关节炎、畸形足到痤疮和抑郁症，包罗万象。新产品正在上市或者即将出现。确实，BoNT 似乎已经涉及临床医学的几乎所有方面，毫无疑问，它的适应证范围会继续扩大。

（顾天一　张　诚　刘　娜　译）

参考文献

[1] Ting PT, Freiman A. The story of *Clostridium botulinum*: From food poisoning to BOTOX. Clin Med 2004;4:258–261.

[2] Erbguth FJ, Naumann M. Historical aspects of botulinum toxin: Justinus Kerner (1786–1862) and the "sausage poison." Neurology 1999;53:1850–1853.

[3] Hanchanale VS, Rao AR, Martin FL, Matanhelia SS. The unusual history and the urological applications of botulinum neurotoxin. Urol Int 2010:85:125–130.

[4] Erbguth FJ. Historical note on the therapeutic use of botulinum toxin in neurological disorders. J Neurol Neurosurg Psychiat 1996;60:151.

[5] Koch R. Untersuchungen über Bakterien: V. Die Ätiologie der Milzbrand-Krankheit, begründet auf die Entwicklungsgeschichte des Bacillus anthracis [Investigations into bacteria: V. The etiology of anthrax, based on the ontogenesis of Bacillus anthracis]. Cohns Beitr Biol Pflanzen 1876;2: 277–310.

[6] van Ermengem EP. Ueber einen neuen anaëroben Bacillus und seine Beziehungen zum Botulismus. Z Hyg Infektionskr 1897;26:1–56.

[7] Burke GS. Notes on *Bacillus botulinus*. J Bacteriol 1919;4:555–565.

[8] Snipe PT, Sommer H. Studies on botulinus toxin. 3. Acid precipitation of botulinus toxin. J Infect Dis 1928;43:152–160.

[9] Lamanna C, McElroy OE, Eklund HW. The purification and crystallization of *Clostridium botulinum* type A toxin. Science 1946;103:613–614.

[10] Schantz EJ, Johnson EA. Botulinum toxin: The story of its development for the treatment of human disease. Persp Biol Med 1997;40:317–327.

[11] Klein AW. Cosmetic therapy with botulinum toxin: Anecdotal memoirs. Dermatol Surg 1996;22:757–759.

[12] Carruthers A, Carruthers J. Botulinum toxin type A: History and current cosmetic use in the upper face. Semin Cutan Med Surg 2001;20:71–84.

[13] Lipham WJ. A brief history of the clinical applications of botulinum toxin. In: *Cosmetic and Clinical Applications of Botulinum Toxin*. Lipham WJ, ed. Thorofare, NJ: SLACK Incorporated, 2004:1–3.

[14] Scott AB, Rosenbaum AL, Collins CC. Pharmacologic weakening of extraocular muscles. Invest Ophthalmol Vis Sci 1973;12:924–927.

[15] Scott AB. Botulinum toxin injection into extraocular muscles as an alternative to strabismus surgery. Ophthalmology 1980;87:1044–1049.

[16] Tsui JK, Eisen A, Mak E, *et al.* A pilot study on the use of botulinum toxin in spasmodic torticollis. Can J Neurol Sci 1985;12:314–316.

[17] Carruthers J, Stubbs HA. Botulinum toxin for benign essential blepharospasm, hemifacial spasm and age-related lower eyelid ectropion. Can J Neurol Sci 1987;14:42–45.

[18] Carruthers JDA, Carruthers JA. Treatment of glabellar frown lines with *C. botulinum* A exotoxin. J Dermatol Surg Oncol 1992;18:17–21.

[19] Borodic GE, Cheney M, McKenna M. Contralateral injections of botulinum A toxin for the treatment of hemifacial spasm to achieve increased facial symmetry. Plast Reconstr Surg 1992;90:972–977.

[20] Blitzer A, Brin MF, Keen MS, Aviv JE. Botulinum toxin for the treatment of hyperfunctional lines of the face. Arch Otolaryngol Head Neck Surg 1993;119:1018–1022.

[21] Keen M, Blitzer A, Aviv J, *et al.* Botulinum toxin A for hyperkinetic facial lines: Results of a double-blind, placebo-controlled study. Plast Reconstr Surg 1994;94:94–99.

[22] Shapiro RL, Hatheway C, Swerdlow SL. Botulism in the United States: A clinical and epidemiological review. Ann Intern Med 1998;129:221–228.

[23] Burgen ASV, Dickens F, Zatman LJ. The action of botulinum toxin on the neuromuscular junction. J Physiol 1949;109:10–24.

[24] Aoki KR, Guyer B. Botulinum toxin type A and other botulinum toxin serotypes: a comparative review of biochemical and pharmacological actions. Eur J Neurol 2001;8(suppl 5): 21–29.

[25] Dolly JO, Lisk G, Foran PG, *et al.* Insights into the extended duration of neuroparalysis by botulinum neurotoxin A relative to the other shorter-acting serotypes: differences between motor nerve terminals and cultured neurons. In: Brin MF, Jankovic J, Hallett M, eds. *Scientific and Therapeutic Aspects of Botulinum Toxin*. Philadelphia, Pa: Lippincott Williams & Wilkins; 2002:91–102.

[26] Meunier FA, Schiavo G, Molgo J. Botulinum neurotxins: From paralysis to recovery of functional neuromuscular transmission. J Physiol Paris 2002;96:105–113.

[27] Borodic GE, Ferrante RJ, Pearce LB, *et al.* Pharmacology and histology of the therapeutic application of botulinum toxin. In: Jankovic J, Hallet M. Eds. *Therapy with Botulinum Toxin*. New York: Marcel Dekker, Inc., 1994:119–157.

[28] Fagien S, Brandt FS. Primary and adjunctive use of botulinum toxin type A (BOTOX) in facial aesthetic surgery: Beyond the glabella. Clin Plast Surg 2001;28:127–148.

[29] Carruthers A, Carruthers J. Cosmetic uses of botulinum A exotoxin. In: Klein A, ed. *Tissue Augmentation in Clinical Practice*: *Procedures and Techniques*. New York: Marcel Dekker, Inc., 1998:207–236.

[30] Carruthers JA, Lowe NJ, Menter MA, *et al.* A multicenter, double-blind, randomized, placebo-controlled study of the efficacy and safety of botulinum toxin type A in the treatment of glabellar lines. J Am Acad Dermatol 2002;46:840–849.

[31] Carruthers J, Carruthers A. The evolution of botulinum neurotoxin type A for cosmetic applications. J Cosmet Laser

Ther 2007;9:186–192.

[32] Carruthers A, Carruthers J. Botulinum toxin products overview. Skin Therapy Lett 2008;13:1–4.

[33] Cohen JL, Schlessinger J, Cox SE, Lin X; Reloxin Investigational Group. An analysis of the long-term safety data of repeat administrations of botulinum neurotoxin type A-ABO for the treatment of glabellar lines. Aesthet Surg J 2009; 29(6 Suppl):S43–S49.

[34] Monheit GD, Cohen JL; Reloxin Investigational Group. Long-term safety of repeated administrations of a new formulation of botulinum toxin type A in the treatment of glabellar lines: interim analysis from an open-label extension study. J Am Acad Dermatol 2009;61: 421–425.

[35] Dressler D. [Pharmacological aspects of therapeutic botulinum toxin preparations]. [In German]. Nervenarzt 2006;77:912–921.

[36] Roggenkamper P, Jost WH, Bihari K, et al. Efficacy and safety of a new botulinum toxin type A free of complexing proteins in the treatment of blepharospasm. J Neural Transm 2006;113:303–312.

[37] Jost WH, Blumel J, Grafe S. Botulinum neurotoxin type A free of complexing proteins (XEOMIN) in focal dystonia. Drugs 2007;67:669–683.

[38] Dressler D. Routine use of Xeomin in patients previously treated with Botox: long term results. Eur J Neurol 2009;16 Suppl 2:2–5.

[39] Jankovic J. Clinical efficacy and tolerability of Xeomin in the treatment of blepharospasm. Eur J Neurol 2009;16 Suppl 2:14–18.

[40] Dressler D. Comparing Botox and Xeomin for axillary hyperhidrosis. J Neural Transm 2010;117:317–319.

[41] Ramirez AL, Reeck J, Maas CS. Botulinum toxin typeB (Myobloc) in the management of hyperkinetic facial lines. Otolaryngol Head Neck Surg 2002;126: 459–467.

[42] Alster TS, Lupton JR. Botulinum toxin type B for dynamic glabellar rhytides refractory to botulinum toxin type A. Dermatol Surg 2003;29:516–518.

[43] Kim EJ, Ramirez AL, Reeck JB, Maas CS. The role of botulinum toxin typeB (Myobloc) in the treatment of hyperkinetic facial lines. Plast Reconstr Surg 2003;112(5 Suppl):88S–93S.

[44] Sadick NS. Prospective open-label study of botulinum toxin type B (Myobloc) at doses of 2,400 and 3,000 U for the treatment of glabellar wrinkles. Dermatol Surg 2003;29:501–507.

[45] Matarasso SL. Comparison of botulinum toxin types A and B: a bilateral and double-blind randomized evaluation in the treatment of canthal rhytides. Dermatol Surg 2003;29:7–13.

[46] Carruthers A, Carruthers J, Flynn TC, Leong MS. Dose-finding, safety, and tolerability study of botulinum toxin type B for the treatment of hyperfunctional glabellar lines. Dermatol Surg 2007; 33(1 Spec No.):S60–S68.

[47] Becker-Wegerich PM, Rauch L, Ruzicka T. Botulinum toxin A: Successful de′collete′ rejuvenation. Dermatol Surg 2002;28:168–171.

[48] Carruthers J, Carruthers A. Botulinum toxin A in the mid and lower face and neck. Dermatol Clin 2004;22:151–158.

[49] Lowe NJ, Yamauchi P. Cosmetic uses of botulinum toxins for lower aspects of the face and neck. Clin Dermatol 2004;22:18–22.

[50] Dayan SH, Maas CS. Botulinum toxins for facial wrinkles: beyond glabellar lines. Facial Plast Surg Clin North Am 2007;15:41–49.

[51] Fagien S, Carruthers JD. A comprehensive review of patient-reported satisfaction with botulinum toxin type a for aesthetic procedures. Plast Reconstr Surg 2008;122:1915–1925.

[52] Carruthers A, Carruthers J, Lei X, et al. Onabotulinumtoxi-nA treatment of mild glabellar lines in repose. Dermatol Surg 2010 Dec:36(Suppl 4):2168–2171.

[53] Carruthers A, Carruthers J. Eyebrow height after botulinum toxin type A to the glabella. Dermatol Surg. 2007;33(1 Spec No.):S26–S31.

[54] Flynn TC, Carruthers JA, Carruthers JA. Botulinum-A toxin treatment of the lower eyelid improves infraorbital rhytides and widens the eye. Dermatol Surg. 2001;27:703–708.

[55] Armstrong MWJ, Mountain RE, Murray JAM. Treatment of facial synkinesis and facial asymmetry with botulinum toxin type A following facial nerve palsy. Clin Otolaryngol Allied Sci 1996;21:15–20.

[56] Borodic GE. Botulinum A toxin for (expressionistic) ptosis overcorrection after frontalis sling. Ophthal Plast Reconstr Surg 1992;8:137–142.

[57] Carruthers A, Carruthers J. Clinical indications and injection technique for the cosmetic use of botulinum A exotoxin. Dermatol Surg 1998;24:1189–1194.

[58] To EW, Ahuja AT, Ho WS, et al. A prospective study of the effect of botulinum toxin A on masseteric muscle hypertrophy with ultrasonographic and electromyographic measurement. Br J Plast Surg 2001;54:197–200.

[59] von Lindern JJ, Niederhagen B, Appel T, Berge S, Reich RH. TypeA botulinum toxin for the treatment of hypertrophy of the masseter and temporal muscle: an alternative treatment. Plast Reconstr Surg 2001;107:327–332.

[60] Park MY, Ahn KY, Jung DS. Application of botulinum toxin A for treatment of facial contouring in the lower face. Dermatol Surg 2003;29:477–483.

[61] Liew S, Dart A. Nonsurgical reshaping of the lower face. Aesthet Surg J 2008;28:251–257.

[62] Coleman KR, Carruthers J. Combination therapy with BOTOX and fillers: The new rejuvenation paradigm. Dermatol Ther 2006;19:177–188.

[63] Carruthers J, Carruthers A, Maberley, D. Deep resting glabellar rhytides respond to BTX-A and Hylan B. Dermatol Surg 2003;29:539–544.

[64] Carruthers J, Carruthers A. A prospective, randomized, parallel group study analyzing the effect of BTX-A(Botox) and nonanimal sourced hyaluronic acid (NASHA, Restylane) in combination compared with NASHA (Restylane) alone in severe glabellar rhytides in adult female subjects: treatment of severe glabellar rhytides with a hyaluronic acid derivative compared with the derivative and BTX-A. Dermatol Surg 2003;29:802–809.

[65] Patel MP, Talmor M, Nolan WB. Botox and collagen for glabellar furrows: Advantages of combination therapy. Ann Plast Surg 2004;52:442–447.

[66] Carruthers A, Carruthers J, Monheit GD, et al. Multicenter, randomized, parallel-group study of the safety and effectiveness of onabotulinumtoxinA and hyaluronic acid dermal fillers (24-mg/mL smooth, cohesive gel) alone and in combination for lower facial rejuvenation. Dermatol Surg 2010 Dec;36(Suppl 4):2121–2134.

[67] Carruthers J, Carruthers A. Combining botulinum toxin injection and laser for facial rhytides. In: Coleman WP, Lawrence N, eds. Skin Resurfacing. Baltimore, MD: Williams and Wilkins, 1998:235–243.

[68] West TB, Alster TS. Effect of botulinum toxin type A on movement-associated rhytides following CO2 laser

resurfacing. Dermatol Surg 1999;25:259–261.

[69] Carruthers J, Carruthers A, Zelichowska A. The power of combined therapies: Botox and ablative facial laser resurfacing. Am J Cos Surg 2000;17:129–131.

[70] Zimbler MS, Holds JB, Kokoska MS, et al. Effect of botulinum toxin pretreatment on laser resurfacing results: A prospective, randomized, blinded trial. Arch Facial Plast Surg 2001;3:165–169.

[71] Carruthers J, Carruthers A. The effect of full-face broadband light treatments alone and in combination with bilateral crow's feet botulinum toxin type A chemodenervation. Dermatol Surg 2004;30:355–366.

[72] Carruthers JDA, Carruthers A. Treatment of glabellar frown lines with C. botulinum exotoxin. J Dermatol Surg Oncol 1992;18: 17–21.

[73] Sherris DA, Gassner HG. Botulinum toxin to minimize facial scarring. Facial Plast Surg 2002;18:35–39.

[74] Gassner HG, Sherris DA. Chemoimmobilization: improving predictability in the treatment of facial scars. Plast Reconstr Surg 2003;112: 1464–1466.

[75] Gassner HG, Brissett AE, Otley CC, et al. Botulinum toxin to improve facial wound healing: A prospective, blinded, placebo- controlled study. Mayo Clin Proc 2006;81:1023–1028.

[76] Wilson AM. Use of botulinum toxin type A to prevent widening of facial scars. Plast Reconstr Surg 2006;117:1758–1766.

[77] Flynn TC. Use of intraoperative botulinum toxin in facial reconstruction. Dermatol Surg 2009;35:182–188.

[78] Jankovic J, Schwartz K. Botulinum toxin injections for cervical dystonia. Neurology. 1990;40:277–280.

[79] Tsui JK, Bhatt M, Calne S, Calne DB. Botulinum toxin in the treatment of writer's cramp: A double-blind study. Neurology 1993;43:183–185.

[80] Kaji R, Osako Y, Suvama K, et al. Botulinum toxin type A in post-stroke upper limb spasticity. Curr Med Res Opin 2010;26:1983–1992.

[81] Kaji R, Osako Y, Suyama K, et al. Botulinum toxin type A in post-stroke lower limb spasticity: a multicenter, double-blind, placebo-controlled trial. J Neurol 2010;257:1330–1337.

[82] Unlu E, Cevikol A, Bal B, et al. Multilevel botulinum toxin type a as a treatment for spasticity in children with cerebral palsy: A retrospective study. Clinics (Sao Paulo) 2010;65:613–619.

[83] de Bree R, Duyndam JE, Kuik DJ, Leemans CR. Repeated botulinum toxin type A injections to treat patients with Frey syndrome. Arch Otolaryngol Head Neck Surg 2009;135:287–290.

[84] Lowe NJ, Yamauchi PS, Lask GP, et al. Efficacy and safety of botulinum toxin type A in the treatment of palmar hyperhidrosis: a double-blind, randomized, placebo-controlled study. Dermatol Surg 2002;28:822–827.

[85] Lowe PL, Cerdan-Sanz S, Lowe NJ. Botulinum toxin type A in the treatment of bilateral primary axillary hyperhidrosis: efficacy and duration with repeated treatments. Dermatol Surg 2003;29:545–548.

[86] Naumann M, Lowe NJ, Kumar CR, Hamm H. Botulinum toxin type A is a safe and effective treatment for axillary hyperhidrosis over 16 months: a prospective study. Arch Dermatol 2003;139:731–736.

[87] Vlahovic TC, Dunn SP, Blau JC, Gauthier C. Injectable botulinum toxin as a treatment for plantar hyperhidrosis: a case study. J Am Podiatr Med Assoc 2008;98:156–159.

[88] Lowe NJ, Glaser DA, Eadie N, et al. Botulinum toxin type A in the treatment of primary axillary hyperhidrosis: A 52-week multicenter double-blind, randomized, placebo-controlled study of efficacy and safety. J Am Acad Dermatol. 2007;56:604–611.

[89] Pe´rez-Bernal AM, Avalos-Peralta P, Moreno-Ram´ırez D, Camacho F. Treatment of palmar hyperhidrosis with botulinum toxin type A: 44 months of experience. Cosmet Dermatol 2005;4:163–166.

[90] Jankovic J. Botulinum toxin in clinical practice. J Neurol Neurosurg Psychiat 2004;75:951–957.

[91] Swartling C, Naver H, Lindberg M, et al. Treatment of dyshidrotic hand dermatitis with intradermal botulinum toxin. J Am Acad Dermatol 2002;47:667–671.

[92] Wollina U, Karamfilov T. Adjuvant botulinum toxin A in dyshidrotic hand eczema: A controlled prospective pilot study with left–right comparison. J Eur Acad Dermatol Venereol 2002;16:40–42.

[93] Yang TY, Jung YG, Kim YH, Jang TY. A comparison of the effects of botulinum toxin A and steroid injection on nasal allergy. Otolaryngol Head Neck Surg 2008;139:367–371.

[94] Rohrbach S, Junghans K, Ko¨hler S, Laskawi R. Minimally invasive application of botulinum toxin A in patients with idiopathic rhinitis. Head Face Med 2009 Oct 16;5:18.

[95] Yuratisi M, Jacob CI. Botulinum toxin for the treatment of facial flushing. Dermatol Surg 2004;30:102–104.

[96] Alexandroff AB, Sinclair SA, Langtry JA. Successful use of botulinum toxin A for the treatment of neck and anterior chest wall flushing. Dermatol Surg 2006;32: 1536.

[97] Jabbari B, Ney J, Sichani A, et al. Treatment of refractory, chronic low back pain with botulinum neurotoxin A: An open-label, pilot study. Pain Med 2006;7:260–264.

[98] von Lindern JJ, Niederhagen B, Berge´ S, et al. Type A botulinum toxin in the treatment of chronic facial pain associated with masticatory hyperactivity. J Oral Maxillofac Surg 2003;61:774–778.

[99] Porta M, Perreti A, Gamba M, et al. The rationale and results of treating muscle spasm and myofascial syndromes with botulinum toxin type A. Pain Digest 1998;8:346–352.

[100] Rawicki B, Sheean G, Fung VS, et al. Botulinum toxin assessment, intervention and aftercare for paediatric and adult niche indications including pain: international consensus statement. Eur J Neurol 2010;17(Suppl 2): 122–134.

[101] Naumann M, So Y, Argoff E, et al. Assessment: Botulinum neurotoxin in the treatment of autonomic disorders and pain (an evidence-based review): Report of the Therapeutics and Technology Assessment Subcommittee of the American Academy of Neurology. Neurology 2008;70:1707–1714.

[102] Boon AJ, Smith J, Dahm DL, et al. Efficacy of intra-articular botulinum toxin type A in painful knee osteoarthritis: A pilot study. PM R 2010;2:268–276.

[103] Marchini C, Acler M, Bolognari MA. Efficacy of botulinum toxin type A treatment of functional impairment of degenerative hip joint: Preliminary results. J Rehabil Med 2010;42: 691–693.

第 2 章

解剖学与美学原理

Timothy M. Greco, MD (FACS), Chérie M. Ditre, MD, and David M. Ozog, MD (FAAD, FACMS)

年轻肌肤与老化肌肤的解剖学结构

一个人的年龄可通过几个外在因素判断，包括面部是否有皱纹、皱纹数量、皮肤颜色改变、皮肤松弛度及其他皮肤老化的解剖学变化。想要理解神经调质疗法，读者必须自己先了解基本的面部皮肤与老化皮肤及皮下组织的解剖学结构。在了解了肉毒毒素治疗的预期效果和辅助治疗的潜在需求后，注射肉毒毒素便可以精确地治疗皮肤下方的目标肌肉。

年轻肌肤具有质地光滑、色泽水润、肤色均匀、富有弹性等特点，并且由于拥有适当的组织体积而显现出令人感觉舒适和谐的轮廓。在静息状态下，皮肤的皱纹较少甚至消失。年轻肌肤在解剖学和组织学上是正常的或未改变的。

与年轻肌肤相反，老化肌肤可呈现出质地粗糙等表面不光滑的状态、肤色灰黄、色泽改变、弹性消失及出现皱纹/褶皱等问题。此外，皮下组织也发生着变化，比如，由于真皮和脂肪萎缩及重新分布引起容量减少，由于骨和软骨再吸收等更深的间隔室变化引起生物测量学上的容量减少。老化肌肤可看作是正常皮

肤的解剖学改变。

皱纹本身是皮肤老化过程中出现的一种改变，也是皮肤老化最鲜明的标志。尽管如此，很少有研究致力于从临床和组织学两个方面对皱纹进行定义，这使得皱纹在解剖学和组织学上的定义模糊不清。

Kligman 尝试通过组织学检查来定义皱纹，参与这项检查的 58 名患者身上有各类皱纹，包括面颊部的皱纹、鱼尾纹、颞部皱纹、垂直唇纹和身体其他区域（如腹部和颈后）的皮肤褶皱。他认为皱纹不是组织学上的改变，而是皮肤的机械应力导致的结构变化，因为没有微观解剖学上的特征能将皱纹与其周围的皮肤区分开。他注意到这些变化更多地发生在光化性损伤区域，是由于弹性纤维的退化引起的。Kligman 提出面部皱纹的产生主要是由于面部肌肉收缩，使面部肌肉插入其浅面皮肤导致。因为肌肉可以收缩，而皮肤不能，故肌肉收缩使皮肤形成褶皱。他认为，年轻人皮肤上的弹性纤维还未老化，因此，他们的肌肉放松后动力性表情纹会快速消失，而在老化真皮基质上的肌肉收缩会导致永久性皱纹。

Bosset 等分析了 16 名接受面部提升术患

者（年龄为 36~94 岁）的耳前皱纹与耳后皮肤的组织学特征的差异。在这项研究中，他们定义了 4 类面部皮肤皱纹，并且基于这些皱纹的深度进行了分类：①深 250~400 μm 的皮肤结构的凹陷称为褶皱，如鼻唇沟、木偶纹；②深达 100 μm 的皮肤结构的凹陷称为永久性皱纹；③可恢复性皱纹（如眉间皱纹、鱼尾纹及耳前皱纹）在面部外观上可见，但在组织学上显示不出来；④小细纹（由于年龄增长出现的非特异性皱纹）是很浅的面部纹路（深 10~30 μm），只与表皮的角质层和颗粒层的凹陷相关。对可恢复性皱纹和永久性皱纹的下方及其周围皮肤的表皮和真皮进行组织学分析，结果显示，这些皮肤实际上为正常形态，但是较深的永久性皱纹比可恢复性皱纹能够表现出更重的嗜碱性纤维堆积，这代表涉及真皮浅层全层的光线性弹性组织变性的出现，表明光线性弹性组织变性和真皮 - 表皮连接处的微纤维和胶原纤维的消失可加重皱纹。于是，这些研究者们得出了结论：阳光损伤导致的真皮 - 表皮连接处与浅层真皮上部皮肤抵抗力削弱是皱纹形成的首要条件。

然而，Pierard 和 Lapiere 认为，产生皱纹所需的组织学变化实际上始于皱纹下的皮下结缔组织间隔，而不是表皮或真皮层的变化。每条皱纹下的皮下组织间隔要比凹陷外皮肤的更短更厚。他们推测皱纹是肌肉对皮下结缔组织反复机械刺激导致皮肤重塑的结果。

面部脂肪室

神经调质疗法常常与填充剂一起使用用于面部年轻化综合治疗的一部分。要使用填充剂进行恰当的面部容量恢复，了解面部脂肪室的知识对于专业的注射医生是至关重要的。整体皮肤的解剖学知识对于医生们是必备的，这些知识方便医生去想象患者哪些区域需要降低肌力（使用神经调质），哪些区域需要填充（使用填充剂），哪些区域需要换肤术（使用激光或化学剥脱术）。塑造出自然、年轻、精神的外观应该是每位注射医生的追求。了解下列与面部脂肪室相关的关键原理有助于医生们离自己的追求更进一步（图 2.1）。

前额及颞部脂肪室

前额的皮下脂肪室由 3 个解剖单位构成，分别是正中部、前额中部及颞颊外侧脂肪室。

正中部脂肪室位于前额的中线区，其下方接鼻背，外侧界为一层致密的筋膜组织，表现为中央颞中。这个致密的间隔纤维束位于额肌筋膜下方，并插入真皮层。

前额中部脂肪室位于正中部脂肪室两侧上颞隔的内侧。前额中部脂肪室下界为眶上眼轮匝肌支持韧带。

颞颊外侧脂肪室连接前额外侧脂肪与颊外侧部及颈部脂肪。颞颊外侧筋膜隔从额部延伸

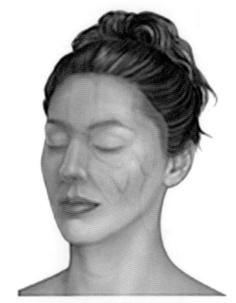

图 2.1　面部脂肪室（来源于：Rohrich, 2007。经 Wolters KI 医疗有限公司许可转载）

至颈部。

眼眶周围脂肪室

眼眶周围也分布着 3 个脂肪室，分别是眶上脂肪室、眶下脂肪室及眶外侧脂肪室。眶周脂肪减少会导致皱纹及皮肤松弛外观的出现，可通过使用肉毒毒素、填充剂及换肤术联合治疗。

眶上脂肪室以眶上眼轮匝肌支持韧带为界。眼轮匝肌支持韧带为环形，跨越上下眼眶后在内外眦汇合。然而，眶上脂肪室与眶下脂肪室彼此不同。

眶下脂肪室为位于下睑板正下方的薄层脂肪。眶下脂肪室下侧以眼轮匝肌支持韧带或颧隔为界，其内侧及外侧分别以眼角为界。

眶外侧脂肪室上侧以颞下隔为界，下侧以上颊隔为界。颧大肌附着于此脂肪室。若要提拉颊内侧脂肪或颌部脂肪，需横跨颧大肌。当使用肉毒毒素来消除鱼尾纹时，可能会无意中注射到颧大肌的上部，这将会导致颊部及口角的下垂。

鼻唇区脂肪室

突出的鼻唇沟可见于面部容量丧失更严重的患者中。鼻唇沟是一个具有明显的解剖学界线的独立单位。鼻唇区脂肪室位于颧颊部脂肪室内侧的正前方，与颌部脂肪室重叠。鼻唇区脂肪室上方以眶下眼轮匝肌支持韧带为界，外侧以眶下脂肪室为界。颧大肌的下界与鼻唇区脂肪室连在一起。颊内侧隔将鼻唇区脂肪室与颊内侧脂肪室分开。

颊部脂肪室

颊部脂肪室由 3 个部分组成，分别是颊内侧脂肪室、颊中间脂肪室及颞颊外侧脂肪室。

颊内侧脂肪室位于鼻唇沟的外侧，其上方以眶下眼轮匝肌支持韧带为界，外侧以颊中隔为界，下侧以颌部脂肪室为界。颊内侧隔将鼻唇区脂肪室与颊内侧脂肪室分开。

颊中间脂肪室位于颊颊内侧与外侧脂肪室之间，且位于腮腺的前方。颧大肌附着于颊中间脂肪室的上部。颊内侧脂肪室与颊中间脂肪室彼此紧邻，但被颊中隔明确分隔开。它们的分隔融合成一个致密的筋膜网络，称为颧弓韧带。

颊部脂肪室最外侧的部分为颞颊外侧脂肪室。颞颊外侧脂肪室位于腮腺的正前方，且将颞区脂肪与颈部皮下脂肪连接起来。位于该脂肪室前方的颊外侧隔为一垂直的隔膜边界。在面部提拉术中，这是经耳前切口向内分离颊外侧隔时遇到的第一个区域。

颌部脂肪室

颌部脂肪室位于面部脂肪室的最下方。鼻唇区脂肪室及颊内侧脂肪室位于其上方。它的内侧界线为降口角肌，它的下界为颈阔肌的膜性融合。降口角肌与颈阔肌的融合点为下颌支持韧带。目前还不清楚颌部脂肪室在老化过程中会产生怎样的变化，但它可能是在中面部老化中最为重要的部分。

浅表肌腱膜系统

浅表肌腱膜系统（superficial musculoaponeurotic system，SMAS）是一个复杂的肌纤维网络，它在面部发挥着独特的作用。SMAS 的上部由位于前额的帽状腱膜构成，在此处分为浅、深两层，并包裹额肌。在外侧，SMAS 在接近颧弓时变为颞顶筋膜，面神经的颞支便位于颞顶筋膜中。这一分支与颧弓的骨膜关系密切。在颊部有一处明显的 SMAS 层。在颈部，SMAS 与颈阔肌相延续。在胚胎学上，SMAS 的上部由额肌、眼轮匝肌、提唇肌群及口轮匝肌发育而来，它的下部则是由颈阔肌、降口角肌及笑肌组成。

SMAS 将皮下脂肪分隔成浅、深两层。如上所述，浅层脂肪被分隔为各个脂肪室，这些脂肪室之间是复杂的筋膜融合所形成的支持韧带网络。正因为有了这个肌纤维网络，肌腱膜系统的力量才能传递到皮肤表面，人们才可以做出各种复杂的面部表情。这些面部表情是人脸的特征，也是产生动力性皱纹的原因。

面神经

面神经位于 SMAS 下的深层脂肪层内。该神经分布于舌骨弓间质（第二鳃弓），后者为面部肌肉的胚胎前体。面神经（第Ⅶ对脑神经）自颅底的茎乳孔发出。当它离开茎乳孔时，立即发出耳后分支，耳后分支可支配枕肌、耳后肌及耳上肌。面神经还可发出分支支配二腹肌的后腹及茎突舌骨肌。接下来，当面神经的主干向前穿行时，它分为两个主要部分进入了腮腺实质，其中，上部由颞面段组成，下部由颈面段组成。这些分支继续向前走行，分支的结构由于神经支配模式不同，从而产生了较大的变异。颞支在经过颧弓后穿行于颞顶筋膜，当其到达额肌的外侧部及深部时，它就变成了前额分支。颞支可支配耳上肌、耳前肌及眼轮匝肌上部与皱眉肌。皱眉肌同时也受颧神经分支支配。

颧支支配眼轮匝肌的下部、皱眉肌、鼻孔周围的肌肉，包括鼻肌及提上唇肌。颊支支配上唇括约肌，同时也支配提上唇肌。下颌缘支支配下唇的肌肉，如口轮匝肌、降下唇肌群、降口角肌及颏肌等。颈支支配颈阔肌。在颊支及颧支之间有广泛而重要的吻合，而颞支与下颌缘支之间缺少这样的吻合。因此，术中损伤颞支及下颌缘支会导致面瘫持续时间更长。在面瘫康复之前，可在对侧肌肉注射肉毒毒素以保持面部对称，但面瘫也可能会无法恢复。例如，当单侧颞支受损时，其同侧眉毛的抬高也会受到限制，在患侧颞支功能恢复之前，注射肉毒毒素到健侧的额肌内可以恢复面部的对称性。在下颌缘支受到损伤时，可应用同样的方法治疗，在神经功能恢复前，可以调整健降口角肌及降下唇肌来使面部在微笑起来时看起来更加对称。若神经受损但未断裂，其功能多可在 6 个月至 1 年内恢复。

面部血供

面部的血供主要来自颈内动脉及颈外动脉的分支，包括滑车上动脉、眶下动脉、眶上动脉、颏动脉。这些动脉与其相应的神经伴行，并从中面部相应的孔内穿出。

颈外动脉主要负责面部上颌骨、下颌骨、枕骨及颞骨区域的血供。颈外动脉的主要分支包括面动脉、颌内动脉、枕动脉、耳后动脉及面横动脉。颌内动脉分支进入眶下及下牙槽内，最后延续为颏动脉、上牙槽后动脉。面动脉分出的上唇动脉及下唇动脉，最终在鼻外侧部成为内眦动脉。

颈内动脉发出眼动脉，然后又分出滑车上动脉及眶上动脉。应特别注意位于眉间区的滑车上动脉间的分水岭区域。若在此部位注射大量的填充物，会引起该区域微血管受压闭塞，容易出现坏死。该区域内的填充物也可能直接注入血管内，导致血管完全闭塞。

尽管静脉的分布变异更大且难以预测，但面部静脉的分布特点仍倾向于与动脉一致。眶外侧及颞前区的静脉丛汇入前哨静脉。在眶外侧区注射肉毒毒素来治疗鱼尾纹时，必须小心该区域出现的皮肤青紫。放大及增加照明以尽可能辨认出血管，注射时沿切线方向，以及在皮肤表面注射出小皮丘是在此区域注射肉毒毒素时避免皮肤青紫的理想方法。

面部表情肌

为了更好地理解面部塑形及除皱中的肉毒毒素注射技术，必须要了解面部表情肌。全面掌握面部肌肉解剖学可以最大限度地减少并发症，也可以使我们根据患者的美学需求来精确注射。了解每块肌肉的起点、止点、直径、长短、运动路径、功能及美学作用，对于使用肉毒毒素成功治疗面部肌肉是至关重要的。大部分肌肉起自面部骨骼并在浅表肌腱膜系统（SMAS）的帮助下插入皮肤真皮层，从而将自身的力量传递给表层覆盖的皮肤及重要的面部结构，如眉毛和嘴角。

接下来，我们对临床相关的面部肌肉系统解剖进行深入的学习。面部被划分为上部、中部、下部 3 个部分。颈部的颈阔肌是使面部产生表情的主要肌肉，我们将在最后对这一部分进行讨论。尽管我们是针对各部分肌肉分别进行学习，但面部表情肌之间有着复杂的相互作用。每个面部表情都涉及多块肌肉，通过肌肉的主动 / 拮抗运动来做出独特的表情（图 2.2）。

上面部

在讨论上面部的具体肌肉前，了解表层覆盖的皮肤及软组织，尤其是眉毛的理想美学位置是很有必要的。在过去的几年中，很多媒体报道了注射肉毒毒素后眉毛的位置变得奇怪的现象。对肉毒毒素注射美容熟悉的人们常常使用"尼科尔森眉""斯波克眉"及"梅菲斯托外观"这样的词汇来描述这种情况，高明的临

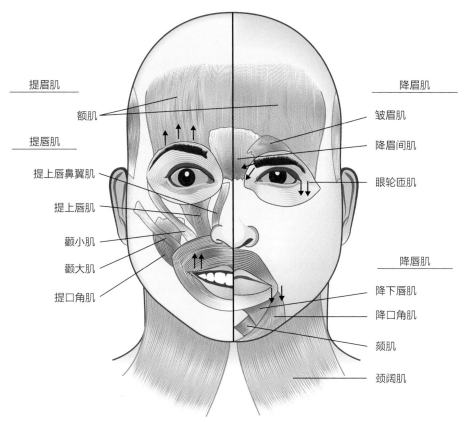

提眉肌
额肌
提唇肌
提上唇鼻翼肌
提上唇肌
颧小肌
颧大肌
提口角肌

降眉肌
皱眉肌
降眉间肌
眼轮匝肌
降唇肌
降下唇肌
降口角肌
颏肌
颈阔肌

图 2.2 面部表情的主动肌 / 拮抗肌（此图是在 Margaret Ditré 的原图基础上重新绘制而成）

床医生知道最大程度避免这种情况的重要性。

男性眉毛与女性眉毛的相似之处要多于二者的区别（图 2.3）。眉毛的内侧缘与鼻翼基底部位于同一垂直平面上。眉毛外侧的止点位于自鼻基底部穿至外眦的斜线的延长线上。不论是男性还是女性，眉毛的起点和终点皆位于同一水平高度。眉毛的顶点位于眼角膜缘外侧的正上方，即大约是眉毛内侧 2/3 与外侧 1/3 的交点。男女眉毛的主要区别在于女性的眉毛位于眶上缘上方，而男性的眉毛位于眼眶上，男性的眉毛更加浓密且弯曲度更小。

上面部肌肉与眉毛的形状、位置及动力性皱纹的出现密切相关（表 2.1）。这些皱纹包括前额横向皱纹、眉间垂直方向及水平方向的皱纹、外眦鱼尾纹。睑裂的大小及形状与眼轮匝肌的功能密切相关。眉毛的形状和位置验证了上面部主动肌和拮抗肌之间的关系。额肌为一对肌肉，它形成了枕额肌（颅顶肌）的前部。额肌通过帽状腱膜连接于枕肌，故与大部

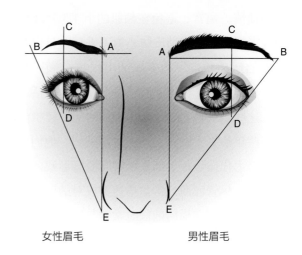

女性眉毛　　　　　　　男性眉毛

图 2.3　女性眉毛及男性眉毛的位置（此图在 David M.Ozog 的原图基础上重新绘制而成）

分面部肌肉不同，它没有骨性起点。额肌在眉部区域插入前额下部的皮肤，并且与皱眉肌、降眉间肌及眼轮匝肌等肌肉交织在一起。正是因为这种交织结构，使得它在决定眉毛的位置及形状中发挥着独特的作用。额肌是眉毛复合体唯一的提肌，因此在使用肉毒毒素治疗时要

表 2.1　眉毛复合体的肌肉

肌肉	起点	止点	作用	美学意义
降眉肌				
皱眉肌	额骨下内侧，与鼻额缝及眶上缘内侧相邻	眉中部上方皮肤	内收并向下牵拉眉毛	眉间垂直皱纹
降眉间肌	鼻骨下方及上外侧鼻软骨	眉间真皮层及前额中下部	下拉额内侧皮肤	眉间横向皱纹
眼轮匝肌眶部	内侧眼睑韧带，额骨鼻部及上颌骨额突	颊部、前额及颞部；与周围肌肉（额肌及皱眉肌）交织	下拉眉毛的内侧及外侧部分；内收眉毛	外眦皱纹（鱼尾纹）
眼轮匝肌睑部：眶隔前部及睑板前部	眶隔前部：内侧眼睑韧带　睑板前部：内侧眼睑韧带	眶隔前部：睑外侧缝　睑板前部：眶外侧结节	内侧附着参与泪液的泵送	下睑皱纹
提眉肌				
额肌	帽状腱膜	前额下部皮肤；与皱眉肌、降眉间肌及眼轮匝肌交织在一起	提拉眉毛	前额横向皱纹

小心谨慎。通常，避免在额肌的下 1/3 处注射肉毒毒素，这样有助于防止眉下垂，并且保存眉毛的运动功能。额横纹的出现也与额肌相关，当额肌为了代偿眼睑下垂而变得更加活跃时，这些皱纹将会加深。这种高功能代偿机制在一些年龄更大的患者身上也能见到，他们的额肌努力代偿睑板上部提肌腱膜脱落导致的眼睑下垂。尽管额肌通常被描述为成对的肌肉复合体，但它们在横跨前额时常常是连续在一起的，因此许多患者的皱纹看起来是连续的（图2.4）。若额肌裂开，则一部分患者抬眉时可见其额头有两条拱形的横行皱纹。

额肌的外侧界为颞线，是颞肌的内侧界，这通常是发际线所在的区域。了解这一关系十分重要，它能够解释随着年龄增长眉毛外侧下垂的原因。这一点在下文中将会详细阐述。

皱眉肌起自额骨下内侧，邻近鼻额缝及眶上缘内侧。它向上外侧走行，止于眉内侧上方皮肤。当患者皱眉时，它的止点会在眉内侧上方的皮肤表现为一个凹陷（图2.5）。这个凹陷可能会在瞳孔中线的内侧、线上及线外出现，它取决于皱眉肌的长度。实际上，在此区域可能有多个止点。皱眉肌在内侧向深部走行至降眉间肌、额肌、眼轮匝肌，向外侧走行时

变得越来越表浅。眶上及滑车上神经血管束穿过皱眉肌肌腹。这也解释了为何可以通过皱眉肌注射治疗偏头痛，因为滑车上神经被认为是偏头痛的触发点之一。皱眉肌的功能是内收并下拉眉内侧，因此产生了眉间垂直皱纹（图2.6）。皱眉肌由面神经的颞支及颧支支配。

降眉间肌是一块三角形的肌肉，它起自鼻骨下部及上外侧鼻软骨，止于眉间皮肤的真皮层及前额中下部。它向下牵拉额内侧皮肤，因此产生了眉间水平走行皱纹（图2.7）。尽管之前有研究报道了不同的降眉肌，但 Macdonald 等的近期解剖研究中并未发现该情况。

眼轮匝肌不仅拥有闭合眼睛等重要的眼部运动功能，还对上面部具有重要的美学影响。眼轮匝肌分为眶部及睑部（图2.8），睑部又

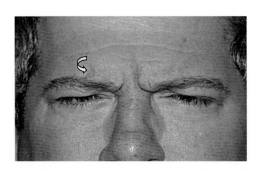

图2.5　皱眉肌位于眉中部皮肤真皮层的止点（如图中凹陷所示）

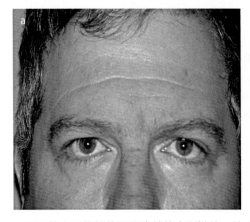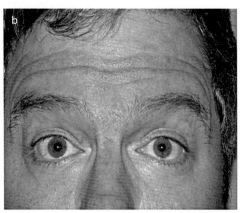

图2.4　不同状态下的额纹呈现连续的水平皱纹，外观与额肌一致。a. 额纹放松时；b. 额纹运动时

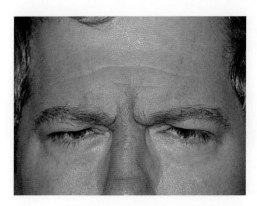

图 2.6　皱眉肌的作用使得眉间垂直皱纹出现

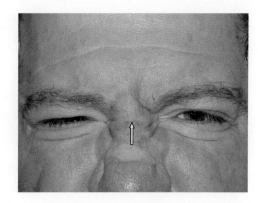

图 2.7　降眉间肌的作用使得眉间水平走行的皱纹出现

分为眶隔前部及睑板前部，它们的肌纤维分别覆盖于眶隔上方及睑板上方。睑部肌肉负责轻柔地关闭睑裂。眶部肌肉起自 3 个区域，分别是内侧眼睑韧带、额骨鼻部及上颌骨额突。眶部肌肉越过眼眶，延伸至颊部、额部及两鬓，并与周围的肌肉（包括额肌与皱眉肌）交织在一起。当注射治疗鱼尾纹时应当谨慎，防止降低颧部肌群肌力而引起口角下垂。了解眼轮匝肌眶部的功能也是很重要的，它是微笑时的辅助肌肉，并且负责用力闭合睑裂。眼轮匝肌眶部也会导致外眦皱纹（鱼尾纹）的产生，并且可下拉眉毛的内侧和外侧部分并内收眉毛（图 2.9）。眼轮匝肌眶部纤维外侧界延伸得要比额肌的最外侧还更远，因此对眉尾产生的无拮抗的向下的矢量力可下拉眉外侧。对眼轮匝肌眶部垂直纤维进行化学神经溶解术会导致眉外侧上升，并且能改善鱼尾纹。肉毒毒素注射后眼轮匝肌眶部的收缩可能导致眉间持续内收。

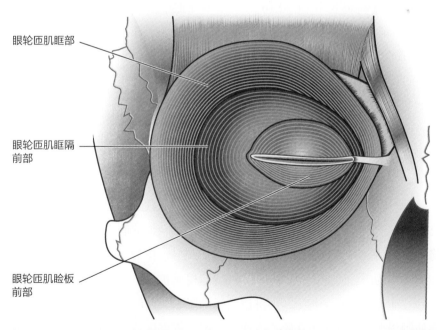

眼轮匝肌眶部

眼轮匝肌眶隔前部

眼轮匝肌睑板前部

图 2.8　眼轮匝肌分为眶部及睑部（眶隔前部及睑板前部）（此图在 Margaret Ditré 的原图基础上重新绘制而成）

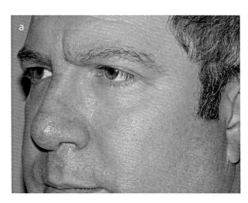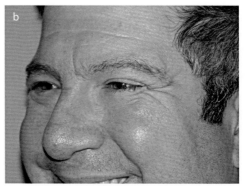

图 2.9　眼轮匝肌眶部的收缩导致外眦皱纹的产生（a），并使得眉尾下垂（b）

眼轮匝肌睑部由眶隔前部及睑板前部组成。如前所述，眶隔前部覆盖在眶隔上方，睑板前部覆盖在睑板上方。眶隔前部及睑板前部的内侧附着于泪嵴的前面及后面，形成了围绕在泪囊周围的肌肉悬带，参与泵送泪液进入小管系统的过程。在眼睑内侧进行肉毒毒素注射可能会干扰这种泵送机制。眼轮匝肌内侧神经毒素的扩散可能会导致眼睑松弛、泪点外翻、溢泪。眼轮匝肌睑板前部的肥大可能会使下睑睫毛缘下出现凸起，这种凸起通常被叫作"果冻卷"畸形，还会导致睑裂变小（图 2.10）。单侧睑裂变小伴睑板前张力亢进是导致"大眼 / 小眼综合征"的原因。在瞳孔中线与睫毛缘相交点下 3 mm 处向眼轮匝肌睑板前部注射肉毒毒素可以治疗这种外观，同时还可以改善下睑的皱纹，并使睑裂在微笑时轻微张大。在对睑板前部进行注射治疗时，应行夹捏试验或眼睑牵拉试验来评估眼睑是否有足够的弹性。在选择患者时，要严密地评估患者注射前的照片，以排除先前已存在的巩膜显露，这是十分重要的。对于即将发生下睑眶隔脂肪假性疝出的患者应当谨慎治疗，因为眼轮匝肌睑板前部的松弛可能会加重假性疝出，并且干扰下睑的淋巴回流。这可能使颧袋恶化，这是由年龄增大或炎症引起的位于颧部外侧区的皮肤突出。对患

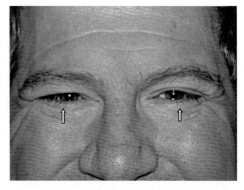

图 2.10　眼轮匝肌睑板前部的收缩使下睑睫毛下的皮肤产生轻微的卷动

有干眼症的患者进行注射治疗时也应慎重。

在眼睑部，眼轮匝肌（眼睑降肌）的动态拮抗肌有上睑提肌及 Mueller 肌（眼睑提肌）。上睑提肌有主动睁眼的功能，它起自蝶骨小翼。在上眼眶区域，有一腱性结构称为 Whitnall 韧带，它将前后方向的力转换为上下方向，从而为睁眼提供恰当的力学条件。上睑提肌在插入上睑板上缘前移行为纤维腱膜。肉毒毒素弥散到上睑提肌可能会导致上睑下垂。眶隔是精细的筋膜层，它连接于弓状缘与睑板内侧界，作为一个机械屏障阻止肉毒毒素向上睑提肌扩散。接受过睑成形术的患者，术中释放眼睑脂肪时，部分脂肪可能已经侵入眶隔，由于解剖屏障的破坏，理论上肉毒毒素会更容易扩散。Mueller 肌走行于上睑提肌腱膜下，

受交感神经支配。它也可以提上睑，并且可在药物的刺激下改善眼睑下垂症状。当使用交感神经激动剂（如处方药对氨基可乐定，或盐酸萘甲唑啉）刺激 Mueller 肌时，可以使上睑上抬 2 mm，并且可以改善与肉毒毒素注射相关的轻度睑下垂。

额肌、皱眉肌、降眉间肌及眼轮匝肌的解剖学和力学关系使得它们之间产生了一种独特的主动和拮抗关系，正是这种关系确定了眉毛的位置和形状（图 2.11）。通过仔细谨慎地选择肉毒毒素注射位置，从而有选择性地改变这种关系，可以实现眉毛的上提及重塑。

中面部

与鼻相关的主要肌肉是鼻肌（表 2.2）。这块肌肉包括上方的横部（压缩鼻的软骨鼻支架，包括上外侧软骨及下外侧角），以及翼部，即鼻孔开大肌（负责扩张鼻孔）。它们都由面神经颊支支配。横部起自上颌骨，通过位于鼻背中线的腱膜插入对侧肌。翼部起自上颌外侧切牙，止于下外侧鼻软骨。翼部及提上唇鼻翼肌的内侧部使鼻孔增宽或扩张，故可对鼻孔过宽者进行相应部位的注射（图 2.12）。横部使骨性鼻背产生斜行表情纹。横部也会导致通常所说的"兔纹"的出现，这种纹路在皱鼻时更明显（图 2.13）。肉毒毒素有助于淡化这些纹路，并且可以帮助改善鼻肌收缩的症状，这种症状可见于注射皱眉肌及降眉间肌以治疗眉间皱纹的时候。

降鼻中隔肌为成对的精细的肌肉，对于鼻尖的美学及微笑时的上唇形态有极大的影响（图 2.14）。该肌肉对鼻尖的主要作用为微笑时下垂鼻尖（动力性下垂），注射肉毒毒素的美学意义是减少鼻尖突出度及在微笑时上唇缩短的程度也会减少（表 2.2）。Rohrich 曾描述过这块肌肉的 3 种变异状况：Ⅰ型起自口轮匝肌，并与口轮匝肌交织；Ⅱ型起自鼻棘下的上颌骨骨膜，且与口轮匝肌无明确关系；Ⅲ型肌肉较少，难以识别。降鼻中隔肌止于下外侧鼻软骨的内侧角。降鼻中隔肌的注射治疗最好的效果是能使鼻尖在静止时轻微地向上旋转。注射位置通常位于前鼻棘区域鼻唇角顶点的中线。降鼻中隔肌接受肉毒毒素注射治疗后，当肌肉活动和微笑时鼻尖向下旋转幅度减少，突出度减少。

中面部主要的肌群为上唇的提肌（表 2.3）。这些肌肉插入口轮匝肌，与鼻唇沟的形成部分相关。这些肌肉主要由面神经颊支支配。这些肌肉都插入口轮匝肌，与向后拉动口

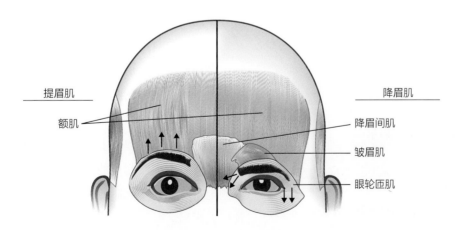

图 2.11　上面部肌肉的主动和拮抗关系（此图在 Margaret Ditré 的原图基础上重新绘制而成）

表 2.2　肉毒毒素注射中很重要的其他面部肌肉

肌肉	起点	止点	作用	美学意义
鼻肌				
横部	上颌骨	鼻背中线	提拉鼻孔	出现"兔纹"，骨性鼻背上的斜行表情纹
翼部	上颌外侧切牙	下外侧鼻软骨	扩张鼻孔	扩张鼻孔
口轮匝肌	上颌骨及下颌骨	唇部的皮肤及黏膜	噘嘴；闭合嘴巴	口周出现垂直皱纹
咬肌	颧弓	下颌支外侧面及下颌角	咀嚼	肥大会导致下面部呈现男性化
降鼻中隔肌	Ⅰ型：口轮匝肌 Ⅱ型：鼻棘下的上颌骨骨膜 Ⅲ型：难以识别的肌肉	下外侧鼻软骨的内侧角	微笑时保持鼻尖及上唇的美学外观	减少鼻尖突出度、上唇缩短、上睑下垂
颞肌	颞窝	下颌骨冠突及下颌支	咀嚼的主要肌肉	肥大会导致前额外侧区域在咀嚼时出现不美观的凸起

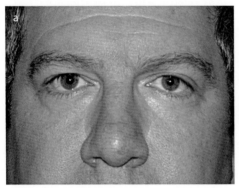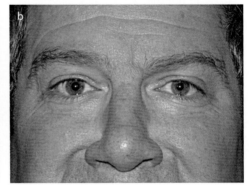

图 2.12　由鼻孔开大肌与提上唇鼻翼肌的扩张肌部分收缩引起的鼻孔扩张

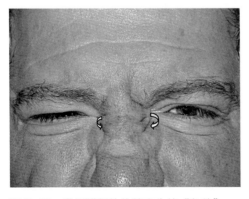

图 2.13　鼻肌横部的收缩产生的"兔纹"

角的提口角肌一起为上唇及口角提供向上的矢量力（图 2.15）。

颧大肌起自颧骨，向内下方走行，在口角轴（多块肌肉插入形成的肌性致密结构）区域插入口角的皮肤和黏膜及口轮匝肌。它的位置表浅，在面部提拉术中掀起皮瓣时常可见到。颧大肌与颧小肌一起向上外侧提拉口角。颧小肌起自颧骨颧大肌起点的内侧，在颧大肌的前内侧走行，紧邻颧大肌的内侧止于皮肤、黏膜及口轮匝肌。

提上唇肌起自上颌骨的上方，紧邻眶下缘

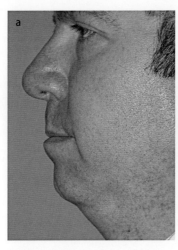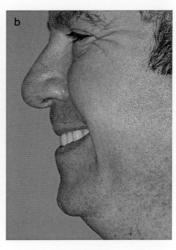

图 2.14　降鼻中隔肌的收缩导致鼻尖下垂（动力性下垂），通过注射肉毒毒素减少鼻尖突出度及上唇缩短程度

表 2.3　唇部的提肌与降肌

肌肉	起点	止点	作用	美学意义
提唇肌				
提上唇肌	眶下缘以下及眶下孔以上的上颌骨上部	口轮匝肌外侧部及上唇外侧的皮肤及黏膜	上唇的主要提肌	产生微笑及形成鼻唇沟
提口角肌	尖牙窝	口角（口角轴）	提拉口角	产生微笑及形成鼻唇沟
提上唇鼻翼肌	上颌骨内侧部	上唇内侧的皮肤、黏膜及口轮匝肌	上唇中部的主要提肌	产生微笑及形成鼻唇沟
颧大肌	颧骨外侧	口角（口角轴）	向上外侧提拉口角	产生微笑及形成鼻唇沟
颧小肌	颧骨内侧	颧大肌内侧的口角（口角轴）	向上外侧提拉口角	产生微笑及形成鼻唇沟
降唇肌				
降口角肌	尖牙与第一磨牙间的下颌骨体部	口角（口角轴）处的皮肤、黏膜及口轮匝肌	口角的主要降肌	"木偶纹""括号纹"及下颌前沟
降下唇肌	下颌骨外斜线的前部	下唇的皮肤、黏膜及口轮匝肌	下拉下唇结节	显露下切牙
颏肌	近外侧切牙处的下颌骨	颏部皮肤	使下唇前伸	"鹅卵石"下巴，下巴"核桃纹"
颈阔肌	三角肌及胸肌筋膜	下颌骨及下唇降肌	下降下唇及口角	颈部竖纹及横纹（"项链纹"）

的下方和眶下孔的上方。它向下内侧走行，止于口轮匝肌的外侧部及上唇外侧的皮肤及黏膜。正如其名，提上唇肌是上唇的主要提肌。

提口角肌起自尖牙窝区域。它向深面走行至此区域的其他提肌处，包括颧肌肌群及提上唇肌。它止于口角轴区域，并且主要上提此结构。提上唇鼻翼肌为上唇中部的主要提肌。它起自上颌骨的内侧部，紧邻眶下缘，位于提上唇肌起点的内侧。它沿着梨状孔向下方走行，插入上唇内侧的皮肤、黏膜及口轮匝肌。

提唇肌

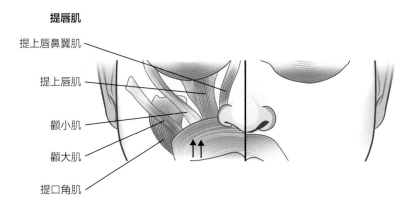

提上唇鼻翼肌

提上唇肌

颧小肌

颧大肌

提口角肌

图 2.15　上唇的提肌（此图在 Margaret Ditré 的原图基础上重新绘制而成）

1974 年，Rubin 将微笑分为 3 类。第一种类型主要与颧大肌活动有关，嘴角明显上扬，这种微笑方式被称作"蒙娜丽莎式微笑"（图2.16）。第二种类型与提上唇肌及提上唇鼻翼肌明显相关，上唇中部抬高，这种微笑方式被称作"露尖牙式微笑"（图 2.17）。第三种类型与唇部的提肌和降肌的收缩相关，上下牙列同时显露，这种微笑方式被称作"露全牙式微笑"（图 2.18）。

Kane 发现"露尖牙式微笑"的人群，尤其是被他称为"极端露尖牙式微笑"的露龈笑人群，在肉毒毒素注射治疗中获益最多，因为降低提上唇鼻翼肌的肌力对牙龈的显露有极大的改善作用，也能帮助改善鼻唇沟内侧部分的厚重感及明显度。注射方法包括在梨状孔区域鼻唇沟的上部注射。Polo 发现，对提上唇肌、提上唇鼻翼肌、提上唇肌与颧小肌的重叠区域等进行注射，以及在口轮匝肌的起点对降鼻中隔肌进行注射，可显著改善露龈笑。这些注射方法使用的都是低剂量药物（1.25 U 的 A型肉毒毒素，保妥适）。

在肉毒毒素的美学应用中，笑肌没有发挥重要作用。与该区域其他肌肉拥有骨性起点不同，笑肌起自覆盖于腮腺外层的组织，止于嘴角并向外牵拉嘴角。颊肌同样未在动力性皱纹

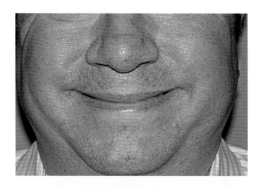

图 2.16　蒙娜丽莎式微笑是由颧大肌提拉口角引起

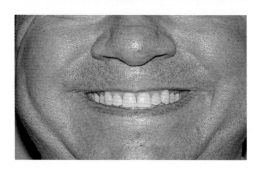

图 2.17　露尖牙式微笑是由提上唇肌及提上唇鼻翼肌的活动引起

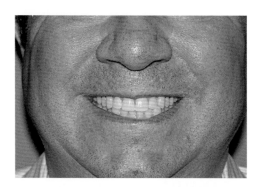

图 2.18　露全牙式微笑是由上唇的提肌和降肌同时收缩引起

的形成中发挥重要作用，但它在咀嚼中起到了重要作用。正确的咀嚼是通过在磨牙上移动食物团实现的，而这个过程需要颊肌的帮助。颊肌对于那些吹奏管乐器的人来说也非常重要，因为颊肌能控制嘴部的方向，对产生吹奏乐器时所需的力量是必要的。颊肌起自上牙槽突及翼突下颌缝的后部，并且向前方走行，插入口轮匝肌上部和下部的肌肉、皮肤，以及口腔外侧黏膜。

咬肌不是表情肌，其作用是咀嚼。与其他咀嚼肌一样，咬肌来源于第一鳃弓的中胚层，并且由三叉神经支配。该肌肉的肥大会对下面部的形状产生显著的影响，尤其使女性下颌外形更"方"，下面部趋向男性化。亚洲人，尤其是韩国人中，这种现象更为明显。这种情况也与颞颌关节疾病及磨牙症（在夜晚磨牙）相关。该肌肉起自颧弓并转向后方走行，止于下颌支及下颌角的外侧面。咬肌分为两个部位，分别为表浅的较大肌腹和深部的较小肌腹。此肌肉由三叉神经的第三分支支配，主要作用为关闭下颌、帮助下巴向对侧内收，这两个动作对于咀嚼来说都很重要。

下面部

下唇的降肌在下面部的功能及美学上起到不可或缺的作用（表 2.3）。尽管填充和改善容量为此区域的主要治疗手段，肉毒毒素注射在下面部的年轻化治疗中也发挥着重要的作用。下面部注射肉毒毒素成功的关键在于对此区域面部肌肉深入的理解。下面部肌肉可以完成上面部所没有的亲昵动作及精细动作。这也解释了为何注射低剂量的肉毒毒素对下面部来说极其重要。

降口角肌为口角的主要降肌，并且其部分参与了动态"木偶纹"的产生（图 2.19）。该肌与降下唇肌一起通过下拉口角产生拮抗运动

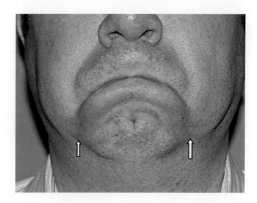

图 2.19 降口角肌的收缩引起口角下降的同时促使"木偶纹"形成，也可见下颌前沟的形成

（图 2.20）。颧大肌、颧小肌及提口角肌为口角的主要主动肌。当使用肉毒毒素消除拮抗力之后，"木偶纹"外观可得到改善，并且由于口角上提的主动效应，口角部会微微上扬。在鼻唇沟区注射填充剂时，效果更为明显。这是主动/拮抗运动决定面部美学结构的形态及位置的第二个例子，第一个例子为眉毛。

降口角肌为一块三角形的肌肉，它的底部起自下颌体，并且位于尖牙与第一磨牙之间。它向上方走行，并且插入位于口角处口角轴区域的皮肤、黏膜及口轮匝肌。它在外侧与颈阔肌相邻，在内侧与降下唇肌相依。在注射治疗降口角肌时这个关系十分重要，在对该肌进行注射治疗时，为了避免神经毒素扩散至更内侧的降下唇肌，要保持在后外侧注射。肉毒毒素若扩散至降下唇肌所在的区域，可能会导致微笑时下唇上升。这种外观与面部提拉术的一种潜在并发症——下颌缘支神经麻痹——看起来相似。降口角肌参与"木偶纹"、口角与下颌缘间的"括号纹"，以及下颌前沟的形成。这就不难理解，为何口周年轻化治疗中在此区域对该肌进行注射肉毒毒素联合填充剂治疗会发挥重要作用了。

降下唇肌是下唇次重要的降肌。它的作用点更靠近内侧，下拉下唇结节，使得下颌牙列

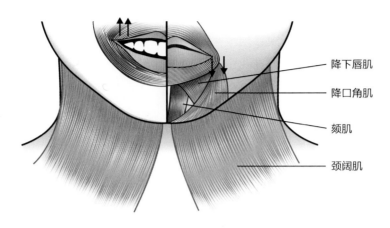

降下唇肌

降口角肌

颏肌

颈阔肌

图 2.20 下唇的降肌（此图在 Margaret Ditré 的原图基础上重新绘制而成）

显露（图 2.21）。它起自下颌骨斜线区域的前面，向深部走行至降口角肌的内侧纤维。它插入下唇结节区域的皮肤、黏膜及口轮匝肌。降口角肌的内侧纤维可插入对侧相应的降下唇肌。如前所述，如果注射同侧降口角肌时错误地削弱了对侧的降下唇肌，那么可通过注射此肌肉进行治疗。这种方法可以帮助建立微笑的对称性。同时，对于面部提拉术后下颌缘支麻痹的患者，在麻痹有希望解决前暂时在对侧降下唇肌及降口角肌进行肉毒毒素注射治疗，可帮助建立微笑的对称性。

颏肌通过上提颏部的皮肤来使下唇前伸。它起自近外侧切牙区域的下颌骨，向下内侧走

行，经深部的降下唇肌插入颏部的皮肤。当颏肌收缩时，它会导致"鹅卵石"下巴及下巴"核桃纹"外观的出现（图 2.22）。注射肉毒毒素可放松颏肌，从而改善这种外观。下唇的这些降肌全部由面神经的下颌缘支支配。

口轮匝肌肌纤维的环形特点表明它是括约肌，可缩拢或前伸嘴唇（图 2.23）。同时，它还可以在收缩时闭合嘴唇及拉拢嘴角（表2.2）。由于其环形的特点，口轮匝肌的大部分纤维都起止于自身，但深部的肌纤维则起自上颌骨及下颌骨，并止于括约肌的深部。因此，该括约肌分为深层及浅层两个功能单位。唇部的提肌及降肌也使该括约肌产生肌肉滑动。该

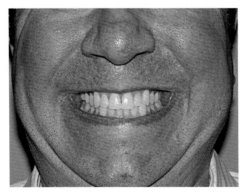

图 2.21 降下唇肌的收缩使下唇结节下降，下颌牙列显露

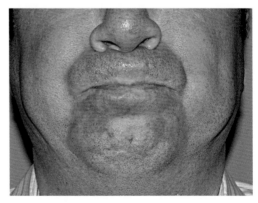

图 2.22 颏肌的收缩使下巴皮肤出现鹅卵石样外观，并使下唇突出

肌肉由面神经的颊支及下颌缘支支配。

唇部复杂多样的活动主要为唇部的提肌及降肌间复杂的相互作用的结果，这些肌肉止于唇部的口轮匝肌及皮肤和黏膜。这些肌肉为口轮匝肌提供放射性矢量力，而口轮匝肌提供环形矢量力。这些放射性、环形矢量力巧妙地相互作用，建立了人体口周区域无可比拟的精密运动，同时也造就了发音咬字及咀嚼时可见的精密运动。唇部的皮肤紧密附着于口轮匝肌，因此该肌肉缩拢运动的力量可以很容易地传递到肌肉皮肤上，使唇部区域产生垂直皱纹（图2.24）。将神经毒素注射至口轮匝肌浅部可放松并抚平这些皱纹，联合使用填充剂可增强其效果。口轮匝肌深部的肌纤维主要负责维持口

唇功能。因此，为了避免肉毒毒素向深部肌肉弥散，针对口周细纹的注射治疗必须保持在浅层，否则会导致口轮匝肌功能不全，如流涎。

颈阔肌

颈部的主要表浅肌肉为颈阔肌，它起自三角肌及胸肌筋膜，止于下颌骨及下唇降肌。颈阔肌被描述为 3 个独立的部分，分别为口角轴部（在最上外侧止于口角轴）、唇部（止于下唇）、下颌部（在最下内侧止于颏部）（图2.25）。

最近的一项研究显示，深层除皱术中的颈阔肌上界明显地向中面部延伸。它由第Ⅶ对脑神经的颈支支配，且与面部的浅表肌腱膜系统（SMAS）相连续。它与舌骨有不同程度的交叉关系。它的主要作用为下降下唇及口角（图2.26）。老化之后，这块肌肉可能会在中心部自然地裂开。这种现象加上颈阔肌内侧缘的过度收缩，可产生垂直条索或条带。收缩性条带可能也会出现在外侧紧邻下颌下缘水平。将肉毒毒素注射至两组条带及下颌下缘可改善老化的颈部外观及下颌轮廓。这种效果是由于颈阔肌下份的放松及上份的持续性收缩，引起下颌轮廓线上的软组织产生轻微的向上复位。这是 "Nefertiti 拉皮术" 改善下颌轮廓美学形态的前提。与垂直的条纹相同，颈部横向的皱纹（"项链纹"）也由颈阔肌的收缩造成。除使用低黏度的填充剂外，注射肉毒毒素至该肌肉可在一定程度上改善这些纹路。

颅面部骨骼

由于面部大部分的肌肉起自颅面部骨骼，了解颅面部骨骼及其老化过程的改变对理解面

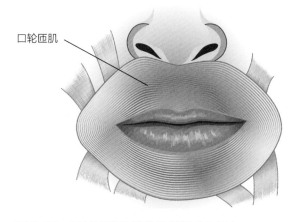

图 2.23　口轮匝肌的括约肌纤维（此图在 Margaret Ditré 的原图基础上重新绘制而成）

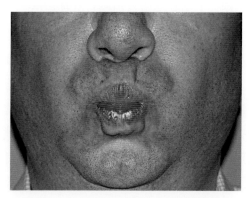

图 2.24　由口轮匝肌收缩引起的口周皱纹

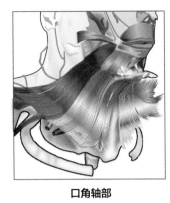

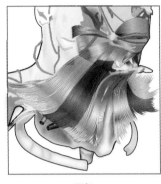

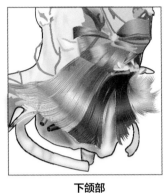

口角轴部

唇部

下颌部

图 2.25 颈阔肌：口角轴部、唇部及下颌部

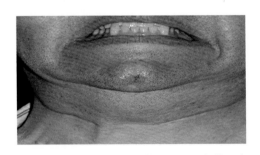

图 2.26 由颈阔肌收缩引起的下唇及口角的下降

部肌肉化学神经溶解术的艺术性及科学性极为重要。面部的主要骨骼包括额骨、鼻骨、颧骨、上颌骨及下颌骨。额骨的构成包括垂直面的额鳞，它决定了额部的形状及范围。尾侧部包括眶上缘，其向内侧延伸与成对的鼻骨相接，向外侧延伸与颧骨额突相接。颧骨构成了眼眶外侧的大部分，其与上颌骨相接部构成了眶外下缘的一部分。颧骨向后延伸为颞突，并与颞骨颧突相连接。颧骨顶点形成了颧骨隆起（颧骨的高度）。两个突出联合形成了颧弓，

这是咬肌的起点。在颧弓的下面为颞肌，它是咀嚼的主要肌肉，并且由三叉神经的第三分支支配（表 2.2）。它起自颞窝，止于下颌骨冠突及下颌支。颞肌也可表现为肥大，尤其在磨牙症患者中更明显，这不仅可以引发颞下颌关节综合征，还会使前额外侧区域在咀嚼时出现不美观的凸起。上颌骨为中面部的主要骨骼，上唇大部分提肌起自上颌骨。上颌骨构成了下眼眶及内眼眶的大部分，并且分别与颧骨及额骨相接。上颌骨鼻突在内侧与鼻骨相接，在外侧与泪骨相连。上颌骨也构成了梨状孔的外侧部及下部，而梨状孔的上部则由鼻骨下缘构成。上颌骨容纳上牙槽嵴，上牙槽嵴包含着上颌牙列。下颌骨为面部仅有的真正可以移动的骨头，并且其对下面部美学十分重要。下颌骨也是主要的降下唇肌的起点。它在前方通过下颌牙列与上颌骨相连接。上颌牙列与下颌牙列间的关系决定了咬合的类型。安氏分类描述了

3 种主要的咬合关系。Ⅰ型为正常咬合或称为正咬合，Ⅱ型为缩颌，Ⅲ型为突颌。这种咬合关系对下面部的美学至关重要。缩颌患者的下巴会变小且后缩，这不仅会对面部轮廓产生深刻的影响，而且也会破坏上下唇的美学关系，这类患者的上唇较正常咬合者更向前突出。突颌患者的上颌相对于下颌后移，使下唇轮廓过分向前突出。下颌骨在后侧的下颌窝区域通过下颌骨髁突与颞骨相连接，并组成了颞下颌关节。

面部骨骼老化过程中的改变受到了下颌和上颌牙列状态的深刻影响。传递至上颌与下颌的力减少引起破骨反应增强，这使得任一区域的牙列因去矿化作用而出现牙列缺损，进而导致骨容积减少，也被称作面部骨骼萎缩。颅面部骨骼老化出现的一个重要的变化为中面部的骨骼相对颅底发生顺时针旋转，这深刻地影响了软组织的外观，此现象由 Lambros 提出并由 Pessa 确认。他们发现老化的颅面部骨骼仍在持续地生长、重塑，从而导致其出现顺时针旋转。这个现象通过测量面部关键部位（如眉间、眼眶、梨状孔及上颌）的角度被证实，结果显示这些角度随着年龄增长而变得更加锐利。这些骨性变化有助于揭示中面部及口周区域失去中面部结构支撑所致的软组织下垂的本质。

Shaw 及 Kahn 确认了 Pessa 所观察到的上颌角及眉间角的减小。然而，他们也发现，随着骨骼老化，梨状孔表面积增加，这也意味着年龄增长会使上颌骨萎缩而不是生长及重塑。

Pessa 及 Chen 发现老化眶裂本质上是年龄增长所致的眼眶的骨性重塑引起的下外侧区及上内侧区的弯曲变形。眼眶的骨性变化反映在眼睑上，导致在眼老化处可见到巩膜显露及泪沟畸形。

上述的所有颅面骨骼变化都对骨骼表层覆盖的软组织有较大的影响。例如，随着颊脂肪垫减少而出现的软组织移位，面部肌张力增加导致动力性皱纹及面部老化的发生率增加，面部关键韧带逐渐松弛等。面部肌张力增加可以解释为何常用的肉毒毒素剂量对七八十岁的患者的作用会降低。

致谢

在此感谢 Joanne Scarpulla 和 Kristen Whitney D.O，感谢他们在本章的准备过程中不辞辛苦的付出。同时也要感谢 Margaret Ditré（耶鲁大学 2014 级）为本章提供的插图。

（狄文君　刘　娜 译）

参考文献

[1] Kligman AM, Zheng P, Lavker RM. The anatomy and pathogenesis of wrinkles. Br J Dermatol 1985 Jul;113(1):37–42.

[2] Bosset S, Barre P, Chalon A, *et al.* Skin ageing: clinical and histopathological study of permanent and reducible wrinkles. Eur J Dermatol 2002 May–Jun;12(3):247–252.

[3] Pierard GE, Lapiere CM. The microanatomical basis of facial frown lines. Arch Dermatol 1989 Aug;125(8):1090–1092.

[4] Contet-Audonneau JL, Jeanmaire C, Pauly G. A histological study of human wrinkle structures: comparison between sun-exposed areas of the face, with or without wrinkles, and sun-protected areas. Br J Dermatol 1999 Jun;140(6):1038–1047.

[5] Fenske NA, Lober CW. Structural and functional changes of normal aging skin. J Am Acad Dermatol 1986 Oct;15(4 Pt 1):571–585.

[6] Cheng CM. Cosmetic use of botulinum toxin type A in the elderly. Clin Interv Aging. 2007;2(1):81–83.

[7] Yaar M, Gilchrest BA. Aging of skin In Wolff K, Goldsmith LA, Katz SI, *et al.* eds, *Dermatology in General Medicine*, 7th edn. http://www.accessmedicine.com/content.aspx?aID=2963698.

[8] Kurban RS, Bhawan J. Histologic changes in skin associated with aging. J Dermatol Surg Oncol 1990 Oct;16(10):908–914.

[9] Bhawan J, Andersen W, Lee J, *et al.* Photoaging versus intrinsic aging: a morphologic assessment of facial skin. J Cutan Pathol. 1995 Apr;22(2):154–159.

[10] Carruthers A, Carruthers J. *Botulinum toxin: Procedures in Cosmetic Dermatology.* 2nd edn. Philadelphia, Saunders

Elsevier, 2008.

[11] Benedetto AV. *Botulinum Toxin in Clinical Dermatology*. London, New York: Taylor and Francis; 2006.

[12] Rabe JH, Mamelak AJ, McElqunn PJ. Photoaging: mechanisms and repair. J Am Acad Dermatol 2006 Jul;55(1): 1–19.

[13] Dessy LA, Mazzocchi M, Rubino C, *et al*. An objective assessment of botulinum toxin A effect of superficial skin texture. Ann Plast Surg 2007 May;58(5):469–473.

[14] Rohrich RJ, Pessa JE. The fat compartments of the face: anatomy and clinical implications for cosmetic surgery. Plast Reconstr Surg 2007 Jun;119(7):2219–2227.

[15] Rohrich RJ, Pessa JE. The retaining system of the face: histologic evaluation of the septal boundaries of the subcutaneous fat compartments. Plast Reconstr Surg 2008 May;121(5):1804–1809.

[16] LarrabeeWF,Makielski KH. *Anatomic Systems.Surgical Anatomy of the Face*. New York: Raven Press; 1993:21–102.

[17] Glaich AS, Cohen JL, Goldberg LH. Injection necrosis of the glabella: protocol for prevention and treatment after use of dermal fillers. Dermatol Surg 2006 Feb; 32(2):276–281.

[18] HollinsheadWH. *The Face.Anatomy for Surgeons: The Head and Neck*: Volume 1. 3rd edn. Philadelphia: Harper & Row; 1982:291–323.

[19] Guyuron B, Tucker T, Davis J. Surgical treatment of migraine headaches. Plast Reconstr Surg 2002 Jun;109(7):2183–2189.

[20] Macdonald MR, Spiegel JH, Raven RB, *et al*. An anatomical approach to glabellar rhytids. Arch Otolaryngol Head Neck Surg 1998 Dec;124(12):1315–1320.

[21] McCord CD, Codman M. *Classical Surgical Eyelid Anatomy. Eyelid and Periorbital Surgery*. St. Louis, Missouri: Quality Medical Publishing, Inc.; 2008: 3–46.

[22] Rohrich RJ, AdamsWP, Huynh BH, Muzafter AR. Importance of the depressor nasi septi muscle: an anatomic study and clinical application. In *Dallas Rhinoplasty Nasal Surgery by the Masters*. St. Louis, Missouri: Quality Medical Publishing, Inc; 2007:1071–1080.

[23] Rubin LR. The anatomy of a smile: its importance in the treatment of facial paralysis. Plast Reconstr Surg 1974 Apr; 53(4):384–387.

[24] KaneM. The effect of botulinum toxin injections on the nasolabial folds. Plast Reconstr Surg 2003 Oct;112(5 Suppl.): 66–74.

[25] Polo M. Botulinum toxin type A in the treatment of excessive gingival display. Am J Orthod Dentofacial Orthop 2005 Feb; 127(2):214–218.

[26] Shah AR, Rosenberg D. Defining the facial extent of the platysma muscle. A review of 71 consecutive face-lifts. Arch Facial Plast Surg 2009 Nov–Dec;11(6):405–408.

[27] Levy PM. The "Nefertiti lift": A new technique for specific re-contouring of the jawline. J Cosmet Laser Ther 2007 Dec; 9(4):249–252.

[28] Pessa JE. An algorithm of facial aging: verification of lambros's theory by three-dimensional stereolithography, with reference to the pathogenesis of midfacial aging, scleral show, and the lateral suborbital trough deformity. Plast Reconstr Surg 2000 Aug;106(2):479–488.

[29] Shaw RB, Kahn DM. Aging of the midface bony elements: a three-dimensional computed tomographic study. Plast Reconstr Surg 2007 Feb;119(2):675–681.

[30] Pessa JE, Chen Y. Curve analysis of the aging orbital aperture. Plast Reconstr Surg 2002 Feb;109(2):751–755.

第 3 章

肉毒毒素：从分子到医学

Conor J. Gallagher, PhD, Alan Ackerman, PhD

概述

神经递质的胞外分泌是将人体的感觉输入和认知过程与肌肉收缩相连接的生理基础。这种机制使人们得以自主活动并与外界环境互动，通过面部表情表达情绪，以及完成神经性非自主的肌肉或腺体活动。通过胞吐过程将感官/环境的输入转换为行为的过程在多个物种里高度保守，其机制均包括诱导含神经递质的囊泡将其内容物释放到突触间隙，引起肌肉收缩。肉毒梭菌产生的神经毒素特异性地阻断了这个重要的过程，特别是 SNAP-25（突触小体相关蛋白质，分子量为 25 kDa）介导的胞外分泌。在研究肉毒毒素机制的过程中，科学家们发现了用于临床治疗肌肉活动过度的有效工具。除了肌肉收缩之外的许多生物学过程也依赖神经递质释放，通过科学的实验研究，已经报道了肉毒毒素用于临床治疗的多种用途。

这一章将回顾肉毒毒素在治疗和美容应用中的作用机制。

肉毒毒素

肉毒梭菌在土壤中普遍存在，通常以芽孢的形式处于休眠状态。在低氧等理想条件下，细菌芽孢发芽，并产生神经毒素。目前肉毒毒素有 7 个血清型，分为 A~G 型。每个血清型都有独特的药理学特性，只有 A 型或 B 型肉毒毒素产品被批准用于人类。

在自然状态下，肉毒毒素由细菌以蛋白复合体的形式产生，包含 2 个元素：核心神经毒素（含有负责神经毒素细胞内生物学活动的蛋白酶部分）和若干非毒素附属蛋白。核心神经毒素的分子量大约为 150 kDa，尽管各个血清型之间的蛋白同源性只有 30%~40%，但其晶体结构方面有高度的相似性。

附属蛋白的数量和特性在不同的细菌种类、神经毒素血清型及生长条件下可有差异。总体来说，3 种神经毒素复合物（核心神经毒素加上附属蛋白）的分子量分别约为 300 kDa、500 kDa 和 900 kDa。每种复合物由分子量为 150 kDa 的神经毒素与相应分子量的附属蛋白组成。在自然状态下，附属蛋白具有保护作用，可帮助保护神经毒素抵御蛋白酶和极端的 pH 及温度。这一点对于经口途径肉毒毒素中毒非常重要，因为此过程中神经毒素暴露在 pH 变化和蛋白酶的双重环境下。已有研究显示，由于附属蛋白的保护作用，A 型肉毒毒素复合物通过口服的毒力是单独无保护的分子量为 150 kDa 神经毒素的 350 倍（图 3.1）。

作用机制

在肉毒毒素产品的治疗和美容应用中，给予微小剂量［从皮克（pg）到纳克（ng）级］肉毒毒素可用于诱导注射肌肉的收缩力减弱、降低肌张力亢进患者的肌张力、减少外分泌腺

体的神经诱发分泌。肉毒毒素在突触前神经末梢的精细准确作用依赖于称之为核心神经毒素的 150 kDa 蛋白——一种结构和功能紧密而巧妙地联系在一起的蛋白。

在不同的血清型中，核心神经毒素的结构和组织模式是普遍保守的；然而，某些区域的小差别导致了这些蛋白有各自不同的受体和特异性底物。无论从结构上还是从功能上，核心神经毒素自身都可以被分解为 3 个不同的区域：结合域、转位域及催化域。结合域和转位域组成重链，而轻链则包含催化域（图 3.2）。

肉毒毒素的细胞学机制始于神经毒素与神经元细胞膜的特异性结合。核心神经毒素的结合域位于蛋白质的 C 末端。神经元上这些可被结合域识别的特异性受体决定了神经毒素对

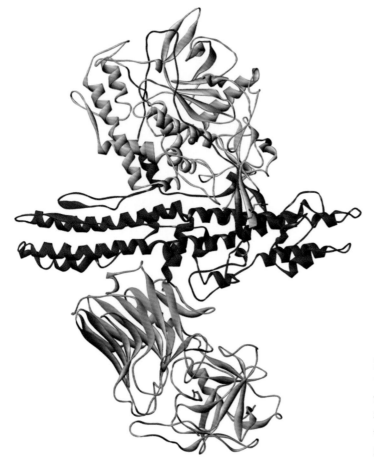

图 3.1 A 型肉毒毒素核心神经毒素的 150 kDa 分子结构。3 个功能区域分别着色：黄色，轻链催化域，包含一个蓝色标记的锌原子；红色，重链转位域；绿色，重链结合域［资料来源：Lance E. Steward（Allergan 公司）］

神经元细胞膜的选择性。这种相互作用的复杂性近期才逐渐被阐明。核心神经毒素的 C 端首先和普遍存在于运动神经末梢表面的一种大糖分子结合，这种分子被称为神经节苷酯。最初神经节苷酯被视为 A 型肉毒毒素的特异性受体，但现在逐渐认为它们的主要功能是保持神经毒素分子接近细胞膜以提高分子遇到特异血清型蛋白受体的概率。

2006 年，SV2（突触囊泡 2）被确定为 A 型肉毒毒素的蛋白受体，这也解释了早期肉毒毒素机制实验中的一些发现，例如，在体外增加对膈神经刺激的频率时，肌肉收缩的速度和幅度会随之减弱。正如它的名称一样，SV2 是一种位于神经递质上的蛋白质，它是神经末梢中包含囊泡的神经肽。之后囊泡融合，神经递质释放，使 SV2 接触到细胞膜，与神经毒素分子相互作用。活跃的神经递质胞吐越多，细胞表面存在的 SV2 就越多。因此，最活跃的运动神经元也最容易受到神经毒素的影响。

从进化的角度来看，这有助于神经毒素优先作用于最活跃的神经元。SV2 的结合域邻近核心神经毒素重链 C 端的神经节苷酯结合域。在体内，A 型肉毒毒素也与成纤维细胞生长因子受体 -3（FGFR-3）结合，尽管这一发现的体内意义还未知。

当受体结合完成后，神经毒素进入神经元的再循环内体中，其重链的 C 端部分嵌入内体壁。人体内部环境是酸性的，导致神经毒素蛋白质分子的构象变化，使得轻链穿过内体壁进入神经元细胞质。一旦进入细胞质，连接轻链和重链的二硫键便断裂，进而释放出轻链（图 3.3）。

在神经元细胞质中，轻链作为一种锌依赖的内切蛋白酶，可以和它的特定基质自由地相互作用。肉毒毒素的每个血清型有一个确定的靶蛋白和一个高度特异的蛋白酶裂解的分子位置。每个分子靶点都是负责突触囊泡对接和钙依赖性神经递质释放的细胞器的一部分。

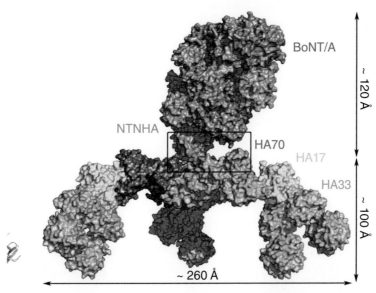

图 3.2　A 型肉毒毒素复合物。这里展示的是推导出来的 A 型肉毒毒素复合物的晶体结构，包含 A 型肉毒毒素 150 kDa 蛋白的核心神经毒素（标记为 BoNT/A，紫色）及其非毒性相关的神经毒素蛋白。可见其与非毒性非血凝素蛋白（NTNHA，粉色）的紧密联系。其他血凝素呈现如图所示的三叶草结构排列。每个臂由一个 HA70（图中可以看到 2 个，绿色和蓝色）、一个 HA17（黄色）和两个 HA33 亚单位（橙色）。复合物的分子尺寸以埃——Å 为单位（资料来源：Lee，2013. 由 CC BY 4.0 许可使用）

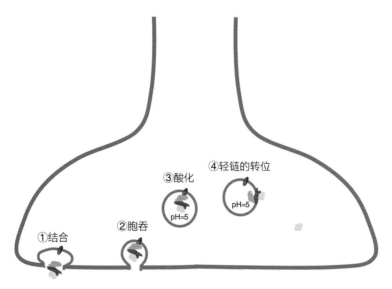

图 3.3　A 型肉毒毒素作用机制中的多个步骤。这张图描述了 A 型肉毒毒素作用机制的步骤：①在结合 SV2（粉色）之后，150 kDa 蛋白的核心神经毒素通过胞吞作用内化进入神经元；②内涵体被酸化；③促进轻链移位进入神经元细胞质；④进入神经元细胞质后，A 型肉毒毒素的轻链（黄色）就会使突触体相关蛋白相关 SNAP-25（SNARE 复合物的一个组成部分）裂解。另一个神经毒素血清型 B 型肉毒毒素则会裂解一种不同的蛋白，这种蛋白被称为小突触小泡蛋白或囊泡相关膜蛋白（VAMP）

这些胞吐蛋白统称为可溶性 NSF 附着蛋白受体（SNARE）复合物。SNARE 复合物由 2 个独立的部分组成：与囊泡相关的部分、与细胞膜相关的部分。囊泡连接和膜相关 SNARE 蛋白的相互作用使两者并列。神经元去极化时，SNARE 蛋白感受到细胞内钙的升高，使得神经递质囊泡与细胞膜融合。细胞膜连接 SNARE 蛋白的 SNAP-25 分子是 A 型肉毒毒素的靶点，在它的 C 端附近使其断开。SNAP-25 分子也是 C 型和 E 型肉毒毒素的靶点，C 型肉毒毒素尚有额外的裂解突触融合蛋白。B、D 和 F 型肉毒毒素以囊泡突触小体相关小泡蛋白为靶点。特定靶点蛋白质的破坏及随后对 SNARE 复合物的作用阻止了突触囊泡和神经元细胞膜的融合，严重减弱了释放神经递质的能力（图 3.4）。

不同血清型肉毒毒素的核心神经毒素结构基本相似，它们的主要区别在于重链 C 端区域，由此导致了细胞识别和结合的受体不同。

肉毒梭菌神经毒素的作用持续时间受到多种因素的影响，包括血清型、作用位置是躯体神经还是自主神经等。A 型肉毒毒素单点应用的作用持续时间可能和两个因素有关。首先，断裂的 SNAP-25 分子可能逃离了破坏蛋白的正常降解通路。被 A 型轻链断裂的 SNAP-25 分子大到足够破坏正常的胞吐作用，又小到足够使 SNARE 复合物得以保存，使细胞可能无法识别出该蛋白质已被破坏。其次，A 型肉毒毒素的轻链似乎能通过"躲藏"到细胞膜附近来逃避细胞"前哨"的侦查。这些性质和短效的 E 型肉毒毒素恰恰相反。E 型肉毒毒素的轻链在细胞内没有独立的位置，而是分散在细胞质的各处，使其更易被降解。此外，E 型肉毒毒素断裂的 SNAP-25 分子的位点在 A 型上游（近端），从分子上"咬"掉更大一块，破坏 SNARE 复合物的稳定性，使得 E 型肉毒毒素断裂的 SNAP-25 分子更易成为降解的靶标。

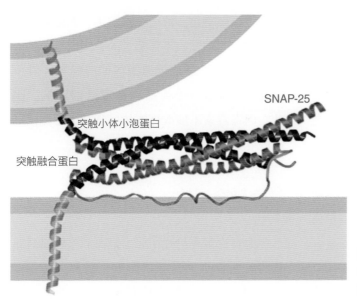

SNAP-25

突触小体小泡蛋白

突触融合蛋白

图 3.4　SNARE 复合物。2.4 Å 分辨率下核心突触融合复合物的晶体结构（资料来源：Sutton, 1998，经自然出版集团许可转载）

肉毒毒素的作用是可逆的，从去神经化中恢复过程是缓慢的。动物模型已经证实，去神经化会刺激肌肉产生生长因子，如胰岛素样生长因子 -1（IGF-1），激发静止运动神经元芽生出新的分支。这些分支与去神经化的肌肉形成联系，并建立新的神经肌肉接头且变得活跃，在原先受影响的神经元恢复的同时有助于肌肉功能的恢复。当受影响的神经末梢恢复活性后，神经肌肉传递才能完全恢复。在体内运动神经元中，有催化活性的轻链的实际持续存在时间目前尚不清楚，但在细胞培养中，暴露于 A 型肉毒毒素 80 天后仍发现了断裂的 SNAP-25 分子。

临床上，骨骼肌注射 A 型肉毒毒素后，目标肌肉力量减弱的持续时间在 12~16 周，而自主神经控制的肌肉和腺体通常能够被抑制 26 周或更久。已经证实将肉毒毒素产品（Ona A 型肉毒毒素）注射于神经源性逼尿肌过度活跃患者的逼尿肌内，以及对严重的原发性多汗症患者进行皮内注射时，临床效果可以持续 6 个月。这可能反映了自主神经胆碱神经元不同的代谢特性，使得活跃的轻链比在躯体运动神经元中持续的时间更长，也可能反映了这些组织中缺乏再生神经的芽生。人膀胱肉毒毒素治疗后很少观察到轴突芽生，该研究支持了这一假说。

肉毒梭菌神经毒素可在躯体神经及其支配的骨骼肌处减少躯体神经的胞吐作用。α 运动神经元可直接联系肌纤维，激活后触发肌肉收缩，而 A-γ 运动神经元则支配肌梭。肌梭是负责骨骼肌肌张力和牵张敏感性的梭内肌纤维。由于 A-γ 神经元在周围神经末梢也释放乙酰胆碱，故神经毒素会减少这个突触的神经传递，调节肌梭传递的输出信号，进而调节肌张力，也许会增强注射肌肉的诱发松弛作用。据报道，至少有一些面部表情肌是缺乏肌梭的，因此，上述机制在肉毒毒素的面部美容治疗中是否发挥效果尚不清楚。

除了在神经肌肉接头处发挥作用，肉毒毒素对于治疗神经腺体过度活跃同样是有效的。如在腋窝和手掌多汗症患者皮内注射肉毒毒素，以及直接在流涎症患者涎腺内注射肉毒毒素等均已被证实有效。这也表明了神经节后自主神经元的乙酰胆碱胞吐作用可以被肉毒毒素抑制。

感觉系统的作用机制

肉毒毒素在早期用于斜颈的临床试验之后，其镇痛作用就被提出，专家开始研究肉毒毒素对于治疗慢性偏头痛、神经痛、筋膜炎和肱骨外上髁炎等许多疼痛状态的有效性。尽管一些肉毒毒素产品已被报道可减轻与斜颈相关的疼痛，但只有 Ona A 型肉毒毒素（保妥适）被批准用于慢性偏头痛相关的镇痛治疗。

近年来，人们对肉毒毒素减轻疼痛感觉的机制的理解有了明显提高。大量临床和临床前研究的结果证实，肉毒毒素在感觉系统中也可对胞吐作用产生高选择性干扰。A 型肉毒毒素可以阻断体外培养的三叉神经节神经元（TGN）受刺激释放神经肽降钙素基因相关肽（CGRP），以及大鼠后根神经节神经元和 TGN 释放的 P 的物质。TGN 受刺激后，这些促炎症神经肽通过 SNARE 蛋白从疼痛神经元的神经末梢释放，并触发其他炎症介质如缓激肽、谷氨酸、前列腺素及组胺的释放。在大鼠后爪注射福尔马林后，在其周围使用 A 型肉毒毒素可显著减少谷氨酸的释放。

另外，一些人体模型试验已经证实使用肉毒毒素的预治疗可以减轻局部应用辣椒素或紫外线照射后产生的红斑、水疱和触痛。

最近，研究显示 A 型肉毒毒素可以显著削弱瞬时感受器电位香草酸受体 1 型（TRPV1）通道到细胞膜的运输。

TRPV1 是由一些不同种类的疼痛刺激激活的离子通道，在慢性疼痛和炎症中其表达会上调。因此，肉毒毒素在疼痛系统外周部分的局部作用可以减少外周敏感化，并通过减少致痛化学介质或改变疼痛神经元的敏感性，最终减少中枢敏感化。值得注意的是，无论是传导轻触觉、振动觉、本体感觉的、大的有髓神经纤维（A-β），还是传递锐痛的有髓神经纤维（A-δ），都不会受 A 型肉毒毒素的影响。因此，肉毒毒素不能改变本体感觉，也不能诱导皮肤麻醉或者干扰锐痛的正常感觉。

逆向轴突运输

肉毒毒素在治疗肌张力障碍和痉挛时对肌张力产生深远而持久的影响，以及肉毒毒素治疗斜颈可以导致皮质感觉 - 运动整合的重组，这些现象带来了肉毒毒素可能直接作用于中枢神经系统（CNS）的假说。类似的先例此前也存在，如破伤风神经毒素（同样是作用于 SNARE 蛋白的梭菌神经毒素）在运动神经元通过逆向运输从外周神经到达脊髓，在此处转运到中枢中间神经元，阻断中枢神经递质 γ- 氨基丁酸（GABA）和甘氨酸的释放。一项在大鼠触须模型中应用极大剂量 A 型肉毒毒素的实验发现了相似的现象。动物实验中应用非临床剂量肉毒毒素可能会破坏其正常处理机制，并且被非特异地转运到神经元细胞体，像溶酶体降解一样。但是仍然没有确切的证据显示神经毒素蛋白可以从初级运动神经元转运到中枢神经元。

普遍共识认为，A 型肉毒毒素在治疗或美容剂量下，神经毒素没有任何直接中枢作用。支持这一共识的证据来自对暴露于大剂量肉毒毒素导致中毒的观察，其临床表现与破伤风神经毒素完全不同，肉毒毒素中毒表现为下运动神经元损伤导致的迟缓性瘫痪，而破伤风神经毒素中毒则表现为上运动神经元损伤导致的痉挛性瘫痪，提示肉毒毒素没有通过胞吞转运作用到达中枢神经元。

免疫原性

和所有蛋白生物制剂一样，注射肉毒毒素可能导致免疫系统的激活和抗体的形成。虽然肉毒毒素分子的任何组成成分都可能引起抗体形成，但只有能够阻断神经毒素生物学活性的且足量的抗体（中和抗体）才会导致治疗失败。一项荟萃分析显示，临床试验中应用 Ona A 型肉毒毒素（保妥适）治疗后形成中和抗体的概率低于 0.3%。

肉毒毒素的血清型是一种免疫学分类，因此，理论上针对一种血清型产品的中和抗体会阻断对其他相同血清型产品的反应。相反地，对于一些真性抗体介导的无反应可以应用另一种血清型治疗。

和大多数蛋白制剂相比，目前批准用于治疗的各种 A 型肉毒毒素注射剂的蛋白含量是极低的。例如，20 U Ona A 型肉毒毒素（保妥适）包含 1 ng 神经毒素复合物，并且通常每 4 个月使用 1 次；用于治疗慢性斑块状银屑病的阿达木单抗，每次剂量为 40 mg，每月使用 2 次。按年为单位，上述两者就是 3 ng 比 960 mg 或者是 3 200 000 倍的差别。肉毒毒素蛋白质应用时剂量极低，这可能是 A 型肉毒毒素产品较少发生抗体诱导的治疗失败的原因。另外需要注意的一点是，一些肉毒毒素产品可能残留细菌杂质，可增加发生免疫反应的可能性。

产品及其药理学特性

1989 年，美国 FDA 首次批准 Ona A 型肉毒毒素（保妥适）用于临床之后，出现了一些其他的 A 型肉毒毒素产品。最有名的是 Abo A 型肉毒毒素（吉适，Ipsen 公司，1990 年英

国首次批准）和 Inco A 型肉毒毒素（希尔敏，Merz 公司，2005 年德国首次批准）。虽然所有这些产品的生物学活性都在于分子量为 150 kD a 的核心神经毒素，但它们的药理学特性有所不同。这些产品的每一个都有其独特的分子结构，并混有不同的辅料且对生物活性单位均有不同的定义。为了定义一个生物活性单位，这些产品采用了各自专有的 LD_{50} 试验。这些不同在表 3.1 中列出。

需要注意的是，不同于其他生物制剂，如胰岛素、红细胞生成素、疫苗及很多其他制剂，肉毒毒素产品没有国际标准的制备工艺参考，故没有"国际单位"。因此，对单位的定义不是标准化的，每个产品的单位和效能是独立于其他产品的。效能是由每个厂家用他们独特的专利 LD_{50} 试验得到的自身参照标准决定的。据报道，许多厂家都存在显著差异，例如，用来进行效能测定的稀释液：Allergan 公司使用生理盐水稀释液，Ipsen 公司使用凝胶磷酸盐稀释液，而 Merz 公司在测定 Inco A 型肉毒毒素（希尔敏）效能的稀释液中使用不明确的稳定剂。通过使用不同的试验方法测试 Ona A 型肉毒毒素（保妥适）和 Inco A 型肉毒毒素（希尔敏），已经证实每个厂家的界定单位存在差别，体现在试验差别和参照标准的差别，以及各产品中核心神经毒素蛋白量的差别。在美国及其他国家，这些差别可在产品标签上反映出来，这也是 FDA 批准肉毒毒素产品唯一非专利名时的依据。

Allergan 公司为 Ona A 型肉毒毒素（保妥适）的释放测试开发了一种新的以细胞为基础的效能检测方法。这种方法具有针对 Ona A 型肉毒毒素（保妥适）的特异性及高度敏感性，可与 LD_{50} 试验广泛地交叉验证，在 2011 年被美国 FDA 批准，随后获得全球大多数市

表 3.1　A 型肉毒毒素产品区别的总结

产品相关信息	Ona A 型肉毒毒素	Abo A 型肉毒毒素	Inco A 型肉毒毒素
生产商	Allergan	Ipsen	Merz
分子量（kDa）	<900	<500	150
辅料	HSA[a] 500 μg（100 U/ 瓶）NaCl[b] 0.9 mg	HSA 125 μg（500 U/ 瓶）乳糖 2.5 mg	HSA 1000 μg（100 U/ 瓶）蔗糖 5 mg
效价测定稀释液	基于细胞的效价测定生理盐水	大鼠 LD_{50} 磷酸凝胶	大鼠 LD_{50} 非生理盐水稳定剂
150 kDa 的神经毒素（ng）	0.73（100 U/ 瓶）	3.24（500 U/ 瓶）	0.44（100 U/ 瓶）
美国 FDA 批准的临床适应证	斜颈 眼睑痉挛 腋窝多汗症 上臂肌痉挛 前臂肌痉挛 慢性偏头痛 神经源性逼尿肌过度活跃 先天性膀胱过度活跃 斜视 眉间皱纹 鱼尾纹	斜颈 上臂强直 眉间皱纹	斜颈 曾行 Ona A 型肉毒毒素治疗的眼睑痉挛患者 上臂肌痉挛 眉间皱纹

注：[a] HSA，人血清白蛋白；
　　[b] NaCl，氯化钠。

场的认可。

　　由于生产过程、剂型和效能的相互影响非常复杂，在这类药物中没有非专利药或生物仿制药。所有的肉毒毒素产品都应该是独特且不能相互转换的，需要根据厂家的建议来确定剂量和注射方法。

总结

　　在这一章中，笔者简单概括了肉毒毒素的作用机制。临床和临床前试验均已经证实了肉毒毒素可以调节躯体运动系统中 α 和 γ 神经元中神经递质囊泡的释放，在肌肉活动亢进的情况下产生持续的、可重复的效果。此外，肉毒毒素在自主运动系统和外周疼痛感受系统的作用和临床效果也已被证实。

　　肉毒毒素对于囊泡神经递质释放作用的特异性是该药物多种临床应用的基础。随着对肉毒毒素的结构和药理作用更加深入的理解，以及对神经系统作用机制认识的提高，将来肉毒毒素的临床适应证可能会被继续拓宽。

（刘　静　田　怡　陈　琨译）

参考文献

[1] Sudhof TC. The synaptic vesicle cycle. Annu Rev Neurosci 2004;27:509–547.

[2] Montal M. Botulinum neurotoxin: a marvel of protein design. Annu Rev Biochem 2010;79:591–617.

[3] Dmochowski R, Chapple C, Nitti VW, et al. Efficacy and safety of onabotulinumtoxinA for idiopathic overactive bladder: a double-blind, placebo controlled, randomized, dose ranging trial. J Urol 2010;184:2416–2422.

[4] Aurora SK, Dodick DW, Turkel CC, et al. OnabotulinumtoxinA for treatment of chronic migraine: results from the double-blind, randomized, placebo-controlled phase of the PREEMPT 1 trial. Cephalalgia 2010;30:793–803.

[5] Lowe NJ, Glaser DA, Eadie N, et al. Botulinum toxin type A in the treatment of primary axillary hyperhidrosis: a 52-week multicenter double-blind, randomized, placebo-controlled study of efficacy and safety. J Am Acad Dermatol 2007;56:604–611.

[6] Sobel J, Tucker N, Sulka A, McLaughlin J, Maslanka S. Foodborne botulism in the United States, 1990–2000.

Emerg Infect Dis 2004;10:1606–1611.

[7] Hatheway CL. Clostridium-botulinum and other clostridia that produce botulinum neurotoxin. In: A. H. W. Hauschild and K. L. Dodds (eds). Clostridium Botulinum: Ecology and Control in Foods. New York: Marcel Dekker, Inc. 1993.

[8] Comella CL, Jankovic J, Shannon KM, *et al.* Comparison of botulinum toxin serotypes A and B for the treatment of cervical dystonia. Neurology 2005;65:1423–1429.

[9] Aoki KR. A comparison of the safety margins of botulinum neurotoxin serotypes A, B, and F in mice. Toxicon 2001;39:1815–1820.

[10] Johnson EA, Bradshaw M. Clostridium botulinum and its neurotoxins: a metabolic and cellular perspective. Toxicon 2001;39:1703–1722.

[11] Popoff MR, Marvaud JC. Structural and genomic features of clostridial neurotoxins. In: J. E. Alouf and J. H. Freer (eds). The Comprehensive Source Book of Bacterial Protein Toxins. London: Academic Press 1999.

[12] Smith TJ, Lou J, Geren IN, *et al.* Sequence variation within botulinum neurotoxin serotypes impacts antibody binding and neutralization. Infect Immun 2005;73:5450–5457.

[13] Swaminathan S. Molecular structures and functional relationships of botulinum neurotoxins. In: H. Jankovic, A. Albanese, M. Z. Atassi, *et al.* (eds). Botulinum Toxin: Therapeutic Clinical Practise and Science. Philadelphia: Saunders Elsevier 2009.

[14] Oguma K, Fujinaga Y, Inoue K. Structure and function of Clostridium botulinum toxins. Microbiol Immunol 1995;39:161–168.

[15] Chen F, Kuziemko GM, Stevens RC. Biophysical characterization of the stability of the 150-kilodalton botulinum toxin, the nontoxic component, and the 900-kilodalton botulinum toxin complex species. Infect Immun 1998;66:2420–2425.

[16] Hanson MA, Stevens RC. Structural view of botulinum neurotoxin in numerous functional states. In: M. F. Brin, J. Jankovic and M. Hallett (eds). Scienfitic and Therapeutic Aspects of Botulinum Toxin. Philadelphia: LippincottWilliams & Wilkins 2002.

[17] Sharma SK, Singh BR. Enhancement of the endopeptidase activity of purified botulinum neurotoxins A and E by an isolated component of the native neurotoxin associated proteins. Biochemistry 2004;43:4791–4798.

[18] Ohishi I, Sugii S, Sakaguchi G. Oral toxicities of Clostridium botulinum toxins in response to molecular size. Infect Immun 1977;16:107–109.

[19] Brandau DT, Joshi SB, Smalter AM, *et al.* Stability of the Clostridium botulinum type A neurotoxin complex: an empirical phase diagram based approach. Mol Pharm 2007;4:571–582.

[20] Sakaguchi G, Kozaki S, I. O. Structure and function of botulinum toxins. In: J. E. AIouf (eds). Bacterial Protein Toxins. London: Academic Press. 1984.

[21] Lacy DB, Stevens RC. Sequence homology and structural analysis of the clostridial neurotoxins. J Mol Biol 1999;291:1091–1104.

[22] Rummel A, Hafner K, Mahrhold S, *et al.* Botulinum neurotoxins C, E and F bind gangliosides via a conserved binding site prior to stimulation-dependent uptake with botulinum neurotoxin F utilising the three isoforms of SV2 as second receptor. J Neurochem 2009;110:1942–1954.

[23] Brunger AT, Rummel A. Receptor and substrate interactions of clostridial neurotoxins. Toxicon 2009;54:550–560.

[24] Rossetto O, Montecucco C. Peculiar binding of botulinum neurotoxins. ACS Chem Biol 2007;2:96–98.

[25] Dong M, Yeh F, TeppWH, *et al.* SV2 is the protein receptor for botulinum neurotoxin A. Science 2006;312:592–596.

[26] Hughes R, Whaler BC. Influence of nerve-ending activity and of drugs on the rate of paralysis of rat diaphragm preparations by Cl. botulinum type A toxin. J Physiol 1962;160:221–233.

[27] Wan QF, Zhou ZY, Thakur P, *et al.* SV2 acts via presynaptic calcium to regulate neurotransmitter release. Neuron 2010;66:884–895.

[28] Janz R, Goda Y, GeppertM,MisslerM, Sudhof TC. SV2A and SV2B function as redundant Ca2+ regulators in neurotransmitter release. Neuron 1999;24:1003–1016.

[29] Jahn R. Neuroscience. A neuronal receptor for botulinum toxin. Science 2006;312:540–541.

[30] Brunger AT, Jin R, Breidenbach MA. Highly specific interactions between botulinum neurotoxins and synaptic vesicle proteins. Cell Mol Life Sci 2008;65:2296–2306.

[31] Jacky BP, Garay PE, Dupuy J, *et al.* Identification of fibroblast growth factor receptor 3 (FGFR3) as a protein receptor for botulinum neurotoxin serotype A (BoNT/A). PLoS pathogens 2013;9(5):e1003369.

[32] Lai B, Agarwal R, Nelson LD, Swaminathan S, London E. Low pH-induced pore formation by the T domain of botulinum toxin type A is dependent upon NaCl concentration. J Membr Biol 2010;236:191–201.

[33] Montal M. Translocation of botulinum neurotoxin light chain protease by the heavy chain protein-conducting channel. Toxicon 2009;54:565–569.

[34] Jahn R, Sudhof TC. Membrane fusion and exocytosis. Annu Rev Biochem 1999;68:863–911.

[35] Blasi J, Chapman ER, Link E, *et al.* Botulinum neurotoxin A selectively cleaves the synaptic protein SNAP-25. Nature 1993;365:160–163.

[36] Simpson LL. Identification of the major steps in botulinum toxin action. Annu Rev Pharmacol Toxicol 2004;44:167–193.

[37] Eleopra R, Tugnoli V, Rossetto O, De Grandis D, Montecucco C. Different time courses of recovery after poisoning with botulinum neurotoxin serotypes A and E in humans. Neurosci Lett 1998;256:135–138.

[38] Foran PG, Mohammed N, Lisk GO, *et al.* Evaluation of the therapeutic usefulness of botulinum neurotoxin B, C1, E, and F compared with the long lasting type A. Basis for distinct durations of inhibition of exocytosis in central neurons. J Biol Chem 2003;278:1363–1371.

[39] Maia FM, Kanashiro AK, Chien HF, Goncalves LR, Barbosa ER. Clinical changes of cervical dystonia pattern in long-term botulinum toxin treated patients. Parkinsonism Relat Disord 2010;16:8–11.

[40] Bajohrs M, Rickman C, Binz T, Davletov B. A molecular basis underlying differences in the toxicity of botulinum serotypes A and E. EMBO Rep 2004;5:1090–1095.

[41] Fernandez-Salas E, Steward LE, Ho H, *et al.* Plasma membrane localization signals in the light chain of botulinum neurotoxin. Proc Natl Acad Sci U S A 2004;101:3208–3213.

[42] Dolly JO, Aoki KR. The structure and mode of action of different botulinum toxins. Eur J Neurol 2006;13 Suppl 4:1–9.

[43] Rickman C, Meunier FA, Binz T, Davletov B. High affinity interaction of syntaxin and SNAP-25 on the plasma membrane is abolished by botulinum toxin E. J Biol Chem 2004;279:644–651.

[44] Shen J, Ma J, Lee C, *et al.* How muscles recover from paresis and atrophy after intramuscular injection of botulinum toxin A: Study in juvenile rats. J Orthop Res 2006;24:1128–1135.

[45] Rogozhin AA, Pang KK, Bukharaeva E, Young C, Slater CR. Recovery of mouse neuromuscular junctions from single and repeated injections of botulinum neurotoxin A. J Physiol 2008;586:3163–3182.

[46] de Paiva A, Meunier FA, Molgo J, Aoki KR, Dolly JO. Functional repair of motor endplates after botulinum neurotoxin type A poisoning: biphasic switch of synaptic activity between nerve sprouts and their parent terminals. Proc Natl Acad Sci USA 1999;96:3200–3205.

[47] Keller JE, Neale EA, Oyler G, Adler M. Persistence of botulinum neurotoxin action in cultured spinal cord cells. FEBS Lett 1999;456:137–142.

[48] Brashear A, Watts MW, Marchetti A, *et al.* Duration of effect of botulinum toxin type A in adult patients with cervical dystonia: a retrospective chart review. Clin Ther 2000;22:1516–1524.

[49] Naumann M, Yakovleff A, Durif F. A randomized, double-masked, crossover comparison of the efficacy and safety of botulinum toxin type A produced from the original bulk toxin source and current bulk toxin source for the treatment of cervical dystonia. J Neurol 2002;249:57–63.

[50] Herschorn S, Gajewski J, Ethans K, *et al.* Efficacy of botulinum toxin A injection for neurogenic detrusor overactivity and urinary incontinence: a randomized, double-blind trial. J Urol 2011.

[51] Haferkamp A, Schurch B, Reitz A, *et al.* Lack of ultrastructural detrusor changes following endoscopic injection of botulinum toxin type a in overactive neurogenic bladder. Eur Urol 2004;46:784–791.

[52] Hulliger M. The mammalian muscle spindle and its central control. Rev Physiol Biochem Pharmacol 1984;101:1–110.

[53] Trompetto C, Curra A, Buccolieri A, *et al.* Botulinum toxin changes intrafusal feedback in dystonia: a study with the tonic vibration reflex. Mov Disord 2006;21:777–782.

[54] Trompetto C, Bove M, Avanzino L, *et al.* Intrafusal effects of botulinum toxin in post-stroke upper limb spasticity. Eur J Neurol 2008;15:367–370.

[55] Rosales RL, Arimura K, Takenaga S, Osame M. Extrafusal and intrafusal muscle effects in experimental botulinum toxin-A injection. Muscle Nerve 1996;19:488–496.

[56] Filippi GM, Errico P, Santarelli R, Bagolini B, Manni E. Botulinum A toxin effects on rat jaw muscle spindles. Acta Otolaryngol 1993;113:400–404.

[57] Goodmurphy CW, Ovalle WK. Morphological study of two human facial muscles: orbicularis oculi and corrugator supercilii. Clin Anat 1999;12:1–11.

[58] Saadia D, Voustianiouk A, Wang AK, Kaufmann H. Botulinum toxin type A in primary palmar hyperhidrosis: randomized, single-blind, two-dose study. Neurology 2001;57:2095–2099.

[59] Lagalla G, Millevolte M, Capecci M, Provinciali L, Ceravolo MG. Botulinum toxin type A for drooling in Parkinson's disease: a double-blind, randomized, placebo-controlled study. Mov Disord 2006;21:704–707.

[60] Tsui JK, Fross RD, Calne S, Calne DB. Local treatment of spasmodic torticollis with botulinum toxin. Can J Neurol Sci 1987;14:533–535.

[61] Poewe W, Schelosky L, Kleedorfer B, *et al.* Treatment of spasmodic torticollis with local injections of botulinum toxin. One-year follow-up in 37 patients. J Neurol 1992;239:21–25.

[62] Odergren T, Tollback A, Borg J. Efficacy of botulinum toxin for cervical dystonia. A comparison of methods for evaluation. Scand J Rehabil Med 1994;26:191–195.

[63] Brin *et al.* Movement Disorders Vol 2(4) p237–254.

[64] Dodick DW, Turkel CC, DeGryse RE, *et al.* OnabotulinumtoxinA for treatment of chronic migraine: pooled results from the double-blind, randomized, placebo-controlled phases of the PREEMPT clinical program. Headache 2010;50:921–936.

[65] Ranoux D, Attal N, Morain F, Bouhassira D. Botulinum toxin type A induces direct analgesic effects in chronic neuropathic pain. Ann Neurol 2008;64:274–283.

[66] Foster L, Clapp L, Erickson M, Jabbari B. Botulinum toxin A and chronic low back pain: a randomized, double-blind study. Neurology 2001;56:1290–1293.

[67] Placzek R, Drescher W, Deuretzbacher G, Hempfing A, Meiss AL. Treatment of chronic radial epicondylitis with botulinum toxin A. A double-blind, placebo-controlled, randomized multicenter study. J Bone Joint Surg Am 2007;89:255–260.

[68] BOTOX (onabotulinumtoxinA) Prescribing Information. Allergan, Inc. Irvine, CA, October, 2010.

[69] Durham PL, Cady R, Cady R. Regulation of calcitonin gene-related peptide secretion from trigeminal nerve cells by botulinum toxin type A: implications for migraine therapy. Headache 2004;44:35–42;discussion 42–33.

[70] Cui M, Khanijou S, Rubino J, Aoki KR. Subcutaneous administration of botulinum toxin A reduces formalin-induced pain. Pain 2004;107:125–133.

[71] Purkiss J, Welch M, Doward S, Foster K. Capsaicin-stimulated release of substance P from cultured dorsal root ganglion neurons: involvement of two distinct mechanisms. Biochem Pharmacol 2000;59:1403–1406.

[72] Gazerani P, Au S, Dong X, *et al.* Botulinum neurotoxin type A (BoNT-A) decreases the mechanical sensitivity of nociceptors and inhibits neurogenic vasodilation in a craniofacial muscle targeted for migraine prophylaxis. Pain 2010;151:606–616.

[73] Gazerani P, Staahl C, Drewes AM, Arendt-Nielsen L. The effects of botulinum toxin type A on capsaicin-evoked pain, flare, and secondary hyperalgesia in an experimental human model of trigeminal sensitization. Pain 2006;122:315–325.

[74] Gazerani P, Staahl C, Drewes AM, Arendt-Nielsen L. Botulinum toxin type A reduces capsaicin-evoked sensory and vasomotor responses in human skin. Neurotox Res 2006;9: ABS-P13.

[75] McMahon SB, Bennett DLH, Bevan Bennett S. Inflammatory mediators and modulators of pain. In: S. McMahon and M. Koltzenburg (eds). Wall and Melzack's Textbook of Pain. New York: Churchill Livingstone, 2005.

[76] Gazerani P, Pedersen NS, Staahl C, Drewes AM, Arendt-Nielsen L. Pain 2009 Jan;141(1–2):60–69.

[77] Tugnoli V, Capone JG, Eleopra R, Quatrale R, Sensi M, Gastaldo E, Tola MR, Geppetti P. Pain 2007 Jul;130(1–2):76–83.

[78] The UVB cutaneous inflammatory pain model: a reproducibility study in healthy volunteers. Carsten Dahl Møch, Parisa Gazerani, Thomas A Nielsen, Lars Arendt-Nielsen. Int J Physiol Pathophysiol Pharmacol 2013;5(4):203–215. Published online 2013 December 15.

[79] TNFα induces co-trafficking of TRPV1/TRPA1 in VAMP1-containing vesicles to the plasmalemma via Munc18–1/syntaxin1/SNAP-25 mediated fusion. Meng J, Wang J,

Steinhoff M, Dolly JO. Sci Rep 2016 Feb 18;6:21226. doi: 10.1038/srep21226.

[80] Morenilla-Palao C, Planells-Cases R, Garcia-Sanz N, Ferrer-Montiel A. Regulated exocytosis contributes to protein kinase C potentiation of vanilloid receptor activity. J Biol Chem 2004;279:25665–25672.

[81] Aoki KR. Review of a proposed mechanism for the antinociceptive action of botulinum toxin type A. Neurotoxicology 2005;26:785–793.

[82] Gazerani P, Pedersen NS, Staahl C, Drewes AM, Arendt-Nielsen L. Subcutaneous Botulinum toxin type A reduces capsaicin-induced trigeminal pain and vasomotor reactions in human skin. Pain 2009;141:60–69.

[83] Walsh R, Hutchinson M. Molding the sensory cortex: spatial acuity improves after botulinum toxin treatment for cervical dystonia. Mov Disord 2007;22:2443–2446.

[84] Thickbroom GW, Byrnes ML, Stell R, Mastaglia FL. Reversible reorganisation of the motor cortical representation of the hand in cervical dystonia. Mov Disord 2003;18:395–402.

[85] Antonucci F, Rossi C, Gianfranceschi L, Rossetto O, Caleo M. Long-distance retrograde effects of botulinum neurotoxin A. J Neurosci 2008;28:3689–3696.

[86] Lalli G, Bohnert S, Deinhardt K, Verastegui C, Schiavo G. The journey of tetanus and botulinum neurotoxins in neurons. Trends Microbiol 2003;11:431–437.

[87] Curra A, Berardelli A. Do the unintended actions of botulinum toxin at distant sites have clinical implications? Neurology 2009;72:1095–1099.

[88] Caleo M, Schiavo G. Central effects of tetanus and botulinum neurotoxins. Toxicon 2009;54:593–599.

[89] Caleo M, Antonucci F, Restani L, Mazzocchio R. A reappraisal of the central effects of botulinum neurotoxin type A: by what mechanism? J Neurochem 2009;109:15–24.

[90] Humeau Y, Doussau F, Grant NJ, Poulain B. How botulinum and tetanus neurotoxins block neurotransmitter release. Biochimie 2000;82:427–446.

[91] Schellekens HH. Immunogenicity of therapeutic proteins. Clin Ther 2002;24:1720–1740.

[92] Shankar G, Pendley C, Stein KE. A risk-based bioanalytical strategy for the assessment of antibody immune responses against biological drugs. Nat Biotechnol 2007;25:555–561.

[93] Goschel H, Wohlfarth K, Frevert J, Dengler R, Bigalke H. Botulinum A toxin therapy: neutralizing and nonneutralizing antibodies – therapeutic consequences. Exp Neurol 1997;147:96–102.

[94] Naumann M, Carruthers A, Carruthers J, et al. Meta-analysis of neutralizing antibody conversion with onabotulinumtoxinA (BOTOX(R)) across multiple indications. Mov Disord 2010;25:2211–2218.

[95] Brin MF, Lew MF, Adler CH, et al. Safety and efficacy of NeuroBloc (botulinum toxin type B) in type A-resistant cervical dystonia. Neurology 1999;53:1431–1438.

[96] Humira (adalimumab) Injection Prescribing Information. Abbott Laboratories. North Chicago, IL. March, 2011.

[97] Panjwani N, O'Keeffe R, Pickett A. Biochemical, functional and potency characteristics of type A botulinum toxin in clinical use. Botulinum J 2008;1:153–166.

[98] Foster KA, Bigalke H, Aoki KR. Botulinum neurotoxin – from laboratory to bedside. Neurotox Res 2006;9:133–140.

[99] Hambleton P. Clostridium botulinum toxins: a general review of involvement in disease, structure, mode of action and preparation for clinical use. J Neurol 1992;239:16–20.

[100] Xeomin (incobotulinumtoxinA) Prescribing Information. Merz Pharmaceuticals, LLC. August, 2010.

[101] Schantz EJ, Johnson EA. Properties and use of botulinumtoxin and other microbial neurotoxins in medicine. Microbiol Rev 1992;56:80–99.

[102] Hambleton P, Pickett AM. Potency equivalence of botulinum toxin preparations. J R Soc Med 1994;87:719.

[103] Mander G, Fink K, Vey M. Experimental conditions substantially influence botulinum toxin potency testing. Clin Neuropharmacol 2009;32:234;author reply 235.

[104] Adler S, Bicker G, Bigalke H, et al. The current scientific and legal status of alternative methods to the LD_{50} test for botulinum neurotoxin potency testing. The report and recommendations of a ZEBET Expert Meeting. Altern Lab Anim 2010;38:315–330.

[105] Myobloc (rimabotulinumtoxinB) Prescribing Information. Solstice Neurosciences, Inc. South San Francisco, CA, May, 2010.

[106] Dysport (abobotulinumtoxinA) Prescribing Information. Ipsen Biopharm Ltd., April, 2010.

[107] Lee K, Gu S, Jin L, Le TTN, Cheng LW, et al. (2013) Structure of a bimodular botulinum neurotoxin complex provides insights into its oral toxicity. PLoS Pathog 9(10): e1003690. doi:10.1371/journal .ppat.1003690

[108] Frevert, J., Content of Botulinum Neurotoxin in Botox_/ Vistabel, Dysport_/Azzalure and Xeomin_/Bocouture_ Drugs R D 2010;10 (2):67–73.

[109] Sutton, B., Fasshauer, D., Jahn. R., Brünger. A.T. (1998) Crystal structure of a core synaptic fusion complex *Nature* 395, 347–353.

第 4 章

B 型肉毒毒素

Neil S. Sadick, MD (FACP, FAAD, FAACS, FACPh), SuveenaManhas-Bhutani, MD

在过去的几年里，使用肉毒毒素来改善细纹和面部皱纹变得越来越受欢迎。应用肉毒毒素来治疗面部运动过度引起的皱纹，能够成功地改善老化的皮肤，为患者带来美学上年轻、光滑的皮肤外观。眉间皱纹的出现是由其下方的肌肉组织不断收缩、拉扯皮肤造成的。皱眉肌的横向收缩会导致纵向眉部皱纹的产生，而皱眉肌的斜向、降眉间肌和眼轮匝肌的收缩会形成斜向的眉间皱纹。减少眉间皱纹出现的方法包括微晶磨削术、化学剥脱术，以及注射胶原蛋白、硅胶、自体脂肪或真皮填充物等；也可以选择内镜手术或小切口手术来减弱皱眉肌和降眉间肌的功能，以及直接切开眉间皱纹（图 4.1，图 4.2）。

1992 年，Carruthers 评价了 A 型肉毒梭菌纯化的神经毒素复合物（BTX-A，保妥适，Allergan 公司，加利福尼亚州尔湾市）通过对皱眉肌化学去神经作用来消除眉间皱纹的效果。研究显示，肉毒梭菌毒素阻断运动神经末梢释放乙酰胆碱，导致剂量依赖性的肌张力的下降和肌肉过度运动的减少。他同时指出，肉毒毒素为阻断引起皱纹的肌肉活动提供了一种安全的治疗方法。之后，大量其他的研究也得到了类似的结果，目前 BTX-A 被美国 FDA 批准用于中度至重度的眉间皱纹和鱼尾纹的美容治疗。

B 型肉毒毒素（BTX-B；在美国称之为 Myobloc，在欧洲称之为 Nerobloc，后来其他地区均称之为 Myobloc®，Solstice Neurosciences 公司，加利福尼亚州南圣弗朗西斯科）于 2000 年被美国 FDA 批准用于治疗与颈部肌张力障碍相关的头部位置异常和疼痛。目前，正在研究它在各种其他医学疾病，如多汗症和流涎中的临床应用，以及在美容皮肤科的使用。与 BTX-A 不同，它可以制成液体剂型，不需要配制或溶解就能使用。

B 型肉毒毒素的药理学

BTX-A 的分子量约为 900 kDa，而 Myobloc 的分子量约为 700 kDa，这两种复合物在酸性条件下都能保持稳定。这种大的神经毒素复合物由血凝素和无毒、非血凝素部分组成。有活性的神经毒素是一种分子量为 150 kDa 的二聚体，由重链（100 kDa）和轻链（50 kDa）分子通过二硫键连接在一起。

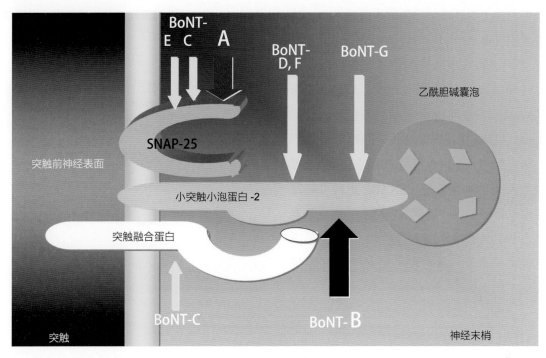

SNARE 蛋白

图 4.1　肉毒毒素在神经肌肉接头中的药理学作用。SNAP-25 是 A 型肉毒毒素的作用位点（红箭头处），小突触小泡蛋白是 B 型肉毒毒素的作用位点

　　B 型肉毒毒素对神经系统的作用机制与其他肉毒毒素相似，均涉及了结合、内化和抑制乙酰胆碱释放等一系列的细胞作用（图4.1）。重链能促使毒素与血清特异性蛋白可溶性 N- 乙基马来酰亚胺敏感因子的附着蛋白受体（SNARE）复合物产生不可逆结合，该复合物参与了突触前神经元含乙酰胆碱囊泡的释放。轻链可介导 SNARE 蛋白水解，随后抑制

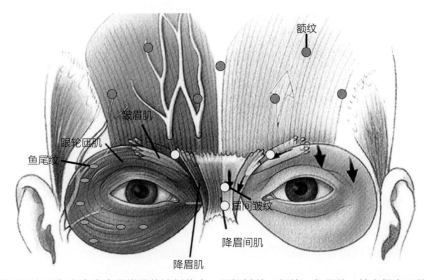

图 4.2　图中显示了上面部肉毒毒素最常见的注射位点：眉间皱纹、额纹、鱼尾纹。笔者倾向于将 1 U A 型肉毒毒素换算成 150 U B 型肉毒毒素

突触囊泡与人运动神经元的突触前膜融合，从而造成弛缓性麻痹。每一种血清型能切割一种 N-乙基马来酰亚胺敏感因子的附着蛋白中的特异性残基，Myobloc 所切割的囊泡相关膜蛋白（VAMP），也称为小突触小泡蛋白。血清型 F、G、D 也能切割 VAMP，但作用位点不同。研究发现，不同血清型的不同作用位点可能产生不同的临床效应。SNARE 蛋白可能是肉毒毒素血清型唯一的细胞内靶点。肉毒毒素轻链之所以具有特异性显著的切割能力，是因为它能够识别非常长的 SNARE 序列（由特异性血清型识别的 30~50 个残基）（表 4.1）。

Myobloc 的免疫原性

注射任何肉毒毒素都可能引起免疫反应，因为肉毒毒素被认为是一种侵入人体的外来蛋白。患者进行肉毒毒素治疗后可能产生中和抗体，从而减弱其临床效果。在 Dresseler、Bigalke 和 Dolimbek 等的回顾性研究中，3%~5% 的患者使用 100~1200 U 的 BTX-A 治疗颈部肌张力障碍，结果证实当这些抗体存在时，治疗效果可能会明显降低或完全无效。复合物其他部分所形成的抗体不会影响这些产品的临床效果。以美容为治疗目的的患者所产生的不良事件明显低于那些接受颈部肌张力障碍治疗的患者，因为前者的使用剂量更低。当患者对一种特定的血清型产生耐药性时，可以更换另一种血清型，因为肉毒毒素血清型不会发生交叉中和。在针对颈部张力障碍患者的研究中发现，对 BTX-A 耐药者对 Myobloc 的治疗有反应。此外，对 Myobloc 耐药的患者可以从 BTX-A 或任何其他肉毒毒素血清型中获得阳性结果。最近的研究表明，对一种血清型的抗药性可能会增强对另一种血清型重复注射和

表 4.1　根据肉毒毒素药理学的作用位点及切割位点对肉毒毒素进行分型

血清型	作用靶点	裂解位置
A	SNAP-25[a]	Gln197-Arg198
B	VAMP[b]	Glu76-Phe77
C	Syntaxin[c]	Lys253-Ala254
		Lys252-Ala252
	SNAP-25[a]	Arg198-Ala199
D	VAMP[b]	Ala67-Asp68
		Lys59-Leu60
E	SNAP-25[a]	Arg180-Ile181
F	VAMP[b]	Gln58-Lys59
G	VAMP[b]	Ala81-Ala82

注：[a] SNAP-25 是可溶性 NSF 附着蛋白，分子量为 25 000 kDa；
　　[b] VAMP 是囊泡相关膜蛋白（小突触小泡蛋白）；
　　[c] Syntaxin 是突触融合蛋白。

多次注射的抵抗。导致交叉抗体耐药性的风险包括：使用高剂量肉毒毒素治疗，给药频率增加，以及每次注射大量神经毒素蛋白等。

Myobloc 的液体剂型

Myobloc 的液体剂型是可以直接使用的，其在 pH 为 5.6 时是稳定的。它的酸度稍高，所以使用时疼痛感会比使用 BTX-A 略高一些。Myobloc 的包装规格有 2500 U，5000 U 和 10000 U，浓度为 5000 U/ml 或 500 U/0.1 ml。Berman 等指出，这种制剂稀释 6 倍都不会丧失活性。虽然 1 U 相当于 50% 的雌性 Swiss-Webster 小鼠腹腔注射后产生有害效果的剂量（小鼠 LD_{50} 生物试验），但了解不同物种对每种肉毒毒素血清型的敏感性是非常必要的。此外，效力测定方法的差异及肉毒毒素产品的不同无法逐个单位进行比较。针对每种毒素血清型和每种适应证，开展人体剂量范围的研究是非常必要的，另外，很重要的一点是，不应该尝试 BTX-A 和 Myobloc 之间剂量的转换，这

在二者的包装说明中均有叙述。

　　Myobloc 在 2~8 ℃的环境中冷藏保存可长达 3 年，在 25 ℃室温条件下至少可以保持稳定 9 个月，在冷藏 21 个月后放回室温 6 个月，再移至 4 ℃环境后仍具有生物活性。用防腐或非防腐的生理盐水稀释 6 倍的 Myobloc 可在室温下保持药效至少 24 小时。

Myobloc 在美容外科的应用

　　虽然 B 型肉毒毒素最初只用于治疗颈部肌张力障碍，但随着整形美容需求的增加，B 型肉毒毒素的使用已不限于说明书中的用途，而向其他美容适应证扩展，如对面部皱纹进行有效的治疗。几个同行评议的临床研究和试验已经证明了 B 型肉毒毒素在美容医学中的安全性和有效性，需要关注的是治疗方案的建立和使用剂量。

　　Alster 和 Lupton 治疗了 20 名女性患者的眉间皱纹，她们对 BTX-A 的反应很小（用 BTX-A 治疗后肌肉收缩幅度下降小于 50%）。受试者在 5 个标准位置（降眉间肌、皱眉肌的下内侧和上内侧）进行肌内注射 Myobloc，总剂量为 2500 U。所有受试者均出现皱纹改善，1 个月时反应最佳，4 个月时效用消失。

　　Flynn 和 Clark 在一项单中心的研究中，对 24 名有对称的、中度至重度额纹的患者进行治疗，发现 Myobloc 比 BTX-A 起效更快，扩散面积更广。受试者的额部一侧接受 A 型肉毒毒素（保妥适）5 U，另一侧接受 B 型肉毒毒素（Myobloc）500 U。测量扩散的半径和完全发挥作用的时间发现，Myobloc 的起效速度略快于 A 型，B 型肉毒毒素的扩散面积和皱纹减少的面积更大。

　　Ramirez 等评估了 Myobloc 在 24 名面部皱纹患者中的作用。82% 的患者曾注射过 BTX-A，但距离受试的时间均超过 6 个月。每名受试者单侧注射量为 200~400 U（总剂量为 400~800 U），共注射额肌、皱眉肌和眼轮匝肌 3 个部位。采用两种量表来判定面部皱纹改善情况：皱纹改善量表（WIS；0 表示没有改善，3 表示有显著改善）和分级数字动态线性量表（RNKLS）。后者可同时描述静态和紧皱时的皱纹，评分为 1~4 分：1 分为静态时没有皱纹，运动时出现细纹；4 分为静态时就出现深纹，面部运动时出现深沟。在注射前和注射后第 1、2、4、8 和 12 周观察受试者的反应，并用照片记录。所有受试者在 72 小时内，有的甚至是 24 小时内表现出目标肌肉的快速起效。使用 Myobloc 治疗后，WIS 和 RNKLS 评分均有 2~3 分的中度至显著改善，但作用的持续时间不太理想（平均为 8 周）。无一例患者出现吞咽困难、消化不良或口干等治疗颈部肌张力障碍常见的不良反应，但未记录是否出现上睑下垂、眉下垂和干眼。这项初步研究表明，Myobloc 能有效地改善眉间皱纹、额纹和鱼尾纹，但作者认为剂量必须在 400~800 U 以上才能维持更长的作用时间。

　　这项研究还采用 McGill 疼痛量表评估了与注射相关的疼痛。注射肉毒毒素产生的疼痛，通常被描述为一种轻微的刺痛感觉。McGill 疼痛量表已经过验证，其评分范围为 0~5 分，0 分表示无痛，5 分表示难以忍受的疼痛。在治疗时，要求受试者分别评价 Myobloc 注射和 BTX-A 注射的疼痛感。结果显示，注射 Myobloc 比注射 BTX-A 感觉略痛（评分分别为 2.3 分和 1.6 分），但是所有受试者均表示这并不会影响他们选择再次注射 Myobloc。Lowe 最近的一项研究表明，通过将 B 型肉毒毒素溶液的 pH 改变为 7.5，可以减轻其酸性溶液的注射痛，并且不会影响疗效。

Sadick 进行了两项开放性研究，使用更高剂量的 B 型肉毒毒素治疗眉间皱纹。2 项研究在设计上相似，但第一项研究使用了 1800 U（n=30）B 型肉毒毒素，第二项研究各使用了 2400 U（n=16）和 3000 U（n=18）B 型肉毒毒素。剂量平均分配到 6 个部位：两侧的降眉间肌、皱眉肌和眼轮匝肌。大多数受试者以前没有接受过 BTX-A 治疗。在第一项研究中，医生和患者通过临床照片和临床评分系统对效果进行评价：0 分表示明显的皱眉能力；1 分表示部分皱眉能力；2 分表示肌肉无力，完全不能皱眉。第二项研究也使用了 RNKLS。受试者在注射后每天均回到诊室，直至观察到 B 型肉毒毒素的效果，此后每周复查 1 次。基于照片资料、患者满意度和评估分数的改善，两项研究都证明了 B 型肉毒毒素在治疗眉间细纹方面有效。总的来说，B 型肉毒毒素起效非常快。对两项研究的结果比较后，提示效果的维持时间呈剂量依赖。注射 1800 U 者平均维持时间为 8.0 周，注射 2400 U 者为 9.6 周，注射 3000 U 者为 10.4 周。据报道，一名接受 2400 U 的患者和一名接受 3000 U 的患者均出现了上睑下垂。也有患者出现了注射后轻微疼痛和头痛。总体来看，B 型肉毒毒素是非常安全的，并且不良反应并未随着剂量的增加而增加。

Lowe 等在一项剂量研究中，评估了 13 名受试者，他们以两种不同剂量方案在皱眉肌-降眉间肌复合体分别注射 Myobloc 和 BTX-A。一个亚组接受按 1 U BTX-A 转换成 50 U Myobloc（总计为 1000 U）的剂量，而其他亚组接受按 1 U BTX-A 转换成 100 U Myobloc（总计为 2000 U）的剂量。用 BTX-A 治疗的患者共接受 20 U。两种肉毒毒素均能有效地改善眉间细纹。Myobloc 作用的开始时间（2~3 天）比 BTX-A（3~7 天）更快。注射 BTX-A 的效果持续时间至少为 16 周。注射 1000 U Myobloc 的效果持续时间为 6~8 周，注射 2000 U Myobloc 的效果持续时间为 10~12 周。

Kim 将双侧额肌、皱眉肌和眼轮匝肌的注射剂量由每个位置 400~800 U 增至 1600~2000 U 和 2500~3000 U，并使用 WIS 和 RNKLS 来评估，发现 Myobloc 在治疗过度运动引起的面部皱纹时，临床疗效可达 8 周，高剂量下最长可达 12 周。因 Myobloc 的扩散效果增强，患者的皮肤变得非常光滑。不良反应包括头痛（40%）、眉下垂（7%）、干眼（5%）和口干（13%）等。

从 Myobloc 的各种临床评估中观察到用于美容方面的最高剂量，眉间细纹的注射量为 3125 U，额部为 3750 U。在一项开放性研究中，26 名受试者分别接受了低剂量（1875 U）、中剂量（2500 U）和高剂量（3125 U）的 Myobloc 治疗眉间细纹，18 名受试者在额部分别接受了低剂量（2250 U）、中等剂量（3000 U）和高剂量（3750 U）的 Myobloc。结果与 Myobloc 对抗皱纹的其他研究相似，它具有起效非常快、持续时间呈剂量依赖等特点，且未见上睑下垂的报道。据报道，Myobloc 能产生均匀的肌肉松弛效果和平和自然的美感。笔者及其他人也观察到了这种效果，这可能反映了 Myobloc 的扩散特性与 BTX-A 的不同。与 BTX-A 相比，Myobloc 在注射的肌肉中扩散得更广泛。

研究证明，Myobloc 治疗面部皱纹有效，而且起效迅速，持续时间呈剂量依赖。在颈部肌张力障碍的临床研究中，Myobloc 效应的持续时间为 12~16 周，与 BTX-A 相当。这些试验均证实了治疗眉间细纹时的效应持续时间呈剂量依赖。可以预计，在面部皱纹的治疗中，更高剂量的 Myobloc 可以安全、有效地获得更长的持续时间。在不影响安全性的情况下，建议在进一步的研究中尝试使用更高剂量的 Myobloc，以确定其最佳剂量。

Myobloc 治疗的注意事项

根据既往的研究，可大致估计 Myobloc 治疗面部皱纹时的有效剂量（表 4.2）。

对皱眉肌 – 降眉间肌复合体进行治疗可以消除眉间细纹。注射 BTX-A 需要将 20~30 U 平均分配到 5 个位点，而注射 Myobloc 只需要将 2000~3000 U 分配在 4 个注射部位，就可以得到同样的效果（图 4.2）。使用 15~30 U 的 BTX-A 注射额肌时，均匀分布在 5~6 个注射位点，可产生满意的效果，而每侧注射 1000~2500 U Myobloc，也可以产生相似的结果。为了获得有效的提眉效果，可以直接向皱眉肌 – 降眉间肌复合体和眼轮匝肌的内侧部分注射 1500 U Myobloc。治疗鱼尾纹时，将 10~15 U BTX-A 分成每侧 2~3 个位点注射产生的效果与每侧注射 1000~1500 U Myobloc 相似，这种情况考虑了 Myobloc 的扩散特性

表 4.2　B 型肉毒毒素注射治疗面部皱纹的暂时剂量指南

肌肉位置	剂量	注射点数量
眉间	2000~3000 U	3 点
额肌	1000~2500 U	3~6 点
提眉肌	每侧 300~500 U	每侧 1 点
眶周	每侧 1000~1500 U	每侧 1~2 点

（图 4.3 至图 4.6）。

Myobloc 的不良反应

BTX-A 的并发症和 Myobloc 的非常相似，会出现暂时性轻度瘀青和头痛。上睑下垂、眉毛下垂和抬眉不对称等潜在并发症极少发生（图 4.7）。为了达到最佳效果，尽量减少并发症，需要有资质和具备专业技术的医生来操作，医生要对注射点位和剂量有充分的了解。

总结

近年来，安全有效地对抗眉间、前额和眶周区域面部皱纹所致衰老迹象的需求激增。肉毒毒素通过削弱肌肉活动而产生的麻痹效果，

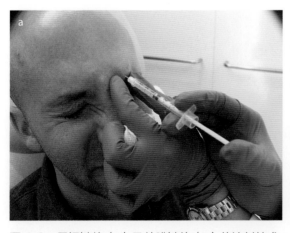
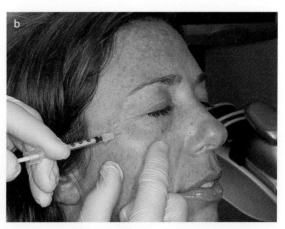

图 4.3　眉间皱纹（a）及外眦皱纹（b）的注射技术

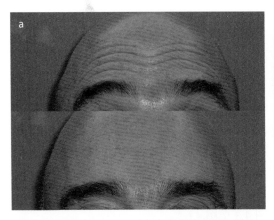
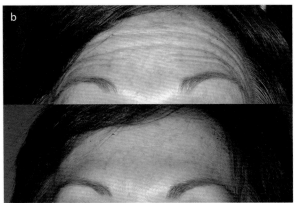

图 4.4 使用 3000 U B 型肉毒毒素治疗额肌皱纹。a. 男性患者；b. 女性患者

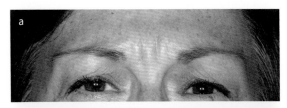
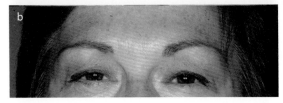

图 4.5 使用 3000 U B 型肉毒毒素治疗眉间皱纹。a. 注射前；b. 注射后 12 周

能成功地对抗面部肌肉的过度活动，并且特别适用于有明显动力性面部皱纹的患者。美国市场上有 BTX-A 和 Myobloc 两种肉毒毒素血清型制剂，每种都有其独特的作用机制，与血清型特异性受体结合，并作用于特定的细胞内蛋白。与 BTX-A 相比，Myobloc 是一种即用型液体制剂，而 BTX-A 以稳定的粉末形式存在，需要在注射前配置。虽然这两种毒素都能引起免疫反应，但哪种毒素更容易引起免疫反应还需要进一步的临床研究。BTX-A 在美容医学中的应用已有数年之久，并有大量的临床研究证实其有效性，而 Myobloc 仅在最近才用于美容医学。尽管如此，对于 Myobloc 的初步研究已表明，它可以更快、更有效地使肌肉麻痹。Myobloc 和 BTX-A 的安全性均很好，出现严重不良反应的可能性很小；尽管这两种肉毒毒素都非常有效，但使用时要极其慎重，特别是在增加剂量的情况下。当医生过度

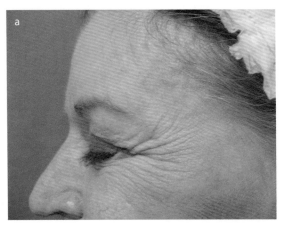
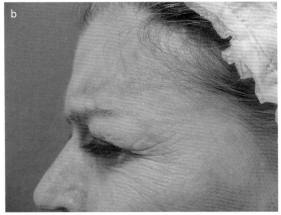

图 4.6 使用 3000 U B 型肉毒毒素治疗外眦皱纹。a. 注射前；b. 注射后 12 周

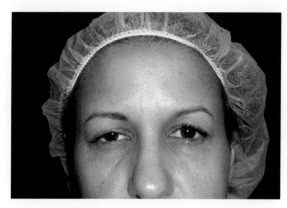

图 4.7　眉间注射 B 型肉毒毒素后患者出现右侧上睑下垂。在完全恢复前，可采用阿可乐定（0.5%）滴患眼以暂时缓解症状，用法是每次 3 滴，每日 3 次

热衷于通过大量使用肉毒毒素（特别是对于下面部的治疗）来获得强大的美容效果时，便更容易产生很多糟糕的不良反应。因此，对于美容领域的临床医生而言，需要对操作和流程有更深入的了解，以避免治疗后出现并发症，保证患者安全，这比让患者满意更重要。随着研究的深入，对 Myobloc 的作用机制、持久性和安全性将有更好的理解，这必将扩大其美学适应证，使治疗方案更完善，并在利用其效果的同时尽量减少潜在的不良反应。

（赵穆欣　舒凯翊　译）

参考文献

[1] Alster TS, Lupton JR. Botulinum toxin type B for dynamic glabellar rhytides refractory to botulinum toxin type A. Dermatol Surg 2003. 29(5):516–518.

[2] Blitzer A, Brin MF, Keen MS, Aviv JE. Botulinum toxin for the treatment of hyperfunctional lines of the face. Arch Otolaryngol Head Neck Surg 1993;119(9):1018–1022.

[3] Brandt FS, Bellman B. Cosmetic use of botulinum A exotoxin for the aging neck. Dermatol Surg 1998;24(11):1232–1234.

[4] Carruthers J, Carruthers A. BOTOX use in the mid and lower face and neck. Semin Cutan Med Surg 2001;20(2):85–92.

[5] Carruthers JD, Carruthers JA. Treatment of glabellar frown lines with C. botulinum-A exotoxin. J Dermatol Surg Oncol 1992; 18(1):17–21.

[6] Dolimbek BZ, Jankovic J, AtassiMZ. Cross reaction of tetanus and botulinum neurotoxins A and B and the boosting effect of botulinum neurotoxins A and B on a primary anti-tetanus antibody response. Immunol Invest 2002;31(3–4):247–262.

[7] Guyuron B, Huddleston SW. Aesthetic indications for botulinum toxin injection. Plast Reconstr Surg 1994;93(5):913–918.

[8] Jacob CI. Botulinum neurotoxin type B – a rapid wrinkle reducer. Semin Cutan Med Surg 2003;22(2):131–135.

[9] Matarasso A, Matarasso SL, Brandt FS, Bellman B. Botulinum A exotoxin for the management of platysma bands. Plast Reconstr Surg 1999;103(2):645–652; discussion 653–655.

[10] Sadick NS, Fellows of the American Academy of Cosmetic Surgeons. Botulinum toxin type B for glabellar wrinkles: a prospective open-label response study. Dermatol Surg 2002;28(9):817–821.

[11] Pierard GE, Lapiere CM. The microanatomical basis of facial frown lines. Arch Dermatol 1989;125(8):1090–1092.

[12] Callaway JE, Arezzo JC, Grethlein AJ. Botulinum toxin type B: an overview of its biochemistry and preclinical pharmacology. Semin Cutan Med Surg 2001;20(2):127–136.

[13] Dressler D, Bigalke H. Botulinum toxin type B de novo therapy of cervical dystonia: frequency of antibody induced therapy failure. J Neurol 2005;252(8):904–907.

[14] Han Y, StevensAL, Dashtipour K, et al. A mixed treatment comparison to compare the efficacy and safety of botulinum toxin treatments for cervical dystonia. J Neurol 2016;263(4):772–780.

[15] Hosp C, Naumann MK, Hamm H. Botulinum toxin treatment of autonomic disorders: focal hyperhidrosis and sialorrhea. Semin Neurol 2016;36(1):20–28.

[16] Aoki KR. Pharmacology and immunology of botulinum neurotoxins. Int Ophthalmol Clin 2005;45(3):25–37.

[17] Callaway JE, Arezzo JC, Grethlein AJ. Botulinum toxin type B: an overview of its biochemistry and preclinical pharmacology. Dis Mon 2002;48(5):367–383.

[18] Dong M, TeppWH, Liu H, Johnson EA, et al. Mechanism of botulinum neurotoxin B and G entry into hippocampal neurons. J Cell Biol 2007;179(7):1511–1522.

[19] Flynn TC, Clark RE 2nd. Botulinum toxin type B (MYOBLOC) versus botulinum toxin type A (BOTOX) frontalis study: rate of onset and radius of diffusion. Dermatol Surg 2003;29(5):519–522; discussion 522.

[20] Oguma K, Fujinaga Y, Inoue K. Structure and function of Clostridium botulinum toxins. Microbiol Immunol 1995;39(3):161–168.

[21] Setler P. The biochemistry of botulinum toxin type B. Neurology 2000;55(12 Suppl 5):S22–S28.

[22] Simpson LL. Molecular pharmacology of botulinum toxin and tetanus toxin. Annu Rev Pharmacol Toxicol 1986;26:427–453.

[23] Atassi MZ, Dolimbek BZ, Jankovic J, et al. Molecular recognition of botulinum neurotoxin B heavy chain by human antibodies from cervical dystonia patients that develop immunoresistance to toxin treatment. Mol Immunol 2008;45(15):3878–3888.

[24] Berman B, Seeberger L, Kumar R. Long-term safety, efficacy, dosing, and development of resistance with botulinum toxin type B in cervical dystonia. Mov Disord 2005;20(2):233–237.

[25] Jankovic J, Hunter C, Dolimbek BZ, et al. Clinico-immunologic aspects of botulinum toxin type B treatment of cervical dystonia. Neurology 2006;67(12):2233–2235.

[26] Callaway JE. Botulinum toxin type B (Myobloc):

pharmacology and biochemistry. Clin Dermatol 2004;22(1):23–28.

[27] Carruthers A, Carruthers J, Flynn TC, Leong MS. Dose-finding, safety, and tolerability study of botulinum toxin type B for the treatment of hyperfunctional glabellar lines. Dermatol Surg 2007;33(1 Spec No.):S60–S68.

[28] Gilsdorf J, Gul N, Smith LA. Expression, purification, and characterization of *Clostridium botulinum* type B light chain. Protein Expr Purif 2006;46(2):256–267.

[29] Kranz G, Paul A, Voller B, et al. Long-term efficacy and respective potencies of botulinum toxin A and B: a randomized, double-blind study. Br J Dermatol 2011;164(1):176–181.

[30] Sadick NS. Prospective open-label study of botulinum toxin type B (Myobloc) at doses of 2,400 and 3,000 U for the treatment of glabellar wrinkles. Dermatol Surg 2003; 29(5):501–507; discussion 507.

[31] Ramirez AL, Reeck J, Maas CS. Botulinum toxin type B (MyoBloc) in the management of hyperkinetic facial lines. Otolaryngol Head Neck Surg 2002;126(5):459–467.

[32] Lowe PL, Lowe NJ. Botulinum toxin type B: pH change reduces injection pain, retains efficacy. Dermatol Surg 2014;40(12):1328–1333.

[33] Lowe NJ, Yamauchi PS, Lask GP, et al. Botulinum toxins types A and B for brow furrows: preliminary experiences with type B toxin dosing. J Cosmet Laser Ther 2002;4(1):15–18.

[34] Kim EJ, Ramirez AL Reeck JB, Maas CS. The role of botulinumtoxin type B (Myobloc) in the treatment of hyperkinetic facial lines. Plast Reconstr Surg 2003;112 (5 Suppl):88S–93S; discussion 94S–97S.

[35] Sadick NS, Herman AR. Comparison of botulinum toxins A and B in the aesthetic treatment of facial rhytides. Dermatol Surg 2003;29(4):340–347.

[36] Patel S, Martino D. Cervical dystonia: from pathophysiology to pharmacotherapy. Behav Neurol 2013;26(4):275–282.

[37] Pappert EJ, Germanson T, Myobloc/Neurobloc European Cervical Dystonia Study. Botulinum toxin type B vs. type A in toxin-naive patients with cervical dystonia: Randomized, double-blind, noninferiority trial. Mov Disord 2008;23(4):510–517.

[38] Chapman MA, Barron R, Tanis DC, et al., Comparison of botulinum neurotoxin preparations for the treatment of cervical dystonia. Clin Ther 2007;29(7):1325–1337.

[39] Ascher B, Zakine B, Kestemont P, Baspeyras M, et al. A multicenter, randomized, double-blind, placebocontrolled study of efficacy and safety of 3 doses of botulinum toxin A in the treatment of glabellar lines. J Am Acad Dermatol 2004;51(2):223–233.

[40] Baumann L, Slezinger A, Vujevich J, Halem M, et al. A double-blinded, randomized, placebo-controlled pilot study of the safety and efficacy of Myobloc (botulinum toxin type B)-purified neurotoxin complex for the treatment of crow's feet: a double-blinded, placebo-controlled trial. Dermatol Surg 2003;29(5):508–515.

[41] Blitzer A, BinderWJ, Aviv JE, et al. The management of hyperfunctional facial lines with botulinum toxin. A collaborative study of 210 injection sites in 162 patients. Arch Otolaryngol Head Neck Surg 1997;123(4):389–392.

[42] Carruthers JA, Lowe NJ, Menter MA, et al. A multicenter, double-blind, randomized, placebo-controlled study of the efficacy and safety of botulinum toxin type A in the treatment of glabellar lines. J Am Acad Dermatol 2002;46(6):840–849.

[43] Erickson BP, LeeWW, Cohen J, Grunebaum LD. The role of neurotoxins in the periorbital and midfacial areas. Facial Plast Surg Clin North Am 2015;23(2):243–255.

[44] Fagien S, Brandt FS. Primary and adjunctive use of botulinum toxin type A (Botox) in facial aesthetic surgery: beyond the glabella. Clin Plast Surg 2001;28(1):127–148.

[45] Flynn TC, Carruthers JA, Carruthers JA. Botulinum-A toxin treatment of the lower eyelid improves infraorbital rhytides and widens the eye. Dermatol Surg 2001;27(8):703–708.

[46] Foster JA, Barnhorst D, Papay F, et al. The use of botulinum A toxin to ameliorate facial kinetic frown lines. Ophthalmology 1996;103(4):618–622.

[47] Hankins CL, Strimling R, Rogers GS. Botulinum A toxin for glabellar wrinkles. Dose and response. Dermatol Surg 1998;24(11):1181–1183.

[48] Huilgol SC, Carruthers A, Carruthers JD. Raising eyebrows with botulinum toxin. Dermatol Surg 1999;25(5):373–375; discussion 376.

[49] Lew MF, Adornato BT, Duane DD, et al. Botulinum toxin type B: a double-blind, placebo-controlled, safety and efficacy study in cervical dystonia. Neurology 1997;49(3):701–707.

[50] Lowe NJ, Maxwell A, Harper H. Botulinum A exotoxin for glabellar folds: a double-blind, placebo-controlled study with an electromyographic injection technique. J Am Acad Dermatol 1996;35(4):569–572.

[51] Spencer JM, Gordon M, Goldberg DJ. Botulinum B treatment of the glabellar and frontalis regions: a dose response analysis. J Cosmet Laser Ther 2002;4(1): 19–23.

[52] Vecchione TR. Glabellar frown lines: direct excision, an evaluation of the scars. Plast Reconstr Surg 1990;86(1):46–52.

[53] Knize DM. Muscles that act on glabellar skin: a closer look. Plast Reconstr Surg 2000;105(1):350–361.

[54] Dubow J, Kim A, Leikin J, et al. Visual system side effects caused by parasympathetic dysfunction after botulinum toxin type B injections. Mov Disord 2005;20(7):877–880.

[55] Francisco GE. Botulinum toxin: dosing and dilution. Am J Phys Med Rehabil 2004;83(10 Suppl):S30–S37.

第 5 章

Abo 肉毒毒素：发展与医学美容应用

Gary D. Monheit, MD

临床研究

自 20 世纪肉毒毒素（BoNT）致肌肉麻痹的作用被首次发现以来，这种"毒性最强"的生物毒素已逐步应用于各种临床治疗。目前，A 型肉毒毒素（BoNT-A）的几种商业制剂可用于治疗斜视、眼睑痉挛、颈部肌张力障碍、偏头痛、喉肌痉挛及其他与肌肉收缩有关的疾病。自 Carruthers 等首次发表了关于肌肉活动与皱纹的关系及其与 BoNT-A 联系的文章以来，肉毒毒素在医学美容领域的应用被大大扩展了。

Ona A 型肉毒毒素（保妥适，Allergan 公司，加利福尼亚州尔湾市）是 2002 年美国 FDA 首次批准用于眉间皱纹的肉毒毒素产品，但自那时起，它就已经被用于适应证外的面部动力性皱纹治疗及其他美容方面的适应证。

Abo A 型肉毒毒素（吉适，Ipsen 公司，英国；Medicis 公司，美国；Azzalure®，Galderma 公司，法国）1994 年首次在欧洲获得卫生许可。对于该药的美容应用的临床研究于 2002 年和 2003 年在欧洲首次展开，美国 FDA 的研究紧随其后，直至 2009 年 5 月，美国 FDA 批准其用于眉间皱纹的治疗。

由于所有的制剂都是 BoNT-A 分子，但是在配方中存在一些技术上的差异。尽管大多数制剂的临床效果看起来差不多，但仍有一些细微的差别需要临床医生熟知。要正确使用每一种制剂，就要深入了解其分子构成、配方及其作用机制。

要正确使用这一新产品，应理解以下几点。

（1）BoNT-A 分子的性质及其差异。

（2）临床研究所得的疗效和安全性。

（3）产品的差异。

（4）全球的使用经验。

目前使用最广泛的 3 种产品分别为 Ona A 型肉毒毒素（保妥适）、Abo A 型肉毒毒素（吉适 /Azzalure®）和 Inco A 型肉毒毒素（希尔敏），由于它们是由不同菌株产生的，应用了不同的纯化方法，因此具有不同的特性。然而，这些毒素均来源于一种具有轻链和重链的 BoNT-A 多肽，可由二硫键连接处的"缺口"激活。BoNT-A 裂解 SNAP-25（突触小体相关蛋白，分子量为 25 kDa），在神经肌肉接头，从而阻断乙酰胆碱的释放。

Azzalure®/ 吉适和 Vistabel®/ 保妥适的单位是不能互换的，因为它们用不同的检测方法来测定其活性。Azzalure®/ 吉适是用 Speywood 单位（s.U.）量化的，因此被统称为 BoNT-A（Speywood 单位）。理解这一概念很重要，因为以单位来比较不同产品是不可靠的，那么就需要将不同产品进行最直接的对比。这就包括疗效和安全性的比较，因为它们与剂量和稀释度直接相关。

BoNT-A（Speywood 单位）是一种包裹在周围血凝素和无毒非血凝素这两种保护性蛋白中的复合物。周围的这种复合蛋白可保护其免受胃酸低 pH 的潜在破坏。在吸收过程中，随着 pH 趋向于生理值，外层保护蛋白逐渐释放出神经毒素。同理，注射前药瓶中的完整复合物（750 kDa 或 900 kDa）在注射时分解为 150 kDa 裸露的神经毒素。

虽然保妥适和吉适的神经毒素相对分子量相同（150 kDa），但是因为生产过程不同，最终形成的复合物大小是不一样的。保妥适分子量约为 900 kDa，而吉适分子量约为 750 kDa。一旦注射任何一种复合物，其影响是未知的，主要是因为这种解离发生在 pH 生理值，每种复合物作用的范围、扩散途径、起效时间还未完全知晓。但我们知道每种产品有不同的效能单位（保妥适单位与吉适单位），这对其临床价值有很大的影响。

这两款产品的技术差异小于其相似性，其复合物的分子量大小如下。

（1）Ona A 型肉毒毒素：分子量为 900 kDa。

（2）Abo A 型肉毒毒素：分子量为 500~750 kDa。

因此，周围辅助蛋白及神经毒素分子量的重要性受到了质疑。其产品成分的其他差异总结在表 5.1 中。Ona A 型肉毒毒素因含较多血浆白蛋白，其蛋白含量稍高，但两种产品的载体（氯化钠和乳糖）确有不同，目前还不清楚这是否会造成临床上的差异。需注意，分子量为 150 kDa 的毒素分子与其周围蛋白的解离发生得非常迅速，重构可能发生在配药小瓶内或注射前的针筒内，但注射时肯定会发生，因为 pH 重回到生理值。Eisele 已经发现这种解构会在注射不到 1 分钟内发生，进一步证明了不同毒素的分子量大小不会影响其在人体内的生物学行为，同时药物的扩散是基于毒素分子量大小的说法也是不确切的。

肉毒毒素的临床研究

对 Abo 肉毒毒素（吉适）在美容领域

表 5.1　肉毒毒素成分

产品信息	吉适	保妥适
药瓶容量	300 U	100 U^a
成分	A 型肉毒毒素血凝素复合物	A 型肉毒毒素血凝素复合物
	125 μg（0.125 mg）人血清白蛋白	500 μg（0.5 mg）人血清白蛋白
	2.5 mg 乳糖	0.9 mg 氯化钠
分子量（神经毒素）	150 kDa	150 kDa
总活性物质（总蛋白含量）	<3 ng	<5 ng
储存方式（溶解后）	2~8 ℃/ 直至药瓶到期（2~8 ℃/ 4 小时内使用）	2~8 ℃ / 36 个月（2~8 ℃ / 4 小时内使用）

注：^{a} 保妥适也有 50 U 瓶装，本次比较中引用 100 U 瓶装。

的研究按照 Carruthers 更早些时候研究保妥适的模式。20 世纪 90 年代后期，Ascher 在欧洲首次对吉适的美容治疗应用进行了临床研究，此后 Ascher 和 Rzany 分别在 2004 年和 2006 年再次进行了相关研究。剂量研究首次在 119 名患者中进行，采用安慰剂对照，25 U、50 U、75 U 剂量组进行双盲对照研究，1 个月后进行疗效评估，并评价其安全性及持续时间。所有治疗组患者的有效率均在 80% 以上，6 个月时仍有 2/3 的患者有效。轻度不良事件发生率仅为 7%，表明产品有良好的安全性，不良反应中以头痛最为常见，无上睑下垂或复视的病例报道。结果表明，眉间注射的最佳剂量是 50 U，分为 5 个点位注射，每个点位注射 10 U。

随后是美国自 2003 年开始并持续到现在的临床研究。Inamed 公司、Ipsen 公司和 Medicis 公司的研究包括 II 期、III 期单次和重复剂量的研究，共评估 2300 名患者的有效性和安全性。所有的研究都通过评估量表来评价静息状态和最大皱眉状态时眉间皱纹治疗的有效性和安全性。美国的研究使用的是与 Ona A 型肉毒毒素试验相同的注射点，评估最大皱眉状态下的效果。而在欧洲，评估的是静息状态下皱纹的效果，并且外侧皱眉肌的注射点偏内侧 0.5 cm，然而两种研究的疗效和安全性的结果是相似的。

II 期临床试验涉及剂量相关研究包括安慰剂对照，20 U、50 U 和 75 U 剂量组。50 U 和 75 U 剂量组的有效率均为 90%，所有患者对以上剂量都耐受性良好，只有轻微的不良反应，包括头痛、注射疼痛和瘀青。眼睑下垂仅有 3 名，其中只有 1 名是真正临床意义的上睑下垂。其他产品研究中也报道过上睑下垂，但在 Abo A 型肉毒毒素的其他研究中未见报道。

抗体的产生一直是 BoNT-A 临床使用的关注点，但相关研究仅在治疗颈部肌张力障碍时进行过。此研究无论在基线水平还是后续评估中均未发现存在中和抗体的证据。从这些观察来看，推荐剂量为 50 U 是安全、有效的最佳剂量。50 U 的较低剂量组被选用于 III 期试验。

最初美国 FDA 进行了眉间皱纹治疗的单剂量、安慰剂对照、双盲、随机 III 期临床试验，对 400 余名受试者进行了为期 150 天的随访。当患者的皱纹恢复到原来的状态后，再接受 23 个月的重复剂量试验，共包括 4 个周期的重复剂量，评估患者的疗效（即在 30 天时应答率及疗效持续时间）和安全性。30 天时记录到超过 90% 的应答率，40% 的应答者持续 4 个月，5 个月时仍有 25% 完全应答。这样的疗效和持续时间与 Ona A 型肉毒毒素非常相似。

报告受试者术后小于一到两天内开始出现效果。随后的研究包括给每位受试者一个日记本，用于记录首次产生疗效的时间。其中 3 项研究中记录了首次起效时间：50% 的受试者 2 天内起效，80% 的受试者 3 天内起效。起效后的研究遵循类似 Ona A 型肉毒毒素和 Inco A 型肉毒毒素的研究方式，两者结果具有可比性。重复注射研究是为了确保多次注射肉毒毒素不会影响疗效或持续时间。

一项重复注射的 III 期临床试验研究包括了 768 名受试者，他们接受了超过 17 个月多达 6 次的重复治疗。当眉间皱纹恢复到原来的状态时，患者就需再次接受注射。研究评估了有效性和安全性，包括不良反应和血清 Abo A 型肉毒毒素抗体的产生。研究结果证实，重复注射持续有效，未增加不良事件，也无患者产生中和抗体。

长期使用较大剂量肉毒毒素治疗痉挛性斜

颈和脑瘫可能会产生阻断抗体影响疗效和毒素作用。不过用于美容的 Abo A 型肉毒毒素至今还未有抗体阻断作用的报道。

最初的研究数据表明，50 U 的剂量治疗男性眉间皱纹的疗效和持续时间均低于女性。这一发现引发了针对不同种族、性别和肌肉量的患者进行的一项剂量相关研究，即根据肌肉量的不同接受不同剂量 Abo A 型肉毒毒素的单次注射。根据眉间肌肉量，女性分别给予 50 U、60 U 或 70 U 的剂量，男性分别给予 60 U、70 U 或 80 U 的剂量，这基于降眉间肌 / 皱眉肌的体积（小、中或大），由观察主动皱眉时个别肌肉的膨出、眉下空间的大小、眉头凹陷决定。安全性和持续时间的评估期为 5 个月。结果表明，30 天内男性和女性的有效率均达 87%，平均持续时间为 109 天，两者无种族或性别差异。因肌肉量较大而增加剂量后，作用持续时间也延长。

尽管临床医生根据不同性别、种族和肌肉量进行了个体化的治疗，但这是第一个验证这一临床实践的对照试验。

1994 年，吉适在欧洲获得了医疗许可，2002 和 2003 年首次在欧洲进行了美容应用的临床研究，随后美国 FDA 于 2009 年进行了研究，2009 年 5 月 FDA 批准其用于治疗眉间皱纹。表 5.2 总结了 BoNT-A 两种配方之间的差异。虽然前文所述复合物前体可能存在大小变化，辅料也不同，但必须强调的是，"活性"成分被认为是相同的，因此这两种药物的临床性质在很大程度上是相似的。当控制体积、毒素浓度和注射技术时，所谓临床行为的差别可能很微小。

Ona A 型肉毒毒素和 Abo A 型肉毒毒素的最重要区别在于它们各自的生产商所使用的活性单位不同：Ona A 型肉毒毒素为保妥适单位（b.U.），而 Abo A 型肉毒毒素用的是 Speywood

表 5.2 美国 FDA 批准的 A 型肉毒毒素产品组成概述 [Inco A 型肉毒毒素（希尔敏）仅被批准用于治疗]

产品信息	保妥适	吉适	希尔敏
生产厂家	Allergan 公司	Ispen 公司（英国）Medicis 公司（美国）	Merz 公司
每瓶含量	100 b.U.	300 s.U.（美容用途）	50 U 或 100 U
有效成分（分子量）	A 型肉毒毒素复合物（900 kDa）	A 型肉毒毒素复合物（500~750 kDa）[a]	未络合 A 型肉毒毒素（150 kDa）
每瓶总毒素蛋白（活性毒素 +NAPs[b]）	5 ng	2.61 ng	0.6 ng（每 100 U）
辅料	人血清白蛋白 500 μg NaCl 0.9 mg	人血清白蛋白 125 μg 乳糖 2.5mg	人血清白蛋白 1 mg 蔗糖 4.7 mg
菌株来源	*Clostridium botulinum*, 霍尔菌株[c]	*Clostridium botulinum*, 霍尔菌株[c]	*Clostridium botulinum*, 霍尔菌株[c]
储存条件	2~8 ℃	2~8 ℃	高达 25 ℃
提纯工艺	渗析并酸沉淀后真空干燥	柱状层析后冷冻干燥（低压冻干）	柱状层析后冷冻干燥（低压冻干）

注：[a] Abo A 型肉毒毒素的分子量并未完全确定，参见正文讨论部分；
[b] 神经毒素相关蛋白；
[c] "霍尔菌株"有许多种，制造商们不一定使用相同的细菌。

单位（s.U.）。两种单位都是以腹腔注射杀死 50% 的小鼠（LD$_{50}$）所需的剂量为一个单位。然而，由于两种单位的小鼠实验的设计方案不同，所以这些单位是不等价的。不可否认，吉适更敏感一些，也就是说，与保妥适相比，在此实验中检测的任何配方的毒素杀死小鼠所需的剂量更小。事实上，一项小型研究显示，在吉适测试中，肉毒毒素的 LD$_{50}$ 为 0.32 b.U.（比保妥适测试中 LD$_{50}$ 所需的产品少 68%）。因此，Speywood 单位相对于保妥适单位，其活性毒素的数量更多。s.U. 和 b.U. 之间的确切效力比仍然是一个悬而未决的问题。因为在任何竞争市场中，产品互换性都不是一个合意的属性，BoNT-A 的制造商们预见性地强调其配方的独特性，并阻止应用任何单位转换系数。然而，从业者们已开始探索定义转换系数，以指导新手从一种毒素转换到另一种的用药方式。

很多体内和体外研究试图定义这种转换系数，但其结果尚不一致。有关这些文献的全面回顾，请参考最近由 Karsai 等发表的综述。只有一份有关人类的研究简要总结如下：2004 年的一份 Meta 分析，用 Cochrane 评价方法纳入了 4 项高质量的临床对照研究，它们都检查了神经系统症状表现，其中两项采用 1∶4（Ona A∶Abo A）剂量比，一项 1∶3，最后一项在不同组中分别采用 1∶3 和 1∶4 的剂量比。这一分析得出的结论是 1∶4 的比例太高，1∶3 的比例更接近同等生物学效力，尽管其中有的研究表明更低的比例可能更合适。一项资金独立的双盲研究发现，采用 1∶3 的剂量比时，肌电图描绘显示吉适治疗眉间皱纹的持续时间比保妥适更长，故作者认为实际的生物效价换算系数应低于 1∶3。Lowe 等进行了一个 1∶2.5 剂量比治疗眉间皱纹的盲法调

查评分来研究其相对生物学效力，发现保妥适疗效持续更久。因此，虽然现有证据支持的剂量比不超过 1∶3 的占多数，但更精确的定义有待于更多头对头比较的对照研究和理想客观的肌肉活动测量工具的出现。作者推荐的效价转换系数为 1∶2.5，这也是有经验的医生们常用的单位剂量转换比。多项研究证实了美国 FDA 批准的眉间皱纹治疗的两种 BoNT-A 产品（50 s.U. 吉适和 20 b.U. 保妥适）具有相当的疗效，这进一步支持应用 1∶2.5 的比例作为其美容应用的起点。

肉毒毒素从注射点向周围扩散的能力越强，其不良反应越大的观点引起了 BoNT-A 生产商之间的激烈争论。扩散的问题主要是通过在人类的前额注射同等体积的各种药物后测量无汗圈的大小来评定。保妥适和吉适的对比研究表明吉适的无汗圈明显更大。唯一的随机、双盲对照研究用的是保妥适与吉适两者 1∶3 的单位比，有人可能会认为，本研究中观察到的吉适有更大无汗圈的结果是由于未使用均等的剂量造成的。换句话说，扩散主要是由浓度梯度驱动的，可以预见神经毒素的注射浓度越高，扩散范围越广。在一项非盲研究中，Trindade De Almeida 等检测了 3 种不同的剂量比，分别为 1∶2.5、1∶3 和 1∶4。他们发现，所有的剂量比，吉适无汗圈面积均显著增加（最低剂量吉适的无汗圈面积增加的平均值为 1.2 cm^2）。这些结果受到来自 Hexsel 等设计的相似对比试验的挑战，他们发现，在使用接受度更广的 1∶2.5 剂量比的情况下，无汗圈的大小无显著差异。据 Hexsel 等报道，注射技术肯定会影响试验结果，因此他们非常重视标准化操作。值得注意的是，他们的前两项研究是由 Allergan 公司赞助的，而第 3 项研究由 Ipsen 公司赞助。所以，要明确回答这个问

题，还需要一项能真正比较肉毒毒素间等效性的公正的双盲研究。

必须强调的是，BoNT-A 配方的特性可能存在细微的差异，现有的关于产品组成、扩散特性和相对临床效力的试验数据尚不足定论。事实上，不同 BoNT-A 中 NAPs 的数量和类型可能不同。已知 NAPs 的中毒机制与食源性肉毒毒素有生物学相关性。最近的一项研究表明，血凝素蛋白结合钙黏蛋白可促进毒素通过消化道上皮细胞间的紧密连接。这提示 NAPs 有尚未被充分研究和重视的可能，即 NAPs 可能有其他特殊的生物学功能，其中一些可能会影响注射 BoNT-A 后的神经肌肉活动。在我们对这些问题有更好的理解前，建议注射者们独立思考、区别对待每一个 BoNT-A 的产品，避免使用时相互转换。

Abo A 型肉毒毒素已在全世界范围内广泛应用于美容领域 10 多年，经验丰富的临床医生已经定义了注射点、最小剂量和每个面部区域的剂量范围。

Asher 将眉间皱纹和鱼尾纹的治疗研究得很透彻，Abo A 型肉毒毒素的疗效与 Ona A 型肉毒毒素相当。Abo A 型肉毒毒素在前额、眉部和整个上面部的应用都很成功，其使用方式与 Ona A 型肉毒毒素相似。

在过去的 10 年中，Abo A 型肉毒毒素已在全世界被广泛应用于临床，其注射部位和技术与 Ona A 型肉毒毒素相似，只是剂量有所不同。充分了解面部不同肌肉的解剖和不同产品的疗效对于确保最佳治疗效果至关重要，当然这可以通过适当的训练获得。由于只有少数临床研究涉及适应证外的用药说明，2009 年 1 月在巴黎举行的第一次共识研讨会议上，提出了有效、安全使用 Abo A 型肉毒毒素的应用指南，其中包括大家认为有效但在适应证之外的注射部位。这主要是基于欧洲地区的临床经验，并作为美国初步的临床用药指导。常见的上面部注射部位包括眉间、额部、眉部、鱼尾纹和眼睑，以及相对不常见的面部注射部位，如鼻背纹、降口角肌、口轮匝肌、颏肌和颈阔肌。指南给出了每个部位起始治疗剂量及范围、注射部位和注射技巧。

2009 年 1 月 12~13 日，法国巴黎举办了肉毒毒素国际委员会会议，研究制定了肉毒毒素推荐使用剂量的共识。下列医生是委员会成员的一部分（表 5.3），他们对常用注射部位的推荐剂量提出了共识。

上面部吉适注射剂量的建议如表 5.4 所示。

上面部的治疗

眉间皱纹

眉间注射是起源最早，也是迄今 BoNT-A 的美容用途，多项随机、安慰剂对照研究已经证实肉毒毒素用于眉间皱纹的疗效。

表 5.3 肉毒毒素国际委员会部分成员

2009 年 1 月 12~13 日，法国，巴黎

1. Benjamin Ascher，主席（法国）	6. Pedro Jaen Olasolo，西班牙
2. Sergio Talarico，共同主席（巴西）	7. Gary Monheit，美国
3. Daniel Cassuto，意大利	8. Berthold Rzany，德国
4. Sergio Escobar，阿根廷	9. Maurizio Viel，英国伦敦
5. Doris Hexsel，巴西	10. Alexandre Kaoukhov，法国 Galderma 研究所
	赞助商：Galderma 公司，Ipsen 公司

表 5.4　推荐上面部吉适注射剂量

适应证	总剂量（吉适单位）	剂量范围（吉适单位）
眉间皱纹	50	30~70
额部皱纹	40~50	40~70
鱼尾纹	30 × 2	（20~50）× 2
眉外侧提升	20 × 2	（20~40）× 2
眉间和额部皱纹	90~100	70~140
眉间皱纹和眉外侧提升	90	50~110
上面部整体	150	110~240

标准的 5 点注射法适用于大多数患者，如图 5.1 所示，每侧 2 点注射皱眉肌，中间 1 点注射降眉间肌。中间的降眉间肌注射点和内侧的皱眉肌注射点位置较深，但这些肌肉多数患者在用力皱眉时就很容易辨认出来，所以注射时也可以很方便地直接注射到肌肉内。外侧的皱眉肌止于真皮层，注射深度应稍微浅一点，注射点位于瞳孔中线内侧。外侧注射点也会作用于眼轮匝肌纤维。所有的注射点应位于眶上缘以上 1.0 cm（大约一指宽），以防止毒素扩散到上睑提肌造成上睑下垂。确定注射部位应从眶缘开始测量，若从眉毛开始测量，眉下垂患者会误导医生将毒素注射到眶上缘下，这会导致毒素穿过眶隔并削弱上睑提肌的力量。对于额肌参与提上睑的患者，若额部注射位置太高（高于皱眉肌外侧注射点 1 cm），也会导致上睑下垂。

Abo A 型肉毒毒素标注的总剂量为 50 s.U.，女性和那些中小肌肉量、中度皱纹的人可平均分为 5 点注射。剂量通常需根据个人肌肉力量和患者的期望做调整。在男性或者眉间皱纹较重的患者中，笔者曾使用过更高剂量的毒素，并且还可能在双侧瞳孔中线上另加两针；但在笔者接诊的所有患者中，总剂量很少超过 80 s.U.。

在 Abo A 型肉毒毒素初步的临床试验中，男性对于 50 s.U. 剂量的治疗反应没有女性明显，大概是由于男性肌肉量较大。这也引发了进一步的研究，即根据皱眉肌 / 降眉间肌的体积改变 Abo A 型肉毒毒素的剂量。有轻度皱纹（小肌肉量）的男性用 60 s.U. 剂量，中度的用 70 s.U. 剂量，重度的用 80 s.U. 剂量。将毒素剂量与肌肉量相关联，提高了男性相对于女性的治疗有效率，并延长了所有受试者的疗效持续时间。

前额皱纹

尽管这是一种药物说明书中适应证以外的用法，但 BoNT-A 对前额皱纹确实有极好的除皱效果，并且在一般情况下，如果使用得

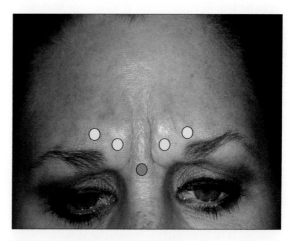

图 5.1　眉间皱纹治疗的注射点。蓝点：皱眉肌止点 / 眼轮匝肌纤维；黄点：皱眉肌肌腹；绿点：降眉间肌

当，注射 BoNT-A 将会是一种非常令人满意的治疗方法。然而，较严重的前额皱纹不能仅靠 BoNT-A 的去神经化支配作用纠正，可能还需要软组织填充。

治疗前额皱纹的目标是改善额纹，同时不能引起眉毛下垂，不能影响上面部表情的表达。建议应用保守的剂量，术前告知患者，要达到理想的除皱效果并且避免不良反应需要多次治疗。要求患者用力提眉来评估额肌强度。静息状态和最大提眉状态下，双侧眉毛位置的任何差异都需标记，并提醒患者注意。特别需要注意患者双眉不对称的情况，治疗前需拍照并与患者交流。双眉不对称可以通过适当调整额部注射剂量和注射点来纠正。较高一侧的眉毛应该补充剂量做调整。在"正常"眉毛中，应于眶缘上方至少 2.5~3 cm 处注射 4~6 针，共 5~10 s.U.，注射位置偏低会大大增加眉毛下垂的风险，这跟 Ona A 型肉毒毒素的使用方法一样。

作者通常用"V"形注射方式为女性进行前额注射（图 5.2），但对于男性患者应避免这么做。这种方法可能造成过高的弓形眉（Mephisto 征或 Spock 博士面容），可通过提高眉尾上方的外侧注射点来避免。如果出现过高的弓形眉，可在弓形眉的顶点上方 1~2 cm 处再追加小剂量的肉毒毒素进行纠正。

除非患者没有明显的眉间皱纹，否则通常会将眉间皱纹和前额皱纹一起处理。这样整体美容效果更佳，并且同时麻痹了降眉肌，降低了眉毛下垂的风险。

眉外侧提升

面部表情肌的麻痹不仅能改善动力性皱纹，而且还会影响多个面部结构单元的静态位置。这种特性已能成功用于提升眉部，矫正轻度眉下垂，重建年轻化的弓形眉，使眼睛呈现"开大"外观。

外侧眼轮匝肌的垂直纤维可以下拉外侧眉毛。对于这种化学性眉毛提升，笔者的做法通常在眉尾距眶缘外上方 5~7 mm 处皮内注射 5 U 的 Ona A 型肉毒毒素或 10 U 的 Abo A 型肉毒毒素（图 5.3a）。如果仅产生提眉效果而未改善眉间皱纹，则通常在双侧皱眉肌肌腹额外注射一针以完成化学性眉毛提升。眉外侧提升注射常与其他上面部治疗同时进行，尤其是眉间及额部同时注射，在额肌内侧和正中注射肉毒毒素去神经化支配，用于降低眉内侧，塑造内低外高的女性弓形眉（图 5.3b）。

鱼尾纹

眶周外侧皱纹是最早出现的老化迹象之一。神经毒素可以有效治疗高动力性的外眦皱纹。鱼尾纹的治疗通常采用 3 点注射，每点 10~15 s.U. 肉毒毒素均匀注射于眶缘外至少 1 cm 的扇形范围，以免药物扩散到眼轮匝肌睑部或上睑提肌（图 5.4）。中间的注射点与外眦齐平，两侧的注射点在距离该点 8~10 mm 的位置，但具体位置取决于患者皱纹的分布情况。鱼尾纹的最高注射点低于之前描述的用于化学性眉毛提升的外侧眉尾注射点的高度。

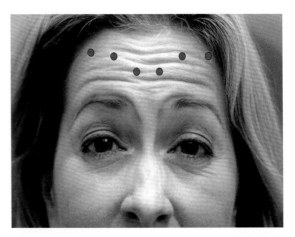

图 5.2 女性前额皱纹的治疗。笔者倾向于强调女性眉毛外侧弓形的变化

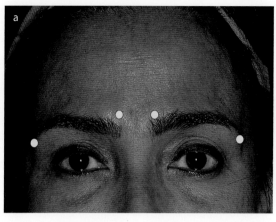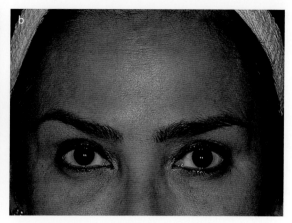

图 5.3　化学性提眉治疗：a. 如果单独进行提眉治疗，注射部位如图所示（每点注射 5~10 s.U. 或 3~5 b.U.），该患者的眉毛属于没有明显弓形的男性型，她接受了 Abo A 型肉毒毒素双侧眉尾注射治疗（每个部位 10 s.U.），皱眉肌肌腹 20 s.U.，额肌 20 s.U.；b. 治疗后 33 天，该患者的眉毛展现出外侧呈弓形、提升的女性型

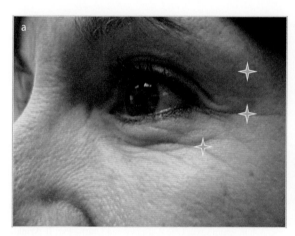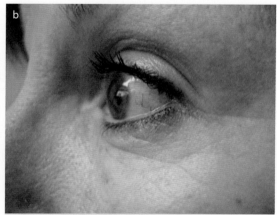

图 5.4　鱼尾纹注射。a. 标准 3 点鱼尾纹注射；b. 该患者接受每点 5 b.U. 的治疗，并获得良好的效果

在瞳孔中线睑板下 2 mm 的下睑处小心追加 2 s.U. 吉适（图 5.5），会使臃肿的肌肉变得平滑，形成一种眼睛"开大"的外观，但若注射过度可能会导致眼睑外翻。

下面部的治疗

对于下面部的治疗应该格外谨慎，因为过高的剂量会导致口轮匝肌功能障碍，使微笑和张口不对称。建议应用更高的稀释度（每 300 U 加入 1.5 ml 生理盐水）为特定肌肉塑

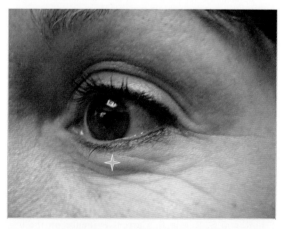

图 5.5　下睑注射点。下睑注射微小剂量的肉毒毒素可以使眼周年轻化，且显得更大（2 s.U. 或 0.5~1.0 b.U.）

形。表 5.5 中给出了下面部注射的推荐剂量。

与 Ona A 型肉毒毒素的治疗方法一样，医生必须对面部肌肉组织和提肌与降肌之间的平衡有透彻的了解。熟悉肌肉的解剖和功能对于下面部治疗尤其重要，因为药物注入口周肌肉或附近部位可导致面部表情的不对称。由于肉毒毒素播散范围受药物容积影响，推荐用 1.5 ml 生理盐水稀释以减弱 Abo A 型肉毒毒素对注射部位肌肉的影响。

降口角肌（DAO）注射 10 U 的 Abo A 型肉毒毒素可上提口角，颏肌注射 10 U 可抑制颏窝出现。需注意两种注射方式都需远离降下唇肌。颈阔肌注射改善颈纹时可每点注射 5 U 的 Abo A 型肉毒毒素，每条颈纹共注射 20 U。该注射点沿颈纹在浅表部位进行，注射点间隔 1 cm。

美容医生已经逐渐熟悉了第二种肉毒毒素产品，现在第三种肉毒毒素已经在美国出现，新的技术革新和临床数据也将随之出现。随着肉毒毒素使用量的增加，我们将会更进一步了解产品的功效和安全性。

表 **5.5** 推荐下面部吉适注射的剂量

适应证	剂量（吉适单位）	剂量范围（吉适单位）
口轮匝肌	每个注射点 2.5	共 5~10
降口角肌	每个注射点 5~10	10~20
颏肌	每个注射点 5~10	10~20
颈阔肌	每个注射点 5~10	20~40 最大总剂量为每侧 50

（王斌卿　王　笙　冯永强 译）

参考文献

[1] Schantz EJ, Johnson EA. Botulinum toxin: the story of its development for the treatment of human disease. Perspect Biol Med 1997 Spring;40(3):317–327.

[2] Carruthers JA, Lowe NJ, Menter MA, et al. BOTOX Glabellar Lines I Study Group. A multicenter, double-blind, randomized, placebo-controlled study of the efficacy and safety of botulinum toxin type A in the treatment of glabellar lines. J Am Acad Dermatol 2002 Jun;46(6):840–849.

[3] Botox Cosmetic [package insert]. Irvine, Ca: Allergan, Inc; 2008.

[4] Dysport [package insert]. Scottsdale, AZ: Medicis Aesthetics Inc; 2009.

[5] Simpson LL. Peripheral Actions of the Botulinum Toxins. In LL Simpson (ed.) *Botulinum Neurotoxin and Tetanus Toxin*. San Diego, CA: Academic Press, 1989:153–178.

[6] Pickett AM, Hambleton P. Dose standardization of botulinum toxin. Lancet 1994; 344:474–475.

[7] Karsai S, Raulin C. Current evidence on the unit equivalence of different botulinum neurotoxin A formulations and recommendations for clinical practice in Dermatology. Dermatol Surg 2008;34:1–8.

[8] Ascher B, Talarico S, Cassuto D, et al. International consensus recommendationson the aesthetic usage of botulinum toxin type A (Speywood Unit)—Part II:Wrinkles on the middle and lower face, neck and chest. J Eur Acad Dermatol Venereol 2010 Nov;24(11):1285–1295.

[9] Eisele KH, Taylor HV. Dissociation of the 900 kDa neurotoxin complex from c. botulinum under physiological conditions. Poster presented at: Toxins 2008; June 12–14, 2008; Baveno, Lake Maggiore, Italy.

[10] Pickett A. Diffusion of Type A Botulinum Toxin. Presented at the International Masters Course on Aging Skin; January 8–11, 2009. Paris, France.

[11] Hasegawa K, Watanabe T, Suzuki T, et al. A novel subunit structure of clostridium botulinum serotype D toxin complex with three extended arms. J Biol Chem 2007;282(34):24777–24783.

[12] Eisele KH, Fink K, Vey M, Taylor HV. Studies on the dissociation of botulinum neurotoxin type A complexes. Toxicon 2011 Mar 15;57(4):555–565.

[13] Ascher B, Zakine B, Kestemont P, et al. A multicenter, randomized, double-blind, placebo-controlled study of efficacy and safety of 3 doses of botulinum toxin type A in the treatment of glabellar lines. J Am Acad Dermatol 2004;51(2):223–233.

[14] Vandenbergh PYK, Lison DF. Dose standardization of botulinum toxin. Adv Neurol 1998;78:231–235.

[15] Kessler KR, Skutta M, Benecke R. Long-term treatment of

cervical dystonia with botulinum toxin A: efficacy, safety, and antibody frequency. German Dystonia Study Group. J Neurol 1999 Apr;246(4):265–274.

[16] Carruthers J, Lowe NJ, MentorMA, Gibson J. Double-blind placebo-controlled study of the safety and efficacy of Botulinum toxin type A for patients with glabellar lines. Plastic Reconstr Surg 2003;112:1089–1098.

[17] Monheit G, Carruthers A, Brandt F, Rand R. A Randomized, double blind, placebo controlled study of botulinum toxin A for the treatment of glabellar lines: Determination of optimal dose. Dermatol Surg 2007 January;33:51–59.

[18] Carruthers J, Fagien S, Matarasso SL. Consensus recommendations on the use of botulinum toxin type A in facial aesthetics. Plast Reconstr Surg 2004;114 (Suppl 1):S1–S22.

[19] Ascher B, Rzany BJ, Grover R. Efficacy and safety of botulinum toxin type A in the treatment of lateral crow's feet: doubleblind, placebo-controlled, dose-ranging study. Dermatol Surg 2009;35:1478–1486.

[20] Monheit G, Cohen J, Reloxin Investigational Group. Long-term safety of repeated administration of a new formulation of botulinum toxin type A in the treatment of glabellar lines: Interim analysis from an open-label extension study. J Am Acad Derm 2009 Sept;61(3):421–425.

[21] RubinM, Dover J,Glogau R, et al. The efficacy and safety of a new US botulinum toxin type A in the retreatment of glabellar lines following open-label treatment. J Drugs Dermatol 2009;8(5):439–444.

[22] Kane MA, Brandt F, Rohrich RJ, et al.; Reloxin Investigational Group. Evaluation of variable-dose treatment with a new U.S. Botulinum Toxin Type A (Dysport) for correction of moderate to severe glabellar lines: results from a phase III, randomized, double-blind, placebo-controlled study. Plast Reconstr Surg 2009 Nov;124(5):1619–1629. doi: 10.1097/PRS.0b013e3181b5641b.

[23] Hambleton P, Pickett AM. Potency equivalence of botulinum toxin preparations. J R Soc Med 1994 Nov;87(11):719.

[24] Karsai S, Raulin C. Current evidence on the unit equivalence of different botulinum neurotoxin A formulations and recommendations for clinical practice in dermatology. Dermatol Surg 2009;35(1):1–8.

[25] Sampaio C, Costa J, Ferreira JJ. Clinical comparability of marketed formulations of botulinum toxin. Mov Disord 2004 Mar;19 Suppl 8:S129–S136.

[26] Karsai S, Adrian R, Hammes S, et al. A randomized double-blind study of the effect of Botox and Dysport/Reloxin on forehead wrinkles and electromyographic activity. Arch Dermatol 2007 Nov;143(11):1447–1449.

[27] Lowe P, Patnaik R, Lowe N. Comparison of two formulations of botulinum toxin type A for the treatment of glabellar lines: A double-blind, randomized study. J Am Acad Dermatol 2006;55(6):975–980.

[28] Cliff SH, Judodihardjo H, Eltringham E. Different formulations of botulinum toxin type A have different migration characteristics: a double-blind, randomized study. J Cosmet Dermatol. 2008;7(1):50–54.

[29] Trindade De Almeida AR, Marques E, et al. Pilot study comparing the diffusion of two formulations of botulinum toxin type A in patients with forehead hyperhidrosis. Dermatol Surg 2007;33:S37–S43.

[30] Hexsel D, Dal'Forno T, Hexsel C, et al. A randomized pilot study comparing the action halos of two commercial preparations of botulinum toxin type A. Dermatol Surg 2008;34(1):52–59.

[31] Sugawara Y, Fujinaga Y. The botulinum toxin complex meets E-cadherin on the way to its destination. Cell Adh Migr 2011 Jan 8;5(1).

[32] Sugawara Y, Matsumura T, Takegahara Y, et al. Botulinum hemagglutinin disrupts the intercellular epithelial barrier by directly binding E-cadherin. J Cell Biol 2010 May 17;189(4):691–700.

[33] Ascher B, Zakine B, Kestemont P, et al. A multicenter, randomized, double-blind, placebo-controlled study of efficacy and safety of 3 doses of botulinum toxin type A in the treatment of glabellar lines. J Am Acad Dermatol 2004;51(2):223–233.

[34] Kane MA, Brandt F, Rohrich RJ, et al. Evaluation of variable-dose treatment with a newU.S. BotulinumToxin TypeA (Dysport) for correction of moderate to severe glabellar lines: results from a phase III, randomized, double-blind, placebo-controlled study. Plast Reconstr Surg 2009 Nov;124(5):1619–1629.

[35] Dysport [package insert]. Scottsdale, Arizona: Medicis Aesthetics Inc.; 2009.

[36] Wortzman MS, Pickett A. The science and manufacturing behind botulinum neurotoxin type A-ABO in clinical use. Aesth Surg J 2009;29(6, Suppl 1): S34–S42.

[37] Pickett A, Perrow K. Formulation composition of botulinum toxins in clinical use. J Drugs Dermatol 2010 Sep;9(9):1085–1091.

[38] Botox cosmetic [package insert]. Irvine, CA: Allergan, Inc; 2002.

[39] Xeomin cosmetic [package insert]. Frankfurt, Germany. Merz Pharmaceuticals; 2010.

[40] Carruthers A, Carruthers J. Botulinum toxin products overview. Skin Ther Lett 2008 Jul–Aug;13(6):1–4.

第 6 章

Inco A 型肉毒毒素

Ulrich Kuhne,MD (DALM), Matthias Imhof,MD (DALM)

概述

Inco A 型肉毒毒素（Merz 公司，德国法兰克福）是一种 A 型肉毒梭菌神经毒素制剂，它代表了肉毒毒素治疗这一快速扩张领域的新进展。相对于其他已上市的肉毒毒素产品，Inco A 型肉毒毒素不含复合蛋白，在治疗和医学美容领域都显示了良好的有效性及耐受性。在一些国家，商品名为希尔敏或 Xeomeen® 的 Inco A 型肉毒毒素已被批准用于治疗眼睑痉挛、脑卒中后上肢强直和颈部肌张力障碍。2010 年 8 月，美国 FDA 也批准将其应用于眼睑痉挛和颈部肌张力障碍的治疗。在美容领域，欧洲已于近期批准 Inco A 型肉毒毒素应用于眉间皱纹、鱼尾纹和上面部皱纹的治疗，其商品名为 Bocouture®；美国、加拿大，以及拉丁美洲和亚洲的一些国家只批准其用于眉间皱纹的治疗。

本章包含对 Inco A 型肉毒毒素的药理性质的讨论，并阐述了它不应用复合蛋白而保持临床效果的原理；同时，也讨论了 Inco A 型肉毒毒素在医学美容领域的应用。

Inco A 型肉毒毒素的制造和生产

不含复合蛋白

Inco A 型肉毒毒素是由 A 型肉毒梭菌（霍尔菌株）在厌氧环境下发酵而来。这个过程产生分子量为 150 kDa 的神经毒素重链和轻链，通过二硫键连接，形成包含其他杆菌蛋白的大分子复合物。之后进行一系列的纯化过程，去除核酸、血凝素和其他杂质，产生 150 kDa 不含复合蛋白的活性神经毒素（图 6.1）。Ona A 型肉毒毒素（Allergan 公司，加利福尼亚州尔湾市）的生产过程包括反复循环的沉淀和再溶解，Abo A 型肉毒毒素（Ipsen 公司，英国伯克郡）由柱状分离纯化产生。这两种生产流程的产品均包括不同大小分子量的毒素复合物。

去除变性及失活神经毒素

除了不包含复合蛋白，Inco A 型肉毒毒素中的神经毒素蛋白含量最少。使用抗纯化的 A 型肉毒毒素 ATCC 3502 菌株（霍尔菌株）150 kDa 神经毒素的兔 – 豚鼠抗体，通过敏感的夹心 ELISA 确定 150 kDa 神经毒素在不同批次的 Ona A 型肉毒毒素、Abo A 型肉毒毒素

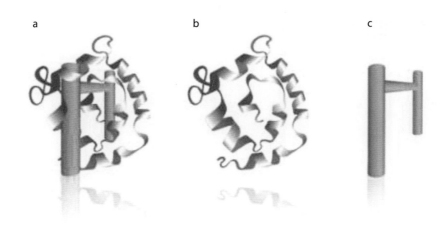

图 6.1 大部分已上市的肉毒毒素制剂包含神经毒素和相关复合蛋白（a）。Inco A 型肉毒毒素产品去除了复合蛋白（b），只剩下纯化的活性神经毒素（c）（经 Merz 公司许可转载）

和 Inco A 型肉毒毒素中的平均浓度，再用得到的平均浓度值来计算每纳克神经毒素蛋白生物活性（单位为 U），这便是测量特定神经毒素效价的方法。每 100 U 中 150 kDa 神经毒素的平均浓度，Ona A 型肉毒毒素为 0.73 ng，Abo A 型肉毒毒素为 0.65 ng，Inco A 型肉毒毒素为 0.44 ng。换算过来，Ona A 型肉毒毒素、Abo A 型肉毒毒素和 Inco A 型肉毒毒素的特异性效价测定结果分别是 137 g/ng、154 g/ng 和 227 g/ng，这表明 Inco A 型肉毒毒素拥有最高效价。需要注意的是，Abo A 型肉毒毒素的单位不能与 Ona A 型肉毒毒素和 Inco A 型肉毒毒素的单位直接比较，所以不能通过与 Ona A 型肉毒毒素或 Inco A 型肉毒毒素进行比较来评估 Abo A 型肉毒毒素中失活神经毒素的量。这些结果表明，如果临床试验中显示 Ona A 型肉毒毒素和 Inco A 型肉毒毒素按 1∶1 转换使用时有相似的效果，即每 100 U Inco A 型肉毒毒素中含有的 0.44 ng 神经毒素，与每 100 U Ona A 型肉毒毒素中含有的 0.73 ng 神经毒素效力相当，说明 Ona A 型肉毒毒素包含相当量的失活或变性的神经毒素。失活的神经毒素存在，使肉毒毒素不仅不能达到治疗和美容的功效，还

会激发抗体的产生，这些内容稍后详述。据文献报道，Inco A 型肉毒毒素的生产过程不会导致活性毒素的失活和变性。

Inco A 型肉毒毒素不含复合蛋白和失活神经毒素的意义

根据以往的理论，一些已上市的肉毒毒素产品配方中包含的复合蛋白有助于保持 150 kDa 神经毒素的活性并减少扩散。虽然已有证据显示神经毒素必须存在于 900 kDa 复合物中才可维持其口服活性，但当肉毒毒素制剂用于治疗和美容目的时，复合蛋白不仅对于所期待的效果无用，而且可能激发出不必要的免疫反应。

解离

通过研究 150 kDa 神经毒素与复合蛋白的解离，将 900 kDa 复合物暴露于不同 pH 的环境后，用层析基质洗脱解离的复合物；之后用 Western blot 分析洗脱片段，并检测其毒素活性。在 pH 生理值下，150 kDa 神经毒素从 900 kDa 复合物解离的时间不到 1 分钟（图 6.2）。由于解离过程非常迅速，使复合蛋白并不

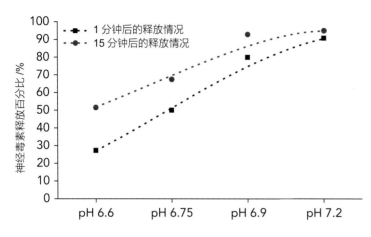

图6.2 在pH生理值的环境下，1分钟内神经毒素与复合蛋白发生解离（经Merz公司许可转载）

能稳定神经毒素或限制其扩散，这些结果引发了对于用于治疗和美容目的的肉毒毒素配方中包含复合蛋白的必要性的质疑。

稳定性

上述结果表明，复合蛋白对于保持注射后神经毒素的稳定性作用很小或没有作用。进一步的实验显示，在配制之前，复合蛋白对于冻干神经毒素在室温下的长期保存或在40℃以上环境中的短期保存也没有作用。在发放批号时应用标准分析方法测试Inco A型肉毒毒素，在高达40℃的环境中存放，Inco A型肉毒毒素产品质量无明显下降。这些实验结果显示，未开封的Inco A型肉毒毒素可以在室温下保存3年。另外，在一项温度实验中，Inco A型肉毒毒素小瓶被存放于40~60℃温度不等的环境中长达1个月，未发现其发生任何质量下降的情况。一项半侧面部自身对照研究比较了新配制的Inco A型肉毒毒素与室温保存的Inco A型肉毒毒素的效力，21名受试者接受了10 U的鱼尾纹注射。通过4个月的随访，新配制的药品与储存后的药品在效果及持久性方面均没有明显的统计学差异。所以，复合蛋白对于在室温或更高温度下稳定的神经毒素无作用，而且与其他肉毒毒素产品不同，Inco A型肉毒毒素无须冷冻保存，这一特点对于临床使用十分有利。

起效及持续时间

一些肉毒毒素产品中除了活性神经毒素外，还可能包含变性或失活的神经毒素，这可能会导致药物起效时间变慢，因为这些成分会在神经肌肉接头的神经末端表面与活性神经毒素竞争结合位点。一项关于肉毒毒素起效及持续时间的研究中，纳入了180名接受眉间皱纹治疗的受试者，他们被随机分配至Inco A型肉毒毒素组、Ona A型肉毒毒素组和Abo A型肉毒毒素组，分别接受21 U、21 U、63 U剂量的治疗。结果显示，Inco A型肉毒毒素在男性及女性受试者中均较其他肉毒毒素起效更早，作用持续时间更长。

神经毒素的扩散

神经毒素扩散至非目标肌肉会引起不良反应，尤其是当肉毒毒素应用于医学美容领域时，因为肌肉位置相当接近，所以扩散的风险较大。在人体pH的环境中，活性肉毒毒素从复合蛋白解离非常迅速，复合蛋白不太可能起到限制肉毒毒素扩散的作用，不过这一结论仍存在争议。有研究者研究比较了含有复合蛋白或不含复合蛋白的肉毒毒素制品引起的无汗区域的平均大小，结果显示无统计学差异，说明神经毒素的扩散与是否包含复合蛋白无关。

一项针对肉毒毒素扩散的组织学研究也支持上述结论，此研究向小鼠腿部分别注射Ona A 型肉毒毒素、Abo A 型肉毒毒素和 Inco A 型肉毒毒素，之后检测神经细胞黏附分子（NCAM）的表达。结果显示，NCAM 在去神经化后表达，所以它的出现可以提示肉毒毒素的活性。以上 3 种产品均向周围肌肉轻度扩散，Abo A 型肉毒毒素的扩散范围比 Ona A 型肉毒毒素或 Inco A 型肉毒毒素大一些，但该实验中使用的 Ona A 型肉毒毒素、Inco A 型肉毒毒素、Abo A 型肉毒毒素三者的比例为1 : 1 : 4。有关证据显示，上述比例对于 Abo A 型肉毒毒素来说过高，可能与研究中 Abo A 型肉毒毒素扩散范围较大有关。研究中肉毒毒素应用的比例不同，同样可以解释其他含复合蛋白肉毒毒素产品的扩散相关研究中矛盾的结果。一项研究推荐 Ona A 型肉毒毒素 : Abo A 型肉毒毒素的换算比例不应高于 1 : 2，但目前临床研究的常用比例为 1 : 2.5。

一些研究提示，Inco A 型肉毒毒素复合蛋白的缺失对于神经毒素向周围肌肉的扩散没有影响。一项双盲、随机、单中心试验显示，对 32 名健康男性志愿者采取自身对照研究，分别向两侧趾短伸肌（EDB）注射同等剂量（2 U、4 U、16 U 或 32 U 不等）的 Inco A 型肉毒毒素和 Ona A 型肉毒毒素，之后测量邻近肌肉的收缩力。注射后 4 周测量 EDB 周围的小趾外展肌（ADQ）和蹈外展肌（AH）的复合动作电位（CMAP）M 波的振幅，并与基线进行比较，以评估局部扩散情况。结果显示，除了 EDB 注射后有显著的局部肌肉瘫痪的情况外，各个剂量组的所有受试者注射后 4 周ADQ 和 AH 的复合动作电位 M 波的振幅均高于基线值的 80%。对于不同剂量的 Inco A 型肉毒毒素或 Ona A 型肉毒毒素注射后，平均

CMAP 的 M 波振幅没有显著的统计学差异。

一项对照研究显示，80 名受试者以1 : 2.5 的换算比例注射 Inco A 型肉毒毒素和Abo A 型肉毒毒素后，结果显示 Abo A 型肉毒毒素有更大范围的无汗效果，但是两者对于肌肉的影响结果相似。

在一项针对注射剂体积对神经毒素扩散影响的回顾性随机对照研究中，对 10 名有动力性额纹的志愿者，在其每侧眶上缘 2.5 cm处分别注射肉毒毒素。两侧注射的剂量相同（2 U），但是注射体积不同（0.25 ml 和0.05 ml）。在受试者额部肌肉收缩时，观察效果范围。结果显示，10 名受试者中有 9 名，0.25 ml 注射剂量侧的效果范围比 0.05 ml 剂量侧要大 50%。这说明注射体积可以影响肉毒毒素的扩散。

尽管有关肉毒毒素产品扩散的研究结果尚存有一些争议，但是在一项 Inco A 型肉毒毒素和 Ona A 型肉毒毒素的对照研究中，20名受试者接受相同剂量和体积的两种肉毒毒素注射，6 周后无汗圈面积比较没有差别。而以 1 : 2.5 的换算比例应用 Abo A 型肉毒毒素时，6 周后无汗圈面积则显著扩大。这些结果显示，注射单位和体积比是否包含复合蛋白对于扩散有更大的影响。在 BONT-A 医学美容应用中，尤其是在面部，精准注射神经毒素并引发相关肌肉的麻痹，对于获得理想的面部改善至关重要，同时也避免了由于神经毒素扩散引起非目标肌肉麻痹而带来的不良反应。

免疫原性

Inco A 型肉毒毒素制剂不包含复合蛋白的深层意义是低免疫原性。相比 150 kDa 的神经毒素，900 kDa 的复合物增加了大量外源蛋白。复合蛋白可能会增加针对活性神经毒素的中和抗体形成的风险。例如，一项在小鼠

中应用 B 型肉毒毒素（BoNT-B）的研究，分析单独神经毒素或含复合蛋白的神经毒素诱导抗体产生的效果。结果显示，相比单独应用神经毒素，当存在复合蛋白（血细胞凝集素亚基 HA1 和 HA3b）时，抗体产生更多。另外，现在的 Ona A 型肉毒毒素制剂产品比原始产品减少了 80% 的梭菌蛋白，原始肉毒毒素产品比现有产品产生抗体的概率高出 6 倍（$P<0.004$）。因此，研究者认为低免疫原性与蛋白量减少相关。

中和抗体十分重要，它的存在可导致治疗失败和中止。抗体产生的风险因素包括注射间隔较短、大量加强注射和每次高剂量注射。当患者希望获得长期治疗时，通常会接受多次注射，以上风险因素均为需要考虑的重要问题。虽然在医学美容领域因抗体产生导致治疗失败的概率很低，但在皮肤病治疗领域仍有相关的病例报道。自从 Ona A 型肉毒毒素原始配方中减少了每剂药物的蛋白含量，中和抗体的产生率便显著降低，但是仍有病例报道存在。据报道，一名 48 岁的女性患者持续注射 14 次 Ona A 型肉毒毒素治疗眉间皱纹及鱼尾纹，取得了良好的效果，每次持续时期为 3~4 个月，但第 15 次注射时无效。此后她注射 A 型肉毒毒素无效，但是注射 B 型肉毒毒素制剂有效。分析显示该患者血中存在 A 型肉毒毒素的中和抗体。一则报道描述了一名 20 岁女性患者因咬肌肥大连续 4 次注射 Ona A 型肉毒毒素后产生抗体，再次注射后治疗失败。该患者每次注射 60 U，每次间隔 4~5 个月。一篇文章描述了 5 个医学美容病例研究，患者同时产生了 Ona A 型肉毒毒素和 Abo A 型肉毒毒素的中和抗体，导致再次注射治疗失败。其中一项病例研究中，Abo A 型肉毒毒素和 Ona A 型肉毒毒素注射治疗失败的受试者最终应用 Inco A 型肉

毒毒素治疗，效果仅持续 2 周。该结果在预料之中，因为受试者已经存在中和抗体，并且出现二次治疗失败。类似的病例报道还有 2 名先使用 Abo A 型肉毒毒素，然后使用 Inco A 型肉毒毒素治疗肌张力障碍的患者。目前为止，对于未使用过肉毒毒素注射的患者，没有 Inco A 型肉毒毒素二次治疗失败的病例。

毫无疑问，A 型肉毒毒素用于医学美容时使用的剂量通常低于用于疾病治疗时，故产生中和抗体的风险低。鉴于目前已有相关的病例报道，说明此问题不容忽视。减少了蛋白量的新型 Ona A 型肉毒毒素产品并没有消除诱发免疫反应的可能。所以，不含复合蛋白的 Inco A 型肉毒毒素减少了潜在的免疫反应，这是临床应用的一大进步。

在动物模型中，Inco A 型肉毒毒素没有抗原性。对 60 只新西兰大白兔分别反复皮内注射 Inco A 型肉毒毒素、Abo A 型肉毒毒素和 Ona A 型肉毒毒素，之后测量产生的中和抗体。每只动物以 2~8 周为间隔，每次接受剂量大约为 5.34 LD U/kg 的注射，共接受 8 次注射。结果显示，不同于 Abo A 型肉毒毒素和 Ona A 型肉毒毒素，Inco A 型肉毒毒素没有检测到中和抗体。因为此研究中所用剂量比人类受试者所用剂量高出许多，所以结果更具有说服力。对于人类使用 Inco A 型肉毒毒素的有效性及安全性的长期研究数据正在生成。在一项开放扩大的临床试验中，上肢肌肉痉挛患者在长达 89 周的疗程中，接受多达 5 次的 Inco A 型肉毒毒素或安慰剂注射。研究全过程均没有患者产生 Inco A 型肉毒毒素的中和抗体（采用单侧膈试验），结果与动物实验相符。

总之，当用于医学美容时，中和抗体的产生仍然是一个问题，在选择治疗方案时，需予以考虑。一些研究已经显示，接受包含复合蛋

白的 A 型肉毒毒素产品治疗的患者可产生中和抗体，即使新型 Ona A 型肉毒毒素产品中蛋白含量已经减少。因此，皮肤美容学未来可能转向完全不含复合蛋白的产品，以使免疫反应的发生率降至最低。我们应当重视抗体导致的二次治疗失败对患者的重要影响，因为患者日后可能会出现需要使用肉毒毒素治疗的疾病，如脑卒中后肌强直。

Inco A 型肉毒毒素和 Ona A 型肉毒毒素等效性的证据

为了确保安全性及有效性，每一批 A 型肉毒毒素在上市及人体使用前均需进行效价及稳定性的检测。Inco A 型肉毒毒素和 Ona A 型肉毒毒素的效价通过产品特定小鼠 LD_{50} 实验进行检测，评估这两种产品的效价是否存在差异。应用批次发放的小鼠 LD_{50} 实验检测 Inco A 型肉毒毒素，将 5 个未开封批次的 Inco A 型肉毒毒素和 Ona A 型肉毒毒素进行了比较。结果显示，Inco A 型肉毒毒素的效价为 103.0 ± 5.7，Ona A 型肉毒毒素的效价为 101.7 ± 6.2，两者没有显著的统计学差异（$P=0.734$）。由此得出 Inco A 型肉毒毒素和 Ona A 型肉毒毒素的生物学效价一致，临床实践中两者采用 1∶1 换算是合理的。按照政府要求，LD_{50} 实验正在被更人道的、基于细胞的实验所取代，后者必须与前者进行交叉验证，以提供相同的效价结果。因此，每一个厂家都在研发自己的基于细胞实验的专利。

先前的生物效价研究建立的剂量换算比例，已经被目前已发表的临床研究所证实。一项随机对照 I 期研究向 14 名健康志愿者的 EDB 注射了等量的 Inco A 型肉毒毒素和 Ona A 型肉毒毒素，比较两者的有效性和耐受性。

结果显示，在起效时间、有效率、CMAP 比例和耐受性方面，Inco A 型肉毒毒素和 Ona A 型肉毒毒素均没有显著的统计学差异。在研究期间，Inco A 型肉毒毒素导致的 EDB 麻痹的有效性至少和 Ona A 型肉毒毒素相当。

在治疗性适应证的 Ⅲ 期对照研究中，Inco A 型肉毒毒素与 Ona A 型肉毒毒素的换算比例为 1∶1，Inco A 型肉毒毒素显示出与 Ona A 型肉毒毒素相当的有效性和安全性，这也进一步支持了上述等效性临床前试验数据。在一项纳入了 463 名颈部肌强直患者的大规模随机对照研究中，治疗 28 天后采用 Toronto Western 颈肌痉挛疼痛评分量表评估平均改善程度，与基线进行比较，结果显示 Inco A 型肉毒毒素评分为 –6.6 分，Ona A 型肉毒毒素评分为 –6.4 分。类似的一项包含 304 名眼睑痉挛患者的双在盲 Ⅲ 期研究中，比较了 Inco A 型肉毒毒素和 Ona A 型肉毒毒素，结果显示无论是有效性还是安全性，两者均无显著的统计学差异。在医学美容领域，几项头对头试验均显示使用 1∶1 的换算比例，Inco A 型肉毒毒素与 Ona A 型肉毒毒素的有效性相当。

法国的一项基于生物学、文献及临床研究的关于 Inco A 型肉毒毒素和 Ona A 型肉毒毒素的共识指出，两种毒素的临床有效性与安全性相当，两者之间可以按照 1∶1 的比例进行剂量换算。德国的一项回顾性研究同样也肯定了前瞻性临床试验的结果，Inco A 型肉毒毒素和 Ona A 型肉毒毒素可以等剂量换算使用，并且有效性与安全性相当。一项关于临床研究的 Meta 分析直接比较了上述两种产品在医学美容领域中的应用，认为这两种产品等效。总之，临床试验的证据支持临床前试验数据，Inco A 型肉毒毒素和 Ona A 型肉毒毒素的生物学效价相当，可以 1∶1 换算使用。

Inco A 型肉毒毒素在美容领域的应用

眉间皱纹

德国联邦药品和医疗器械管理局（Bundesinstitut für Arzneimittel and Medizinprodukte, BfArM）在 2009 年批准 Inco A 型肉毒毒素用于 65 岁以下成人的中至重度眉间皱纹（严重影响其心理状况时）的暂时性改善。推荐注射剂量为每个注射点 0.1 ml（4 U），共 5 个位点，两边皱眉肌各 2 个位点，降眉间肌 1 个位点，共 20 U。2011 年 7 月美国 FDA 通过 Inco A 型肉毒毒素的认证，这是基于两项关键的安慰剂对照研究结果。这两项研究使用新型的更严格的 FDA 有效定义，即由观察者及受试者采用独立 4 分制量表评估，结果至少比基线提升 2 分。在这两项研究中，Inco A 型肉毒毒素组在治疗第 30 天最大皱眉状态时达到主要复合疗效终点的患者显著增多（47.8% 和 60.3%），而安慰剂组中则没有一例患者达到复合终点。为了和早期的研究做对比，一项近期因果研究总结了上述两项研究的数据，并使用先前 FDA 规定的有效标准进行分析，即受试者面部皱纹评分（FWS）最少提升 1 分。结果显示在所有随访患者中，Inco A 型肉毒毒素组的有效率均比安慰剂组显著提高（$P<0.0001$）。Inco A 型肉毒毒素组在治疗 30 天时达到最大有效率（93.1%），治疗效果持续时间长，45.7% 的患者在治疗 4 个月时仍有疗效。

多项安慰剂对照、开放、头对头Ⅲ期临床研究已评估了 Inco A 型肉毒毒素在治疗眉间皱纹方面的有效性及安全性。

在一项每种产品使用非匹配剂量头对头研究中，作者得出结论，在注射后 28 天时，20 U 的 Ona A 型肉毒毒素与 30 U 的 Inco A 型肉毒毒素在减轻眉间皱纹的严重程度方面进行对比，尽管两者使用剂量有 50% 的差异，但疗效相当。使用相似的试验设计，对调两组的剂量比也得出相同的结论。因此，应当给予最佳剂量来进行药物活性比较。SPCs 已经建立了最佳剂量标准，并指出 Inco A 型肉毒毒素（和 Ona A 型肉毒毒素）治疗中至重度眉间皱纹的正确初始剂量为 20 U。这两种产品若使用大于 20 U 的初始剂量，治疗的临床效果几乎不会增加。

对于相同的适应证，两种产品的疗效只能通过使用最佳剂量进行头对头随机对照研究来直接比较。一项欧洲大规模头对头研究调查了当 Inco A 型肉毒毒素与 Ona A 型肉毒毒素使用 1∶1 剂量比时前者的非劣效性。中至重度眉间皱纹的女性受试者（FWS 评分为 2~3 分，由研究者评估）被随机分为 Inco A 型肉毒毒素组（284 人）和 Ona A 型肉毒毒素组（97 人），均接受 24 U 注射治疗。注射后 4 周，由一位独立的评估者通过临床标准照片进行评估，结果显示以最大皱眉状态时与基线比较 FWS 评分至少提高 1 分为标准，Inco A 型肉毒毒素组及 Ona A 型肉毒毒素组的有效率分别为 96.4% 和 95.7%（图 6.3a，图 6.4）。治疗效果持续 12 周，基于照片评价的结果显示，80.1% 的 Inco A 型肉毒毒素受试者与 78.5% 的 Ona A 型肉毒毒素受试者在最大皱眉状态时仍有效果（图 6.3a）。研究者基于照片评价后也观察到了同样的结果（图 6.3b）。重要的是，受试者自身在患者整体评估中对其治疗给予了很高的评价，而且整个研究过程不良事件的发生率很低。此研究结果证实，Inco A 型肉毒毒素在治疗眉间皱纹方面不比 Ona A 型肉毒毒素差，并且耐受性良好。

为了证实并拓展这项非劣效性研究结果，

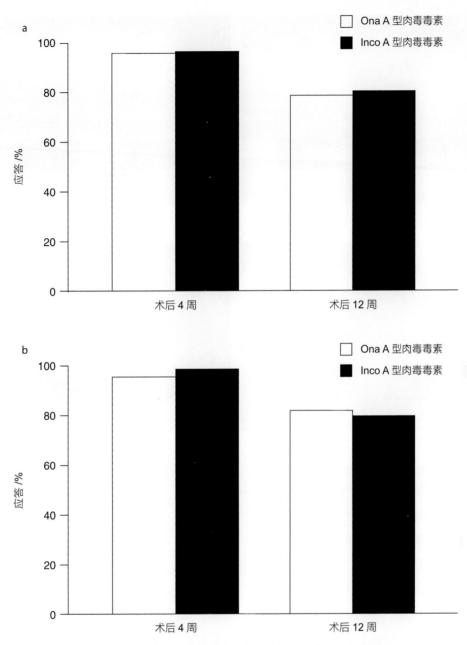

图 6.3　术后 4 周及 12 周根据 FWS 评分每一测试组患者在最大皱眉状态时的有效百分比。a. 基于数字照片的独立评估者的评价结果；b. 基于患者的研究者的评价结果（资料来源：Sattler, 2010. 经 Wolters Kluwer Health 公司许可转载）

美国一项新的头对头研究验证了两种药物的等效性，将 250 名受试者以 1∶1 的比例随机分配至 Inco A 型肉毒毒素组与 Ona A 型肉毒毒素组，均给予最佳剂量 20 U 治疗中至重度眉间皱纹。术后 1 个月时的主要疗效分析显示，Inco A 型肉毒毒素与 Ona A 型肉毒毒素都有非常高的有效率，分别为 95.7% 与 99.2%，两组比较差异统计学意义相同。无论是独立的评价者还是参与治疗的医生，在术后第 1、2、3 和 4 个月时均得到了类似的效果评分。在美国这项头对头研究中，Inco A 型肉毒毒素受试者治疗全程对于治疗满意度评估均大于 90%，与

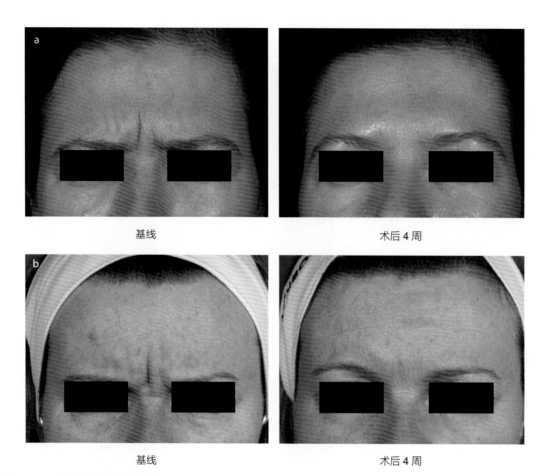

基线　　　　　　　　　　　　　　　　　　　术后 4 周

基线　　　　　　　　　　　　　　　　　　　术后 4 周

图 6.4　不同治疗组患者最大皱眉状态时的临床照片。a. Inco A 型肉毒毒素组；b. Ona A 型肉毒毒素组（资料来源：Sattler，2010. 经 Wolters Kluwer Health 公司许可转载）

Ona A 型肉毒毒素在任意时间点满意度相似，因此证实了欧洲研究的结果。

一项开放性研究对 105 名中至重度眉间皱纹的患者使用 20 U 的 Inco A 型肉毒毒素（共 5 个注射点，每点 0.1 ml），并于注射后 4 周及 12 周进行评估。结果显示最大皱眉状态时有效率在第 4 周时为 98.1%，在第 12 周时为 80.0%；不良事件发生率低，并且没有患者产生中和抗体。作者认为 Inco A 型肉毒毒素治疗眉间皱纹有效、耐受性良好。

男性皱眉肌的力量通常比女性的强大，因此需要更大的剂量。在一项有 12 名男性受试者的小型研究中，Ona A 型肉毒毒素、Inco A 型肉毒毒素、Abo A 型肉毒毒素的剂量比例为

1：1：3 时，说明这些 A 型肉毒毒素产品治疗动力性额纹的效果相当。一项包括 29 名皮肤类型为 Fitzpatrick Ⅳ～Ⅵ型的受试者的研究证实，在这些皮肤类型的个体中，Inco A 型肉毒毒素治疗眉间皱纹的有效性及安全性与那些肤色更白的个体类似。

一项前瞻性、开放性、多中心、重复剂量Ⅲ期试验研究了 Inco A 型肉毒毒素的长期安全性及有效性，796 名受试者在 2 年内进行了多达 8 个治疗周期的眉间皱纹注射治疗，每个治疗周期后第 30 天对最大皱眉状态进行 FWS 评分［0 分（无）或 1 分（轻度）］，以评估疗效。在第 1~7 个治疗周期有效率保持稳定，约 80%（79.1%~82.7%），第 8 个治疗周期有

效率更高（89.6%）。采用 4 分制评分量表评估受试者最大皱眉状态时的效果（针对改善分数在 1 分以上的受试者），结果显示重复注射后患者同样保持着良好的反应。

鱼尾纹

两项头对头研究比较了 Inco A 型肉毒毒素与 Ona A 型肉毒毒素治疗鱼尾纹的效果。第一项研究采用自身对照、双盲、概念验证法，21 名患者的鱼尾纹 FWS 评分为 2 分或 3 分（中至重度），双侧分别接受 Ona A 型肉毒毒素或 Inco A 型肉毒毒素 12 U 治疗。注射后 1 个月，Inco A 型肉毒毒素注射侧有效率为 95%，Ona A 型肉毒毒素注射侧有效率为 90%。研究显示，4 个月观察期间两种产品的有效率没有显著的统计学差异，该结果支持两种产品等效的观点，说明 1∶1 剂量换算比例是恰当的。绝大多数患者在评价整个研究期间耐受性"非常好"，因此作者认为两种产品在眼周皱纹的治疗中同样耐受性良好且有效。

第二项研究使用自身对照交叉设计，在两个连贯治疗周期（每个周期 3 个月，间隔 6 个月）内，以 1∶1 换算比例比较了 Inco A 型肉毒毒素和 Ona A 型肉毒毒素。此项研究招募了 14 名女性受试者，双侧鱼尾纹均对称，最大收缩状态时 Merz 5 分制评分为 1~4 分。对这些受试者双侧采用相同的注射点位及技术，每侧眶周区域外侧注射 12 U 的 Inco A 型肉毒毒素或 Ona A 型肉毒毒素。两种产品在每个治疗周期、每侧面部，对于减轻静态及最大收缩状态时的鱼尾纹均有相似的效果。

一项自身随机对照研究同样对比了 Inco A 型肉毒毒素和 Abo A 型肉毒毒素的剂量换算比例为 1∶3 时治疗鱼尾纹的安全性及有效性。选择 20 名女性受试者，根据 Merz 美学量表评估有中至重度鱼尾纹，分别在她们的外侧眶周注射 9 U 的 Inco A 型肉毒毒素或 27 U 的 Abo A 型肉毒毒素。两种产品在治疗后 2 周及 4 个月时的有效率（对比基线 ≥ 1 分）相当，分别为 100% 与 83%。治疗后 6 个月，Inco A 型肉毒毒素与 Abo A 型肉毒毒素的有效率分别为 67% 和 61%。在此项研究中，临床数据以肌电图为依据，显示两种治疗引发了相似的神经肌肉接头传导阻滞。另外，治疗后 6 个月的肌电图数据虽然比 4 个月时高，但仍然低于基线值，说明治疗后 6 个月仍有部分治疗效果。

上面部皱纹

Inco A 型肉毒毒素治疗上面部皱纹的有效性及安全性已被两项研究评估，上面部皱纹为眉间皱纹（GFL）、水平额纹（HFL）及眶外侧皱纹（LPL）的组合。在一项安慰剂对照双盲研究中，将 156 名 Merz 美学量表评估为中至重度上面部皱纹的受试者随机分为 Inco A 型肉毒毒素组（105 名）和安慰剂组（51 名）。54~64 U 的 Inco A 型肉毒毒素注射剂量如下：GFL 20 U，HFL 10~20 U，LPL 24 U。与安慰剂组相比，Inco A 型肉毒毒素组治疗单一或多组上面部皱纹均显示了显著的有效性。在注射后第 30 天时，在最大收缩状态下进行观察者评估，无皱纹为 0 分，中度为 1 分，Inco A 型肉毒毒素与安慰剂效果对比结果如下：GFL 84.5% vs 0.0%，HFL 70.9% vs 2.1%，LPL 64.1% vs 2.1%，上面部综合效果 55.3% vs 0.0%（$P \leqslant 0.0001$）。

在第二项研究中，27 名女性受试者接受以下剂量的上面部皱纹治疗：GFL 10~30 U，LPL 10~30 U，HFL 6~15 U。在术后第 0（基线）、2、7、14、28 及 112 天应用 Merz 美学量表进行评估，以基线至少提高 1 分定义为有效。结果显示，Inco A 型肉毒毒素开始起效很快，从第 2 天开始皱纹严重程度明显下降。不同适应证的有效率一般在 7~14 天达高峰。在第 112 天，平均皱纹严重程度仍然显著低于基线（$P<0.05$）。患者在治疗后自我感觉明显提升，效果可持续至治疗后 4 个月。

颈纹

已有两项研究评估了 Inco A 型肉毒毒素治疗颈纹的效果。在第一项研究中，对 Merz 5 分制动力性颈纹量表评分为 2 分或 3 分的 25 名受试者，接受总量为 60 U 的 Inco A 型肉毒毒素治疗，分别注射于 4 处颈纹（2 处内侧颈纹各 20 U，2 处外侧颈纹各 10 U）。在第二项研究中，对 23 名存在 2~4 条颈纹且 Merz 评分不小于 1 分的受试者，每条颈纹接受 15 U 的 Inco A 型肉毒毒素注射。在两项研究中，均将动力性颈纹量表评分比基线提升至少 1 分定义为有效。第一项研究术后第 14 天、第二项研究术后第 8 天即获得最大收缩状态时 100% 的有效率。有效率在随访末期仍持续高值，并且两项研究中均显示了良好的耐受性。这表明未来将会有更多的 Inco A 型肉毒毒素用于美容领域的研究。

个人经验

在美容皮肤学实际应用中，笔者从 2005 年开始使用 Inco A 型肉毒毒素，之前主要使用 Ona A 型肉毒毒素。笔者没有发现两种产品在有效性、耐受性和患者满意度方面的差异。除了标准适应证，如眉间皱纹、水平额纹和鱼尾纹，以及拓展适应证，如提眉、口周纹、颏部鹅卵石样畸形、口角上提和弱化颈纹，笔者还在以往认为的禁忌区如额部下外侧、下睑和颧突使用 Inco A 型肉毒毒素。在这些区域，笔者采用皮内注射技术，小剂量多点等分注射（每点注射 0.3~0.5 U Inco A 型肉毒毒素）（图 6.5）。

总结

总之，Inco A 型肉毒毒素是一种有效且耐受性良好的肉毒毒素。在临床试验中，Inco A 型肉毒毒素与 Ona A 型肉毒毒素、Abo A 型肉毒毒素分别以 1 : 1 和 1 : 3 的比例换算时，显示出相似的有效性及安全性。Inco A 型肉毒毒素不仅不含复合蛋白，而且还不含失活或变性

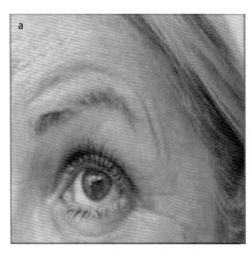
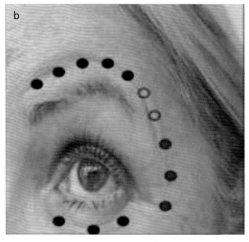

图 6.5 眼周显微注射技术。治疗前（a、b）和治疗后 2 周（c）患者最大提眉状态的照片。注意眉上眶周皱纹及下睑皱纹的减少，不伴有明显的眉下垂

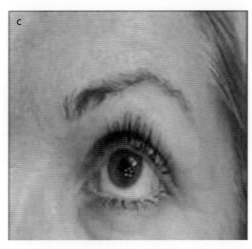

● 0.33 U
○ 0.5 U
◉ 3 U

图 6.5(续)　眼周显微注射技术。治疗前（a、b）和治疗后 2 周（c）患者最大提眉状态的照片。注意眉上眶周皱纹及下睑皱纹的减少，不伴有明显的眉下垂

的神经毒素，因此外源蛋白载量最低。在这方面，Inco A 型肉毒毒素代表了在美容领域应用长 20 余年的肉毒毒素配方的新进展。这一进步使其产品可在室温下长期稳定保存，具有临床应用优势。随着肉毒毒素在美容医学领域应用的持续增加，以及长期对照研究试验结果的发布，将会有越来越多的证据进一步解决复合蛋白及其在抗体诱导的二次治疗失败中的作用的争议。

（马　宁　吴江怡 译）

参考文献

[1] Carruthers A, Carruthers J. Botulinum toxin products overview. Skin Ther Lett 2008;13:1–4.

[2] Bigalke H. Properties of pharmaceutical products of botulinum neurotoxins. In Jankovic J, Albane A, Atassi MZ, *et al.*, eds. *Botulinum Toxin*. Philadelphia: Saunders; 2009:389–397.

[3] Frevert J. Content of botulinum neurotoxin in Botox/Vistabel, Dysport/Azzalure, and Xeomin/Bocouture. Drugs R D 2010;10:67–73.

[4] Benecke R, JostWH, Kanovsky P, *et al.* A new botulinum toxin type A free of complexing proteins for treatment of cervical dystonia. Neurology 2005;64:1949–1951.

[5] Roggenkämper P, Jost WH, Bihari K, *et al.* Efficacy and safety of a new botulinum toxin type A free of complexing proteins in the treatment of blepharospasm. J Neural Transm 2006;113:303–312.

[6] Sattler G, Callander M, Grablowitz D, *et al.* Non-inferiority of NT201, free from complexing proteins, compared with another botulinum toxin type A in the treatment of glabellar frown lines. Dermatol Surg 2010;36(Suppl 4):2146–2154.

[7] Chen F, Kuziemko GM, Stevens RC. Biophysical characterization of the stability of the 150-kilodalton botulinum toxin, the nontoxic component, and the 900-kilodalton botulinum toxin complex species. Infect Immun 1998;66:2420–2425.

[8] Eisele KH, Fink K, Vey M, Taylor HV. Studies on the dissociation of botulinum neurotoxin type A complexes. Toxicon 2011;57:555–565.

[9] Grein S, Mander GJ, TaylorHV. Xeomin is stable without refrigeration and is not affected by short-term temperature stress. Mov Disord 2008;23(Suppl. 1):S24.

[10] Grein S, Mander GJ, TaylorHV. Xeomin is stable without refrigeration: Complexing proteins are not required for stability of botulinum neurotoxin type A preparations. Toxicon 2008;51:13 (Abstr. 36).

[11] Soares DJ, Dejoseph LM, Zuliani GF, Liebertz DJ, Patel VS. Impact of postreconstitution room temperature storage on the efficacy of incobotulinumtoxinA treatment of dynamic lateral canthus lines. Dermatol Surg 2015;41:712–717.

[12] Merz Pharmaceuticals GmbH. BOCOUTURE Summary of Product Characteristics; Frankfurt am Main, Germany: Merz Pharmaceuticals GmbH; 2016.

[13] Merz Pharmaceuticals GmbH. XEOMIN Summary of Product Characteristics; Frankfurt am Main, Germany: Merz Pharmaceuticals GmbH; 2015.

[14] Dysport. Dysport Summary of Product Characteristics. Slough: Ipsen Ltd. 2007.

[15] Botox. Botox (botulinum toxin type A) Summary of Product Characteristics. Allergan, Inc, Irvine, CA. 2009.

[16] Neurobloc. Neurobloc Summary of Product Characteristic. Eisai, Hertfordshire, UK. 2009.

[17] Rappl T, Parvizi D, Friedl H, *et al.* Onset and duration of effect of incobotulinumtoxinA, onabotulinumtoxinA, and abobotulinumtoxinA in the treatment of glabellar frown lines: a randomized, double-blind study. Clin Cosmet Investig Dermatol 2013;6:211–219.

[18] Klein AW. Complications and adverse reactions with the use of botulinum toxin. Dis Mon 2002;48:336–356.

[19] de Boulle K, de Almeida AT. Addressing recent concerns

in comparative studies of botulinum toxin typeA. J Cosmet Laser Ther 2010;12:181–183.

[20] Kerscher M, Roll S, Becker A, Wigger-AlbertiW. Comparison of the spread of three botulinum toxin type A preparations. Arch Dermatol Res 2012;304:155–161.

[21] Carli L, Montecucco C, Rossetto O. Assay of diffusion of different botulinum neurotoxin type A formulations injected in the mouse leg. Muscle Nerve 2009;40:374–380.

[22] Cliff SH, Judodihardjo H, Eltringham E. Different formulations of botulinum toxin type A have different migration characteristics: a double-blind, randomized study. J Cosmet Dermatol 2008;7:50–54.

[23] Hexsel D, Dal'Forno T, Hexsel C, et al. A randomized pilot study comparing the action halos of two commercial preparations of botulinum toxin type A. Dermatol Surg 2008;34:52–59.

[24] Kranz G, Haubenberger D, Voller B, et al. Respective potencies of Botox and Dysport in a human skin model: a randomized, double-blind study. Mov Disord 2009;24:231–236.

[25] Wohlfarth K, Schwandt I,Wegner F, et al. Biological activity of two botulinum toxin type A complexes (Dysport and Botox) in volunteers: a double-blind, randomized, dose-ranging study. J Neurol 2008;255:1932–1939.

[26] Trindade de Almeida AR, Marques E, de Almeida J, et al. Pilot study comparing the diffusion of two formulations of botulinum toxin type A in patients with forehead hyperhidrosis. Dermatol Surg 2007;33:S37–S43.

[27] Wohlfarth K, Muller C, Sassin I, et al. Neurophysiological double-blind trial of a botulinum neurotoxin type a free of complexing proteins. Clin Neuropharmacol 2007;30:86–89.

[28] Hexsel D, Soirefmann M, Porto MD, et al. Fields of muscular and anhidrotic effects of 2 botulinum toxin-A commercial preparations: a prospective, doubleblind, randomized, multicenter study. Dermatol Surg 2015;41(Suppl 1):S110–S118.

[29] Hsu TS, Dover JS, Arndt KA. Effect of volume and concentration on the diffusion of botulinum exotoxin A. Arch Dermatol 2004;140:1351–1354.

[30] Lee JC, Yokota K, Arimitsu H, et al. Production of anti-neurotoxin antibody is enhanced by two subcomponents, HA1 and HA3b, of Clostridium botulinum type B 16S toxin-haemagglutinin. Microbiology 2005;151:3739–3747.

[31] Jankovic J, Vuong KD, Ahsan J. Comparison of efficacy and immunogenicity of original versus current botulinum toxin in cervical dystonia. Neurology 2003;60:1186–1188.

[32] Greene P, Fahn S, Diamond B. Development of resistance to botulinum toxin type A in patients with torticollis. Mov Disord 1994;9:213–217.

[33] Borodic G. Botulinum toxin, immunologic considerations with long-term repeated use, with emphasis on cosmetic applications. Facial Plast Surg Clin North Am 2007;15:11–16.

[34] Torres S, Hamilton M, Sanches E, et al. Neutralizing antibodies to botulinum neurotoxin type A in aesthetic medicine: five case reports. Clin Cosmet Investig Dermatol 2013;7:11–17.

[35] Aoki KR, Merlino G, Spanoyannis AF, Wheeler LA. BOTOX (botulinum toxin type A) purified neurotoxin complex prepared from the new bulk toxin retains the same preclinical efficacy as the original but with reduced antigenicity. Neurology 1999;52(Suppl 2):A521–A522.

[36] Borodic G. Immunologic resistance after repeated botulinum toxin type A injections for facial rhytides. Ophthal Plast Reconstr Surg 2006;22:239–240.

[37] Lee S-K. Antibody-induced failure of botulinum toxin type A therapy in a patient with masseteric hypertrophy. Dermatol Surg 2007;33:S105–S110.

[38] Kamm C, Sch¨umann F, Mix E, Benecke R. Secondary antibody-induced treatment failure under therapy with incobotulinumtoxinA (Xeomin) in a patient with segmental dystonia pretreated with abobotulinumtoxinA (Dysport). J Neurol Sci 2015;350(1–2):110–111.

[39] Jochim A, Castrop F, Jochim B, Haslinger B. Secondary treatment failure in cervical dystonia after treatment with inco- and abobotulinumtoxinA. Parkinsonism Relat Disord 2015;21:663–664.

[40] Dressler D. New formulation of BOTOX. Complete antibody-induced therapy failure in hemifacial spasm. J Neurol 2004;251:360.

[41] Blümel J, Frevert J, Schwaier A. Comparative antigenicity of three preparations of botulinum neurotoxin A in the rabbit. Neurotox Res 2006;9:238.

[42] JostWH, Blumel J, Grafe S. Botulinum neurotoxin type A free of complexing proteins (XEOMIN) in focal dystonia. Drugs 2007;67:669–683.

[43] Kanovsky P, Platz T, Comes G, Grafe S, Sassin I. NT 201, botulinum neurotoxin free from complexing proteins (Xeomin) provided sustained efficacy and was safe in spasticity: 89 weeks long-term data. J Neurol Sci 2009;285:S75–S76.

[44] Dressler D. Equivalent potency of Xeomin and Botox. Mov Disord 2008;23:S20–S21.

[45] Fernández-Salas E, Wang J, Molina Y, et al. Botulinum neurotoxin serotype A specific cell-based potency assay to replace the mouse bioassay. PloS One 2012;7:e49516.

[46] Mander G. Potency assay for botulinum neurotoxin type A based on neuronal cells as a replacement for the mouse bioassay. Poster presented at Toxins 2015: Basic Science and Clinical Aspects of Botulinum and Other Neurotoxins, Lisbon, Portugal, Jan 14–17, 2015.

[47] JostWH, Kohl A, Brinkmann S, et al. Efficacy and tolerability of a botulinum toxin type A free of complexing proteins (NT 201) compared with commercially available botulinum toxin type A (BOTOX) in healthy volunteers. J Neural Transm 2005;112:905–913.

[48] Prager W,Wissm¨uller E, Kollhorst B, Williams S, Zschocke I. Comparison of two botulinum toxin type A preparations for treating crow's feet: a split-face, doubleblind, proof-of-concept study. Dermatol Surg 2010;36(Suppl 4):2155–2160.

[49] Kane MA, Gold MH, ColemanWP, et al. A randomized, double-blind trial to investigate the equivalence of incobotulinumtoxinA and onabotulinumtoxinA for glabellar frown lines. Dermatol Surg 2015;41:1310–1319.

[50] Poulain B, Trevidic P, Clave M, et al. Clinical equivalence of conventional OnabotulinumtoxinA (900 KDa) and IncobotulinumtoxinA (neurotoxin free from complexing proteins—150 KDa): 2012 multidisciplinary French consensus in aesthetics. J Drugs Dermatol 2013;12:1434–1446.

[51] Prager W, Huber-Vorl¨ander J, Taufig AZ, et al. Botulinum toxin type A treatment to the upper face: retrospective analysis of daily practice. Clin Cosmet Investig Dermatol 2012;5:53–58.

[52] Jandhyala R. Relative potencyf incobotulinumtoxinA vs onabotulinumtoxinA a meta-analysis of key evidence. J Drugs Dermatol 2012;11:731–736.

[53] Hanke CW, Narins RS, Brandt F, et al. A randomized,

placebo-controlled, doubleblind phase III trial investigating the efficacy and safety of incobotulinumtoxinA in the treatment of glabellar frown lines using a stringent composite endpoint. Dermatol Surg 2013;39:891–899.

[54] Carruthers A, Carruthers J, ColemanWP 3rd, *et al.* Multicenter, randomized, phase III study of a single dose of incobotulinumtoxinA, free from complexing proteins, in the treatment of glabellar frown lines. Dermatol Surg 2013;39:551–558.

[55] Jones D, Carruthers J, Narins RS, *et al.* Efficacy of incobotulinumtoxinA for treatment of glabellar frown lines: a post hoc pooled analysis of 2 randomized, placebo-controlled, phase 3 trials. Dermatol Surg 2014;40:776–785.

[56] Prager W, Bee EK, Havermann I, Zschocke I. Onset, longevity, and patient satisfaction with incobotulinumtoxinA for the treatment of glabellar frown lines: a single-arm, prospective clinical study. Clin Interv Aging 2013;8:449–456.

[57] Imhof M, Kühne U. A phase III study of incobotulinumtoxin A in the treatment of glabellar frown lines. J Clin Aesthet Dermatol 2011;4:28–34.

[58] Moers-Carpi M, Dirschka T, Feller-Heppt G, *et al.* A randomised, double-blind comparison of 20 units of onabotulinumtoxinA with 30 units of incobotulinumtoxinA for glabellar lines. J Cosmet Laser Ther 2012;14:296–303.

[59] Prager W, Rappl T. Phase IV study comparing incobotulinumtoxinA and onabotulinumtoxinA using a 1:1.5 dose-conversion ratio for the treatment of glabellar frown lines. J Cosmet Dermatol 2012;11:267–271.

[60] Rzany B, Flynn TC, Schlöbe A, Heinz M, Harrington L. Long-term results for incobotulinumtoxinA in the treatment of glabellar frown lines. Dermatol Surg 2013;39(1 Pt 1):95–103.

[61] Jackson BA, Vogel MR. Efficacy and safety of incobotulinumtoxin A for the correction of glabellar lines among patients with skin types IV to VI. J Drugs Dermatol 2015;14:350–353.

[62] Carruthers A, Carruthers J, Said S. Dose-ranging study of botulinum toxin type A in the treatment of glabellar rhytids in females. Dermatol Surg 2005;31:414–422.

[63] Dressler D, Rothwell JC. Electromyographic quantification of the paralysing effect of botulinum toxin. Eur Neurol 2000;43:13–16.

[64] Oliveira de Morais O, Matos Reis-Filho E, Vilela Pereira L, Martins Gomes C, Alves G. Comparison of four botulinum neurotoxin type A preparations in the treatment of hyperdynamic forehead lines in men: a pilot study. J Drugs Dermatol 2012;11:216–219.

[65] Muti G, Harrington L. A prospective raterand subject-blinded study comparing the efficacy of incobotulinumtoxin A and onabotulinumtoxinA to treat crow's feet: a clinical crossover evaluation. Dermatol Surg 2015;41(Suppl 1):S39–S46.

[66] Saybel A, Artemenko A, Nikitin S, Kurenkov A. A prospective, neurophysiologic comparative study to assess the efficacy and duration of effect of incobotulinumtoxinA and abobotulinumtoxinA in the treatment of crow's feet. J Drugs Dermatol 2015;14:1291–1296.

[67] Kerscher M, Rzany B, PragerW, *et al.* Efficacy and safety of incobotulinumtoxinA in the treatment of upper facial lines: results from a randomized, double-blind, placebo-controlled, phase III study. Dermatol Surg 2015;41(10):1149–1157.

[68] Streker M, Luebberding S, Krueger N, *et al.* Patient-reported outcomes after incobotulinumtoxinA treatment for upper facial wrinkles. Dermatol Surg 2015;41 (Suppl 1):S29–S38.

[69] Geister TL, Bleßann-Gurk B, Rzany B, *et al.* Validated assessment scale for platysmal bands. Dermatol Surg 2013;39:1217–1225.

[70] Gubanova EI, Panova OS, Sanchez EA, Rodina MY, Starovatova PA. Efficacy and safety of IncobotulinumtoxinA for the treatment of platysmal bands of the aging neck: an open-label, prospective pilot study. J Drugs Dermatol 2013;12:1461–1466.

[71] Prager W, Bee EK, Havermann I, Zschocke I. IncobotulinumtoxinA for the treatment of platysmal bands: a single-arm, prospective proof-of-concept clinical study. Dermatol Surg 2015;41(Suppl 1):S88–S92.

[72] Imhof M, Kuhne U. Introduction of the microdroplet technique with incobotulinumtoxin A for the treatment of crow's feet. J Clin Aesthet Dermatol 2013;6:40–44.

第 7 章

未来的注射用毒素

Michael H. Gold, MD

概述

随着保妥适（Allergan 公司，加利福尼亚州尔湾市）在改善眉间皱纹方面的应用的逐日增加，美容外科发生了巨大的变化。从 21 世纪初保妥适获批以来，其应用为美容外科医生打开了新世界的大门，其效果超越了大多数人的想象。肉毒毒素在医学美容方面应用的增长与其他整形美容项目的激增直接相关，越来越多的求美者在接受整形美容服务的同时，也希望更多地了解我们在日常实践中常规进行的美容项目。肉毒毒素应用的增长引起了现在所谓的无创或微创美容整形需求的全球性增长。

自保妥适的应用及市场营销获得成功以来，多家医药公司也开始研发肉毒毒素产品，希望他们的产品能在市场中占有一席之地。这些新的肉毒毒素有的已经面市，有的即将结束临床试验，短期内就将入市。本章将介绍这些新的肉毒毒素，但是美国 FDA 的新毒素临床试验并没有公布全部的试验数据，故本章只涉及已公布的试验数据。希望《肉毒毒素：原则与实践》（*Botulinum Toxins: Principles and Practice*）一书的新版本能够提供更多更新的信息，也希望在美国会有更多种类的肉毒毒素可用，这样临床医生也可以有更多的选择。但是我们要记住，是保妥适的成功应用促进了微整形行业的发展。

保妥适与吉适（Ipsen 公司，英国）在本书中已多次介绍，本章不再赘述。希尔敏在本书中也已介绍过，但本章仍会介绍一些详细的内容。尽管 PurTox® 可能不会面市，但本章仍然会介绍这款肉毒毒素。在撰写本章的初稿时，笔者对 PurTox® 在美国的 FDA Ⅲ 期临床试验非常感兴趣。虽然 PurTox® 的试验结果非常不错，但由于一些不为人知的原因，它最终没有通过 Ⅲ 期临床试验，故 PurTox® 不在可使用的药品之列。将它纳入本章的原因在于我们可以通过它了解到 FDA 的临床试验是多么严谨，以及当今世界上任何一家制药公司想要将一款肉毒毒素产品投入美国市场，并通过 FDA 的批准需要付出多大的努力。

一些正在进行或者刚结束临床试验的新毒素，本章也会介绍。其中，包括韩国 Daewoong 制药公司生产的一款肉毒毒素，这款肉毒毒素在北美和其他国家的资质现由 Alphaeon 制药公司（加利福尼亚州尔湾市）

掌控。此款肉毒毒素在美国以外的其他地方被称为 Nabota，在美国名为 DWP-450。在美国之外的临床试验显示，Nabota 非常有效。美国的临床试验显示，DWP-450 对眉间皱纹和深沟都有显著的疗效。

除此之外，韩国的 Hugel 公司将其肉毒毒素产品 Botulax 出售给了奥地利的 Croma 制药公司，从而扩大了该肉毒毒素的销售范围，该产品正在美国进行Ⅲ期临床试验。另外，关于此肉毒毒素的两项平行的多中心、随机、安慰剂对照临床研究正在美国进行。

世界范围内还有一些其他的肉毒毒素：如韩国 MedyTox 公司生产的 Neuronox，其在美国由 Allergan 公司收购；如中国的肉毒毒素 ChinaTox。本章还将涵盖除上述毒素以外的其他毒素。希望在本书以后的版本中能介绍越来越多的毒素，并且能将这些毒素都应用于临床中。

希尔敏

希尔敏由位于德国法兰克福的 Merz 制药公司生产，又称作 Inco A 型肉毒毒素。在欧洲的某些地区，希尔敏也称为 BoCouture。希尔敏是一种"纯粹"的神经毒素，它不含有保妥适和吉适含有的血细胞凝素复合物成分，因而抗原性较低，从理论上讲更安全。这种观点从临床角度上考虑是否有意义尚存在争议，因为保妥适和吉适的抗体产生并不常见，在临床上也并不受关注。希尔敏是第一个被生产及投入美国市场的"纯粹"的肉毒毒素，是肉毒毒素发展的一个里程碑。

在欧盟成员国、墨西哥和阿根廷，希尔敏被批准用于治疗眼睑痉挛和痉挛性斜颈。2010年，希尔敏获美国 FDA 批准用于治疗眼睑痉挛和颈部肌张力障碍。美国是第 20 个批准希尔敏使用的国家，美国 FDA 在 2013 年 12 月又批准了希尔敏用于治疗眉间皱纹，希尔敏成为第三个在美国获得批准的肉毒毒素。

在欧洲国家和美国，希尔敏在美容方面的适应证是治疗眉间皱纹。2016 年，基于一项来自法国、德国、英国的 156 名受试者上面部皱纹治疗的随机、双盲、安慰剂对照Ⅲ期临床试验结果，希尔敏经欧盟官方批准可应用于全面部，这是第一个获批此适应证的肉毒毒素。临床试验结果显示，希尔敏治疗上面部皱纹安全、高效，疗效可以维持近 4 个月。

在临床应用中，关于希尔敏最大的疑问是其与保妥适的剂量比。这个问题引起了广泛的讨论，并有多项企业赞助的研究报道，但结果可能存在内置偏差。我们有相关的试验数据，并且需要恰当地应用这些数据。

欧洲绝大多数的文献报道都建议希尔敏与保妥适的稀释比例为 1∶1。在最近的一篇文献报道中，Fritsch 使用两种肉毒毒素注射治疗鱼尾纹的效果保持时间相当。保妥适试验组的有效时间是 3.5 个月，希尔敏试验组的有效时间是 3.7 个月。两组患者的接受度与不良事件发生率也都是相似的，证实希尔敏在美容领域的应用是客观有效的，两者几乎没有差异。其他的一些临床试验也验证了 Fritsch 的报道，多数临床医生赞成两种产品的效用比为 1∶1。

关于希尔敏美容适应证的欧洲临床试验完整清单详见表 7.1。

在美国，两项纳入对象均超过 270 名的平行、随机、安慰剂对照、双盲临床试验研究了希尔敏对眉间皱纹的有效性。两组临床试验均按照 FDA 的要求严格把控主要终点，结果都显示是阳性、有效的。在两项试验中，医生和

表 7.1 欧洲希尔敏临床试验（发表版）

1.	Efficacy and Safety of IncobotulinumtoxinA for the Treatment of Platysmal Bands of the Aging Neck An Open-Label, Prospective Pilot Study. Elena I Gubanova MD, Olga S. Panova MD, Elena A Sanchez MD, Maria Y Rodina MD, and Polina A Starovatova	J Drugs Dermatol. 2013;12(12):146−1466
2.	A Phase III Study of IncobotulinumtoxinA in the Treatment of Glabellar Frown Lines. Matthias Imhof MD, and Ulrich Kuhun MD	J Clin Aesthet Dermatol, 2011;4(10):28−34
3.	Efficacy and Safety of IncobotulinumtoxinA in the Treatment of Upper Facial Lines: Results from a Randomized, Double-Blind, Placebo-Controlled, Phase III Study. Martina Kerscher MD, Berthold Rzany MD, Welf Prager MD, Catriona Turnbull PhD, Patrick Trevidic MD, and Christopher Inglefield BSc, MBBS	Dermatol Surg 2015;41:1149−1157
4.	A Randomised, Double-Blind Comparison of 20 Units of OnabotulinumtoxinA with 30 Units of IncobotulinumtoxinA for Glabellar Lines. Marion Moers-Carpi, Thomas Dirschka, Gabrielle Feller-Heppt, Said Hilton, Klaus Hoffmann, Wolfgang G. Philipp-Dormston, Antia Rutter, Kelvin Tan, Aary Ann Chapman, Anthony Fulford-Smith	J Cosmet Laser Ther. 2012 Dec; 14(6):296−303
5.	A prospective Rater – and Subject-Blinded Study Comparing the Efficacy of IncobotulinumtoxinA and OnabotulinumtoxinA to Treat Crow's Feet A Clinical Crossover Evaluation. Gabriele Muti MD, and Laura Harrington PhD	Dermatol Surg 2015;41:S39−S46
6.	IncobotulinumtoxinA Use in Aesthetic Indications in Daily Practice: A European Multicenter, Noninterventional, Retrospective Study. Tatjana Pavicic, Welf Prager, Markus Kloppel, Simon Ravichandran, and Olivier Galatoire	Clinical, Cosmetic and Investigational Dermatology 2015;8: 135−142
7.	Botulinum Toxin Type A Treatment to the Upper Face: Retrospective Analysis of Daily Practice. Welf Prager, Jurgen Huber-Vorlander, A Ziah Taufig, Matthias Imhof, Ulrich Kuhne, Ruth Weissberg, Lars-Peter Kuhr, Volker Rippmann, Wolfgang G Philipp-Dormston, Thomas M Proebstls, Claudia Roth, Martina Kerscher, Claudius Ulmann, and Tatjana Pavicic	Clinical, Cosmetic and Investigational Dermatology 2012;5: 53−58
8.	Onset, Longevity, and Patient Satisfaction with IncobotulinumtoxinA for the Treatment of Glabellar Frown Lines: A Single-arm, Prospective Clinical Study. Welf Prager, Eva K Bee, Isabel Havermann and Ina Zschocke	Clinical Interventions in Aging, 2013;8:449−456
9.	Comparison of Two Botulinum Toxin Type A Preparations for Treating Crow's Feet: A Split-Face, Double-Blind, Proof-of-Concept Study. Welf Prager MD, Esther Wissmuller MD, Bianca Kollhorst MSc, Stefanie William MD, and Ina Zschocke PhD	Dermatol Surg 2010;36:2155−2160
10.	Quantitative Evaluation of the Onset and Longevity of the Action of IncobotulinumtoxinA by Skin Displacement Analysis in the Treatment of Glabellar Frown Lines. Thomas M. Proebstle MD, Gary Chung MS, Ruth Weissberg MD and Tatajana Pavicic MD,	J Drugs Dermatol. 2014;13(9):1067−1072
11.	Onset and Duration of Effect of IncobotulinumtoxinA, OnabotulinumtoxinA, and AbobotulinumtoxinA in the Treatment of Glabellar Frown Lines: A Randomized, Double-Blind Study. Thomas Rapp, Daryousch Parviz, Herwig Friedl, Maria Wiedner, Simone May, Bettina Kranzelbiner, Paul Qurzer, Bengt Hellbom	Clinical, Cosmetic and Investigational Dermatology 2016;6: 211−219
12.	Long-Term Results for IncobotulinumtoxinA in the Treatment of Glabellar Frown Lines. Berthold Rzany MD, Timothy Corcoran Flynn MD, Andrea Schlobe MD, Moritz Heinz and Laura Harrington PhD	Dermatol Surg 2012;1−9
13.	Noninferiority of IncobotulinumtoxinA, Free from Complexing Proteins, Compared with Another Botulinum Toxin Type A in Treatment of Glabellar Frown Lines. Gerhard Sattler MD, Michael J. Callander MD, Doris Grablowitz MD, Torsten Walker MD, Eva K. Bee MD, Berthold Rzany MD, Timothy Corcoran Flynn MD, and Alastair Carruthers MD	Dermatol Surg 2010;36:2146−2154
14.	Patient-Reported Outcomes After IncobotulinumtoxinA Treatment for Upper Facial Wrinkles. Meike Streker PhD, Stefanie Luebberding PhD, Nils Krueger PhD, Laura Harrington PhD, and Martina Kerscher MD	Dermatol Surg 2015;41:S29−S38

注：为方便读者检索表中相关文献，表中内容保留英文形式。

患者都必须确认治疗使患者改善程度评分达到 2 分，才可认为治疗是成功、有效的。而其他的肉毒毒素临床试验只要求达到 1 分的临床改善。即便是要求改善评分达到 2 分时，希尔敏的有效性仍具有统计学意义，这使其通过了 FDA 的批准。图 7.1 和图 7.2 展示了对外公布的希尔敏Ⅲ期临床试验中的案例。这些照片展示的是一例患者接受治疗前和接受治疗后 180 天时的静息状态和最大皱眉状态。

美国的一项规模较大的临床试验对希尔敏和保妥适做了评估毒素相关参数的详尽的监测和对比，结果表明希尔敏在起效时间、达到最佳治疗效果的时间、有效时间方面均与保妥适同样有效。在超过 250 名成年女性的调查中，希尔敏各方面的效果都与保妥适相当。对很多人来说，这表明，若按照 FDA 的建议剂量使用，希尔敏是可以替代保妥适的。

PurTox

PurTox 由位于美国加利福尼亚州圣巴巴拉市的 Mentor 公司研发。Mentor 公司现为强生公司的子公司。顾名思义，PurTox 也是一种如前文所述的"纯粹"的毒素。PurTox 目

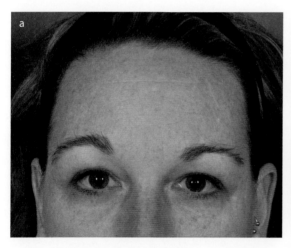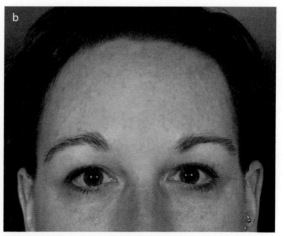

图 7.1　希尔敏临床案例（静息状态）。a. 治疗前；b. 治疗后 180 天（照片由 Michael H. Gold 提供）

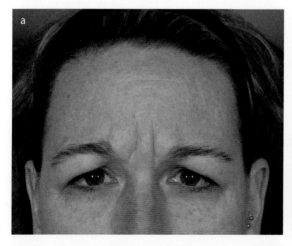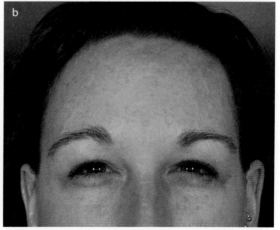

图 7.2　希尔敏临床案例（最大皱眉状态）。a. 治疗前；b. 治疗后 180 天（照片由 Michael H. Gold 提供）

前公开的数据非常有限，因此，我们仅介绍已公布的数据及初期的临床试验。Mentor 公司已决定不再对 PurTox 的研发继续投入资金，但笔者认为介绍此产品已完成的研究工作非常有必要，并对其无法面市的原因做出了推测。

希尔敏最初在欧洲进行临床试验，其研究数据对美国的临床试验起到了引导作用，但 Mentor 公司的 PurTox 研究项目完全是在美国独立进行的。美国 FDA 的 I 期临床试验名称为"确定 Mentor 公司提纯的肉毒毒素治疗眉间老化的安全有效剂量范围的研究"。这是一项单中心、剂量递增、样本量为 40 的研究，采用开放性、随机、双盲、安慰剂对照的方案。每例受试者眉间部位接受 5 针注射，与其他肉毒毒素临床研究的注射点位相同。为了进行评估，受试者使用 1~100 mm 的静态主观总体评估（SGA）量表，研究者使用 0~3 分的有效照片评分法，在整个研究中保存照片文档。I 期临床试验的数据总结显示，该试验过程中没有因不良事件（AEs）中止试验，也没有严重的不良事件及死亡案例，没有观察到上睑下垂或复视。不良事件中有 5 例（13.9%）为中度，但均被认为与试验药物无关。大部分的不良事件（86.1%）为轻度，包括 2 例注射位点疼痛（受试者主观判断为轻度疼痛）、1 例轻度头痛、3 例味觉异常。这说明剂量越高，有效率越高，高剂量 PurTox 可维持较高的有效率。PurTox 与保妥适的效价比也是 1∶1，这与希尔敏相同。

I 期临床试验通过后方可在美国进行 II 期临床试验。II 期临床试验名称为"确定 Mentor 公司提纯的肉毒毒素治疗眉间老化的最佳有效剂量的研究"。在这项临床试验中，总共有 136 名受试者在 2 家试验中心参与了此试验。此临床试验设计为随机、双盲、安慰剂对照研究，共设计了 4 个剂量范围作为观察对比。每例受试者在与之前试验相同的眉间部位接受了 5 针注射。受试者与研究者使用与 I 期临床试验相同的观察量表。II 期临床试验数据显示，在主要和次要的疗效终点观察，剂量增加可提高药物治疗的有效率。

该试验中肉毒毒素最高的剂量带来了最高的有效率，在统计学上与安慰剂比较具有显著的差异。毒素的有效时间也随着毒素的剂量增加而延长。多数受试者反映在注射后 2 天即可产生治疗效果。

II 期临床试验得到阳性结果后，可以进行 III 期临床试验。在 III 期临床试验中，进行了 3 项不同的试验。

III 期试验 a：此试验名称为"论证 PurTox 反复治疗眉间老化的有效性及安全性的多中心、随机、双盲、安慰剂对照、双臂、单剂量关键性试验"，共有 402 名受试者、10 家临床试验中心参与。受试者在每个注射环节眉间部接受 30 U PurTox 注射。此期试验增加了 6 个月的术后随访。此试验的主要终点是受试者及研究者在术后 30 天对最大皱眉动作时眉间皱纹的严重程度评分至少减少 2 分。次要终点包括术后 30 天研究者对最大皱眉动作时眉间皱纹的评分为 0 或 1 分；术后 30 天第三方观察者对最大皱眉动作时眉间皱纹的评分降低 2 分；术后 3 天研究者对最大皱眉动作时眉间皱纹的评分降低 1 分；术后 7 天研究者评分降低 1 分；术后 30 天研究者对最大皱眉动作时眉间皱纹的评分降低 2 分；术后 3 天受试者对最大皱眉动作时眉间皱纹的评分降低 2 分。

III 期试验 b：此试验名称为"论证 PurTox 反复治疗眉间老化的有效性及安全性的多中心临床试验"。该试验由 12 家临床机构参与，共纳入了 699 名受试者，进行多次 PurTox 注射治疗以观察其远期有效性和安全性。

 Ⅲ期试验 c：此试验名称为"论证 PurTox 反复治疗眉间老化的安全性的多中心、长期、反复治疗、开放标签、单臂临床试验"。该试验由 12 家临床机构参与，共纳入了 576 名受试者，主要研究 PurTox 反复治疗的有效性及安全性。

本章将分享这些临床试验中的一些案例照片，其中有一些资料尚未公布。图 7.3 和图 7.4 显示了 PurTox 注射治疗前、治疗后 3 天、治疗后 7 天时患者最大皱眉状态的情况，图 7.5 和图 7.6 显示了治疗前及治疗后 180 天时患者最大皱眉状态的情况。尽管进行了大量的规范临床试验且治疗对受试者均有效，但

PurTox 并没有面市。

Nabota（DWP-450）

韩国 Daewoong 制药公司近期与美国 Alphaeon 制药公司（加利福尼亚州尔湾市）在肉毒毒素 Nobota 的研发方面建立了战略合作关系。由于该肉毒毒素在韩国的临床试验中获得了不错的阳性结果，并已经在亚洲面市，美国 FDA 授权开展 Ⅲ 期临床试验。两项 Nobota 的随机临床试验与希尔敏的临床试验类似，同样要求受试者和研究者对术前、术后改善的评分都要达到 2 分。这两项临床试验近期公布了试验结果，数据显示，与使用安慰剂的对照组

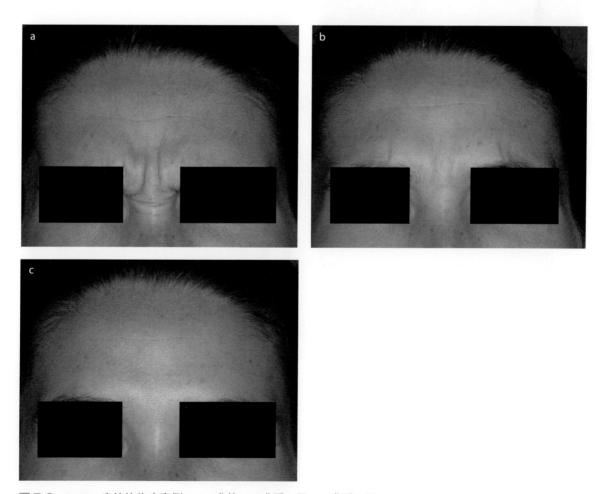

图 7.3 PurTox 疗效的临床案例 1。a. 术前；b. 术后 3 天；c. 术后 7 天

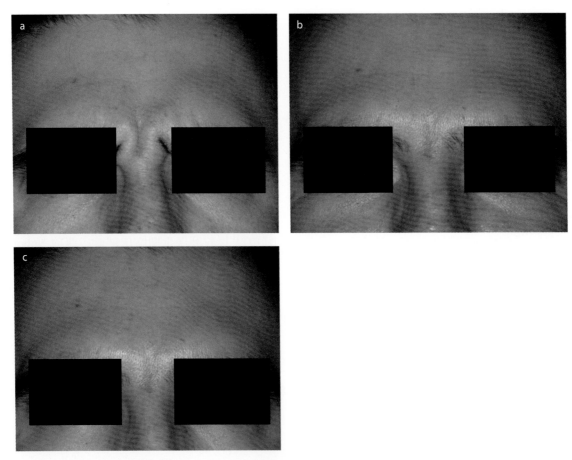

图 7.4　PurTox 疗效的临床案例 2。a. 术前；b. 术后 3 天；c. 术后 7 天

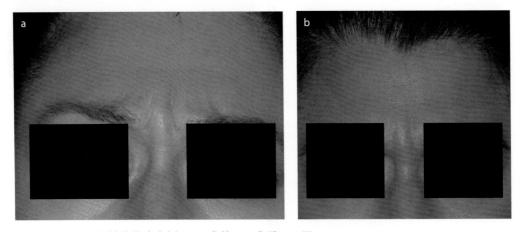

图 7.5　PurTox 疗效的临床案例 3。a. 术前；b. 术后 180 天

相比，试验组的数据均具有显著性差异，并且能满足改善评分达到 2 分的要求。更多有关 Nobota 的临床试验数据即将公布。

Botulax

韩国 Hugel 公司的 Botulax 也是一款韩国生产的肉毒毒素，在亚洲已经获批，现正由奥

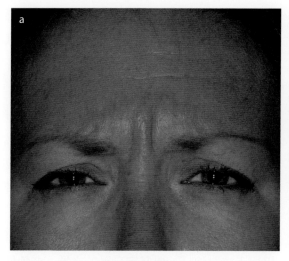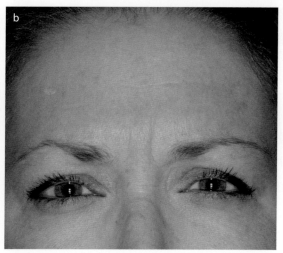

图 7.6 PurTox 疗效的临床案例 4。a. 术前；b. 术后 180 天

地利的 Croma 制药公司在美国进行与希尔敏和 DWP-450 相似的 Ⅲ 期临床试验。

Neuronox

Neuronox 由韩国 MedyTox 公司生产，在印度由 Ranbaxy 制药公司销售，在南美商品名为 Siax。2014 年，该肉毒毒素在美国的经销权被 Allergan 公司（加利福尼亚州尔湾市）收购。编写此书的时候，此肉毒毒素还没有在美国进行任何临床试验，因此短期内不会在美国面市。关于 Neuronox 在美容领域应用的数据非常有限，只是在 MedyTox 的网站上有一些美容适应证的图片介绍。

在一项对比 Neuronox 和保妥适治疗半侧面肌痉挛的双盲试验中，173 名受试者接受了 Neuronox 或保妥适的注射治疗。结果显示两种产品的有效性相当，两者稀释比例为 1∶1。

Neuronox 的美容适应证的相关临床试验不容易获批开展。Siax 与 Neuronox 是同一个产品，由 MedyTox 公司生产，其美容方面适应证的相关临床试验也不易获得批准。

ChinaTox

还有一些肉毒毒素是由中国的药厂制造，通常称为 ChinaTox。许多临床医生也在尝试进一步了解这些肉毒毒素的进展情况。

关于 ChinaTox，仅有一项治疗局部痉挛及肌张力障碍的开放性标签临床试验公布了结果。在 785 名受试者中，有 192 名接受了保妥适治疗，另外 593 名接受了 ChinaTox 治疗。结果显示，ChinaTox 的药物效力较保妥适弱，要达到同样效果，需要的剂量比保妥适更大。在 ChinaTox 治疗组中，有 5 名出现了皮疹，保妥适组中没有发现此现象。

目前还没有关于 ChinaTox 进一步的临床应用资料。

其他肉毒毒素

目前还有其他一些肉毒毒素正在进行评估，并可能对未来发展产生影响。Galderma 公司走在前沿，研发了一款液态肉毒毒素，已在美国完成 Ⅱ 期临床试验。目前试验的进一步数据还没有对外公布，但其最终非常有希望获得良好的结果。我们希望在将来能对其有更多的了解。

美国 Revance Therapeutics 公司（特拉华州纽瓦克市）即将上市一款注射用毒素和一款外用肉毒毒素。该公司正积极研究外用的神经毒素，并取得了重要的进展。该公司的肉毒毒素名为 Daxi A 型肉毒毒素外用凝胶（RT001），该肉毒毒素在多项治疗鱼尾纹的 II 期临床试验中已经取得了阳性结果，目前正在进行 III 期临床试验。此外用肉毒毒素目前也在进行腋窝多汗症治疗的 II 期临床试验，在试验第 4 周就获得了阳性结果。同样，更多的试验数据将陆续被获取。Revance 公司同时在评估注射用 Daxi A 型肉毒毒素（RT002）。该肉毒毒素的 II 期活性药物对照试验将通过与安慰剂、保妥适的对比评估其 3 种剂量的安全性、有效性及疗效持续时间。RT002 在目前公布的中期顶线数据中展示了毒素的 3 种剂量在治疗 4 周时均取得了疗效。该研究显示，以全球面部皱纹严重程度研究者量表（IGA-FWS）评估眉间皱纹在最大皱眉动作时的改善程度，若评分至少 1 分为有效，那么 RT002 的中位疗效持续时间为 6 个月。关于此肉毒毒素的更多研究及结果将很快公布。

最后，美国纽约市的 Anterios 公司正在研发一款治疗多汗症的外用神经毒素。该肉毒毒素的 II 期临床试验获得了阳性的结果。Allergan 公司收购了 Anterios 公司，该肉毒毒素的进一步研究即将开展。

结论

"未来的毒素"近期有了一些令人兴奋的进展。希尔敏现已在美国面市，而 PurTox 已

退出了肉毒毒素市场。另外，还有两款肉毒毒素正在研发中，一款刚刚结束了 III 期临床试验，另一款正在进行 III 期临床试验。其他的外用肉毒毒素正在研发，不在本章进一步讨论。我们希望看到更多肉毒毒素的研发，如持续时间更长的、本身就为液态的，或者具有其他优点的肉毒毒素。但如本章开头所说的，我们应该感谢保妥适的贡献作用，它为美容外科学带来了里程碑式的改变。

在美国只有经 FDA 批准的肉毒毒素才可以用于注射治疗。要坚定自己的立场，严禁使用其他国家或者非法来源的肉毒毒素。我们将继续关注肉毒毒素的研究进展及可用的新药物报道。

（张之璐　张萌萌　陈　琨 译）

参考文献

[1] Cervical Dystonia and Blepharospasm: U.S. Food and Drug Administration. Xeomin (incobotulinumtoxinA) Injection Label and Approval History. July 20, 2010. Available at http://www.accessdata.fda.gov/drugsatfda_docs/appletter/2010/125360s000,s001ltr.pdf.Accessed February 22, 2017.

[2] Glabellar Lines: U.S. Food and Drug Administration. Xeomin (incobotulinumtoxinA) Injection Label and Approval History. July 20, 2011. Available at http://www.accessdata.fda.gov/scripts/cder/drugsatfda/index.cfm?fuseaction=Search.Label_ApprovalHistory#apphist. Accessed February 22, 2017.

[3] Merz Announces European Approval of Bocouture for the Treatment of Upper Facial Lines, Franfurt am Main, March 17, 2016, http://www.fda.gov/downloads/Drugs/DrugSafety/UCM222360.pdf

[4] Fritsch C. Efficacy of the new Botulinum toxin (Xeomin) free of complexing proteins in the therapy of mimical smile lines. Kosmet Med 2006;27(3):124–129.

[5] Sattler G, Callander M, Grablowiz D, *et al*. Noninferiority of incobotulinumtoxinA, free from complexing proteins, compared with another botulinum toxin type A in the treatment of glabellar frown lines. Dermatol Surg 2010;36:2146–2154.

[6] Prager W,Wissmuller E, Kollhorst B, *et al*. Comparison of two botulinum toxin type A preparations for treating crow's feet: a split-face, double-blind, proof-ofconcept study. Dermatol Surg. 2010;36:2155–2160.

[7] Personal communication, Mentor Corp.

[8] Hanke CW, Narins RS, Brandt F, *et al*. A randomized, placebo-controlled, double-blind phase iii trial investigating the efficacy and safety of incobotulinumtoxinA in the

treatment of glabellar frown lines using a stringent composite endpoint. Dermatol Surg 2013;39(6):891–899.

[9] Carruthers A, Carruthers J, ColemanW, et al. Multicenter, randomized, phase iii study of a single dose of incobotulinumtoxinA, free from complexing proteins, in the treatment of glabellar frown lines. Dermatol Surg 2013; 39 (4):551–558.

[10] Kane MA, Gold MH, ColemanWP, et al. A randomized, double-blind trial to investigate the equivalence of incobotulinumtoxinA and onabotulinumtoxinA for glabellar frown lines. Dermatol Surg 2015;41:1310–1319

[11] Won Ch, Kim HK, Kim BJ, et al. Comparative trial of a novel botulinum neurotoxin type A versus onabotulinumtoxinA in the treatment of glabellar lines: A multicenter, randomized, double-blind, active-controlled study. Int J Dermatol 2015;54(2):227–234.

[12] Walker TJ, Dayan S. Comparison and overview of currently available neurotoxins. J Clin Aesthet Dermatol February 2014;7(2):31–39.

[13] Jiang HY, Chen S, Zhou J, et al. Diffusion of two botulinum toxins type A on the forehead: double-blinded, randomized, controlled study. Dermatol Surg 2014; 40(2):184–192.

[14] Liquid toxin and Phase II US clinical trials. October 6, 2014. Available at http://www .galderma.com/News/articleType/ Article View/articleId/70/Galderma-Initiates-USStudy-of-Novel-Muscle-Relaxant-for-Aesthetic-Dermatology-and-Cosmetic-Surgery. Accessed July 21, 2016.

[15] Revance Report Results for RT001 Topical Phase 3 Trial. June 13, 2016. Available at http://investors.revance.com/ releasedetail .cfm?ReleaseID=975537. Accessed July 21, 2016.

[16] Revance Positive Phase 2 Results for RT002. December 23, 2015. Available at http://investors.revance.com/releasedetail. cfm?ReleaseID=948101. Accessed February 22, 2017.

[17] Revance 6-Month duration results for BELMONT Phase 2 Active Comparator Study for Injectable RT002. March 5, 2016. Available at http://investors.revance.com/ releasedetail.cfm?ReleaseID=958981. Accessed February 22, 2017.

[18] Topical neurotoxin by Anterios. January 7, 2016. Available at http://www.allergan .com/news/news/thomson-reuters/ allergan-acquires-medical-dermatologyand-aestheti. Accessed on February 22,2017.

第 8 章

肉毒毒素的溶解、稀释、扩散与迁移

Murad Alam, MD (MSCI, MBA), Hayes B. Gladstone,MD, and David M. Ozog,MD (FAAD, FACMS)

概述

提到肉毒毒素的制备和使用，关于肉毒毒素稀释、溶解、扩散的概念仍然存有争议。由于对其定义缺乏共识，这些概念显得更加模糊。然而，这些都是极具治疗意义的重要变量。在本章中，笔者将提出关于肉毒毒素稀释、溶解和扩散的定义，并回顾性研究当这些参数发生变化时有关安全性和有效性的临床证据。为了保证内容的简洁，本章将主要关注 A 型肉毒毒素的美学用途。

定义

溶解

字典中关于溶解的定义过于模糊，即使是医学辞典中对溶解的定义，对肉毒毒素来说也没有针对性。为了讨论这个问题，采用"溶解"来表示在用密封玻璃瓶预先包装的无菌固体肉毒毒素中加入稀释剂，特别是某种形式的无菌生理盐水。溶解可以选用各种形式的生理盐水，包括含有或不含有苯甲醇防腐剂的生理盐水。此外，溶解的方式不必拘泥一格，例如，它可能包括或不包括在注入稀释液前破坏小瓶之中的真空状态，也可能包括或不包括在注入液体前完全去掉橡胶瓶塞。

稀释

在涉及肉毒毒素制备的口语化的表达中，稀释通常被认为是溶解的近义词，这显然与"稀释"这一词的主要含义背道而驰。因为稀释意味着进一步降低或改变溶液的浓度，而在临床上，肉毒毒素的制备并非从溶液开始，而是从固体开始，而固体不能被稀释。此外，若"稀释"一词与"溶解"的含义完全相同，则没有必要使用"稀释"一词。为了便于讨论，"稀释"一词可以重新定义为用于溶解一瓶肉毒毒素的以毫升为单位的生理盐水体积。另一种更精确但不太常用的替代方法是将稀释量指定为每毫升生理盐水所含毒素的单位数量。

由于目前市面上有多种含有不同单位数量的肉毒毒素制剂，因此无论选择何种方法，还需要列出毒素的类型及每瓶所含毒素的数量单位。

扩散、迁移及作用圈

在常规使用中，扩散指的是距离皮肤注射点能观察到临床效果的最大距离的一种量度。

这与一般含义中的扩散不同，扩散的一般含义指的是气体或者液体通过另一种物质（通常是气体或液体）的能力。在一般含义中，扩散的速度或在一定时间内扩散的距离可以得到进一步阐述。但是在任何情况下，扩散始终是用于衡量物质的位置及其迁移方式的一种量度，而不是用于衡量药效能到达距离的量度。原因在于，肉毒毒素作为一种神经毒素，理论上会影响局部神经，而这种影响还会向远处扩散，甚至会一直扩散至中枢神经系统，且这种扩散并不是由毒素本身的运动引起的；相反，肉毒毒素可能以非常小的量围绕注射点向广阔的半径范围扩散，但外周的药物浓度可能低于引起临床反应所需的阈值。

为了便于讨论，笔者用"扩散"（真正的同义词可能是"迁移"）表示单位时间内标准稀释后的肉毒毒素通过皮肤和皮下组织的运动。笔者建议使用"作用圈"一词来表示"扩散"在口头上所理解的意思，即距离皮肤注射点能观察到肌肉运动减少或少汗等临床效果的最大距离。

值得关注的是，从流体力学的角度来看，扩散速率可能与作用圈有关联。然而，正如前面所讨论的，可以影响作用圈范围的因素不仅仅是扩散，还有一个因素是稀释。当肉毒毒素稀释于较大体积的生理盐水中时，由于较高的流体负荷，单位效力同等的注射会扩散得相对更远。让我们假设有两种形式的肉毒毒素，一种的作用圈范围小于另一种。如果作用圈较小的肉毒毒素使用更大体积的生理盐水稀释，那么其作用圈可能会变得更大。因此，根据定义，如果要使用作用圈来比较不同类型的肉毒毒素制剂，则稀释比例应一致。因此，笔者提出了两种作用圈量度：①静态作用圈，即在固定稀释比、标准条件下测量到的作用圈，可以

用于比较和区分市面上不同类型的肉毒毒素制剂；②动态作用圈，它可以根据稀释比及患者或医生的特定因素而变化，可用于测量特定患者注射肉毒毒素的效用。

溶解

目前美国 FDA 推荐的关于肉毒毒素溶解前和溶解后储存的指南如下。

- 未开瓶的 Abo A 型肉毒毒素必须冷藏于 2~8 ℃的冰箱中。一旦经过溶解，溶解后的 Abo A 型肉毒毒素必须储存在原容器中，并冷藏于 2~8 ℃的冰箱中，且在 4 小时内使用。

- 未开瓶的 Ona A 型肉毒毒素应冷藏于 2~8 ℃的冰箱中，溶解后的 Ona A 型肉毒毒素（保妥适）应在 24 小时内使用。在此期间，应将溶解后的 Ona A 型肉毒毒素冷藏于 2~8 ℃的冰箱中。

- 未开瓶的 Inco A 型肉毒毒素可存放在 20~25 ℃的室温下，或 2~8 ℃的冰箱中，在 –20~–10 ℃的冷冻箱中可存放长达 36 个月。溶解后的 Inco A 型肉毒毒素应在 2~8 ℃的冰箱中储存，并在 24 小时内使用。

- Rima B 型肉毒毒素的推荐储存方法为冷藏于 2~8 ℃的冰箱中。由于 Rima B 型肉毒毒素是一种澄清无色至浅黄色的无菌注射液，因此不需要进行溶解。但 Rima B 型肉毒毒素可以用常规的生理盐水稀释。一旦经过稀释，该产品必须在 4 小时内使用。

- 美国 FDA 所批准的 3 种 A 型毒素的溶解剂都是常规的无菌生理盐水（0.9% 氯化钠溶液）。但笔者将深入讨论常见的药品说明书以外的储存和溶解方法。

不良事件

目前，没有证据表明美国 FDA 所批准的 A 型肉毒毒素溶解方案（用无菌生理盐水溶解，并且在 4~24 小时内使用）会导致轻微或严重的不良事件（AEs）。Cote 和他的同事回顾了 1989 年 12 月至 2003 年 5 月向美国 FDA 报告的使用肉毒毒素治疗和美容领域的所有的 AEs 案例，并没有发现任何一例 AEs 是由溶解或稀释导致的。报道显示，在与美容使用相关的轻微（995 名）或严重（36 名）肉毒梭菌不良事件中，经常出现使用其他稀释剂替代常规生理盐水的情况，包括使用布比卡因、利多卡因、水和之前溶解过的毒素替代。然而，没有证据表明这种替代方案在出现 AEs 的群体中比在没有出现 AEs 的群体中更为常见，并且也没有证据表明溶剂替代和不良事件之间有任何偶然的联系。笔者没有查到关于比较标准和非标准溶解方案之间 AEs 发生率的病例对照研究。在 Beer 报道的一个案例中，一小块橡胶芯被注射稀释剂的针头戳进了溶解的毒素中；他指出，如果碎片足够小，小到可以随液体抽吸进注射器并被不经意地注射给患者，则会造成潜在的异物栓塞风险。但这种理论上的风险并没有成为现实，而且这种风险与使用稀释剂或溶解方法无关。美国的医生应该严格遵守疾病预防控制中心（Centers for Disease Control, CDC）的指南，为了避免感染传播，应坚持每瓶肉毒毒素只给一名患者使用。然而，污染事件的发生主要是由于不安全的操作手法引起，如在配置静脉用药物和麻醉剂时重复插入针头。在此之后，一个皮肤科专家小组通过回顾数据制定了一项共识建议：若能够遵循安全标准的技术原则进行注射，则一瓶肉毒毒素可以给多名患者使用。但笔者认为，在这些情况下，应该只使用抑菌生理盐水作为溶剂来进一步降低感染的风险。

储存溶液的效用

制造商建议溶解后的毒素储存时间不应超过 24 小时，但大量的传闻信息表明，这不一定会影响溶液的效用及使用安全。许多（即便不是大多数）使用肉毒毒素作为美容用途的医生会将剩下的溶解毒素储存数天甚至数周，并酌情分装于若干所谓的"一次性使用"小瓶来治疗多名患者。至少有 4 项随机对照试验（RCT）证实，溶解后的肉毒毒素的临床效用至少在几周以内不会降低。在一项多中心 RCT 中，4 瓶 Ona A 型肉毒毒素分别在溶解后储存 1~6 周，然后再用于治疗眉间皱纹。盲评者并不能发现各组临床疗效的差异。另一项 RCT 采用自身对照设计，额头的一侧注射刚刚溶解的毒素，另一侧注射 2 周前溶解并经过 4 ℃冷藏或 -20 ℃冷冻后的毒素。同样，两种治疗措施的临床疗效并无明显差异。一项三盲、自身对照设计的关于 Ona A 型肉毒毒素的 RCT 发现，使用刚刚溶解的 A 型肉毒毒素或者 1 周前制备并在 4 ℃的冰箱中冷藏后的肉毒毒素用于减少动态鱼尾纹的疗效无明显差异。一项关于 Abo A 型肉毒毒素的 RCT 同样发现，根据盲评者对于临床反应的评估，溶解后 8 小时、8 天、15 天的肉毒毒素样本的临床效用无明显差异。溶解后和使用前经过长期冷冻保存的肉毒毒素，其效用似乎也不会降低。在一项对 80 名患者进行的非随机性、非盲、自身对照设计的前瞻性研究中，一组 Ona A 型肉毒毒素在溶解后 4 小时内使用，另一组在溶解后立即冷冻（-15 ℃）长达 6 个月，然后在室温下解冻以供使用。结果显示，冷冻后的肉毒毒素和新鲜肉毒毒素注射后的疗效和不良反应无明显差异。

储存溶液的安全性及无菌性

溶解后的瓶装肉毒毒素在使用前可能会储存几天或几周，并且一瓶肉毒毒素可能用于多名患者，关于其安全性的相关证据表明这些情况不会导致微生物污染。在一项对 127 个溶解瓶的研究中，由多个不同的医务人员在平均 7 周的时间内多次提取溶解毒素，随后用硫乙醇酸钠肉汤对小瓶的无菌性进行评估，结果表明没有污染。一项源自眼科文献报道的后续研究表明，按规程溶解，并在室温下保存 4 小时，然后在冰箱（3~5 ℃）中保存 5~7 天，瓶装肉毒毒素样本内同样没有发现微生物生长。美国皮肤外科学会的一项调查发现，322 名调查对象注射毒素后没有发生局部感染，其中的大多数人都是将溶解的毒素保存 1~4 周后再注射。超过说明书建议的储存时间（大于 4 小时）和单瓶毒素给多名患者使用是否安全取决于是否采用标准且安全的注射方法，通过使用笔者所推荐的含有防腐剂（苯甲醇）抑菌生理盐水（而不是使用制造商推荐的无防腐剂的无菌生理盐水），可以进一步提高安全性。

溶液剧烈混合的影响

除了溶解和使用之间的时间间隔，以及单瓶肉毒毒素用于多名患者注射以外，对与溶解方法有关的其他因素进行有效性调查后发现，这些因素与有效性之间并无关联。例如，溶解肉毒毒素时的外力对临床效果的影响微乎其微。Kazim 和 Black 在一项双盲、自身随机对照研究中，对比了按说明书规定在溶解过程中温和混合稀释剂的肉毒毒素与采用剧烈振荡 1.5 分钟后溶解的肉毒毒素。在对额纹进行注射治疗后发现两种混合方式的肉毒毒素临床反应没有区别，治疗后的眉毛位置变化相同。一项类似的自身对照研究对比了采用不同溶解方式时 Ona A 型肉毒毒素治疗鱼尾纹及眉间皱纹的临床效果，分别采用温和的、尽量避免产生泡沫的方式及剧烈的、尽可能产生多的泡沫的方式进行溶解，结果发现，无论产生泡沫与否，肉毒毒素的临床效果相似。

稀释剂类型对注射疼痛的影响

改进肉毒毒素的溶剂可减轻注射时的疼痛及不适感，这已得到明确证实。具体来说，在前瞻性研究中，使用含有苯甲醇（一种可防腐的轻度麻醉剂）的生理盐水作为稀释液，这种稀释液可以将所有受试者的主观疼痛降低 1/3~1/2。一项使用 Ona A 型肉毒毒素及 Abo A 型肉毒毒素治疗眉间皱纹、额纹、鱼尾纹的双盲 RCT 证实了这种差别。此外，进一步的 RCT 表明，对颈部和腋窝进行注射也会产生同样的效果。鉴于含防腐剂的生理盐水可以改善临床耐受性，一个专家小组达成共识，认为可使用此种生理盐水进行溶解毒素。一篇眼科文献报道中的 RCT 数据展现了相似的注射疼痛减轻效果，如治疗原发性眼睑痉挛时。鉴于此证据，经调查，美国近 78% 的皮肤科医生现在使用含苯甲醇的抑菌生理盐水作为稀释剂。至少一项自身对照、双盲 RCT 已扩展到使用 2% 利多卡因溶解后的 Ona A 型肉毒毒素进行治疗，据报道这种方式可以减轻治疗腋窝多汗症时患者的注射疼痛感。这种减轻疼痛的方法更适用于 B 型肉毒毒素的治疗。并列研究表明，当使用普通生理盐水溶解毒素时，注射 B 型肉毒毒素的疼痛感比注射 Ona A 型肉毒毒素或 Abo A 型肉毒毒素的疼痛感更明显，但这项研究是为了对比使用普通生理盐水及 2% 利多卡因溶解毒素的效果。由于大多数调查中的皮肤科医生现在使用的是含防腐剂的生理盐水，因此对比含防腐剂（苯甲醇）的生理盐水与 2% 利多卡因的试验会更有临床意义。

稀释

在美容用途中，商用肉毒毒素的稀释体积为每瓶 1~10 ml。对于 Ona A 型肉毒毒素来说，这意味着稀释度为 10~100 U/ml。通常每小瓶采用 1~3 ml 液体溶解。支持浓缩液的论点包括：①由于自注射点扩散或迁移范围更小，因此剂量输送的精确度更高；②用高浓度形式注射等量药物可能提高疗效；③注射疼痛等不良反应较少，红斑、水肿、可见皮丘、瘀斑、眉下垂等不良反应可能与注射体积过大有关；④使用注射器较少，操作更简便。支持较稀溶液的论点包括：①更加准确地向每个注射点提供精确的剂量，因为每微升代表更小的单位数量，不经意的额外滴液不会显著改变剂量；②减少注射器"接口"或注射器溶解或装载过程中的剂量单位损失（浓缩液的支持者认为使用没有死腔的胰岛素注射器可减少损失）；③通过使每单位的肉毒毒素迁移得更远来提高单位效用，且产生更好的整体效果；④使用稀释溶液产生的范围更大的作用圈可对动态皱纹产生平整、连续的（而不是点灶状的）治疗效果。技术上的差异基于使用偏好，而非循证医学证据。由于很多难以限定的因素，如注射压力、注射角度、入针深度、针型、患者皮肤类型或种族因素都可能影响注射效果，因此，每个人的观点都可能有可取之处。某些稀释方法对于一些从业人员来说确实是最好的，但不一定是本质上最优的。此外，通过采用恒定的技术，从业者可以更好地预测治疗结果。当进行旨在实现细微变化的选择性的美容治疗时，恒定的技术也是需要考量的重要因素。

扩散和迁移

研究毒素从注射点的扩散和迁移有两种不同的方法。这两种方法都不依赖于标记游离分子或直接观察到运动，相反，两种方法均为间接的方式。第一种方法是对上面部进行动态皱纹减少的临床评估，明确动态皱纹减少与毒素扩散的对应关系；第二种方法是对注射点周围经诱导产生的少汗作用圈的临床评估。

通过面部皱纹减少范围测量作用圈

在一项使用 Ona A 型肉毒毒素治疗额纹的自身随机对照试验中，一侧前额使用 5 U/0.25 ml（每小瓶稀释体积为 5 ml）含防腐剂的生理盐水注射，另一侧使用 5 U/0.05 ml（每小瓶稀释体积为 1 ml）含防腐剂的生理盐水注射。10 名受试者接受注射 14 天后，受试者接受大容量注射的动态作用圈面积较另一侧平均增大了 50%，皱纹减少面积呈椭圆形，宽度大于高度。随后，一项由 Ona A 型肉毒毒素制造商赞助的相似研究将 80 名受试者随机分为 4 组（每瓶稀释体积分别为 1 ml、3 ml、5 ml、10 ml），并研究了不同稀释体积对眉间皱纹的治疗效果，结果并没有发现明显差异。值得注意的是，后一项研究没有研究同一位受试者采用不同稀释体积的治疗效果，并且关注的是眉间皱纹而不是额纹，因此不同的研究结果并不一定是相互矛盾的。另一项纳入 20 名受试者的自身随机对照试验（也是由制造商赞助的）关注的不是前额或眉间皱纹，而是鱼尾纹。半数受试者在左侧眼角单次注射 5 U 稀释液（每小瓶稀释体积为 5 ml），并在右眼角注射 5 U 浓缩液（每小瓶稀释体积为 1 ml）；另一半受试者随机接受相反的注射方式。结果显示，两组受试者的动态作用圈在视觉上没有显著差异。

用少汗范围衡量作用圈

一些研究者认为，用少汗作用圈可以更好地衡量扩散范围。这种方法需要在毒素生效后再进行淀粉碘试验。在比较不同的肉毒毒素制剂时，最大的难题在于选择合适的换算比例确保单位剂量的可比性。目前仍没有完美的解决方案，所以总是存在这样的风险：研究者们没有比较不同毒素制剂的固有的扩散特性，而是盲目地将这种扩散特性的不同与总剂量的差异互相混淆。为了比较 Ona A 型肉毒毒素与 Abo A 型肉毒毒素，常用的换算比例是 1：2.5 或 1：3。在一例额头多汗症患者的 RCT 中，受试者在额头一侧注射两点，每点 3 U 的 Ona A 型肉毒毒素；向对侧注射两点，每点分别为 7.5 U、9 U 或 12 U 的 Abo A 型肉毒毒素。这与 Ona A 型肉毒毒素和 Abo A 型肉毒毒素的换算比例为 1：2.5、1：3 和 1：4 相对应。所有注射体积均相同（0.6 ml/ 次）。每侧皮内注

射一点，肌内注射一点。在所有稀释体积中，由 Abo A 型肉毒毒素产生的无汗圈范围大于由 Ona A 型肉毒毒素产生的无汗圈范围（图8.1）。值得注意的是，盲评者对额纹的临床评估显示，Abo A 型肉毒毒素对额纹的减轻效果并没有明显优于 Ona A 型肉毒毒素。Kerscher 等观察了 Abo A 型肉毒毒素、Ona A 型肉毒毒素及 Inco A 型肉毒毒素的扩散范围。与 Inco A 型肉毒毒素（5 U）相比，Ona A 型肉毒毒素的扩散范围并没有差异。然而，研究再次显示，与其他两种 A 型肉毒毒素相比，Abo A 型肉毒毒素（12.5 U）在注射第 6 周时产生了统计学意义上的更大的无汗圈范围。试验中的注射体积相同，Ona A 型肉毒毒素与 Abo A 型

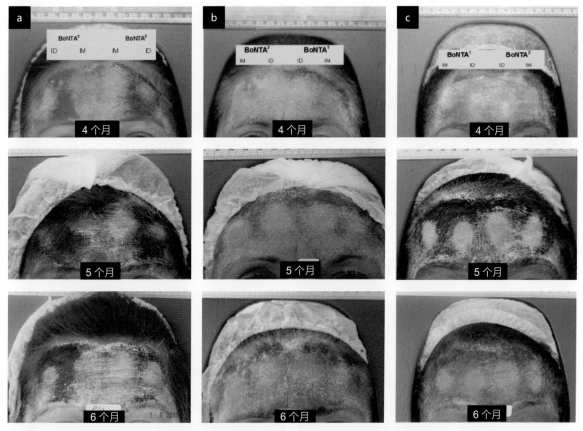

图 8.1　BoNT-A 治疗后的无汗图显示内侧注射部位比外侧注射部位有更大的无汗面积，而 BoNT-A2 的扩散面积比 BoNT-A1 的扩散面积更大。剂量比在患者 a 和 b 中为 1：2.5，在患者 c 中为 1：3。IM，肌内注射；ID，皮内注射

肉毒毒素、Inco A 型肉毒毒素与 Abo A 型肉毒毒素的比例均为 1∶2.5。Hexsel 等的一项相似的研究（由 Ona A 型肉毒毒素制造商赞助）在患者额头两侧分别注射 2 U Ona A 型肉毒毒素或 5 U Abo A 型肉毒毒素（比例为 1∶2.5），每个单位体积为 0.02 ml（每瓶 Ona A 型肉毒毒素稀释体积为 1 ml），结果显示无汗圈的平均面积没有显著差异（图 8.2 和图 8.3）。

A 型肉毒毒素制剂与 B 型肉毒毒素制剂的比较

A 型肉毒毒素制剂也与 B 型肉毒毒素制剂进行了对比。一项研究比较了一侧额部注射 5 U 的 Ona A 型肉毒毒素患者和对侧额部注射 500 U 的 Rima B 型肉毒毒素患者的临床效果，按照皱纹减少面积来评估，后者的扩散或迁移范围更大。一项类似的通过淀粉碘试验测定无汗圈区域来评估动态作用圈的研究发现，在剂量换算比例为 75∶1 的情况下，注射 3 周后 Rima B 型肉毒毒素比 Ona A 型肉毒毒素的作用圈明显更大。然而，随着时间的推移，Ona A 型肉毒毒素作用圈的收缩速度变得更慢，注射 24 周后，Ona A 型肉毒毒素作用圈的平均面积更大。至少有一项研究并列比较了 Ona A 型肉毒毒素、Abo A 型肉毒毒素和 Rima B 型肉毒毒素的无汗圈范围。当这 3 种制剂以 100 U/ml 的剂量溶解时，无汗圈范围

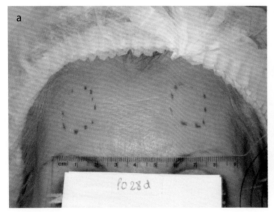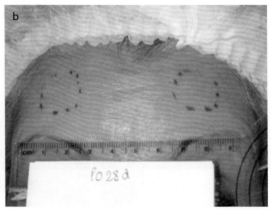

图 8.2 同一位患者在休息时前额区域处于最大自愿皱眉状态。第 28 天用记号笔标定注射点周围肌肉无力的边界区域，然后用标准尺子测量

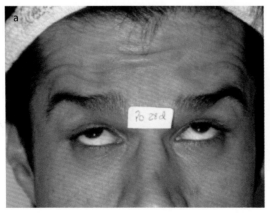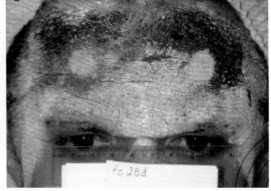

图 8.3 28 天后，额部注射点周围肌肉无力和无汗

几乎是相同的。这与其他研究结果不一致，那些研究中采用了较大的剂量换算比例。总之，最低浓度（20 U/ml）的 Ona A 型肉毒毒素及 100 U/ml 的其他两种制剂，产生了最大范围的每单位平均无汗圈。有趣的是，一些关于肉毒毒素临床应用的研究表明，对于一些适应证来说，较小的剂量换算比例可能更加适用。例如，针对手掌多汗症患者，100 U/ml 的 Ona A 型肉毒毒素与 100~150 U/ml 的 Abo A 型肉毒毒素的效用相等。

添加剂对于迁移和作用圈的影响

对标准肉毒毒素制剂进行一些药理学改进也可能改变它们的扩散和迁移。例如，添加少量肾上腺素（浓度为 1∶100000）可增强肉毒毒素对局部的作用，并限制动态作用圈的半径。Hantash 和 Gladstone 进行了一项关于在肉毒毒素中加入肾上腺素用于治疗眼周松弛的研究：在 14 名患者中，单次注射肉毒毒素加入肾上腺素与单用肉毒毒素治疗鱼尾纹相比较。结果表明，加入肾上腺素可加快肉毒毒素的起效时间，并提高短期疗效。之前的研究表明，肾上腺素很可能也加强了肉毒毒素的定位效果。

相反，加入少量的透明质酸酶可以减少对肉毒毒素剂量的需求，这可能是通过提高肉毒毒素迁移实现的。在腋下多汗症患者的自身对照试验中，50 U 的 Ona A 型肉毒毒素的治疗效果与 25 U 的 Ona A 型的肉毒毒素和小剂量透明质酸酶联合使用的效果相当。据此推测，透明质酸酶可能在真皮中制造了促进毒素迁移的通道。

结论

总之，很难概括不同肉毒毒素之间的可比

性。很大程度上来说，由于缺乏对扩散的分子的研究，以及由此产生的对不精确的主观的结果指标，如视觉上的皱纹松弛区域或无汗圈的依赖，这些因素很大程度上限制了我们阐明扩散和迁移等度量方法的能力。研究方法上存在微小却显著的差异，且许多研究都是由持有特定观点的制造商资助的，他们试图合理地推进这些观点，因此，当这些观点相互矛盾时，研究人员很难对研究结果进行比较。此外，产品中真实的内在差异即使存在也非常小，并可能因操作者们不同的药品准备过程和不同的使用方式而被掩盖。不同剂量及不同溶解体积的毒素可能对特定的适应证有效，还与患者的体质和医生的操作有关。笔者建议使用含有苯甲醇的抑菌生理盐水进行溶解，因为有证据表明这样做会提高毒素的耐受性，并可能提高其安全性，尤其是在用一次性使用的瓶装肉毒毒素治疗多名患者时。可以确定的是，市面上所有肉毒毒素制剂都是稳定的，不需要严格的溶解和储存手段来保持其效用。可能对于每位操作者来说，最重要的是需要有一个一致的、合理的药品准备和使用策略，因为这种一致性最有可能产生一致的、可预测的结果。

译者按：原书中有关于肉毒毒素溶液超过 4 小时储存应用的内容，以及 1 瓶肉毒毒素用于多名患者的报道。译者申明，上述内容仅代表原书作者的观点。肉毒毒素的应用应参照产品厂家的使用说明书规范使用，并且严格遵守医院感染控制管理的要求。译者不建议使用超期储存的肉毒毒素溶液，1 瓶肉毒毒素溶液也不宜应用于多名患者。

（李斯磊　彭瑶函　张之璐　译）

参考文献

[1] Cote TR, Mohan AK, Polder JA, *et al*. Botulinum toxin type A injections: adverse events reported to the US Food and Drug Administration in therapeutic and cosmetic cases. J Am Acad Dermatol 2005; 53:407–415.

[2] Beer K. Case reports: Potential foreign body emboli associated with botulinum toxin A injections. J Drugs Dermatol 2007;6:220–221.

[3] Siegel JD, Rhinehart E, Jackson M, Chiarello L, Health Care Infection Control Practices Advisory Committee. 2007 guideline for isolation precautions: preventing transmission of infectious agents in health care settings. Am J Infect Control 2007;35:S65–S164.

[4] Liu A, Carruthers A, Cohen JL, *et al*. Recommendations and current practices for the reconstitution and storage of botulinum toxin typeA. J AmAcad Dermatol 2012;67:373–378.

[5] Hexsel DM, de Lameida AT, RutowitschM, *et al*. Multicenter, double-blind study of the efficacy of injections with botulinum toxin type A reconstituted up to six consecutive weeks before application. Dermatol Surg 2003;29:523–529.

[6] Yang GC, Chiu RJ, Gillman GS. Questioning the need to use Botox within 4 hours of reconstitution. A study of fresh vs 2-week-old Botox. Arch Facial Plast Surg 2008;10:273–279.

[7] Lizarralde M, Gutierrez AH, Venegas A. Clinical efficacy of botulinum toxin type A reconstituted and refrigerated 1 week before its application in external canthus dynamic lines. Dermatol Surg 2007;33:1328–1333.

[8] Hexsel D, Rutowitsch MS, de Castro LCM, *et al*. Blind multicenter study of the efficacy and safety of injections of a commercial preparation of botulinum toxin type A reconstituted up to 15 days before injection. Dermatol Surg 2009;35:933–940.

[9] Parsa AA, Lye KD, Parsa FD. Reconstituted botulinum type A neurotoxin: clinical efficacy after long-term freezing before use. Aesth Plast Surg 2007;31:188–191.

[10] Alam M, Yoo SS,Wrone DA, *et al*. Sterility assessment of multiple use botulinum A exotoxin vials: a prospective simulation. J Am Acad Dermatol 2006;55:272–275.

[11] Menon J, Murray A. Microbial growth in vials of botulinum toxin following use in clinic. Eye 2007;21:995–997.

[12] Kazim NA, Black EH. Botox: shaken, not stirred. Ophthal Plast Reconstr Surg 2008;24:10–12.

[13] de Almeida ART, Kadunc BV, di Chiaccho N, Neto DR. Foam during reconstitution does not affect the potency of botulinum toxin type A. Dermatol Surg 2003;29:530–532.

[14] Alam M, Dover JS, Arndt KA. Pain associated with injection of botulinum A exotoxin reconstituted using saline with and without preservative: a double-blind, randomized controlled trial. Arch Dermatol 2002;38:510–514.

[15] Van Laborde S, Dover JS, Moore M, *et al*. Reduction in injection pain with botulinum toxin type B further diluted using saline with preservative: a double-blind, randomized control trial. J Am Acad Dermatol 2003;48:875–877.

[16] Sarifakioglu N, Sarifakioglu E. Evaluating effects of preservative-containing saline solution on pain perception during botulinum toxin type-A injections at different locations: a prospective, single-blinded, randomized control trial. Aesth Plast Surg 2005;29:113–115.

[17] Carruthers J, Fagien S, Matarasso SL, Botox Consensus Group. Consensus recommendations on the use of botulinum toxin type a in facial aesthetics. Plast Reconstr Surg. 2004;114:1S–22S.

[18] Kwiat DM, Bersani TA, Bersani A. Increased patient comfort utilizing botulinum toxin type A reconstituted with preserved saline versus nonpreserved saline. Ophthal Plast Reconstr Surg 2004;20:186–189.

[19] Vadoud-Seyedi J, Simonart T. Treatment of axillary hyperhidrosis with botulinum toxin type A reconstituted in lidocaine or in normal saline: a randomized, side-by-side, double-blind study. Br J Dermatol 2007;156:986–989.

[20] Kranz G, Sycha T, Voller B, Gleiss A, Schnider P, Auff E. Pain sensation during intradermal injections of three different botulinum toxin preparations in different doses and dilutions. Dermatol Surg 2006;32(7):886–890.

[21] De Sa Earp AP, Marmur ES. The five D's of botulinum toxin: doses, dilution, diffusion, duration, and dogma. J Cosmet Laser Ther 2008;10:93–102.

[22] Boyle MH, McGwin G Jr, Flanagan CE, *et al*. High versus low concentration botulinum toxin A for benign essential blepharospasm: does dilution make a difference? Ophthal Plast Reconstr Surg 2009;25:81–84.

[23] Pickett A, Dodd S, Rzany B. Confusion about diffusion and the art of misinterpreting data when comparing different botulinum toxins used in aesthetic applications. J Cosmet Laser Ther 2008;10:181–183.

[24] Hsu TSJ, Dover JS, Arndt KA. Effect of volume and concentration on the diffusion of botulinum exotoxin A. Arch Dermatol 2004;140:1351–1354.

[25] Carruthers A, Carruthers J, Cohen J. Dilution volume of botulinum toxin type A for the treatment of glabellar rhytides: does it matter? Dermatol Surg 2007;33:S97–S104.

[26] Carruthers A, Bogle M, Carruthers JDA, *et al*. A randomized, evaluator-blinded, two-center study of the safety and effect of volume on the diffusion and efficacy of botulinum toxin type A in the treatment of lateral orbital rhytides. Dermatol Surg 2007;33:567–571.

[27] de Almeida AT, de Boulle K. Diffusion characteristics of botulinum neurotoxin products and their clinical significance in cosmetic applications. J Cosmet Laser Ther 2007;9(Suppl 1):17–22.

[28] de Almeida ART, Marques E, de Almeida J, *et al*. Pilot study comparing the diffusion of two formulations of botulinum toxin type A in patients with forehead hyperhidrosis. Dermatol Surg 2007;33:S37–S43.

[29] Kerscher M, Roll S, Becker A, Wigger-AlbertiW. Comparison of the spread of three botulinum toxin type A preparations. Arch Dermatol Res 2012;304:155–161.

[30] Hexsel D, Dal'Forno T, Hexsel C, *et al*. A randomized pilot study comparing the action halos of two commercial preparations of botulinum toxin type A. Dermatol Surg 2008;34:52–59.

[31] Flynn TC, Clark RE II. Botulinum toxin type B (MYOBLOC) versus botulinum toxin type A (BOTOX) frontalis study: rate of onset and radius of diffusion. Dermatol Surg 2003;29:519–522.

[32] Kranz G, Paul A, Voller B, *et al*. Long-term efficacy and respective potencies of botulinum toxin A and B: a randomized, double-blind study. Br J Dermatol 2011;164:176–181.

[33] Rystedt A, Swartling C, Naver H. Anhidrotic effect of intradermal injections of botulinum toxin: a comparison of different products and concentrations. Acta Derm Venereol

2008;88:229–233.

[34] Rystedt A, Swartling C, Farnstrand C, Naver H. Equipotent concentrations of Botox and Dysport in the treatment of palmar hyperhidrosis. Acta Derm Venereol 2008;88:458–461.

[35] Redaelli A, Forte R. Botulinum toxin dilution: our technique. J Cosmet Laser Ther 2003;5:218–219.

[36] Hantash BM, Gladstone HB. A pilot study on the effect of epinephrine on botulinum toxin treatment for periorbital rhytides. Dermatol Surg. 2007;33:461–468.

[37] Goodman G. Diffusion and short-term efficacy of botulinum toxin A after the addition of hyaluronidase and its possible application for the treatment of axillary hyperhidrosis. Dermatol Surg 2003;29:533–538.

第 9 章

患者的选择

Ryan M. Greene, MD (PhD, FACS), John P. Arkins, BS, and Steven H. Dayan,MD (FACS)

自 A 型肉毒毒素（BoNT-A）经美国 FDA 批准至今，其已发展成为在美国最受欢迎的美容注射药品，2009 年它被用于近 480 万次的美容治疗中。BoNT-A 的迅速流行和成功始于 20 世纪 90 年代，Jean 和 Alastair Carruthers 两位医生进行了富有远见的开拓性研究，证实了它在医学美容方面的作用。然而，BoNT-A 并不是一开始就受到现在这样的好评，其第一次美容试验中的 30 名患者入组花费了 3 年多的时间。

自 2002 年美国 FDA 批准 Ona A 型肉毒毒素（保妥适，Allergan 公司，加利福尼亚州尔湾市）用于动态眉间皱纹的治疗以来，美容医学领域已经发生了巨大的改变。BoNT-A 的剂量单位准确，效果稳定且可逆，可以通过临床对照试验进行衡量和研究，并通过明确的标准量化程序能够得到可测量的结果。目前，美容医学杂志及医生们期望更多的研究能给出更明确的标准和更客观的结果。可以说，BoNT-A 不仅影响了美容医学的研究开展、评价体系和成果转化，也使得各种经济条件的患者群体产生了更大的需求和更高的期望。

随着医学美容的治疗手段趋向微创，意味着患者的恢复时间更短、显效更快，这进一步满足了患者的需求。在 BoNT-A 应用于美容之前，患者只能选择外科手术，通常需要很长的一段恢复期才能得到真正意义上的美学提升。最佳的治疗方案通常都取决于主治医生的经验。

BoNT-A 的出现为医学美容带来了很大的变化。患者通过利用相对快速、不需恢复期的手段，就能获得理想的美学效果，并且没有侵入性美容手术伴有的明显的手术痕迹。实现恢复期最短而效果最佳的治疗成为美容医学及所有新设备和操作的目标。

随着微创治疗应用越来越广，比手术费用更容易负担的 BoNT-A 注射使接受美容治疗的患者群体的经济阶层也有所变化。过去，由于手术费用昂贵，医学美容手术只应用于少数富有的群体，其显著的治疗效果也彰显了能够负担得起此类费用的一代贵族的阶级地位。然而，随着价格较低的 BoNT-A 出现，医学美容不再局限于某一个社会经济阶层，逐渐服务于大众。医学美容治疗操作模式从此转变，着眼于服务低消费患者的填充剂和其他设备相继问世。

随着人们对肉毒毒素的了解和使用的增

加，医生及患者对效果的要求也逐渐提高。肉毒毒素的治疗范围逐渐由治疗个人动态皱纹演变为面部的塑形雕刻。

BoNT-A 研讨会第二次会议提出的推荐治疗剂量远低于第一次会议所推荐的治疗剂量，这表明人们从最初热衷于消除所有上面部动态皱纹，转向了新的重点，即有策略地使用 BoNT-A 进行面部塑形，细致、有效且个性化地改善个人形象。

随着新型 BoNT-A 进入市场，患者的困惑也在增加。2009 年，第二种 BoNT-A——Abo A 型肉毒毒素（吉适，Galderma 公司，瑞士洛桑），被美国 FDA 批准用于眉间皱纹的美容治疗。Ona A 型肉毒毒素（保妥适）和 Abo A 型肉毒毒素（吉适）都是肉毒毒素纯化蛋白的次级产物，它们的分子组成略有不同，Abo A 型肉毒毒素含有更少的复合蛋白（这些蛋白围绕在含有 150 kDa 蛋白的神经毒素周围），并具有较低的分子量。两种产品之间的临床差异在市场上并没有得到明确的阐释。但它们确实可能产生不同的疗效，在临床应用上可以根据患者的个体情况和期望效果有选择地使用。

2011 年 7 月 21 日，美国 FDA 批准了用于眉间皱纹美容治疗的第三种药物：Inco A 型肉毒毒素（希尔敏，Merz 公司，德国法兰克福）。Inco A 型肉毒毒素（希尔敏）被认为是无复合蛋白的 150 kDa 蛋白神经毒素的提纯形式。虽然 Inco A 型肉毒毒素（希尔敏）与 Ona A 型肉毒毒素（保妥适）和 Abo A 型肉毒毒素（吉适）产生的最终效果基本相同，但由于复合蛋白的缺失，理论上可降低产生中和抗体的风险，这也提高了产品的稳定性，允许其在室温下储存，无须冷藏。尽管 Inco A 型肉毒毒素（希尔敏）与 Ona A 型肉毒毒素（保妥适）两种产品之间可能存在细微差异，但在临床应用

时两者以 1∶1 的比例为换算标准。目前关于这 3 种产品的差别的研究正在持续进行中。

患者还必须了解与 BoNT-A 相关的潜在不良反应。2009 年，所有 BoNT-A 都有了黑框警告，要求寻求 BoNT-A 美容治疗的患者在每次就诊时都能够充分行使知情同意权，即使目前为止还从未发生过使用肉毒毒素进行医学美容治疗而死亡的报道。

挑选适合 BoNT-A 治疗的患者

为了提高 BoNT-A 注射后的患者满意度，仔细筛选患者至关重要。在初诊咨询时，医生需告知患者可能的结果，以及并发症和不良反应，并进行充分的讨论（图 9.1）。每次就诊时都要提供知情同意书，确保患者知晓黑框警告。由于 BoNT-A 注射属于医疗操作，对所有新患者进行全面的病史采集和体格检查是非常重要的。已建有病历的患者为了再次注射 BoNT-A 而就诊时，要回顾其病史并进行重点查体，以确保没有新的禁忌证出现。

查体时应在患者放松和做表情动作时全面评估其面部对称性，分别在患者完全放松面部肌肉及用力做表情动作时进行检查。

另外，治疗前确定患者面部表情是否存在不对称的情况非常重要，因为双侧眉毛高低不同很常见。预先确定患者是否存在上睑下垂和（或）眉下垂也是非常重要的，因为这些表现可能会在 BoNT-A 注射治疗后加重。不对称和可能发生的并发症均应在治疗前向患者说明，并与患者讨论。

咨询后应评估患者的期望值，以确保治疗后患者可获得预期的满意效果。在咨询期间，应该注意 BoNT-A 治疗的主要目标不是消除所有皱纹，而是减弱导致皱纹等面部老化特征形

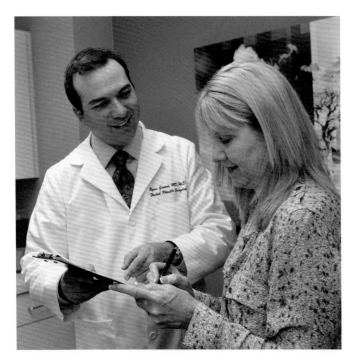

图 9.1　在签署知情同意书之前的初步咨询期间，医生应该告知患者可能的结果，并对潜在并发症和不良反应进行充分的讨论

成的肌肉的活动。有时，如果没有达到预期效果且不良的肌肉活动持续存在，可能需要在初次治疗后 1~2 周内进行补充治疗。

如果注射 BoNT-A 后发生不对称现象，可能需要二次补充注射。在 BoNT-A 注射治疗后，有时会出现轻微的不对称，患者应提前知晓这种可能性。如果患者的期望不切实际，期望注射后拥有绝对的对称性，那么这应被列为治疗的相对禁忌证。

禁忌证

用于美容的 BoNT-A 的使用记录证实了其安全性，尽管有黑框警告，但发生严重的不良事件仍然是罕见的。然而，确实还存在一些禁忌证，但大多数都是相对禁忌证。对配方中的成分出现过敏或超敏反应是绝对禁忌证。神经肌肉类疾病患者不推荐使用 BoNT-A，如重症肌无力、兰伯特 - 伊顿综合征或肌萎缩侧索硬化等，因为 BoNT-A 可能会加重肌肉麻痹并产

生不可预测的结果。

有多种药物作用于神经肌肉接头部位，如氨基糖苷类抗生素、环孢素、氯喹和青霉胺等。使用这些药物可能会影响 BoNT-A 的效果，因此应谨慎。

关于 BoNT-A 在妊娠期或哺乳期使用的不良反应的研究资料非常有限，因此不建议在此期间使用。目前没有发现其对人类有致畸作用。

对于在工作中频繁使用面部肌肉的患者，如演员，应告知他们注射后动态的面部表情将受限。同样，也应该告知歌手或演奏管乐器的患者，注射口周肌肉可能会影响他们的表演能力的发挥。

眉间皱纹

眉间部是经美国 FDA 批准的使用 BoNT-A 美容治疗的、研究最广泛的面部区域。此区域可在眉毛间形成深且垂直的皱纹。

2002 年 4 月 15 日，FDA 批准 Ona A 型肉毒毒素（保妥适）用于眉间区域皱纹的治疗。该区域的皱纹可能传达出愤怒或者有攻击性的错误信息，也是最早表现出衰老迹象的区域之一。

眉间皱纹主要是由成对的皱眉肌的活动造成的。另外，额肌、眼轮匝肌和降眉间肌也参与眉间皱纹的形成。在对该区域进行治疗后，大多数患者反馈说他们看起来更愉悦、放松和亲切（图 9.2）。此外，不知情的观察者认为在眉间区域接受 BoNT-A 注射治疗的患者，在约会或竞技时表现更加出色，看起来更具吸引力。

最好在患者皱眉或挤眉时评估眉间皱纹。患者做皱眉动作时，触摸皱眉肌以确定其位置、大小和强度，这有助于确定它们参与垂直皱纹的形成的作用大小。此外，获得显著疗效所需的毒素剂量取决于皱眉肌的大小和厚度。如果眉间皱纹没有随着皱纹周围皮肤的松弛、舒展而改善，那么单独应用 BoNT-A 来彻底改善眉间皱纹是不太可能实现的。对于这类病例，软组织填充与 BoNT-A 相结合的治疗方式是最佳的选择。评估患者上内侧眼轮匝肌也很重要，该肌肉也可能会参与眉间皱纹的形成。

最后，应检查并触诊降眉间肌。降眉间肌的收缩可以导致鼻根上方水平皱纹的形成。

评估考虑使用 BoNT-A 治疗眉间皱纹的患者的眉毛位置是非常必要的。理想的女性眉毛位于眶上缘上方，眉峰位于角膜外缘的垂直切线上，眉毛的尾部应位于内侧眉头上方 1~2 mm 的水平面上。理想的男性眉毛更平坦、位置更水平，在前额较低位置，约位于眶上缘水平。

除眉毛外，应该评估上睑对称性和上睑下垂程度，如果存在上述问题，应向患者说明眉毛和眼睑的位置及对称性将影响治疗效果。对于治疗前眉毛位置理想的患者，在瞳孔中线的眶缘上方 1 cm 处注射 3 U 肉毒毒素，以抑制眼轮匝肌对眉间皱纹的作用。

当患者向中间挤眉时，可以清楚地看到眼轮匝肌的作用。注射时要注意高于眉毛至少 1 cm，或在瞳孔中线外侧以避免 BoNT-A 蔓延到眼眶，导致眼睑下垂。

如果患者眉毛位置较低，那么在眉毛上方注射也会引起轻度眉毛下垂、眉形变平坦，从而影响美观。

为了防止出现不美观的低眉情况，在眉毛上方需使用保守剂量。重要的是，让患者了解完全消除眉间皱纹所需要的 BoNT-A 的剂量常常会引发低眉现象。

对于眉毛位置较低的男性和女性，治疗

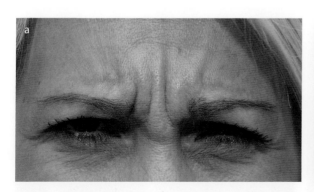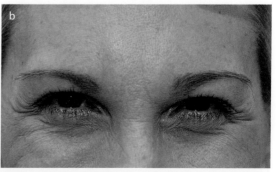

图 9.2　患者做皱眉动作时的眉间区域。a. BoNT-A 注射治疗之前；b. BoNT-A 注射治疗 1 周之后（资料来源：由 Ryan Greene 提供）

应该更加谨慎，并充分告知他们如果想要完全祛除眉间皱纹，则很可能会引发轻度眉毛下垂。

无论是使用 Ona A 型肉毒毒素（保妥适）、Abo A 型肉毒毒素（吉适），还是 Inco A 型肉毒毒素（希尔敏），体格检查的评价系统是相同的。

虽然以上 3 种产品之间详细的剂量比较及评估超出了本章的范畴，但笔者的经验是，Abo A 型肉毒毒素（吉适）能产生更分散或更平滑的效果，尤其是在进行前额治疗时。

一些研究者认为，Abo A 型肉毒毒素（吉适）扩散效果更好，但效果的差异可能更多地取决于产品的剂量和药代动力学。虽然在大多数患者中使用任一产品都可以实现类似的准确性和可预测性，但在笔者的治疗案例中，这些产品在特定适应证中的使用略有不同。对于前额外侧有明显额肌活动的患者，当 Abo A 型肉毒毒素（吉适）经前额内侧和眉间区域注射时，似乎能通过减少眉外侧上方的额肌活动，达到更平滑的注射效果，且不会导致眉下垂。虽然 Abo A 型肉毒毒素（吉适）经常需注射于眉外侧上方以防止形成古怪曲折的眉毛，但如果注射时不够审慎，可能会导致眉毛外侧下垂和皮肤松垂。

额头

横向额纹严重的患者是 BoNT-A 注射治疗的理想对象（图 9.3）。经过治疗后，患者的形象将更开朗、放松和友好。尚未产生较深额部皱纹的患者可以通过治疗获得更平滑的皮肤，并可预防皱纹的发生和发展。

治疗前应先评估患者额纹的深度和横向宽度，识别并标记最低处的皱纹，同时标注其与眶缘和眉毛的距离。

如同治疗眉间皱纹前的评估一样，应重点关注眉毛的位置及其对称性。

任何程度的眉毛不对称都应告知患者。一些患者可能不要求矫正眉毛的不对称，他们会认为这是一种独有的辨识特征。

颞部额肌引起的眉毛活动是治疗时应重点考虑的。如果未能识别出患者眉外侧的过度抬高，可能会因额肌外侧治疗不充分而导致治疗后眉外侧过高，并且呈现"阴险"的面容；用 Abo A 型肉毒毒素（吉适）治疗可能更适合这类患者。

相反地，一些患者更希望眉外侧抬高。在这些患者中，颞部额肌无须进行治疗，这样眉毛的提肌可以保持完整的功能，有助于眉毛的抬高。

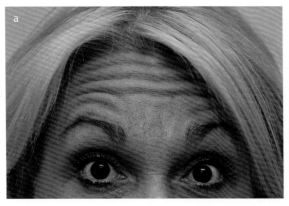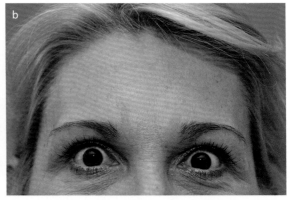

图 9.3 患者使用 BoNT-A 治疗前后的额肌活动度。a. 治疗前；b. 治疗后 1 周（资料来源：由 Ryan Greene 提供）

眉毛位置较低的女性和大多数男性在治疗额纹时应相对保守，以防止引发眉毛下垂；如果患者要求前额完全无肌肉活动，就必须告知他们可能有眉毛降低的风险。

眼角鱼尾纹

眼睛外侧的衰老迹象为出现鱼尾纹，这是外侧眼轮匝肌作用的结果。鱼尾纹对 BoNT-A 非常敏感。

大多数患者治疗后眼神更加柔和，看起来更加精神。2007 年 9 月 11 日美国 FDA 批准了 Ona A 型肉毒毒素（保妥适）用于治疗外眦皱纹。

患者查体时应先评估皱纹的内外侧范围。由于鱼尾纹的多样性，根据患者鱼尾纹的特点，量身定制治疗方案可以获得更好的效果。在注射前应与患者一起评估和讨论上述内容。此外，还应评估鱼尾纹与眶缘和颧弓的位置关系。

注射前应仔细检查该区域的浅表静脉结构，静脉在该区域通常很突出。可以通过牵拉试验来评估下睑弹性。治疗时应注射到真皮层或皮下，并避开可识别的血管。

一些患者，特别是肤色较深或晒黑者，很难识别他们的皮下血管。血管被刺破时，应立即按压止血，这样可以避免眶周区域的疏松蜂窝组织中的血肿扩大。

浅表注射时也应避免将 BoNT-A 注入眼眶隔膜深处，使 BoNT-A 通过眶隔迁移到眼肌并引发复视。注射应局限于颧弓上方和颧大肌起点外侧的区域，这将有助于避免无意中导致颧大肌瘫痪而引起明显的上唇下垂。

笔者一直比较偏爱使用 Ona A 型肉毒毒素（保妥适），因为它能提供更小范围、更精确的治疗效果。如果注射过高剂量的 Abo A 型肉毒毒素（吉适），如剂量超过 20 U，可能导致笑容僵硬，这并不是患者追求的效果。有趣的是，有关证据表明，Abo A 型肉毒毒素（吉适）在鱼尾纹区域起效更快且具有更好的疗效。

眼睑

最初不建议在下睑出于美容目的使用 BoNT-A，是为了避免药物经眶隔后迁移至眼肌，导致复视等问题。然而，如果将 BoNT-A 注射于睑板前，这种事件发生的概率就很低。

对于眼睛下方有细纹或下睑缘肌肉增厚的患者，Ona A 型肉毒毒素（保妥适）治疗后可呈现放松的外观。对亚洲患者进行的研究表明，他们对睑裂的扩大和外观的改善很满意。

治疗前需要评估下睑的睑缘下方有无明显皱纹或增生肥厚的肌肉嵴。如果皮肤薄而皱，则需告知患者治疗后无法改善眼睑皱纹，并且很可能会加重。

治疗前应行下睑牵拉试验和下睑回弹试验以评估下睑张力。另外，还应注意假性眶隔脂肪膨出的范围。

仔细、有效的治疗可以获得非常理想的效果，但是睑板前注射肉毒毒素的不良反应仍格外引人注意。为患者进行治疗前要慎重，下睑松弛的患者有发生下睑错位和干眼症的风险。

对眶隔后脂肪垫突出的患者进行治疗时应谨慎。下睑袋明显的患者接受睑板前肉毒毒素注射治疗后症状可能会加重，这是由睑板前起支持带作用的肌肉力量被削弱造成的。这种支持带作用的减弱可以让脂肪的假性肥大更加严重。

颞部的提升

眉毛外侧的提升可以在面部外观上显示出微小但较理想的效果；眉尾外下方注射 4~6 U 肉毒毒素，可以使 32%~47% 的患者眉毛下垂严重程度减轻至少 1 分。

大多数患者眉毛外侧可以抬高 2~3 mm，但可能会以眉间或前额皱纹的减少不完全为代价。颞侧眉毛活动过多的患者可能会出现过度矫正和眉毛外侧抬高过度，导致不理想的"阴险"面容。

在注射治疗之前，应评估眉毛的外侧部分与眉毛的内侧 1/3 部分之间的位置关系，还应评估额肌颞侧部分的活动度、眉毛外侧部分的位置和抬高的力度。

对于有过度矫正和治疗后存在出现"阴险"面容风险的患者，在眉毛外侧的上方进行少量的 BoNT-A 注射就能达到微小、自然、较理想的提升效果。这需要以经验和适当的评估来仔细筛选有适应证的患者。

口周区域

过度日晒、吸烟和遗传等因素可造成唇部出现很深的垂直皱纹。这使常涂口红的人感到困扰，因为口红可能会渗入细纹。在口周注射 Ona A 型肉毒毒素（保妥适），可以有效减轻上下唇的细纹和褶皱；当然，BoNT-A 对于噘嘴时会产生较深沟壑的皱纹的治疗效果最明显。

与许多注射填充剂治疗不同的是，BoNT-A 注射治疗不会导致结块或凹凸不平的外观。但不能接受口周肌力减弱的患者（如声乐家或管乐器演奏者），需要更加谨慎地考虑是否接受治疗。

治疗前应评估静态及动态时皱纹的范围和深度。在注射之前，嘱患者噘嘴，以便标记 4~5 个明显的褶皱。在治疗前应告知患者原本便存在的嘴唇不对称，因为治疗可能会使不对称现象加重。

在口周区域注射时应使用低剂量，以防止肌力明显减弱和加重不对称。否则，患者可能会出现咀嚼和发音困难，也可能会不自主地流涎。即使是治疗剂量，也可能导致日常活动中不明显的亚临床肌无力，在尝试吹口哨等动作时可能会受到明显的影响。

颏部

颏部覆盖颏肌的皮肤出现不规则纹理后被描述为橘皮样外观。通过在下内侧颏垫中注射小剂量肉毒毒素，可以改善这种外观。

颏部触诊检查应该在放松和收缩时进行，并评估其皮肤质地、紧致度和对称性。术前应告知患者所有存在的不对称等问题。在注射期间，应注意保持居中注射，并避免 BoNT-A 蔓延至降口角肌。因治疗疏忽而造成的肌肉瘫痪可导致唇部肌肉无力，而出现咬唇、发音困难和流涎等并发症。

口角

在口角处的较深和向下方旋转的皱纹可以造成愤怒或悲伤的外观，通过对产生向下拉力的降口角肌进行注射可以达到轻微上提口角的效果。

首先应评估患者唇和口角在静态和运动时的对称性。嘱患者做咬牙的动作，并在其下颌骨起点处触诊降口角肌。在肌肉收缩期间可通过视诊和触诊来评估其对口角的下拉作用。注意注射治疗的是降口角肌，而不是其内侧的提上唇肌，注射错误可能导致唇两侧不对称、发音困难、咬唇和流涎。

下颌 / 咬肌

肥厚的咬肌可导致出现方形的下颌线，这种外观更具男性特征。那些咬肌肥大的人常会受到夜间磨牙和一些口腔问题的困扰，详细的病史经常会提示这些症状和表现，这也是 BoNT-A 应用于咬肌的指征。

当患者咬牙时可以很容易地识别并触诊肥厚的咬肌，通常咬肌会有力地隆起并凸出于面部。用拇指和示指捏住肌肉，可以很容易地将 20~30 U BoNT-A 横向注射于肌腹。

在侧面注射时要小心，如果注射太靠近内侧，患者面部笑容表情的外侧部分可能会消失，面颊将呈现圆形或花栗鼠状。实际上，大多数接受 BoNT-A 注射治疗咬肌肥大的患者满意度都非常高。一般来说，注射后 4~6 周内的效果并不十分明显，但其疗效能够持续 6 个月之久。可能需要在注射肉毒毒素 2 周之后进行额外的 10~20 U 的补充治疗以达到充分的矫正效果。

该治疗不会影响咀嚼功能，因为有 4 组肌群控制咀嚼功能，咬肌肌力的减弱不会在咀嚼过程中产生显著或临床上可识别的影响。

颈部

对于突出的条索，如深部颈阔肌导致的垂直方向、条索状的颈带，可用 BoNT-A 进行治疗，使其弱化。对于手术矫正后仍存在顽固性颈带的患者，使用 Ona A 型肉毒毒素（保妥适）治疗是比较理想的选择。

治疗前可以通过视诊和触诊静态和运动时的颈部进行全面评估。咬牙动作将颈部条索变得更加突出。如果患者曾经进行过除皱术或颏下成形术，则可能会在其颈部正中存在垂直条索。根据患者颈部条索的突出程度，不同患者之间的注射剂量可存在显著差异。但是，通常建议每个条索使用 10~20 U 肉毒毒素。注射的主要风险是吞咽困难和气管损伤，但如果注射的操作方式正确，则发生率极低。

总结

不用患者对 BoNT-A 治疗效果的期望有很大差异，需根据患者的需求和意愿进行处理。必须明白每位患者都是不同的，治疗的结果也可能不同。面部的深层解剖结构也会对预期效果的产生造成妨碍。患者的自身特征决定了不能以相同方式治疗每位患者。对术前分析、BoNT-A 剂量、患者期望，以及潜在不良反应和相关预防措施的充分了解，能使医生恰当地选择患者以优化治疗效果，并最终确保患者的满意度。

（吕　洋　张之璐　王佳怡 译）

参考文献

[1] American Society of Plastic Surgerons. 2010 Report of the 2009 Statistics: National Clearinghouse of Plastic Surgrey Statistics. 2010 [cited 2010 November 5]; Available from: https://www.plasticsurgery.org/news/plastic-surgery-statistics?sub=2009+Plastic+Surgery+Statistics.

[2] Carruthers J, Carruthers A. The evolution of botulinum neurotoxin type A for cosmetic applications. J Cosmet Laser Ther 2007 Sep;9(3):186–192.

[3] Carruthers JD, Glogau RG, Blitzer A. Advances in facial rejuvenation: botulinum toxin type A, hyaluronic acid dermal fillers, and combination therapies – consensus recommendations. Plast Reconstr Surg. 2008 May;121(5 Suppl):5S–30S; quiz 1S–6S.

[4] Carruthers J, Fagien S, Matarasso SL. Consensus recommendations on the use of botulinum toxin type a in facial aesthetics. Plast Reconstr Surg. 2004 Nov;114(6

Suppl):1S–22S.

[5] Kane MA, Gold MH, ColemanWP 3rd, J *et al.* A randomized, double-blind trial to investigate the equivalence of incobotulinumtoxinA and onabotulinumtoxinA for glabellar frown lines. Dermatol Surg 2015 Nov;41(11):1310–1319.

[6] Carruthers J, Carruthers A. Botulinum toxin in facial rejuvenation: an update. Dermatol Clin 2009 Oct;27(4):417–425, v.

[7] Kuehn BM. FDA requires black box warnings on labeling for botulinum toxin products. JAMA 2009 Jun 10;301(22):2316.

[8] Cote TR, Mohan AK, Polder JA, *et al.* Botulinum toxin type A injections: adverse events reported to the US Food and Drug Administration in therapeutic and cosmetic cases. J Am Acad Dermatol 2005 Sep;53(3):407–415.

[9] Matarasso SL, Matarasso A. Treatment guidelines for botulinum toxin type A for the periocular region and a report on partial upper lip ptosis following injections to the lateral canthal rhytids. Plast Reconstr Surg 2001 Jul;108(1):208–214; discussion 15–17.

[10] Blitzer A, BinderWJ. Current practices in the use of botulinum toxin A in the management of facial lines and wrinkles. Facial Plast Surg Clin North Am 2001 Aug;9(3):395–404.

[11] Wang YC, Burr DH, Korthals GJ, Sugiyama H. Acute toxicity of aminoglycoside antibiotics as an aid in detecting botulism. Appl Environ Microbiol. 1984 Nov;48(5):951–955.

[12] *Physicians Desk Reference.* 62nd ed. Montvale (NJ): Thompson Medical Economics; 2008.

[13] *Mosby's Drug Consult.* 13th ed. St. Louis (MO): Mosby; 2003.

[14] Dayan SH, Lieberman ED, Thakkar NN, *et al.* Botulinum toxin a can positively impact first impression. Dermatol Surg 2008 Jun;34(Suppl 1):S40–S47.

[15] Kane MA, Brandt F, Rohrich RJ, *et al.* Evaluation of variable-dose treatment with a newU.S. BotulinumToxin TypeA (Dysport) for correction of moderate to severe glabellar lines: results from a phase III, randomized, double-blind, placebo-controlled study. Plast Reconstr Surg 2009 Nov;124(5):1619–1629.

[16] Wieder JM, Moy RL. Understanding botulinum toxin. Surgical anatomy of the frown, forehead, and periocular region. Dermatol Surg 1998 Nov;24(11):1172–1174.

[17] Nussgens Z, Roggenkamper P. Comparison of two botulinum-toxin preparations in the treatment of essential blepharospasm. Graefes Arch Clin Exp Ophthalmol 1997 Apr;235(4):197–199.

[18] Marchetti A, Magar R, Findley L, *et al.* Retrospective evaluation of the dose of Dysport and BOTOX in the management of cervical dystonia and blepharospasm: the REAL DOSE study. Mov Disord 2005 Aug;20(8):937–944.

[19] Rosales RL, Bigalke H, Dressler D. Pharmacology of botulinum toxin: differences between type A preparations. Eur J Neurol 2006 Feb;13(Suppl 1):2–10.

[20] Bihari K. Safety, effectiveness, and duration of effect of BOTOX after switching from Dysport for blepharospasm, cervical dystonia, and hemifacial spasm dystonia, and hemifacial spasm. Curr Med Res Opin 2005 Mar;21(3):433–438.

[21] Kranz G, Haubenberger D, Voller B, *et al.* Respective potencies of Botox and Dysport in a human skin model: a randomized, double-blind study. Mov Disord 2009 Jan 30;24(2):231–236.

[22] Spencer JM, Gordon M, Goldberg DJ. Botulinum B treatment of the glabellar and frontalis regions: a dose response analysis. J Cosmet Laser Ther 2002 Mar;4(1):19–23.

[23] KaneMA, Cox SE, JonesD, *et al.* Heterogeneity of crow's feet line patterns in clinical trial subjects. Dermatol Surg 2015 Apr;41(4):447–456.

[24] Kenneth Y, Sumit B, Maas C, editors. Comparison of Onset of Action of Botox Cosmetic and Dysport in the Treatment of Crow's feet. AAFPRS Fall Meeting 2010; September 23–26, 2010; Boston, MA.

[25] Kenneth Y, Sumit B, Maas C, editors. Comparison of Efficacy of Action of Botox Cosmetic and Dysport in the Treatment of Crow's Feet. AAFPRS Fall Meeting 2010; September 23–26, 2010; Boston, MA.

[26] Klein AW. Cosmetic therapy with botulinum toxin, Anecdotal memoirs. Dermatol Surg 1996 Sep;22(9):757–759.

[27] Cohen JL, Dayan SH. Botulinum toxin type A in the treatment of dermatochalasis: an open-label, randomized, dose-comparison study. J Drugs Dermatol 2006 Jul–Aug;5(7):596–601.

[28] Flynn TC, Carruthers JA. Botulinum-A toxin treatment of the lower eyelid improves infraorbital rhytides and widens the eye. Dermatol Surg 2001 Aug;27(8):703–708.

[29] Dayan SH, Maas CS. Botulinum toxins for facial wrinkles: beyond glabellar lines. Facial Plast Surg Clin North Am 2007 Feb;15(1):41–49, vi.

[30] Papel ID, Capone RB. Botulinum toxin A for mentalis muscle dysfunction. Arch Facial Plast Surg 2001 Oct–Dec;3(4):268–269.

[31] Carruthers J, Carruthers A. BOTOX use in the mid and lower face and neck. Semin Cutan Med Surg 2001 Jun;20(2):85–92.

第 10 章

眉间皱纹的治疗

Neal D. Varughese, MD (MBA), David J. Goldberg, MD (JD)

概述

根据美国美容整形外科学会（American Society for Aesthetic Plastic Surgery, ASAPS）提供的数据，2015 年美国全国的整形美容手术治疗和非手术治疗总数高达 1300 万人次。近 5 年，手术治疗总数增长了 17%，而非手术治疗总数增长了 44%。在微创治疗逐渐成为首选的大趋势下，肉毒毒素的治疗也更加受欢迎，2015 年美国全国肉毒毒素注射治疗达到了约 680 万人次（表 10.1）。

1992 年，Carruthers 等介绍了肉毒毒素在治疗眉间皱纹方面的应用。在此之后，美国 FDA 陆续批准了 3 种治疗眉间皱纹的药物制剂：美国 Allergan 公司生产的保妥适、英国 Ipsen 公司生产的吉适和德国 Merz 公司生产的希尔敏。

概述

在进行肉毒毒素注射之前，了解该产品的种类、操作过程及潜在的毒副作用是十分必要的。下面将逐一进行介绍。

肉毒毒素

目前已知的肉毒毒素分为 8 个亚型（A、B、C1、D、E、F、G 和 H），它们由不同的影响神经正常功能的梭菌属细菌产生。目前仅仅有 A、B 两种亚型用于临床治疗。在美容治疗中，BoNT-A（A 型肉毒毒素）最常用，它将会在本章中作为肉毒毒素常见且经典的一种亚型被介绍。

BoNT-A 是一种天然高分子蛋白聚合物，含有神经毒素和稳定的络合蛋白。目前 FDA 批准的 3 种 BoNT-A 成品均由同一种野生型肉毒梭菌产生，但在纯化工艺上有所差别。Inco A 型肉毒毒素（希尔敏）生产过程中的一系列加工提纯工艺使其含有超高活性的神经毒素，而不含有 Ona A 型肉毒毒素（保妥适）和 Abo A 型肉毒毒素（吉适）中保留的络合蛋白。

不同种类肉毒毒素的个体效价差别巨大，因此，在参阅文献中有关毒素剂量的资料时需明确是哪种商品制剂的剂量，这一点具有绝对的必要性。肉毒毒素的不同单位来自各生产商专有的计量过程。肉毒毒素剂量是以其生物学效能为基础，计算大鼠腹腔内注射后的半数致死剂量（LD_{50}）后制定的。Ona A 型肉毒毒素

表 **10.1** 2015 年美国美容手术和非手术种类排位

类别	数量（人次）	类别	数量（人次）
手术类		非手术类	
隆胸	279143	肉毒毒素类	6757198
吸脂	222051	透明质酸类	1951692
眼睑手术	203934	化学剥脱类	1310252
腹部整形	127967	激光脱毛	1116708
面部提升	125711	微晶磨皮	800340

（保妥适）和 Abo A 型肉毒毒素（吉适）的计量单位不可互换。

临床上，1 U Ona A 型肉毒毒素（保妥适）和 Inco A 型肉毒毒素（希尔敏）大约等价于 2.5~3 U Abo A 型肉毒毒素（吉适）。

作用机制

肉毒毒素通过与胆碱能神经突触前膜不可逆结合，减少乙酰胆碱的释放，从而产生神经肌肉阻断效果。肉毒毒素也可以阻断部分自主神经系统乙酰胆碱的释放，因此可能会引起如口干和出汗减少等不良反应。

由肉毒毒素导致麻痹的肌肉可以通过邻近的轴突再生和形成新的神经肌肉接头获得神经再支配，从而恢复神经正常功能。

系统效应与免疫原性

在肌电图上，非目标区域内未经治疗的肌肉几乎没有改变，提示低剂量的肉毒毒素进入循环系统不会引起临床上的相关症状。

抗原性：在接受非美学目的治疗的过程中，5%~10% 反复注射肉毒毒素的患者出现了肉毒毒素临床抵抗现象。这种现象的发生率可能与所用的肉毒毒素亚型有关，B 型肉毒毒素抵抗的发生率明显高于 A 型。肉毒毒素中含有外来蛋白。理论上，人体会对肉毒毒素本身及其络合蛋白产生抗体，然而这种中和抗体的产生和临床抵抗现象之间存在关系的假设尚未

得到证实。体内有循环抗体但自身对肉毒毒素仍敏感的患者和对肉毒毒素抵抗但体内没有中和抗体的患者的案例均报道过。临床上，频繁注射和大剂量注射肉毒毒素的患者产生抗体的可能性更大。在医学美容治疗中使用的肉毒毒素剂量远低于在普通的治疗中的剂量。因此，医学美容治疗中使用肉毒毒素产生中和抗体的风险较低。临床上接受肉毒毒素治疗的患者产生中和抗体的发生率很低，且很少因此丧失药效。正如前文提到的，区别于其他常规的肉毒毒素制剂，Inco A 型肉毒毒素（希尔敏）因不含有络合蛋白，被认为免疫刺激活性更低而获得了临床裨益。

治疗用途

医学治疗

如今，肉毒毒素的应用范围越来越广，如治疗颈部肌张力障碍、眼睑痉挛、斜视、严重的原发性腋下多汗症、上肢痉挛、贲门失弛缓症和偏头痛等疾病。其他一些尚未被 FDA 批准的 A 型肉毒毒素的应用还包括治疗膀胱过度活动症引起的尿失禁、肛裂、阴道痉挛，与中枢神经系统损伤或疾病有关的痉挛性疾病，包括创伤，脑卒中，多发性硬化症，帕金森病或脑瘫，四肢、面部、下颌、声带的局灶性肌张力障碍，颞下颌关节紊乱，糖尿病相关的神经病变，过度流涎，声带功能障碍如痉挛性发音障碍和震颤，以及良性前列腺增生。

美容治疗

Ona A 型肉毒毒素（保妥适），Abo A 型肉毒毒素（吉适）和 Inco A 型肉毒毒素（希尔敏）已经被批准用于暂时改善 65 岁以下成年患者由降眉间肌和皱眉肌活动引起的中度至重度眉间皱纹。

禁忌证

肉毒毒素禁用于神经肌肉传导障碍、重症

肌无力或兰伯特－伊顿综合征患者，因为应用肉毒毒素可能会使这些患者出现严重吞咽困难和呼吸功能损害的风险增加。吞咽困难的患者同样不适合应用肉毒毒素治疗。

肉毒毒素禁用于曾对任何种类肉毒毒素过敏的患者。

尽管目前尚未开展有关药物相互作用的研究，但应避免在使用肉毒毒素的同时使用氨基糖苷类、环孢素或其他干扰神经肌肉传导的药物（如胆碱酯酶抑制药和钙通道阻滞剂），因为这些药物可能会增强毒素的作用。

肉毒毒素注射禁用于存在活动性皮肤感染的部位，以及滥用慢性药物或乙醇的患者、经临床诊断为焦虑或抑郁的患者和目前存在面部麻痹的患者。

相对禁忌证为凝血障碍和使用抗凝药物（如阿司匹林、布洛芬、氯吡格雷硫酸氢盐或华法林）期间，这些情况会使治疗后发生淤血的概率增加。

妊娠期和哺乳期（C 类）：尽管有报道妊娠早期给予肉毒毒素无害，但由于在该领域的临床经验有限，因此在妊娠期和哺乳期不建议使用肉毒毒素治疗。

试剂准备

各种产品的稀释体积应根据医生的偏好和患者的需求进行调整（表 10.2）。建议用不含防腐剂的 0.9% 氯化钠溶液稀释产品，并使用针头为 21G-40 mm 的注射器抽吸稀释剂。将稀释后的溶液注入小瓶时应该缓慢、轻柔，以避免复合物中形成泡沫，从而导致毒素变性。然而，有报道表明，在稀释肉毒毒素时摇动与否或起泡与否对功效没有影响。一些医生会添加肾上腺素以减少药物在组织中的扩散。稀释后的溶液应该清澈、无色、无颗粒物质。

高浓度（低稀释度）和低容量的注射可使肉毒毒素到达更精确的位置并减少肉毒毒素的扩散，当需要在组织中有一定程度的扩散时，低浓度（高稀释度）可能更有效。更高的稀释度会使毒素发生更广泛的扩散，导致更广泛的去神经支配，发生不良反应的风险可能会增加。此外，注射小容量有助于减轻注射部位的疼痛。

注射器和注射针

根据稀释后的药物体积，可以使用不同类型的注射器进行注射。最常用的注射器是 1 ml 胰岛素注射器，带有可拆卸的 30 G 针头。更换针头有助于减轻患者因针尖变钝而引起的不适。

表 10.2 Ona A 型肉毒毒素（保妥适）、Abo A 型肉毒毒素（吉适）和 Inco A 型肉毒毒素（希尔敏）的溶解

肉毒毒素 稀释后的体积	浓度 （U/ml）
吉适 300 U/ 瓶	
1.0 ml	15/0.05
1.5 ml	10/0.05
2.5 ml	10/0.08
3.0 ml	10/0.1
保妥适 100 U/ 瓶	
2.0 ml	5/0.1
2.5 ml	4/0.1
4.0 ml	2.5/0.1
保妥适 50 U / 瓶	
1.0 ml	5/0.1
2.0 ml	2.5/0.1
希尔敏 100 U / 瓶	
2.0 ml	5/0.1
2.5 ml	4/0.1
4.0 ml	2.5/0.1
希尔敏 50 U / 瓶	
1.0 ml	5/0.1
2.0 ml	2.5/0.1

储存

根据说明书的提示，所有肉毒毒素产品应避光储存，溶解后应该在 2~8 ℃的冰箱中储存不超过 4 小时或 8 小时。但是，这种建议仅出于无菌目的，并不是为了防止其失效。根据 Hexsel 等的研究，在肉毒毒素功效和效果持续时间方面没有观察到溶解后即刻使用，或分别在溶解后 2 周、4 周、6 周使用的差异。研究已经证实，肉毒毒素在用不含防腐剂的 0.9% 氯化钠溶液溶解的小瓶中可以长达 7 周不被污染。但是，由于该产品不含任何抗微生物剂，从微生物学的角度来看，溶解后肉毒毒素的这种储存方式仍然存在争议，并超出了 FDA 指南的范围。

推荐剂量

对于种族和民族背景不同的个体，剂量指南尚未标准化。每个个体治疗的最终剂量必须根据肌肉量进行调整，较大的肌肉需要较大的剂量才能达到类似的效果。除此之外，还应考虑皱纹的严重程度、解剖学的差异及患者对外观的偏好（更注重表情自然或更注重静态外观）来调整剂量（表 10.3）。

文献综述

Ona A 型肉毒毒素（保妥适）

Ona A 型肉毒毒素（保妥适）用于治疗眉间皱纹的推荐总剂量为 20 U。这一剂量在多项临床试验中已被证明是安全和有效的。

Carruthers A 等的研究表明，在女性中，20~40 U Ona A 型肉毒毒素（保妥适）比 10 U 能够更有效地减少眉间皱纹，并且维持时间更长。在男性剂量研究中，在减少眉间皱纹方面，40 U、60 U 和 80 U Ona A 型肉毒毒素（保妥适）的效果持续时间和临床反应均比 20 U 更佳，与此同时，发生药物相关的不良事件的风险并没有增加。基于上述研究，男性治疗眉间皱纹所需 Ona A 型肉毒毒素（保妥适）的剂量比女性要大，大概是女性剂量的 2 倍以上。

Abo A 型肉毒毒素（吉适）

Abo A 型肉毒毒素（吉适）治疗眉间皱纹的推荐总剂量为 50 U。两项剂量调查研究均认为，50 U Abo A 型肉毒毒素（吉适）是眉间皱纹治疗的最佳总剂量。50 U 应该平均分配于 5 个注射点间，每点 10 U。注射 50 U Abo A 型肉毒毒素（吉适）的女性（研究者和受试者评估分别为 93% 和 83%）比男性（研究者和受试者评估分别为 67% 和 33%）更容易产生反应。这可能在预料之中，因为男性通常肌肉量较大，可能需要 50 U 以上的剂量。50 岁及以上的受试者的反应弱于 50 岁以下的受试者。这一现象并不奇怪，因为随着年龄的增长，皮肤弹性普遍会有一定程度的下降，皮肤的光滑度也会受影响。

Kane 等的一项研究表明，如果 Abo A 型

表 10.3 Ona A 型肉毒毒素（保妥适）、Abo A 型肉毒毒素（吉适）和 Inco A 型肉毒毒素（希尔敏）的推荐剂量

部位	肌肉	吉适剂量	保妥适或希尔敏剂量	注射位点和技术
眉间	皱眉肌	总计 50~80 U	每侧 8~17 U	将总剂量单位分为间隔 1 cm 的 5 个区域，保持在眶上嵴上方 1 cm
	内侧		每侧 5~12 U	根据性别和肌肉体积调整
	外侧		每侧 3~5 U	
	降眉间肌		5~10 U	
			总计 20~50 U	

肉毒毒素（吉适）的剂量逐步增加，通过由盲法评估者评分和患者自我评估评分显示有效的患者的百分比几乎全部下降。在第 30 天，96% 注射 50 U 的患者，90% 注射 60 U 的患者，81% 注射 70 U 的患者，61% 注射 80 U 的患者被盲法评估者视为治疗有效患者。根据这些发现，超过一定剂量之后，再增加 Abo A 型肉毒毒素（吉适）的剂量在治疗眉间皱纹时并不会显著改变功效。

Inco A 型肉毒毒素（希尔敏）

用于治疗眉间皱纹的 Inco A 型肉毒毒素（希尔敏）推荐总剂量为 20 U。该剂量耐受性良好，并对眉间皱纹的治疗有显著功效。

Kane 等证明了在主要终点预先指定的 15% 临床等效性范围内，每种产品使用 20 U 时，Inco A 型肉毒毒素（希尔敏）和 Ona A 型肉毒毒素（保妥适）用于治疗中度至重度眉间皱纹的临床等效性。鉴于缺乏对以上 3 种相互竞争的 BoNT-A 制剂的比较评估，未来的非安慰剂对照头对头比较研究是有必要的。实际上，没有充分的证据表明任何一种 BoNT-A 制剂相对于其竞争者的产品存在效力或持续时间上的优势。

解剖学

眉间区域的皱纹主要由降肌产生，包括降眉间肌、皱眉肌、降眉肌和眼轮匝肌。

降眉间肌（procerus）是一种垂直位于眉毛之间的薄锥形肌肉。它起自鼻骨的下部和鼻外侧软骨的上部，止于眉毛之间前额下部的两侧皮肤上。它的纤维与额肌的肌肉融合。降眉间肌收缩可降低眉毛的内侧头部，并导致横向皱纹的形成（图 10.1）。

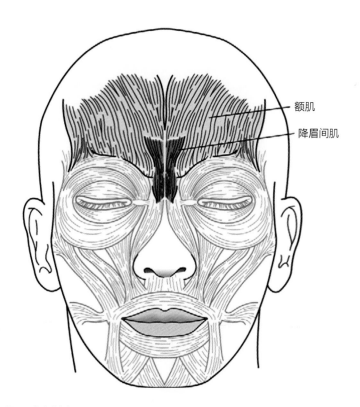

图 10.1　降眉间肌和额肌（资料来源：Bassichis, Benjamin A., and J. Regan Thomas. The use of Botox to treat glabellar rhytids. Facial Plast Surg Clin N Am 13.1 2005; 11–14.）

皱眉肌（corrugator supercilii）是一种小而窄的锥形肌肉（图10.2）。它起自眉毛内侧端的额肌之下、眼轮匝肌之上，止于眶弓中央的皮肤上。皱眉肌使眉毛向下、向内和向中间运动，由此产生眉间的垂直皱纹。这一负责皱眉的肌肉，被认为是表达负面情绪的主要肌肉。皱眉肌的解剖学结构存在很大变异，有些患者的皱眉肌是眶上嵴内侧端1条短而窄的肌肉，而有些患者的皱眉肌则是1条长而直的肌肉，沿眶上嵴延伸至眉中部或超过眉中部。认识到这种解剖学变异的意义在于，如果皱眉肌长而窄，治疗医生可以横向地延伸注射点以确保整块肌肉得到治疗。确认患者个体化解剖结构的最好方法是观察患者向内聚拢眉毛或皱眉的动作。

降眉肌（depressor supercilii）起自额骨的鼻突，止于眉毛内侧的皮肤，位于皱眉肌之下。

眼轮匝肌（orbicularis oculi）是一层围绕眼周、附着于皮肤的宽而薄的肌肉。眼轮匝肌的内侧纤维起自内侧眶缘，位于皱眉肌起点的前面。眼轮匝肌和额肌的内侧纤维与皱眉肌交织在一起，可能参与该区域皱纹的形成。

临床实操

治疗前准备

在患者咨询的过程中，医生首先应该分析患者的诉求，讨论患者对治疗结果的期望，并告知实际可能的结果。有时候可以给患者一面镜子，以便其指出需要治疗的区域。医生应分别在动态和静态的情况下仔细检查患者的面部解剖学结构，并针对每个目标区域进行讨论。

治疗计划的制订应基于患者的诉求、面部解剖学结构、皮肤老化状况和皱纹类型。需要

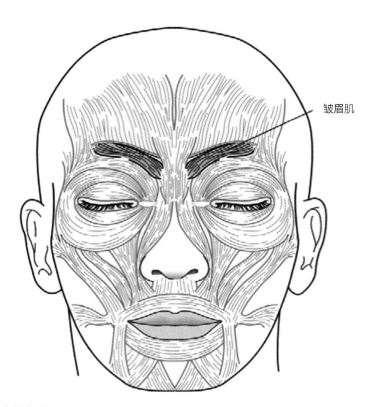

皱眉肌

图10.2 皱眉肌（资料来源：Bassichis, Benjamin A., and J. Regan Thomas. The use of Botox to treat glabellar rhytids." Facial Plast Surg Clin N Am 13. 1 2005; 11–14.)

注意的是，BoNT-A 制剂注射对于面部的动态皱纹的治疗效果要优于静态皱纹。患者可能有不止一种类型的皱纹，因此，需要与填充剂、化学剥脱术、激光磨皮术和线雕提升术等其他方式组合治疗。

要特别注意的是，必须事先明确不同肌肉所需麻痹的程度。由于眉间皱纹经常表达出担忧和愤怒等负面情绪，这个区域的肌肉即使完全麻痹也不会产生太大影响。其他治疗部位，如前额，应该保留一定的活动性，特别是当患者追求更加自然的外观时更应如此。要注意患者期望与现实可行性之间的差异，这会影响患者的满意度。

建议初学者关注上面部 1/3 的基本适应证，在获得足够的经验后，才可以进一步处理中面部、下面部和其他适应证。中面部、下面部和颈部的注射应由有经验的医生进行操作，接受治疗的患者最好是成功地注射过上面部的患者。下面部注射不精确可能导致面部不对称和语言障碍。

医生应告知患者所使用产品的作用方式及其长期安全使用的记载；此外，还应提供产品手册以进一步阐明相关信息，如注射后的起效时间（约 3 天）、高峰期（1~2 周后）、效果持续时间（3~4 个月）和潜在不良事件（头痛、瘀青、感染、眼睑下垂、面部不对称、言语变化和吞咽困难）。医生应告知患者，在美国，除了眉间以外的任何部位的美容注射均为超出说明书规范的用药行为。

患者应阅读并签署一份知情同意书，其中写明所使用的肉毒毒素的类型、预估的效果持续时间、重复治疗的需要，以及可能发生的治疗后并发症，并将其放入患者病历中。

强烈建议通过照片记录所有患者治疗前存在的不对称情况。眉间皱纹的治疗前照片可包括如下。

- 中立松弛状态下的静态皱纹情况。
- 皱眉状态下来自降眉间肌和皱眉肌的动态眉间皱纹。

在初次注射后约 2 周，应安排患者随访，以评估治疗效果和满意度。如果需要，可以在随访时给患者进行小剂量的增补注射治疗。

患者准备

患者采取坐位或半斜躺 / 半坐位，内收下颌，并卸除面部的所有化妆品。医生应分别在患者的动态表情和静态表情中仔细检查目标区域。笔者建议医生，特别是新手医生，可标记预期的注射位点。消毒时使用非乙醇消毒剂，因为乙醇可能导致毒素失活。由于注射不会带来很强烈的疼痛感，通常不需要表面麻醉。冰敷可以减轻疼痛，并帮助防止瘀青。

记录治疗数据，包括治疗日期、药物稀释后浓度、药物批号、注射总单位数、每个注射位点单位数和注射方式。

注射位点和技术

为了完全改善眉间皱纹，必须治疗构成眉间复合体的所有肌肉（包括降眉间肌、皱眉肌、降眉肌和眼轮匝肌）。医生通过请患者做出皱眉动作和表现怒容，可以识别出相关肌肉。通常建议进行 5 点注射。中间注射点位于眉毛水平和鼻根之间，注射降眉间肌。其他 4 个注射点是对称的。每侧的一个注射点注射皱眉肌（外侧），另一个注射点注射眼轮匝肌和降眉肌（内侧）。外侧注射点可位于瞳孔中线或更内侧，目标是皱眉肌的肌腹。一些研究者认为，经验不足的临床医生应该在眉毛上方至少 2 cm 处进行注射。通过将注射位点定位在皱眉肌的中间部分，可以降低眼睑下垂的风险，需将注射位点放置在骨性眶上嵴上方至少 1 cm 处，避免在上睑提肌附近注射。

注射之前将所有气泡从注射器和针头排出，防止药物分布不均。然后，医生用非惯用手触诊，固定并控制目标肌肉。用于美容治疗的肉毒毒素通常采用肌内注射。如果在皮下或皮内注射肉毒毒素，则需要采用多注射点注射以获得相同的效果。肌内注射产生的刺痛感更弱，导致的局部红斑也更少，但造成瘀青的风险更高。针头应垂直（90°）进入非收缩肌肉的大部分，进针深度达 30 G 针头的 2/3 后注射。针筒回抽无回血后，再注射适量的肉毒毒素。

由 Rzany 等进行的一项研究结果表明，在针对降眉间肌和皱眉肌的 3 个关键注射位点注射 10 U 对于治疗眉间皱纹至关重要，而在前额区域增加另外两个注射位点并未显著提高疗效（图 10.3 和图 10.4）。

治疗后护理

注射后用纱布轻柔地压迫有助于减少皮肤穿刺部位的液体渗出，并能最大限度地减少肿胀和瘀青。冰敷 5~10 分钟可以帮助减轻注射区域的肿胀和不适。建议患者注射后不要按摩或推拿治疗区域。治疗后 3~4 小时内不应进行剧烈运动。护士应指导患者在注射后 6 小时内保持直立体位，以避免肉毒毒素经眶隔迁移而引起上睑下垂。

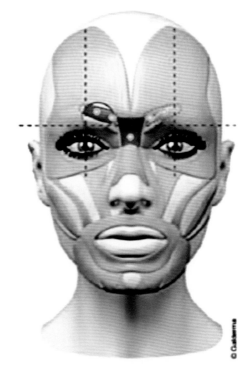

图 10.3 欧洲研究中使用的 A 型肉毒杆菌神经毒素眉间皱纹治疗的注射点 [资料来源：Rzany, B., B. Ascher, and G.D. Monheit, Treatment of glabellar lines with botulinum toxin type A (Speywood Unit): a clinical overview. J Eur Acad Dermatol Venereol 2010; 24(Suppl 1):1–14.]

起效时间

注射后起效时间的中位数是注射后 2~4 天。在各项研究中，也有注射后 24 小时起效的报道。

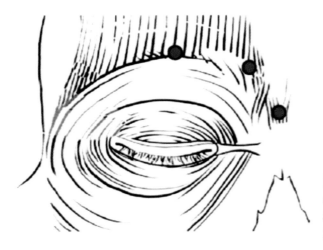

图 10.4 注入点（资料来源：Salti, G. and I. Ghersetich, Advanced botulinum toxin techniques against wrinkles in the upper face. Clin Dermatol 2008;26(2):182–191. ）

持续时间

在文献报道中，中位效应持续时间为 3~5 个月。在一项重复治疗研究中，一小部分患者（2%~7%）的效应持续时间长达 336 天（由研究者评估）。在亚组分析中，非洲裔美国患者的效果持续时间略长，中位持续时间分别为 117 天和 129 天（分别由研究者和患者评估），而整体人群分别为 109 天和 107 天（分别由研究者和患者评估）。

重复治疗的效果

BoNT-A 的治疗效果在多个治疗周期中显示出高度一致性，在中位起效时间和中位效应持续时间方面没有体现出明显的功效丧失。当保持每次注射间隔至少 10 周时，不会因重复注射产生累积效应。为避免短期内药物作用过强，通常建议使用药物的最低有效剂量注射。

治疗间隔

在一项包含了长达 5 个治疗周期的回顾性研究中，2 个周期之间的时间间隔中位数为 5.9~6.5 个月。治疗间隔时间长于随机对照研究报道的反应持续时间。这表明经济方面的因素也可能影响治疗频率，因为此回顾性研究中的患者必须自己承担治疗费用。在临床实践中，推荐治疗间隔为 6 个月左右。

安全问题和不良事件

用于美容的肉毒毒素注射的相关不良反应通常是轻微且短暂的。用于临床适应证时，有的患者在接受高达 1000 U 的 Abo A 型肉毒毒素（吉适）后出现诸如疲劳、不适、恶心、肌肉无力和肌肉骨骼疼痛、流感症状、皮疹、吞咽困难和口干、头痛、感染和发音困难等不良反应。

临床上，美容治疗中最常见的不良反应发生在注射部位，包括疼痛、出血、不适、麻木、肿胀、瘀青、刺痛、红斑或瘙痒。注射 BoNT-A 的患者注射部位不良反应的发生率与安慰剂对照组是相同的，这表明不良反应是由注射过程（针头穿刺）而不是毒素引起的。

最常见的显著不良反应是眉毛或眼睑下垂。眼睑下垂是由毒素通过眶隔扩散到上睑提肌引起的。理论上，可以通过以下方式避免这种并发症。

● 将肉毒毒素注射在骨性眶上缘上方至少 1 cm 处。

● 勿越过瞳孔中线。

● 注射较低的剂量和较小的范围。

● 嘱患者注射后保持直立位 6 小时。

眼睑下垂通常（94%）在最初的 14~17 天内发生。在文献报道中，眼睑下垂的发生率为 1%~4%。如果发生上睑下垂，要告知患者该症状是暂时的，并且通常在几周（39~85 天）内消退，并不需要进行额外的治疗。

治疗失败

对肉毒毒素治疗完全没有反应的患者称为原发性无反应者。初次注射有效但在随后的注射中无效的患者称为继发性无反应者。理论上，这些患者可能是在初次接触肉毒毒素后产生了中和抗体。当无反应现象发生时，患者对肉毒毒素的生理反应（无力）可通过额肌单次注射 15 U Ona A 型肉毒毒素（保妥适）进行评估。

还有许多其他情况可能导致治疗效果欠佳。例如，该区域内本身就没有动态皱纹的患者和皱纹与光损伤或年龄相关的患者经肉毒毒素注射后都没有效果。另外，注射技术不扎实而导致的肉毒毒素注射不到位、剂量分布不均，或药物储存不当使肉毒毒素变性失活，这些都可能导致治疗失败。

（张旭龙 张之璐 译）

参考文献

[1] American Society of Plastic Surgeons. Plastic surgery statistics report [cited 2016 March 11]. www.surgery.org/sites/default/files/ASAPS-Stats2016.pdf.

[2] Carruthers JD, Carruthers JA. Treatment of glabellar frown lines with C. botulinum-A exotoxin. J Dermatol Surg Oncol 1992;18:17–21.

[3] Jankovic J, Hallet M (eds). *Therapy with Botulinum Toxin*. NewYork: Marcel Dekker, 1994.

[4] Vita G. Cardiovascular reflex testing and single fiber electromyography in botulism, A longitudinal study. Arch Neurol 1987;44(2):202–206.

[5] JostWH, Kohl A, Brinkmann S, Comes G. Efficacy and tolerability of a botulinum toxin type A free of complexing proteins (NT 201) compared with commercially available botulinum toxin type A (BOTOX) in healthy volunteers. J Neural Transm 2005;112:905–913.

[6] Claus D. Botulinum toxin: influence on respiratory heart rate variation. Mov Disord 1995;10(5):574–579.

[7] Guyer BM. Some unresolved issues with botulinum toxin J. Neurol 2001;248(Suppl.1):11–13.

[8] Dressler D, Wohlfahrt K, Meyer-Rogge E, *et al*. Antibody-induced failure of botulinum toxin A therapy in cosmetic indications. Dermatol Surg 2010; 36(Suppl 4):2182–2187.

[9] Stengel G, Bee EK. Antibody-induced secondary treatment failure in a patient treated with botulinum toxin type A for glabellar frown lines. Clin Interv Aging 2011;6:281–284.

[10] Stephan F, Habre M, Tomb R. Clinical resistance to three types of botulinum toxin type A in aesthetic medicine. J Cosmet Dermatol 2014;13(4):346–348.

[11] Borodic G. Immunologic resistance after repeated botulinumtoxin type A injections for facial rhytides. Ophthal Plast Reconstr Surg 2006;22(3):239–240.

[12] NaumannM, Carruthers A, Carruthers J, *et al*. Meta-analysis of neutralizing antibody conversion with onabotulinumtoxinA (BOTOX) across multiple indications. Mov Disord 2010;25(13):2211–2218.

[13] Rzany B, Flynn TC, Schlöbe A, *et al*. Long-term results for incobotulinumtoxinA in the treatment of glabellar frown lines. Dermatol Surg 2013;39(1 pt 1):95–103.

[14] Klein AW. Dilution and storage of botulinum toxin. Dermatol Surg 1998;24(11):1179–1180.

[15] Trindade De Almeida AR, Di Chiacchio N, Neto DR. Foam during reconstitution does not affect the potency of botulinum toxin type A. Dermatol Surg 2003;29(5):530–531; discussion 532.

[16] Redaelli A, Forte R. Botulinum toxin dilution: our technique. J Cosmet Laser Ther 2003;5(3–4):218–219.

[17] Hexsel DM, De Almeida AT, Rutowitsch M, *et al*., Multicenter, double-blind study of the efficacy of injections with botulinum toxin type A reconstituted up to six consecutive weeks before application. Dermatol Surg 2003;29(5):523–529; discussion 529.

[18] Alam M, Yoo SS, Wrone DA, *et al*. Sterility assessment of multiple use botulinum A exotoxin vials: a prospective simulation. Dermatol Surg 2006;55:272–275.

[19] Allergan, Inc. Botox US prescribing information. http://www.allergan.com/assets/pdf/botox_cosmetic_pi.pdf. Accessed January 21, 2016.

[20] Carruthers JA, Lowe NJ, Menter MA, *et al*. A multicenter, double-blind, randomized, placebo-controlled study of the efficacy and safety of botulinum toxin type A in the treatment of glabellar lines. J Am Acad Dermatol 2002;46(6):840–849.

[21] Guo Y, Lu Y, Liu T, *et al*. Efficacy and safety of botulinum toxin type A in the treatment of glabellar lines: a meta-analysis of randomized, placebo-controlled, double-blind trials. Plast Reconstr Surg 2015;136(3):310e–318e.

[22] Carruthers A, Carruthers J, Said S. Dose-ranging study of botulinum toxin type A in the treatment of glabellar rhytids in females. Dermatol Surg 2005;31(4):414–422.

[23] Carruthers A, Carruthers J. Prospective, double-blind, randomized, parallel-group, dose-ranging study of botulinum toxin type A in men with glabellar rhytids. Dermatol Surg. 2005;31(10):1297–1303.

[24] Ipsen Biopharmaceuticals, Inc. Dysport US prescribing information. https://www.dysport.com/pdfs/Dysport_Full_Prescribing_Information.pdf. Accessed May 21, 2016.

[25] Monheit G, Carruthers A, Brandt F, Rand R. A randomized, double-blind, placebo-controlled study of botulinum toxin type A for the treatment of glabellar lines: determination of optimal dose. Dermatol Surg 2007;33(1 Spec No.): S51–S59.

[26] Brandt F, Swanson N, Baumann L, Huber B. Randomized, placebo-controlled study of a new botulinum toxin type a for treatment of glabellar lines: efficacy and safety. Dermatol Surg 2009;35(12):1893–1901.

[27] Kane MA, Brandt F, Rohrich RJ, *et al*., Evaluation of variable-dose treatment with a newU.S. botulinum toxin typeA (Dysport) for correction of moderate to severe glabellar lines: results from a phase III, randomized, double-blind, placebo-controlled study. Plast Reconstr Surg 2009;124(5): 1619–1629.

[28] Merz Pharmaceuticals, Inc. Xeomin US prescribing information. www.xeomin aesthetic.com/wp-content/uploads/2016/12/EM00451-02-Electronic-PI.pdf Accessed May 21, 2016.

[29] Carruthers A, Carruthers J, ColemanWP III, *et al*. Multicenter, randomized, phase III study of a single dose of incobotulinumtoxinA, free from complexing proteins, in the treatment of glabellar frown lines. Dermatol Surg 2013;39:551–558.

[30] Hanke CW, Narins RS, Brandt F, *et al*. A randomized, placebo-controlled, double-blind phase III trial investigating the efficacy and safety of incobotulinumtoxinA in the treatment of glabellar frown lines using a stringent composite endpoint. Dermatol Surg 2013;39:891–899.

[31] Jones D, Carruthers J, Narins RS, *et al*. Efficacy of incobotulinumtoxinA for treatment of glabellar frown lines: a post hoc pooled analysis of 2 randomized, placebo-controlled, phase 3 trials. Dermatol Surg 2014;40(7):776–785.

[32] Kane M, Gold MH, ColemanWP 3rd, *et al*. A randomized, double-blind trial to investigate the equivalence of incobotulinumtoxinA and onabotulinumtoxinA for glabellar frown lines. Dermatol Surg 2015;41(11):1310–1319.

[33] Bonaparte JP, Ellis D, Quinn JG, *et al*. A comparative assessment of three formulations of botulinum toxin type A for facial rhytides: a systematic review with meta-analyses. Plast Reconstr Surg 2016:137(4):1125–1140.

[34] Janis JE, Gavami A, Lemmon JA, *et al*., Anatomy of the corrugator supercilii muscle: part I. Corrugator topography. Plast Reconstr Surg 2007;120(6):1647–1653.

[35] Shetty MK. Guidelines on the use of botulinum toxin Type A. Indian JDermatol Venereol Leprol 2008 Jan;74(7 Suppl

1):13–22.

[36] Beer K, Cohen JL, Carruthers, A. Cosmetic uses of botulinum toxin A. InWard AB, BarnesMP, eds, *Clinical Uses of Botulinum Toxins*. Cambridge University Press, 2007:328.

[37] Rzany B, Ascher B, Fratila A, *et al.*, Efficacy and safety of 3- and 5-injection patterns (30 and 50 U) of botulinumtoxin A (Dysport) for the treatment of wrinkles in the glabella and the central forehead region. Arch Dermatol 2006;142(3):320–326.

[38] Beer KR, Boyd C, Patel RK, *et al.* Rapid onset of response and patient-reported outcomes after onabotulinumtoxinA treatment of moderate-to-severe glabellar lines. J Drugs Dermatol 2011;10(1):39–44.

[39] Moy R, Maas C, Monheit G, *et al.* Long-term safety and efficacy of a new botulinum toxin type A in treating glabellar lines. Arch Facial Plast Surg 2009;11(2):77–83.

[40] Rubin MG, Dovwer J, Glogau RC, *et al.* The efficacy and safety of a new U.S. Botulinum toxin type A in the retreatment of glabellar lines following open-label treatment. J Drugs Dermatol 2009;8(5):439–444.

[41] Rappl T, Parvizi D, Friedl H, *et al.* Onset and duration of effect of incobotulinumtoxinA, onabotulinumtoxinA, and abobotulinumtoxinA in the treatment of glabellar frown lines: a randomized, double-blind study. Clin Cosmet Investig Dermatol 2013;6:211–219.

[42] Rzany B, Dill-M¨uller D, Grablowitz D, *et al.* Repeated botulinum toxin A injections for the treatment of lines in the upper face: a retrospective study of 4,103 treatments in 945 patients. Dermatol Surg 2007;33(1 Spec No.):S18–S25.

[43] Ascher B, Zakine B, Kestemont P, *et al.*, Botulinum toxin A in the treatment of glabellar lines: scheduling the next injection. Aesthet Surg J 2005;25(4):365–375.

第 11 章

额部皱纹的治疗

Joel L. Cohen, MD (FAAD, FACMS), Ramin Fathi, MD

概述

额部在面部的占比超过 1/3，它的位置显著，同时富于表情活动。鉴于额部皱纹是面部老化最早出现的征象之一，因此额横纹或者"忧虑纹"成为众多希望使用肉毒毒素恢复年轻面容的求美者普遍担忧的问题便不足为奇。额部肌肉的活跃运动使得表面覆盖的皮肤从年轻时就开始经历反复的折叠，因此在衰老的积累效应发挥作用前这一区域就很容易形成横向皱纹。在相对年轻的求美者群体中，即使面部其他部位的形态和皮肤质地都保持良好，但当他们抬眉时仍然很容易出现明显的动态性皱纹（图 11.1）。

将 A 型肉毒毒素（BoNT-A）用于治疗功能亢进型面部皱纹的案例早在 20 世纪 90 年代初就被记录在案。这一治疗因具有可逆、微创的特点，且可规避手术相关风险，早已经成为最受欢迎的美容项目。眉间皱纹、鱼尾纹和额横纹等上面部皱纹是最早被报道的 BoNT-A 注射治疗的部位，并且具有长期的安全性和有效性的记录。当 BoNT-A 被注射至肌内，它能阻断运动神经末梢释放乙酰胆碱，从而减少肌肉活动，让皮肤变得光滑，进而改善求美者的生活质量。目前美国有 3 种市售的 BoNT-A 配方，还有数种处于美国 FDA 批准的临床试验阶段。Ona A 型肉毒毒素（保妥适，Allergan 公司，加利福尼亚州尔湾市）在 2002 年 4 月通过审批，Abo A 型肉毒毒素（吉适，Ipsen 公司，英国）在 2009 年 4 月通过审批，Inco A 型肉毒毒素（希尔敏，Merz 公司，德国）在 2011 年 9 月通过审批。

美国 FDA 批准的 BoNT-A 用于美容的治疗指征仅包括眉间肌肉复合体（Ona A 型肉毒毒素、Abo A 型肉毒毒素、Inco A 型肉毒毒素）和外眦皱纹（Ona A 型肉毒毒素）。尽管如此，临床医生已常规化地将 BoNT-A 用于额部注射以抚平额横纹，此外，还有多项遵照专家共识完成的临床试验可作为该部位注射的指导参照。

本章会使注射者对 BoNT-A 用于额横纹的美容治疗有较为详尽的了解。因为眉毛的位置受额部肌肉的影响，所以操作过程中需要仔细评估。本章将重点介绍额部的功能解剖，以及 BoNT-A 注射治疗后出现各种美学变化，进而促进年轻化的解剖学基础。在合理注射

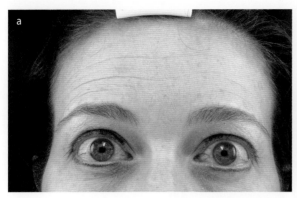 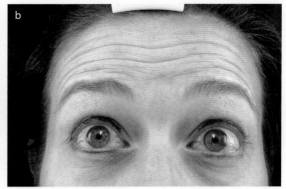

图 11.1　一名 46 岁的女性。a. 静态时额部可见横向皱纹；b. 做抬眉动作时额肌收缩，静态皱纹的形成显而易见

BoNT-A 的前提下，一般能够获得理想的、具有可重复性的效果，求美者的满意度也较高。

解剖学

额部的解剖范围，下缘为眶上嵴与鼻根部的连线，外下缘至颧弓，上缘为发际线（图 11.2）。眉毛位于额部的下缘，其位置受到额部肌群的显著影响。当发际线后移时，额部的上界取决于额肌的上缘（图 11.3）。额部可进一步划分为覆盖额肌表面的中央区域和延伸至颞部的两个侧方区域。

额部的皮肤是面部皮肤中最厚的，同时参与多种面部表情活动。这一区域的皮肤通过大量横向的纤维隔与皮下组织及肌肉层紧密相连，这在一定程度上与深的横向额纹的逐渐形成有关。

额部的肌肉位于皮下组织下方，包括上方的提肌（额肌）和下方的降肌（降眉间肌、皱眉肌和眼轮匝肌眶部）（图 11.4）。额肌被帽状腱膜包围，后者为包绕整个颅骨的薄层结缔组织。帽状腱膜是下面部浅表肌腱膜系统（SMAS）的延伸部分，它和面部的表情肌相延续。额枕部肌群的收缩能够拉紧头皮，并使帽状腱膜在疏松结缔组织和骨膜表面产生运动。

额肌由左右两个肌腹组成，肌肉从上方起自帽状腱膜，其内的肌纤维自冠状缝附近发出

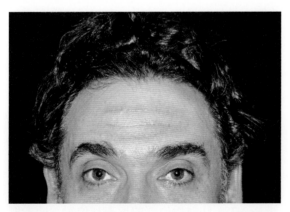

图 11.2　一名 47 岁的男性，在放松状态下额部皱纹的范围可以提示额部的解剖学边界

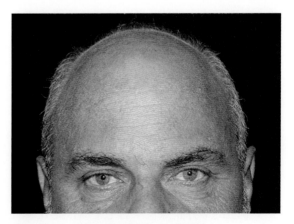

图 11.3　一名发际线后移的 54 岁男性

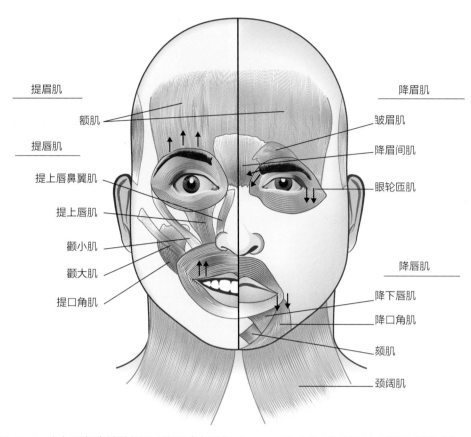

图 11.4　参与面部表情的提肌 / 降肌（本图在 Margaret Ditré 的原图基础上重新绘制完成）

后向下垂直走行。额肌左、右两个肌腹有时在额部不连续，由此产生中线处的凹陷或者裂隙。尸体研究显示，中线处裂隙距眶上缘的平均距离为男性 3.5 cm，女性 3.7 cm。有意思的是，当双侧额肌肌腹连续或者中线处有额肌纤维连接时，瞳孔间距往往较小，表明头围偏小的人群更可能有功能活跃的额肌纤维覆盖整个前额。在临床上，这意味着女性额部肌纤维分离的位置高于男性。考虑用 BoNT-A 治疗额横纹时估测肌肉分离点的位置十分重要，因为在该点以上的区域注射并不能有效阻断功能活跃的肌纤维。然而在临床实际操作中，许多注射者只是单纯检查动态皱纹的情况，并在特定的肌肉运动区域进行注射。

额肌的下方止点位于眉毛平面，此处额肌与 3 组降肌融合，即额肌的外侧纤维衔接于眼轮匝肌眶部，内侧纤维与降眉间肌连续，中间纤维则融合于皱眉肌。额肌收缩会让眉毛上抬并使得额部皮肤产生横向褶皱，同时和眼轮匝肌、降眉间肌和皱眉肌的降肌作用相对抗。

额部的感觉支配来自三叉神经眼支（第 V 对颅神经的第一支）。该神经在眶上缘附近分为眶上神经和滑车上神经，在神经血管束内与同名的动脉、静脉伴行，负责同一区域的感觉及血供。面神经（第Ⅶ对颅神经）支配所有面部肌肉的运动。额部肌肉的运动由面神经的颞支支配。

需要强调的是，额肌是额部唯一的提肌，因此，任何针对额肌的治疗都可能导致降肌的运动失去拮抗，反之亦然。尤其是考虑到额部 BoNT-A 注射后眉部的形态和位置，两者取决于提肌和降肌的共同作用，所以，要获得理想的效果需要对提肌和降肌的功能进行细致评估，并采用合理的 BoNT-A 注射方案。

额部老化

由于衰老的累积效应，面部会呈现出特征性的变化，包括皮脂腺分泌减少、皮肤弹性下降、皮下组织容量减少、与深层结构的连接变弱而出现重力性下垂，以及骨质吸收。这些因素的综合作用导致组织松垂，表现为褶皱和皱纹。

额部除了衰老效应之外，伴随多种面部表情出现的额肌反复收缩也是动力性额横纹产生的原因，所以即使是 20 多岁的年轻人也有可能产生额横纹。常年反复的面部表情活动最终会导致明显的静态皱纹的产生，与此同时，随着年龄的增加，真皮层和结缔组织中胶原蛋白

的减少将协同使皱纹加重。对以静态皱纹为主的人群而言，用 BoNT-A 阻断额肌运动并不能获得良好的效果，因为 BoNT-A 主要针对的是动力性皱纹的治疗。基于这一原因，笔者认为 BoNT-A 注射适合于还未出现明显的静态皱纹，并希望预防皱纹产生的中青年人群（图 11.5）。25~50 岁这一年龄段人群的皱纹产生的情况与额肌的表情运动直接相关。伴随着衰老，眉部失去了软组织支撑，表现为下降或突出度减少，进而导致眉下垂，且以外侧更为明显。当眉下垂至眶上缘以下时，上睑因为存在多余的皮肤而呈现松垂或者"兜帽样"外观，此外，过度的阳光照射和吸烟会使该问题更为严重。

目前利用 BoNT-A 进行衰老预防的观点尚处探索阶段。许多专家建议求美者在 20 岁或者 30 岁时就开始规律地进行神经调节剂治

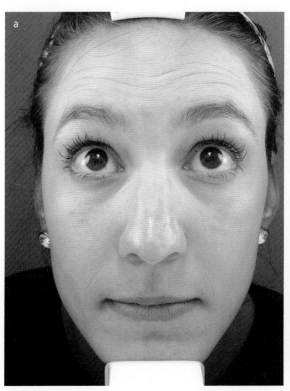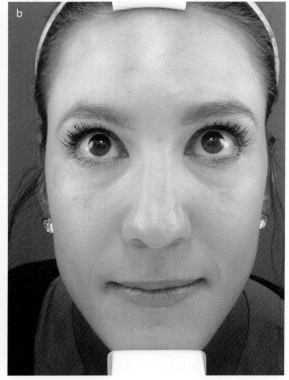

图 11.5　一名 29 岁女性的额部动态照片。a. 治疗前；b. 使用 6 U 保妥适注射治疗后，药物配制浓度为 1 U/0.1 cm³

疗，理由是这将对求美者 40 岁或者 50 岁时的容貌产生显著的影响，届时即使出现皱纹，也仅为少数的面部表情纹。尽管目前还没有前瞻性的临床对照研究来证实 BoNT-A 具有预防衰老的作用，但从数项病例报道中已经能看出 BoNT-A 在这方面具有潜力。在一项病例报道中，研究者观察了 BoNT-A 对 2 名 38 岁的同卵双胞胎姐妹的衰老预防效果。双胞胎中的一人进行规律的额部和眉间的 BoNT-A 注射治疗，每年注射 2~3 次，共持续 13 年。双胞胎中的另一人仅在研究开始的前 3 年中进行了 2 次额部和眉间的 BoNT-A 注射治疗。结果显示，进行规律注射治疗的受试者在照片资料中未发现额部静态皱纹，未进行规律治疗者的额部则显现出静态横纹。经过 6 年的随访观察（两人均为 44 岁），接受规律治疗者与另一位相比，面部皮肤老化的迹象始终较为轻微，功能亢进型皱纹的出现时间也较晚。另一项病例报道则关注了 2 名不相关的 50 多岁的求美者，他们在同一名医生那里针对额部的不可逆性功能亢进型皱纹进行了超过 7 年的注射治疗。照片资料显示，在治疗期间，静息状态下 2 名求美者的额部静态横纹均消失且无新发皱纹，主观评价治疗期内的皮肤质量亦有所改善。Carruthers 通过分析既往的临床研究数据发现，BoNT-A 重复注射后可使静态皱纹得到改善。

尽管临床经验和研究数据均显示 BoNT-A 对静态皱纹的治疗具有积极作用，但相关的生物力学和解剖学因素的研究仍十分有限。目前皮肤老化的组织学模型提示，静态皱纹或者不可复性皱纹有可能继发于光老化性弹性组织变性及表皮 – 真皮连接区域微纤维和胶原纤维的消失。注射 BoNT-A 的作用机制可能是通过减小皮肤表面的机械应力以提高皮肤修复系统的效率，使结缔组织再生并改善皮肤质地。值得注意的是，BoNT-A 在皮肤癌的缺损和撕裂伤的手术修复中已被证明具有这一能力。肌肉松弛后的细胞应答及长期的预防性额纹治疗的深层机制尚需更多研究加以验证。

关于求美者（评估和选择）

面对求美者时，注射医生应该意识到，"良好的效果"取决于医生能否达到求美者的预期并让他们感到满意。为了客观界定 BoNT-A 注射治疗的起点和终点，最近在利用 Merz 美学量表的基础上提出了一种目标导向的治疗（TTG）方法。Merz 美学量表是一个视觉评估工具，它通过动态的 5 分制照片评分体系来帮助评估皱纹的严重程度。建立该量表是为求美者的预期设定标准化的参照，同时便于在术前交流的过程中预测治疗效果。TTG 方法的合理性在于有了标准化的参照后，求美者得到的将不再是模糊不清的疗效预测。Jandyhala 的研究证实，TTG 方法明显改进了标准化的知情同意流程，因为求美者通过这一方法能更清楚地理解治疗将给他们带来的益处。

评估应首先讨论求美者对自己外观的不满意之处及其明确的治疗目标。BoNT-A 会导致不自然的僵硬外观，这是一种常见的误解，媒体更是常常将其作为过度美容治疗的不良后果进行报道。求美者满意度调查的结果明确表明，BoNT-A 注射年轻化正朝着"自然、放松的外观"这一目标转变。使用 BoNT-A 注射治疗后，如果求美者感觉自己的外貌在对应的年龄段内显得年轻，并且看起来表情自然、放松，看不出进行了任何治疗，术后传达负面情绪的表情减少了，但仍能保持一定程度的情绪表达，这时求美者的主观满意度就较高。术前求美者和注射医生讨论肌肉的麻痹程度也很重要，这将决定最佳的注射剂量。尽管求美者可能倾向于在眉间区域进行较广泛的肌肉麻痹（因为该区域的皱纹最容易表现出负面情绪），但面部表情丰富的求美者更希望额部肌肉的运动不被完全阻断，以保留一些动态活动（图11.6）。从两项相隔 4 年的重要的共识性文件中可以看出，注射医生和求美者都倾向于在额肌处注射更少量的 BoNT-A，以此保留部分额肌运动（表 11.1）。第二份共识性文件中所推荐的额部注射剂量较前减少了 50%，目的就是减轻肌肉麻痹程度，获得更加自然的外观。

初次面诊时应该对动态及静态额横纹进行评估。此时要求求美者做抬眉动作以确定额肌的力量及肌肉用力收缩所产生的额纹的位置。如前所述，肌肉收缩产生的动力性皱纹使用

BoNT-A 注射治疗效果最佳。如果求美者的主要问题是静态皱纹，治疗方案除了 BoNT-A 之外，还应包括换肤术除皱，有时容积补充的手段也应考虑在内。当额肌用力收缩时，医生应当评估中线位置的肌肉收缩程度，以此来判断是否存在额肌分离及分离点的位置。在肌肉放松和收缩时分别触诊以评估肌肉的体积、张力及皮下组织和面部骨骼对总体轮廓的影响。

在眉下垂、皮肤松垂、上睑下垂等情况单独或合并存在时，额肌会代偿性收缩以扩大上方视野，此时额部的静态皱纹往往最为显著。使用 BoNT-A 注射治疗其他上面部区域时，肌肉松弛一般不会引发功能性问题，而额肌治疗则不同，需要格外小心。任何当前存在的眉下垂、上睑遮盖或者视野的遮挡都要特别注意，因为在这类人群中使用 BoNT-A 将使眉部进一步下降，造成疲惫的外观或者加重视野遮挡。

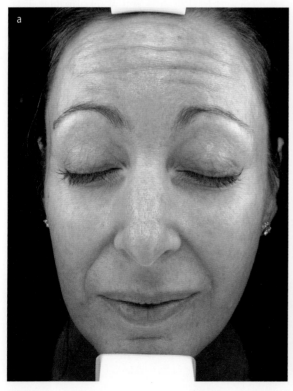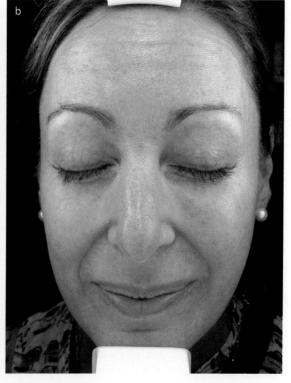

图 11.6　一名 42 岁女性的额部动态照片。a. 治疗前；b. 使用 3 U 保妥适注射治疗后

表 11.1 额横纹的治疗指南

适应证	涉及的肌肉	推荐注射位点	总初始剂量	
			保妥适 / 希尔敏	吉适
额横纹	额肌，可能涉及降眉间肌、皱眉肌和眼轮匝肌	4~9 个注射位点，不同位点间隔至少 1 cm，覆盖整个额部范围	女性：6~15 U 男性：6~15 U	20~60 U

注：资料来源于 Carruthwes 2008 和 Ascher 2010。

需要依靠额肌收缩持续性抬眉的患者在靠近眉毛上方处可见较多细纹（图 11.7）。此时应该提醒患者注意这些低位皱纹，并建议他们采用注射肉毒毒素以外的治疗方法，如剥脱性激光换肤术、深层化学剥脱术或真皮填充等。

额部任何的临床评估都要密切留意患者眉毛的位置，因为它在一系列的情感和情绪表达中起着重要作用。医生需要注意眉毛的形状、位置，其与眶上缘的关系，以及任何潜在的眼睑松弛。眉毛一般呈光滑的弧形向外侧延伸，但在不同种族和性别之间有所差异。与女性相比，男性眉毛一般更为平直，外侧的弧度较小，且眉毛的位置更低，多在眶上缘水平。女性的眉毛常常在眶上缘之上，并且在眉外 1/3、外侧角膜缘的上方呈现自然的弧形。

所有求美者在治疗前都需要评估是否存在双侧不对称。几乎所有人的面部都有自然存在的、不同程度的不对称，这一点常常会被求美

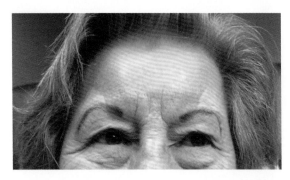

图 11.7 一名 78 岁的老年女性表现为明显的皮肤松弛状态。她的上睑皮肤已垂至睫毛处，甚至在平静状态下仍需用额肌代偿以抬高眉部

者忽略。治疗前需向求美者指出面部的不对称和原有瘢痕，并记录在病历中。治疗前后拍摄照片对于管理患者预期和评价治疗效果至关重要。不同意拍照的求美者需要医生多加注意。医生应该向求美者解释 BoNT-A 的作用机制、预期的起效时间和维持时间（如果要求获得"更自然的外观"，由于药物使用剂量较小，维持时间也会相应缩短）、可能的不良反应，以及不良反应发生时的治疗选择。患者应被充分地告知他们将要接受注射的位点不在说明书的应用范围内。治疗开始前不仅要获得患者的口头同意，还应让患者签署正规的知情同意书。

为了评估治疗效果，尤其是新的或者具有一定挑战性的病例，通常建议在初次注射后 2~3 周进行随访，因为此时 BoNT-A 的显著效果已初步显现。在这个阶段可以更好地对比治疗前后的照片，并评估求美者的满意程度。另外，如果存在额肌功能阻断不足或者双侧不对称等问题，可以利用这一理想的随访时机通过小剂量的补充注射进行必要的调整。对于 BoNT-A 注射治疗来说，准确的资料记录必不可少。除了拍摄照片资料外，对于注射位置和药物总量的准确记录不仅有助于总结成功的治疗经验，也有利于改进不足之处。

肉毒毒素和剂量选择

目前临床上有几种商品化的 BoNT-A 制剂

可供选择。尽管本书的不同章节都有较全面的相关介绍，在介绍与额部治疗相关的重要的毒素对比研究之前仍要先做一个简单回顾。在这些肉毒毒素制剂中，保妥适（Ona A 型肉毒毒素，Allergan 公司，加利福尼亚尔湾市）和吉适（Abo A 型肉毒毒素，Ipsen 公司，英国）是在美容领域应用最广泛的两种制剂。它们产自不同的细菌菌株，提纯和稳定的方法也有所不同，因此具有截然不同的生物学特性。所以，这些 BoNT-A 制剂不可混合使用。在生物学测定中，纯化的保妥适的 1 个效能单位（U）被定义为能致 50% 的雌性瑞士 Webster 小鼠死亡的药物剂量，后者就是为人所熟知的半数致死剂量（LD$_{50}$）。为了区别不同的制剂和功效，吉适以 Speywood 单位（s.U.）为剂量单位。上述两种制剂都包含 150 kDa 的神经毒素，但络合蛋白的体积不同。保妥适制剂中含有分子量大小为 900 kDa 的均一络合物，而吉适则由分子量为 500~900 kDa 大小不等的混合络合物构成。除此之外，美国还有第三种 BoNT-A 制剂，即希尔敏（Inco A 型肉毒毒素，Merz 公司，德国法兰克福），该制剂已被美国 FDA 批准用于治疗颈部肌张力障碍和眼睑痉挛，并在 2011 年被 FDA 批准用于眉间皱纹的美容治疗。希尔敏中仅含 150 kDa 的神经毒素成分而不包含蛋白络合物，因此生产厂家宣称该制剂的免疫反应更轻微，但此结论尚缺乏临床证据。目前临床上治疗局灶性肌张力障碍时保妥适和希尔敏的剂量换算比例约为 1∶1，也就是两者在治疗效果、维持时间和药物耐受性方面均具有可比性。近期的一项随机双盲试验对 250 名 18~50 岁年龄段的女性进行了针对眉间皱纹治疗的研究，旨在比较希尔敏和保妥适的等效剂量。研究人员发现当上述两种药物的剂量均为 20 U 时，治疗后 1 个月

和 4 个月的疗效及患者耐受性均相当。

其他几项研究主要是比较保妥适和吉适这两种制剂间的相对剂量关系，结果显示在 2~4 s.U. 这一剂量范围内的吉适与 1 U 的保妥适疗效相当。但是根据几项相关的研究结果，很多经验丰富的医生认为最合适的等效剂量关系是 2.5 s.U. 的吉适对应 1 U 的保妥适。此外，FDA 批准的眉间皱纹治疗剂量在两种制剂中分别为保妥适 20 U 和吉适 50 s.U.。一项随机双盲研究使用了 1∶2.5（保妥适∶吉适）的剂量换算比例，分别将两种制剂用于治疗轻度至中度的面部皱纹，结果发现治疗后 8~12 周时与基线相比，两种制剂获得了类似的改善效果。但是从治疗后 16 周开始两者出现了差别，保妥适的疗效维持时间明显更长，进而提示可能需要加大吉适的初始剂量以保证疗效维持时间。另一项研究采用了 1∶4 的保妥适与吉适剂量换算比例来治疗额横纹等动力性面部皱纹，从统计数据上看，当额部肌肉进行最大收缩运动时吉适能更有效地减少额横纹。因为两种制剂在不良反应方面无差别，研究人员认为针对上面部治疗时可安全地采用更大的保妥适与吉适剂量换算比例。

多种研究显示 BoNT-A 两种常用的制剂（保妥适和吉适）注射后的扩散特点有所不同。扩散率是药物从注射部位向周围组织的弥散程度，将直接影响肉毒毒素的作用范围。BoNT-A 的扩散特点受很多因素影响，其中最重要的是注射的药物剂量和溶液体积，此外还包括其他潜在的影响因素，如分子大小和结构、肉毒毒素的亚型及注射部位。在上面部的某些区域（下面部也是如此），因为肌肉的体积小且菲薄、毗邻关系复杂，肉毒毒素的扩散具有很大的临床意义。在选择 BoNT-A（包括稀释浓度和注射部位）时，有必要了解肉毒毒

素在菲薄的额肌中的扩散特点，以及对疗效的影响。从理论出发，基于扩散的基本原理，均一水溶液中较大的蛋白比较小的蛋白扩散慢，由此推测分子量较大的 BoNT-A 制剂扩散风险更低。但是，据观察，每种 BoNT-A 制剂中的络合蛋白在稀释后会即刻从神经毒素上解离，因此，其他因素（如总的药物注射体积），可能在扩散特性中发挥更大的作用。关于注射体积和 BoNT-A 浓度与扩散之间的关系，Hsu 等研究发现当药物高度稀释（溶液体积更大而有效成分浓度更低）时，额部注射后的扩散范围也更大。他们观察到当相同剂量的 BoNT-A 被稀释至原浓度的 1/5 时，治疗面积扩大了 50%，由此研究人员认为针对宽阔、平坦的肌肉治疗时可选择较少的注射位点和更高的药物稀释度。但这项小样本研究仅包含 10 名求美者，使用的药物只有保妥适，且未能说明注射体积增加与毒素作用持续时间之间的关系。

基于以上发现，有数个研究团队试着比较保妥适和吉适的扩散能力。在一项包含 20 名求美者的双盲研究中，研究人员通过评估额部多汗症的疗效来比较保妥适和吉适的扩散特点。求美者的额部被分为 4 个区域并随机接受注射治疗，注射的药物分别为 3 U 的保妥适或者与保妥适的剂量换算比例分别为 1：2.5、1：3 和 1：4 的吉适，且注射体积均为 0.06 ml。所有求美者在治疗后的 24 小时、1 周、2 周和之后直至半年的每月均需进行淀粉 – 碘显色试验来评价额部无汗圈分泌的面积。结果显示，在所有剂量浓度的吉适中，有 93% 的注射区域比保妥适注射后的无汗面积更大。另一项研究中，研究人员对 12 名健康志愿者的额部随机进行 3 次 0.1 ml 的皮内注射，即在额部的一侧注射 4 U 的保妥适，另一侧注射 12 s.U. 的吉适（与 Botox 的剂量换算比

例为 1：3），额部正中则注射生理盐水。注射后的第 14 天通过淀粉 – 碘显色试验观察无汗圈区域面积。在 12 名受试者中，有 11 名的吉适注射侧的无汗圈面积更大，因此，研究人员认为吉适的扩散能力强于保妥适。但另一项使用了较小注射体积的研究未能得出上述结果。这是一项开放标签（非盲）的随机研究，共包含 18 名受试者，主要针对额部动力性皱纹进行注射治疗。研究人员主要通过评估肌肉麻痹范围、肌肉麻痹程度和无汗圈面积这 3 个方面来比较吉适和保妥适的扩散能力。该研究中仅使用了 1：2.5 这一种保妥适与吉适的剂量换算比，且注射溶液的体积均为 0.02 ml，此时 2 U 的保妥适和 5 s.U. 的吉适分别被注射在一侧额部的瞳孔中线处。术后第 28 天进行随访以评估疗效。研究结果显示，保妥适和吉适在肌肉麻痹范围、麻痹程度和无汗面积这 3 个方面均无显著性差异。两种制剂的肌肉麻痹范围均大于无汗圈面积，但是结论缺乏统计学意义。使用扩散能力较强的制剂可减少治疗区域的注射位点，这对容易产生瘀青或者害怕注射的求美者来说是一个好消息。但是在眉眼复合体范围较广的求美者中应严格控制药物扩散以避免发生眉下垂。目前还需要更多的研究来明确作用范围增加对改善疗效和提高求美者满意度是否有益，以及如何在制订治疗方案时更好地利用 BoNT-A 的扩散特性。

求美者有时会因个人偏好、他人推荐甚至供货因素等种种原因改变所使用的 BoNT-A 制剂种类，因此，了解不同制剂间的相对剂量关系很重要。对于绝大部分行额部治疗的求美者，建议选择较小的初始剂量以避免产生"冻结样"外观。2008 年的全球美学共识小组（GACG）所给出的推荐剂量来自多学科专家的保妥适使用经验。目前的指南更新

了之前的保妥适推荐剂量，将额部注射的初始剂量减少了 50%。目前推荐额部保妥适治疗的初始剂量，女性为 6~15 U，其中每个注射位点为 3~5 U；男性也为 6~15 U，但因为男性的肌肉体积更大，实际治疗中常需使用更大的剂量（图 11.8）。与额部皱纹程度相同的女性相比，男性平均需要增加 25%~50% 的药物剂量，对那些希望肌肉麻痹效果明显的求美者来说更是如此。在唯一一项针对男性的 BoNT-A 剂量研究中，研究人员检测了眉间皱纹治疗的量效关系。该项研究的结论证实了男性的初始治疗剂量约为女性的 2 倍，但应注意的是，这仅是一项针对眉间皱纹治疗的研究，且眉间皱纹治疗要求肌肉麻痹效果彻底，不像额部治疗应达到麻痹"最小化"以获得自然的外观。目前在额部的临床治疗中，女性一般使用 4~6 U 保妥适 / 希尔敏（10~15 s.U. 吉适），男性使用 8~12 U 保妥适 / 希尔敏（20~30 s.U. 吉适）。

目前没有关于吉适治疗额横纹的最佳剂量的研究。2010 年的国际共识指南中建议吉适的总剂量为 20~60 s.U.，其中每个位点的注射剂量为 5~10 s.U.（Ascher, 2010）。该共识中并未就性别差异给出具体建议。Matarrasso 和 Shafer 在 2009 年发表的吉适治疗指南中同样建议额部治疗的药物剂量为 30~60 s.U.，分 3~6 个位点注射，但他们也没有给出基于性别差异的剂量推荐。

本章的笔者之一（Joel L. Cohen）使用保妥适进行额部治疗时常使用 4 ml 的稀释溶液，进行眉间皱纹和鱼尾纹治疗时则使用 1 ml 的稀释溶液。如果使用吉适制剂，Joel L. Cohen 在额部和眉间则会分别选择 3 ml 和 1 ml 的稀释溶液。眉间注射时严格控制药物扩散十分重要，但是额部注射后的药物扩散不仅能减少注射位点，还能让更大面积的额肌均匀麻痹、"软化"，从而获得自然光滑的额部外观。

肉毒毒素的使用

考虑到额肌具有天然的个体性差异，在注射位点选择方面很难形成单一的技术方法或者确定定位标志。每位求美者都具有独一无二的肌肉结构、皱纹特点和眉形走向。为了达到最佳手术效果并让求美者满意，必须进行个性化的治疗。

额部的面积及额肌的范围在不同个体中均有区别。进行 BoNT-A 额部注射通常会选取 4~9 个注射位点。如果眉间至发际正中的

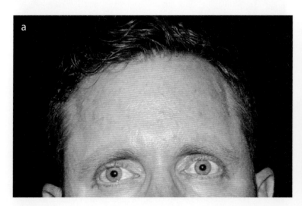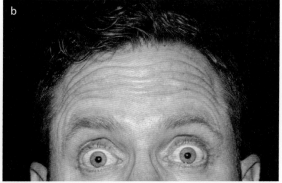

图 11.8　一名 40 岁的男性求美者，从眉部至发际可见清晰的额肌轮廓（a、b）

垂直距离超过 70 mm，一般表示额部宽阔，此时选择两行注射位点较为合适；当上述距离小于 60 mm 时属于窄小型额头，单行注射便可完成治疗。从前文 BoNT-A 注射后的无汗圈范围研究中可见，药物作用范围并不局限于注射位置。由于肉毒毒素的扩散特性，药物作用一般会影响注射位点周围直径 3 cm 的区域。对于窄小型额头的求美者，因药物扩散发生双侧眉部不对称和眉下垂的风险会更高。为了将与药物扩散有关的并发症风险降至最低，需要注意注射位点距骨性眶上缘的距离，使用保妥适注射时该距离应不小于 1.5 cm，使用吉适注射时该距离应大于 1.5~2 cm。还有一个实用的技术要点是尽量避免对靠近眉部的低位横纹进行注射治疗，或者仅采用极低剂量的注射方案，不强求肌肉的完全麻痹，仅通过局部轻微"软化"实现改善，这样可以避免出现术后眉下垂。

对于女性求美者来说，注射位点应该遵循眉部走向以保留自然的眉形特征（图 11.9）。男性群体中常能见到额部皱纹延伸至靠近发际的额肌上缘。如果这一区域的皱纹不能得到有效治疗，容易导致术后外观不自然，进而引起求美者的不满。在一些发际线后移的男性求美者中，额中部的注射治疗将使高位的额肌代偿性收缩，并在额肌 – 帽状腱膜连接处产生新的皱纹。因此，了解肉毒毒素注射后的代偿机制十分重要，对于高发际人群应该采用最少两行的注射方案（图 11.10）。

笔者最常使用的是 0.3 ml 或 0.5 ml 的 BD 注射器和配套的 31 G 短针头（BD 公司，美国新泽西州富兰克林湖）。这类低容量的注射器有助于实现精准治疗和精确的剂量配制。每次注射时常需使用多个注射器，及时更换新的尖锐的针头能减轻疼痛感。注射时求美者保持

坐位或者半卧位可以更好地显露肌肉的解剖学结构。对新手医生来说，标记注射位点能确保注射位置正确（笔者一般使用干擦记号笔，这样术后可以蘸水将标记点轻松擦除）。注射时在标记点旁进针，避免直接刺入标记点而产生油墨性纹刺。治疗时让求美者放松额部，肌内注射或者以皮丘的方式行皮下注射。操作过程中避免注射至肌肉下层或者骨膜内，因为这些层次的注射会让患者痛感增强，并且可能导致临床效果减弱。如果注射时针尖抵至骨面，可回退 3~4 mm 后再推入 BoNT-A。注射完成后可通过局部冰敷预防肿胀和瘀青，同时建议求

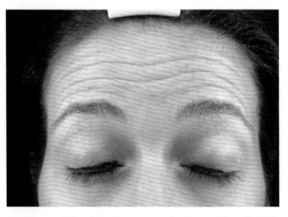

图 11.9 前额动态展示了额肌与眉毛形状和位置之间的关系

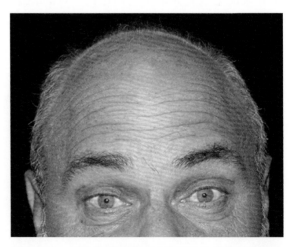

图 11.10 后移的发际线及高位额肌的代偿性收缩，以侧面的肌肉运动更为显著

美者在注射后的数小时内避免揉捏术区。

　　BoNT-A 的年轻化治疗常同时涉及多个面部区域。一项安慰剂对照的双盲研究评估了单次注射保妥适治疗额部皱纹、眉间皱纹和鱼尾纹的安全性及有效性。研究中未观察到明显的不良反应，并且保妥适同时治疗上面部多个区域的安全性和有效性也得到了临床验证。但是对新手医生来说，仍建议将治疗区域分隔开来处理，如先注射眉间，再行额部治疗。如果先注射额部，眉间肌的降眉作用失去了拮抗，容易引起眉下垂。当 BoNT-A 与填充剂联合使用时，同样建议分次治疗，即先行 BoNT-A 注射，再行填充剂治疗。这种治疗方案有利于准确评估 BoNT-A 发挥作用后遗留的静态皱纹，同时也延长了填充剂治疗效果的维持时间。在所有的联合治疗中，最重要的环节就是对注射位点及药物剂量进行细致的书面记录。

技术要点

　　在眼睑皮肤过多或者皮肤松垂的人群中，应该避免注射治疗位置最靠下的额横纹。眼睑皮肤松垂不仅会影响容貌，还可能引发视野缺损、眼部刺激症状和头痛，后者是由于眉毛被动性上挑以扩大视野引起。根据一项包括 5578 名眼睑皮肤松垂患者的大型研究结果，与眼睑皮肤松垂相关的显著性独立危险因素包括老化、男性、肤色偏浅和较高的 BMI。因此，注射前应该行眼睑部位的评估，以避免诱发或加重眼睑皮肤松垂，在高危人群中更需如此。

禁忌证和并发症

　　注射部位存在感染灶及求美者对制剂成分过敏是 BoNT-A 注射治疗的禁忌证。对于患有周围神经疾病或者神经肌肉接头疾病，如重症肌无力、兰伯特-伊顿综合征和肌萎缩性侧索硬化的患者，使用 BoNT-A 时需谨慎。此外，注射治疗的同时使用氨基糖苷类抗生素可能影响神经肌肉间的递质传递，并且增强 BoNT-A 的效果。对于妊娠期和哺乳期女性，尚缺乏 BoNT-A 注射风险的可靠数据和临床验证，因此不建议对妊娠期或哺乳期女性进行 BoNT-A 注射治疗。如果求美者的注射区域既往有手术史，此时需多加留意，因为该部位的解剖学结构可能已经改变。例如，一项针对颈部肌张力障碍的研究显示，既往在颈部接受过外科治疗的患者，BoNT-A 注射后发生继发性无应答的相对危险度比值为 9.8（P=0.013）。

　　与其他部位的 BoNT-A 注射治疗类似，额部注射后最常见的不良反应包括红斑、水肿和瘀青。求美者需要注意的是从治疗前数天开始应避免使用抗凝药物，如阿司匹林（前提是不属于治疗性用药，即求美者不存在心肌梗死、脑卒中、血栓或心房颤动等治疗指征明确的既往史）和非甾体抗炎药，同时应禁酒，但上述要求并不是强制性的。当注射后即刻出现出血或明显肿胀时，建议采用局部按压和冰敷。笔者所在单位要求所有行 BoNT-A 注射治疗的求美者提前卸妆和清洁面部，并在注射前用乙醇轻轻擦拭术区。

　　额部 BoNT-A 注射最主要的并发症是眉下垂，这将造成明显的不美观，让求美者难以接受。眉下垂一旦发生，将很难治疗，但应告知求美者这只是暂时现象，一般会在注射后 4~6 周出现明显改善，但完全逆转需要 3~4 个月。对于一部分外侧眉下垂的求美者，可通过注射外上方的眼轮匝肌降低该处肌肉向下的基线张力，以此实现功能性眉上提。与此类似，内侧眉下垂的求美者可通过注射降眉肌达到上提和改善的效果。眉下垂这一并发症尚无彻底纠正的方法，因此，最好谨慎细致地操作以避免发生。需要强调的是，整个额肌范围注射的最低点应距离眉部至少 1.5 cm，或者在该区域内仅采用低剂量注射；对于在老年群体中常见的、术前就因眉下垂而存在额肌代偿的人群，应避免进行 BoNT-A 注射治疗。与其他大部分的美容手术一样，通过补充性治疗来弥补不足要优于一开始就采取过度治疗。因为老年人群需要依靠额肌代偿来抬高眉部，所以无论使用哪种 BoNT-A 制剂，均建议采用低剂量注射。手术前应向这类求美者详细解释眉下垂的风险性，并让他们了解外科手术的方法可能更有利于实现他们所追求的美学效果。

额部 BoNT-A 注射治疗的另一个常见并发症是由于眉间注射范围过广或者注射位置过高引起的，表现为额部局部麻痹的不自然外观（图 11.11）。这一并发症多见于新手医生操作或者注射剂量过大，最好的解决方案就是对剩余的额肌进行注射治疗。此外，新手医生中常出现的另一个问题是在进行额部小剂量均匀注射时容易遗漏某些区域（图 11.12）。

当仅有内侧额肌被麻痹而外侧额肌功能正常时，就会出现滑稽的"倒八字"眉（又称 Mephisto 征或"Spock 博士"面容）。此时只要在引起眉上提的外侧额肌处补充注射 1~3 U 的保妥适制剂就能纠正。有时即使医生技术操作稳定，仍会因为求美者内在的个体差异而出现双侧眉不对称。为了避免注射后因一侧肌肉的反应较另一侧迅速而引发判断误差，对称性的评估至少应在注射后 10 天，BoNT-A 充分发挥作用后再进行。

当肉毒毒素的用量超过推荐剂量时，会导致额部产生"冻结样"的不自然外观，影响面部情绪的正常表达。部分求美者可能会要求更高限度的肌肉制动，但医生应让求美者的愿望更切合实际，以达到更理想的美学治疗效果。在 BoNT-A 注射治疗的过程中，团队的每位成

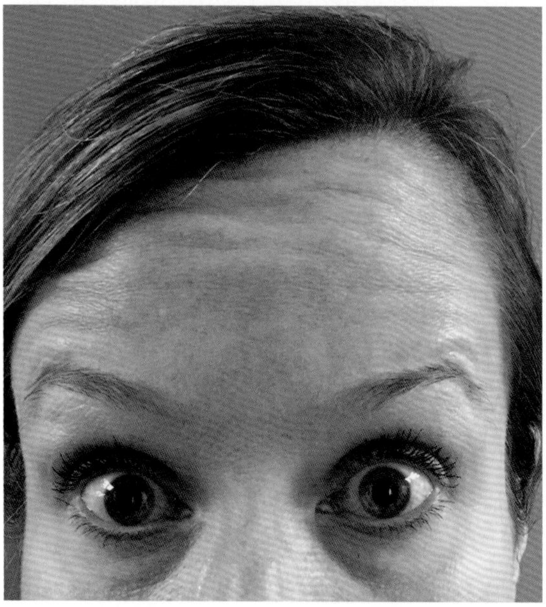

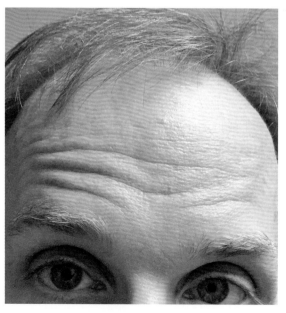

图 11.11 当眉间注射范围过广时出现的肉毒毒素弧形效应。药物自眉间扩散至邻近的额部，造成额横纹中断，治疗和未治疗区域间出现明显的弧形分界（资料来源：由 David M.Ozog 提供）

图 11.12 一名新手医生给患者注射 BoNT-A 后，在患者右侧额部出现了遗漏区域（资料来源：由 David M.Ozog 提供）

员应该把患者宣教这一任务贯穿始终，这样才能与求美者建立一种长期的、相互信任的关系。笔者一般会向求美者强调，维持额部治疗的理想效果需要相对低剂量、高频率的注射。与面部其他区域接受较高剂量，并且每3~4个月甚至更长间隔的注射不同，额部治疗需要每2~3个月注射一次以达到持久、稳定的效果。

虽然市面上有多种 BoNT-A 的制剂产品，在同一位求美者身上同时使用不同制剂，特别是当求美者初次接受肉毒毒素注射治疗时，应多加留意。许多专家建议初始治疗时最好使用单一种类的肉毒毒素，否则一旦发生不良反应或突然发生极其罕见的治疗相关反应，则无法判断究竟是由哪种制剂引起，求美者就不得不中断后续的 BoNT-A 注射治疗，整个治疗方案会因此而搁浅。

结论

- 患者宣教是 BoNT-A 注射治疗的重要环节，使求美者对治疗效果的期待切合实际，这有利于提高求美者对治疗和医生的满意度。
- 一般情况下，新手医生需要掌握精确的局部解剖，并了解与手术效果相关的肌肉作用特点。
- 操作时需考虑的因素包括制剂种类、剂量、稀释倍数及治疗人群选择。
- 男性的额部肌肉更为强壮，因此额部注射时需采用更大的注射总量。但与面部其他部位的治疗不同，额部注射不追求肌肉的完全麻痹，仅需达到肌肉"软化"或"最小化"麻痹的效果。
- 额部 BoNT-A 注射美容很少造成严重的不良反应，但需注意治疗低位横纹时应尽量避免

药物扩散至眶缘以下。

（孙维绎　张之璐　译）

参考文献

[1] Carruthers JD, Carruthers JA. Treatment of glabellar frown lines with C. botulinum-A exotoxin. The Journal of dermatologic surgery and oncology. 1992;18(1):17–21.

[2] The American Society for Aesthetic Plastic Surgery (2016) Top 5 surgical and non-surgical cosmetic procedures. Highlights of the ASAPS 2016 statistics on cosmetic surgery. 2016 10 April 2016. Available from: http://www.surgery.org/sites/default/files/ASAPS-Stats2016.pdf 3

[3] Cox SE, Finn JC. Social implications of hyperdynamic facial lines and patient satisfaction outcomes. International ophthalmology clinics. 2005; 45(3):13–24.

[4] Carruthers J, Fagien S, Matarasso SL. Consensus recommendations on the use of botulinum toxin type a in facial aesthetics. Plast Reconstr Surg 2004; 114(6 Suppl):1s–22s.

[5] Sherris DA, Larrabee WF, editors. *Principles of Facial Reconstruction*. New York: Raven Press; 1995.

[6] Tarbet KJ, Lemke BN. Clinical anatomy of the upper face. Int Ophthalmol Clinic 1997; 37(3):11–28.

[7] Abramo AC. Anatomy of the forehead muscles: the basis for the videoendoscopic approach in forehead rhytidoplasty. Plast Reconstr Surg 1995; 95(7):1170–1177.

[8] Spiegel JH, Goerig RC, Lufler RS, Hoagland TM. Frontalis midline dehiscence: an anatomical study and discussion of clinical relevance. J Plast Reconstr Aesthet Surg 2009; 62(7):950–954.

[9] Zimbler MS, Kokoska MS, Thomas JR. Anatomy and pathophysiology of facial aging. Facial Plast Surg Clinics North Am 2001; 9(2):179–187, vii.

[10] Coleman SR, Grover R. The anatomy of the aging face: volume loss and changes in3-dimensional topography. Aesthet Surg J/Am Soc Aesthet Plast Surg 2006; 26(1s):S4–S9.

[11] Imayama S, Braverman IM. A hypothetical explanation for the aging of skin. Chronologic alteration of the three-dimensional arrangement of collagen and elastic fibers in connective tissue. Am J Pathol 1989; 134(5):1019–1025.

[12] Branford OA, Dann SC, Grobbelaar AO. The quantitative assessment of wrinkle depth: turning the microscope on botulinum toxin type A. Ann Plast Surg 2010; 65(3):285–293.

[13] BinderWJ. Long-term effects of botulinum toxin type A (Botox) on facial lines: a comparison in identical twins. Arch Facial Plast Surg 2006; 8(6):426–431.

[14] Bowler PJ. Dermal and epidermal remodeling using botulinum toxin type A for facial, non reducible, hyperkinetic lines: two case studies. J Cosmet Dermatol 2008; 7(3):241–244.

[15] Carruthers A, Cohen JL, Cox SE, *et al.* Facial aesthetics: achieving the natural, relaxed look. Journal of cosmetic and laser therapy : official publication of the Eur Soc Laser Dermatol 2007; 9(Suppl 1):6–10.

[16] Hamilton HK, Arndt KA.When is "too early" too early to start cosmetic procedures? JAMA Dermatol 2013; 149(11):1271.

[17] Rivkin A, BinderWJ. Long-term effects of onabotulinumtoxinA on facial lines: a 19-year experience of identical twins. Dermatol Surg 2015; 41(Suppl 1):S64–S66.

[18] Carruthers A, Carruthers J, Lei X, et al. OnabotulinumtoxinA treatment of mild glabellar lines in repose. Dermatol Surg 2010; 36(Suppl 4):2168–2171.

[19] Bosset S, Barre P, Chalon A, et al. Skin ageing: clinical and histopathologic study of permanent and reducible wrinkles. Eur J Dermatol 2002; 12(3):247–252.

[20] Flynn TC. Use of intraoperative botulinum toxin in facial reconstruction.Dermatol Surg 2009; 35(2):182–188.

[21] Gassner HG, Brissett AE, Otley CC, et al. Botulinum toxin to improve facial wound healing: A prospective, blinded, placebo-controlled study. Mayo Clinic Proc 2006; 81(8):1023–1028.

[22] Jandhyala R. Improving consent procedures and evaluation of treatment success in cosmetic use of incobotulinumtoxinA: an assessment of the treat-to-goal approach. J Drugs Dermatol 2013; 12(1):72–78.

[23] Carruthers JD, Glogau RG, Blitzer A. Advances in facial rejuvenation: botulinum toxin type a, hyaluronic acid dermal fillers, and combination therapies – consensus recommendations. Plast Reconstr Surg 2008; 121(5 Suppl):5S–30S; quiz 1S–6S.

[24] Carruthers J, Carruthers A, Zelichowska A. The Power of Combined Therapies: BOTOX and Ablative Facial Laser Resurfacing. Am J Cosmet Surg 2000; 17(3). http://journals.sagepub.com/doi/abs/10.1177/074880680001700302

[25] Carruthers J, Carruthers A. A prospective, randomized, parallel group study analyzing the effect of BTX-A (Botox) and nonanimal sourced hyaluronic acid (NASHA, Restylane) in combination compared with NASHA (Restylane) alone in severe glabellar rhytides in adult female subjects: treatment of severe glabellar rhytides with a hyaluronic acid derivative compared with the derivative and BTX-A. Dermatol Surg 2003; 29(8):802–809.

[26] Carruthers J, Carruthers A, Maberley D. Deep resting glabellar rhytides respond to BTX-A and Hylan B. Dermatol Surg 2003; 29(5):539–544.

[27] Kadunc BV, Trindade De Almeida AR, Vanti AA, Di Chiacchio N. Botulinum toxin A adjunctive use in manual chemabrasion: controlled long-term study for treatment of upper perioral vertical wrinkles. Dermatol Surg 2007; 33(9):1066–1072; discussion 72.

[28] Kenner JR. Hyaluronic acid filler and botulinum neurotoxin delivered simultaneously in the same syringe for effective and convenient combination aesthetic rejuvenation therapy. J Drugs Dermatol 2010; 9(9):1135–1138.

[29] Alam M, Dover JS, Klein AW, Arndt KA. Botulinum a exotoxin for hyperfunctional facial lines: where not to inject. Arch Dermatol 2002; 138(9):1180–1185.

[30] Gunter JP, Antrobus SD. Aesthetic analysis of the eyebrows. Plast Reconstr Surg 1997; 99(7):1808–1816.

[31] Pham S,Wilhelmi B, Mowlavi A. Eyebrow peak position redefined. Aesthet Surg J 2010; 30(3):297–300.

[32] Lietzow MA, Gielow ET, Le D, et al. Subunit stoichiometry of the Clostridium botulinum type A neurotoxin complex determined using denaturing capillary electrophoresis. Protein J 2008; 27(7–8):420–425.

[33] Schantz EJ, Johnson EA. Properties and use of botulinum toxin and other microbial neurotoxins in medicine. Microbiol Rev 1992; 56(1):80–99.

[34] NaumannM, Carruthers A, Carruthers J, et al. Meta-analysis of neutralizing antibody conversion with onabotulinumtoxinA (BOTOX) across multiple indications. Mov Disord 2010; 25(13):2211–2218.

[35] Xeomin [package insert]. Frankfurt, Germany: Merz Pharmaceuticals; 2011.

[36] Dressler D. Comparing Botox and Xeomin for axillar hyperhidrosis. J Neural Transm (Vienna) 2010; 117(3):317–319.

[37] JostWH, Blumel J, Grafe S. Botulinum neurotoxin type A free of complexing proteins (XEOMIN) in focal dystonia. Drugs 2007; 67(5):669–683.

[38] Roggenkamper P, JostWH, Bihari K, et al. Efficacy and safety of a new botulinum toxin type A free of complexing proteins in the treatment of blepharospasm. J Neural Transm (Vienna) 2006; 113(3):303–312.

[39] Kane MA, Gold MH, ColemanWP 3rd, et al. A Randomized, double-blind trial to investigate the equivalence of incobotulinumtoxinA and onabotulinumtoxinA for glabellar frown lines. Dermatol Surg 2015; 41(11):1310–1319.

[40] Durif F. Clinical bioequivalence of the current commercial preparations of botulinum toxin. Eur J Neurol 1996; 2:17–18.

[41] Karsai S, Raulin C. Current evidence on the unit equivalence of different botulinum neurotoxin A formulations and recommendations for clinical practice in dermatology. Dermatol Surg 2009; 35(1):1–8.

[42] Lowe P, Patnaik R, Lowe N. Comparison of two formulations of botulinum toxin type A for the treatment of glabellar lines: a double-blind, randomized study. J Am Acad Dermatol 2006; 55(6):975–980.

[43] Sampaio C, Costa J, Ferreira JJ. Clinical comparability of marketed formulations of botulinum toxin. Mov Disord 2004; 19(Suppl 8):S129–S136.

[44] Trindade de Almeida AR, Marques E, de Almeida J, et al. Pilot study comparing the diffusion of two formulations of botulinum toxin type A in patients with forehead hyperhidrosis. Dermatol Surg 2007; 33(1 Spec No.):S37–S43.

[45] Lowe NJ, Shah A, Lowe PL, Patnaik R. Dosing, efficacy and safety plus the use of computerized photography for botulinum toxins type A for upper facial lines. J Cosmet Laser Ther 2010; 12(2):106–111.

[46] de Almeida AT, De Boulle K. Diffusion characteristics of botulinum neurotoxin products and their clinical significance in cosmetic applications. J Cosmet Laser Ther 2007; 9 Suppl 1:17–22.

[47] Hsu TS, Dover JS, Arndt KA. Effect of volume and concentration on the diffusion of botulinum exotoxin A. Arch Dermatol 2004; 140(11):1351–1354.

[48] Cliff SH, Judodihardjo H, Eltringham E. Different formulations of botulinum toxin type A have different migration characteristics: a double-blind, randomized study. J Cosmet Dermatol 2008; 7(1):50–54.

[49] Hexsel D, Dal'Forno T, Hexsel C, et al. A randomized pilot study comparing the action halos of two commercial preparations of botulinum toxin type A. Dermatol Surg 2008; 34(1):52–59.

[50] Carruthers A, Carruthers J. Prospective, double-blind, randomized, parallel-group, dose-ranging study of botulinum toxin type A in men with glabellar rhytids. Dermatol Surg 2005; 31(10):1297–1303.

[51] Ascher B, Talarico S, Cassuto D, E et al. International consensus recommendations on the aesthetic usage of botulinum toxin type A (Speywood Unit) – Part I: Upper facial wrinkles. J Eur Acad Dermatold Venereol 2010;

24(11):1278–1284.

[52] Matarasso A, Shafer D. Botulinum neurotoxin type A-ABO (Dysport): clinical indications and practice guide. Aesthet Surg J 2009; 29(6 Suppl):S72–S79.

[53] Ozsoy Z, Genc B, Gozu A. A new technique applying botulinum toxin in narrow and wide foreheads. Aesthet Plast Surg 2005; 29(5):368–372.

[54] Ozsoy Z, Genc B, Gozu A. A new technique for the application of botulinum toxin in short and tall foreheads. Plast Reconstr Surg 2005; 115(5):1439–1441.

[55] Hsu TS, Dover JS, Kaminer MS, et al. Why make patients exercise facial muscles for 4 hours after botulinum toxin treatment? Arch Dermatol 2003; 139(7):948.

[56] HuangW, Foster JA, Rogachefsky AS. Pharmacology of botulinum toxin. J Am Acad Dermatol 2000; 43(2 Pt 1):249–259.

[57] Carruthers J, Carruthers A. Botulinum toxin type A treatment of multiple upper facial sites: patient-reported outcomes. Dermatol Surg 2007; 33(1 Spec No.):S10–S17.

[58] Jacobs LC, Liu F, Bleyen I, et al. Intrinsic and extrinsic risk factors for sagging eyelids. JAMA Dermatol 2014; 150(8):836–843.

[59] Ferreira JJ, Colosimo C, Bhidayasiri R, et al. Factors influencing secondary non-response to botulinum toxin type A injections in cervical dystonia. Parkinsonism Relat Disord 2015; 21(2):1111–1115.

第 12 章

眼周区域的治疗：鱼尾纹、眉间皱纹和兔纹

Girish S.Munavalli, MD (MHS, FACMS), Anthony V. Benedetto, DO (FACP, FCPP),

Brian S. Biesman,MD (FACS), and Carolee M. Cutler Peck,MD

概述

　　一直以来，眼睛在面部美学中起着至关重要的作用。事实上也的确如此，在 Cicero 说出"眼睛是心灵的窗户"这句话很久之前，《圣经》新约的马太福音中这样写到："眼睛是身体的灯，如果你的眼睛明亮，那么你的全身就光明"（Matthew 第 6 章 22-23 页）。无论是单因素还是多因素间复杂的相互作用，均可导致眼睛呈现出来的效果不那么理想。在提出治疗建议前，准确了解患者最在意的眼周区域问题是至关重要的。有些患者抱怨长期缺乏睡眠让自己看起来很疲惫，然而实际上他们是被其他外在的衰老因素所困扰，如肤色暗沉、眼睑皮肤冗余（皮肤松垂）、眉下垂、黑眼圈、泪沟区（眶缘下方的内侧下睑）凹陷。有的患者会抱怨下睑袋、眶隔脂肪垫凸出或松垂。一些患者还会注意到某些其他结构改变不太严重的情况，如眼轮匝肌睑板前部"肥大"和（或）深的外眦皱纹。通过使用神经调节物质如肉毒毒素，这些皱纹能得到有效的治疗。

　　A 型肉毒毒素和 B 型肉毒毒素治疗眼周皱纹是超过说明书适应证范围的用药，两者都有极佳的临床效果。眼周肉毒毒素注射的最佳适应证是轻度至中度外眦深皱纹和（或）微笑时下睑缘下的眼轮匝肌睑板前部"卷曲或堆积"。眼周注射几乎没有绝对禁忌证。对患有真性干眼综合征，或可能导致干眼的系统性疾病如 Sjögren 综合征（干燥综合征）和严重的类风湿关节炎，患有眼肌型重症肌无力或者其他可能影响眼外肌功能疾病的患者进行治疗时需谨慎。而对第 Ⅶ 对颅神经（面神经）麻痹、甲状腺功能障碍性眼病或既往眼睑成形术引起的睑裂闭合不全（即睑裂无法完全闭合）的患者应特别谨慎。最近，Goldman 报道了一例肉毒毒素注射后新发下睑袋松垂的案例，该男性患者既往有经皮入路下睑成形术史。

解剖学因素

　　有效的眼周肉毒毒素治疗要求医生详细了解面部解剖学结构，特别是眼周解剖学结构及其与眼和面部美学的功能关系。眼睑皮肤是全身最薄的皮肤之一，皮下组织极少。根据其自身特点，眼睑皮肤是动态的，在注视和瞬目时频繁活动。眼睑的解剖学位置使其暴露于大量

的阳光照射下。所有这些因素都会导致眼睑和眼周皮肤受到光损伤，表现为皮肤变薄、弹性减退、色素异常、细纹增多。

眉下垂是另一种随着衰老出现的常见表现。眉下垂可表现为上睑呈"兜帽样"外观，长期抬眉患者可形成前额水平皱纹、鼻根横向皱纹，甚至出现头痛和疲劳表现。由于眉下垂发展隐匿，许多患者自己都无法发觉这种变化。如果患者有过在洗澡后用毛巾缠绕头部时"看起来更年轻"的情况，则高度提示存在眉下垂。明显的眉下垂也会使外眦上方的鱼尾纹更加明显。如果在注射肉毒毒素治疗水平额纹前未能诊断出眉下垂，则可能会发生严重的后果。在这种情况下，放松额肌会妨碍眉上提，使眉下垂无法得到代偿，称为隐性眉下垂。检查者可以在患者向前平视时，用手将患者眉毛保持在固定位置进行鉴别。这种方法虽然简单但非常重要，嘱患者保持头部与地面平行，直视房间另一端与眼等高的物体（不要太靠近）。然后观察患者水平额纹是否存在、额肌是否运动。检查者通过轻触患者额纹表面皮肤可以发现深层的额肌运动。

不同患者的眉毛形态差异极大。在许多案例中，几乎不可能判断出眉毛是否真的存在下垂还是其位置本来就低。问诊时多数患者提供的关于眉毛高度的资料都不太可靠。判断眉毛位置是否有变化的最好方法是观察患者以前的照片，最好是从高中时期的照片开始，每 10 年观察几张照片。通过手术或化学的方法重新定位眉毛是非常有效的，但是这种方法改变了患者原本的外观，因此必须在术前仔细讨论。

眼睑和眼睛本身的相对位置也要仔细评估。在静态和动态时都应对眼睑进行评估。在正常情况下，上睑缘覆盖角膜上方 1~2 mm 的位置，下睑缘则恰好位于角膜缘。无论是

在 6 点钟还是 12 点钟位置都不应看见白色的巩膜。患者在第一眼位直视正前方时，上下睑缘之间的距离称为睑裂（palpebral fssure 或 palpebral aperture）。除外人群中的正常变异，正常的睑裂高度为 8~11 mm。微笑时睑裂高度通常会变低。如果面部表情没有产生这种细微的变化，则可能会被他人认为是不自然或虚假面容。一般通过检查上睑与瞳孔或角膜上缘的相对位置来判断上睑的位置。上睑位置"正常"的范围很广，部分患者的自然上睑位置较低，而有些患者睑裂较宽。上睑下垂是用来描述上睑位置低于理想位置的术语。因此，上睑下垂并不是一个绝对的概念，而是相对的概念。下垂的上睑可以不遮盖瞳孔，或遮盖部分甚至全部瞳孔。许多患者对于上睑位置的改变非常敏感，尽管多数人直到接受了眶周手术，如肉毒毒素注射或者眼睑成形术后才意识到他们的上睑位置。所以无论怎样强调治疗前照相的必要性和不对称的预先识别都不为过。

下睑位置一定程度上也取决于眼球和眶缘的相对位置。随着皮肤松垂加重，下睑会逐渐膨出呈袋状，角膜缘下方的巩膜也会暴露，这种情况称为睑外翻。许多患者的外眦韧带具有足够的张力使下睑位置从功能和外观角度都维持在可接受的状态，然而当有额外的力量介入时，如注射肉毒毒素或手术，此时外眦韧带没有足够的组织张力来避免睑外翻的形成。下睑张力可以通过牵拉试验和夹捏试验来评估。牵拉试验是指将下睑向下牵拉，然后松开使其自行回复到静息位。快速回复被认为是正常的，而缓慢逐渐的回复是不正常的，提示存在过度松弛，从而增加了注射肉毒毒素后发生睑外翻或流泪的风险。夹捏试验在一定程度上没有牵拉试验常用，检查时检查者用拇指和示指夹捏患者下睑，并轻轻按压其眼球。如果牵拉

距离＜6 mm，则认为是正常的。如果牵拉距离＞6 mm 时，行下睑手术时应多加小心。上睑位置变化较大，下睑位置则变化较小。外眦圆钝或颞侧外翻被认为是使患者看上去呈现出悲伤或是不自然的表情，应该注意避免。在肉毒毒素注射前必须告知患者可能出现的下睑位置改变。

眼睑皮肤的深面是眼轮匝肌，其收缩时可以主动闭合眼睑。眼轮匝肌分为 3 个部分：睑板前部、眶隔前部和眶部。眼轮匝肌睑板前部覆盖在睑板前，即眼睑的胶原性"支柱"的浅面，眼轮匝肌眶隔前部位于眶隔之上，眶隔是一种分隔眶内容物及其浅表结构的纤维膜。如果眼轮匝肌睑板前部放松不收缩，同时眼轮匝肌眶隔前部收缩，则眼轮匝肌眶隔前部可以向上移动至眼轮匝肌睑板前部浅面形成"骑跨"，并使睫毛和睑缘倒向眼球，这种情况称为睑内翻。眼轮匝肌睑板前部的相对肥大可以在微笑时使下睑"隆起"。如果这种情况使用肉毒毒素治疗时，则应注射至眼轮匝肌睑板前部和眶隔前部的上部。眼轮匝肌眶部位于眶缘浅面并与眉上部的额肌、降眉间肌、降眉肌、皱眉肌，以及外下部的颞肌和颧大肌、颧小肌融合。颞部区域的眼轮匝肌是起到降眉作用的主要肌肉。

眼轮匝肌眶部的分布范围和形状变异很大，特别是外侧和下方。眼轮匝肌从外眦呈扇形展开向耳部延伸。有些患者只延伸至眶缘外，而有些患者则几乎延伸至耳屏。肌肉同样也有向上方和下方的不同程度的延伸。可嘱患者用力闭眼来评估眼轮匝肌的分布范围。医生可用手指触诊以测定肌肉的大小和形状。眼轮匝肌的分布常常不对称，所以在注射肉毒毒素前需对两侧肌肉都进行评估。肉毒毒素的剂量和分布模式完全取决于眼轮匝肌的大小和形

状。虽然可以建立常规的注射指南，但肉毒毒素"标准化"的剂量和分布模式的概念不适用于眼周区域。

从外眦区域呈扇形发散的皱纹，称为"鱼尾纹"。这些皱纹是早期衰老的表现之一。根据患者的皮肤类型、阳光暴露史和肌肉力量的不同，部分患者在 20 岁就可出现鱼尾纹。外侧眼周区域的皮肤本身就薄且富余，使该区域容易形成皱纹。外眦的这些皱纹最初仅仅在做表情时才会出现，但是很快便在微笑、大笑或眯眼时也会突显出来，并随着时间的推移而逐渐明显。鱼尾纹会让人常常显得劳累和疲倦，甚至看上去比实际年龄更老。然而这些皱纹可能会因性别的不同而有不同的社会认知，一般认为女性是不希望有皱纹的，特别是化妆品还会在皱纹凹陷处积聚。而对于男性，鱼尾纹则可能使他们显得更加男性化和坚毅。

鱼尾纹可能是仅由眼轮匝肌收缩引起的，但是松弛的皮肤和颧大肌收缩也可能对鱼尾纹的形成造成不同程度的影响。有些患者只在做表情时才有深皱纹，而有些患者在静态时即有深皱纹。如果患者无论是否在做表情时皱纹总是存在，则这些皱纹称为静态皱纹。当鱼尾纹是由长期静态皱纹组成时，注射 A 型肉毒毒素的效果会相对削弱，但静态皱纹外观仍会随着时间有所改善（图 12.1）。在这种案例中，换肤术或软组织填充治疗可以帮助患者减轻外眦的静态皱纹。而当大多数鱼尾纹是由外侧眼轮匝肌过度收缩引起时，注射 A 型肉毒毒素对于消除这些皱纹起着重要的作用。最后，肉毒毒素注射治疗前区分以下两种皱纹至关重要，一种是眼轮匝肌收缩所形成的皱纹，另一种是颧肌收缩将皮肤"推挤"至眶周区域所形成的皱纹（图 12.2）。后者治疗比较困难，治疗后可能有面部下垂的风险，因为过度治疗颧

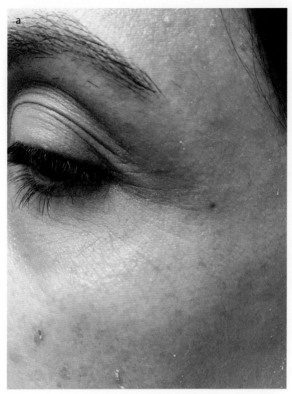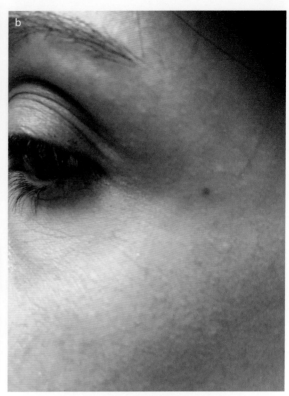

图 12.1　一名 36 岁的女性患者注射 Ona A 型肉毒毒素 8 U，治疗早期静态皱纹的前后对比照（a、b）

肌可能会降低颊部自然的抬升度和微笑时的饱满度，造成表情不自然的外观。需要再次强调的是，换肤术或软组织填充治疗有助于改善这种情况。

患者的选择 / 治疗前评估

在进行治疗前，正确理解患者对眼周区域最在意的特征至关重要。有的患者主诉自己"看起来很疲倦"，而实际上他们担忧的是肤色暗沉、眼睑皮肤过多（皮肤松垂）、眉下垂、下睑黑眼圈、泪沟凹陷（眶缘下方下睑内侧）、眶隔脂肪垫膨出、眼轮匝肌睑板前部"肥大"和（或）外眦皱纹较深。眼周年轻化是一个复杂的问题，如果只解决其中某一项问题，或许不能达到满意的效果。

对于患者的评估应从其第一次走进检查室开始。使用典型的面部衰老特征评估患者的面部特点，包括斑点、红斑、细纹、皮肤弹性降低、眉毛和（或）眼睑下垂（或长期抬眉以代偿的隐性眉下垂或眼睑下垂）、面中部下垂、双下巴、面部容积的丢失，以及眉间、口周、眼周深的动态皱纹。在将注意力集中到眼周（或者其他任何部位）之前，将患者视为一个整体尤为重要，因为任何治疗的目标都是创造和谐而统一的面部外观。另外，还应注意到治疗前患者存在的不对称现象，并加以记录。

评估患者时要从正面进行观察。特别注意静态时的皱纹、眉毛的位置和轮廓、水平额纹（可能提示长期抬眉）、光老化程度、上睑皮肤松垂的表现（皮肤过于松垂）、上睑缘和瞳孔的相对位置、下睑位置。如果可以在角膜上缘上方或者角膜下缘下方看到白色的巩膜，则需要行进一步的眼科检查。患者存在水平额纹

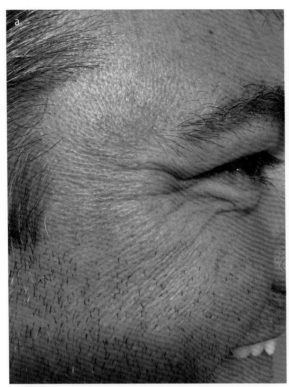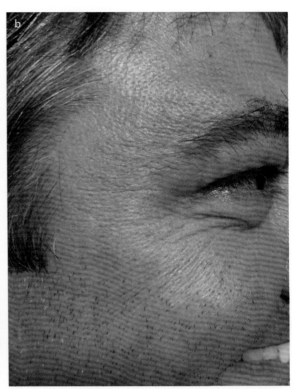

图 12.2 一名 50 岁的男性患者注射 Inco A 型肉毒毒素 12 U，治疗中度鱼尾纹的前后对比照（a、b）。需要注意的是，患者治疗前后都可以看到颧肌将皮肤"推挤"至眶周区域现象，说明注射肉毒毒素并不能改善这一现象

时，可能提示肌肉过度活动或者面部表情过度丰富，也可能是眉下垂的代偿表现。这两种情况必须加以鉴别，因为如果是后者，削弱额肌力量后将暴露先前存在的隐性眉下垂。对于那些不知不觉地通过不断抬眉来防止上方视野受影响的患者，如果额肌运动被削弱，将无法再通过此方式进行代偿。

　　检查者可以在患者额肌完全放松时（指导患者放松额部）进行检查以鉴别隐性眉下垂。如果在额肌放松时眉处于较低位置，则不应该在额部注射肉毒毒素。这些患者需要进行眉毛和（或）眼睑手术来改善这一潜在问题。接下来，嘱患者轻柔地（不要用力）闭眼以确保上下眼睑能完全对合。有些既往有手术史、创伤史、甲状腺疾病史的患者也许用力能闭眼，但是眨眼时闭合不完全，他们很容易发生干眼症，特别是在眼轮匝肌力量被削弱后。通过指

导患者用力闭眼，这样可以在动态下评估眼轮匝肌睑板前部。睑板前区域明显的"隆起"外观提示眼轮匝肌的"肥大"。非常重要的是，这种情况必须和下睑的"堆积"相鉴别，后者是由于颧大肌和颧小肌收缩时卷带颊部组织的结果。

　　检查者应该从正面和侧面两个方向对外眦区域的横向皱纹进行评估。每个方向的检查均应从患者双睑放松时开始，然后嘱患者先轻轻闭眼，最后再用力闭眼。这一系列的动作使检查者可以区分弹性降低所致的细纹和眼轮匝肌活动所致的皱纹。接下来，嘱患者反复紧闭双眼，检查者通过使用示指指尖触摸外眦区域可以构建一幅眼轮匝肌的"分布图"。眼轮匝肌的分布范围可能相对较小，仅局限于覆盖外侧眶缘区域，也可能向外侧延伸至接近耳屏，向上至颞区外侧，向下至面中部上区。在患者面

部描绘出双侧眼轮匝肌的分布范围很重要，因为其双侧分布可能是不对称的。

最后，评估出眼球相对于眶缘的位置。对于因高度近视（这种情况下眼球比正常的要长）引起的眼球突出、甲状腺功能障碍性眼病或者眼眶浅的患者，在治疗时应该特别小心，因为这类患者在肉毒毒素注射后容易发生睑裂闭合不全，以及下睑位置的改变。

治疗目标

在眶周注射肉毒毒素可以减少外眦区域的动态皱纹，通过削弱降眉肌来提升眉毛和突显眉毛的轮廓，还可以治疗下睑区域"肥大"的眼轮匝肌。对于任何一位患者来说，实现其中一个或多个目标都是令人满意的结果。这些治疗目标并不是互相排斥的，而是需要独立地进行考量。

治疗外眦皱纹时，注射者必须区分这些皱纹是由眼轮匝肌活动引起的，还是由颧大肌和颧小肌收缩（导致微笑时颊部向上运动）引起的，或是由光老化引起的。只有明确是由眼轮匝肌收缩引起的皱纹才可以使用肉毒毒素注射治疗。注射最内下侧眼轮匝肌可能导致患者微笑时表情不自然、面部不对称，或者出现最极端的情况如面部下垂。最安全的方法就是使用最小的必要剂量注射，以达到理想的临床效果，同时还可以维持足够的时效。在刚开始治疗时可以比较保守，在随后几周内按需加量。过量地注射肉毒毒素，可以最大限度地限制眼轮匝肌的功能，在微笑或做其他面部表情时可

使患者外眦完全没皱纹。但是这样会使患者的外观看起来很虚伪，因此应避免在鱼尾纹区域过量注射。

注射治疗时应该进行详细记录，并在注射后 2 周对首次注射的患者进行随访。随访时，应该重新评估治疗目标，并与临床效果进行比较。如果需要进行额外注射，这是一个很好的介入时间点，因为此时肉毒毒素的全部神经调节作用都已起效。如果患者对注射效果不满意，则应该详细记录，并对注射剂量或注射位置或两者都进行调整。

在眶周区域，另一个精细而有效的肉毒毒素注射治疗是用来减弱眼轮匝肌睑板前部的力量。该注射方法可以用来减轻患者微笑时眼轮匝肌"肥大"所引起的突出"柱形"外观，也可以增加睑裂宽度（上下睑之间的距离）。虽然这些治疗目标各自独立，但是它们之间的界限并不明确，因为很难做到只实现其中某一治疗目标而无其他目标效果。也就是说，针对眼轮匝肌"肥大"的治疗不仅仅会减轻患者微笑时肌肉的突出，而且还会使患者在眯眼时睑裂看起来更宽（图 12.3）。

还有一些患者抱怨微笑或做表情时下睑会发生"堆积"现象，这种情况可能是由多余的眼睑皮肤引起的，也可能眼睑皮肤的量正常，但是颧肌强烈的收缩带动颊部向上活动将这部分皮肤挤压至较小区域而引起的"堆积"现象。对这些患者的下睑进行肉毒毒素注射治疗，不会使他们得到明显的改善。因此，在治

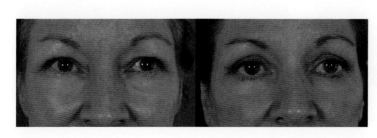

图12.3　对肥大的眼轮匝肌进行全方位注射治疗会减轻微笑时的肌肉堆积，但是这也会导致患者眼睛看起来眯得更大。患者同时也进行了上睑成形术，使术后效果更美观

疗前需要对患者进行仔细检查，并与患者讨论更切合实际的目标。

眶周区域注射 A 型肉毒毒素的剂量应该根据治疗目标、眼轮匝肌的分布范围和肌力，以及眼球和眶骨的相对位置而定。对于注射剂量，需要注意的是，根据一种情况制订的剂量方案肯定不适用所有情况。不同患者眼轮匝肌的分布范围可能差别极大，甚至同一患者的面部两侧差别也可能很大。Kane 等在最近的一项研究中，通过对照片的回顾性分析，识别和测量了不同鱼尾纹的形态。研究者对 1392 名受试者的 2699 张照片进行了回顾性分析，这些受试者均曾参与了神经调质的研究。

在患者鱼尾纹处于静态和动态时，其量化标准分为以下几种类型，分别是完全扇形鱼尾纹（眉外下方、上睑、外眦、下睑、颊部上方均有皮肤褶皱）（图 12.4）、下部扇形鱼尾纹（下睑和上颊部区域有皮肤褶皱）、中央扇形鱼尾纹（只在紧邻外眦区域出现严重的皮肤褶皱）（图 12.5），以及上部扇形鱼尾纹（只在上睑向下至外眦有皮肤褶皱）。完全扇形、下部扇形、中央扇形鱼尾纹在静态、动态时的发生率约为 1/3，而上部扇形比较少见，大笑时发生率为 4.2%，静态时发生率约为 6.4%。肌肉分布范围较大或者肌肉相对肥大的患者需要的剂量比"标准"剂量更大。同样肌肉分布范围较小或肌肉收缩力较弱的患者需要的剂量较少。对因眼眶浅、甲状腺功能障碍性眼病、近视（比正常眼球长而导致的高度近视）而眼球明显突出的患者进行下睑和外眦下方区域注射时注射剂量也应减少，因为这些患者发生睑外翻或睑裂闭合不全的风险更高。

在该区域注射时，笔者推荐优先考虑每个位点的注射单位，而不是治疗整个区域所需

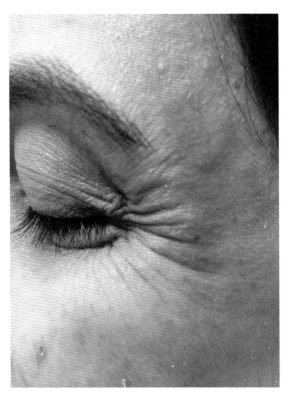 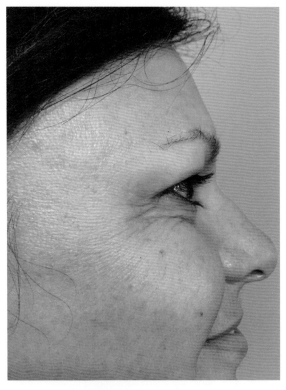

图 12.4 Kane 等描述的完全扇形鱼尾纹（眉外下方、外眦、下睑及颊部上部均有皮肤褶皱）

图 12.5 Kane 等描述的中央扇形鱼尾纹（只在紧邻外眦区域出现严重的皮肤褶皱）

的总剂量。一般情况，在外眦区域注射时每个位点需要 2.5~5.0 U 的 Ona A 型肉毒毒素或者 Inco A 型肉毒毒素。而治疗下睑的眼轮匝肌睑板前部时，每个注射位点只需 1~2 U A 型 Ona 肉毒毒素即可。

注射技巧

不可能建立一套能以通用方式适用于所有患者的注射位点图或注射方案。虽然有一些基本的指南可以参考，但推荐固定的注射位点剂量、总剂量或注射位点是不可取、不合适的，必须针对每位患者进行个体化治疗。由于眼轮匝肌的分布范围有时是不对称的，因此通常面部两侧注射的剂量也不应相同。在外眦区域进行注射时，注射越接近外眦角或深度越深，则肉毒毒素扩散进入眼眶内的风险越大。虽然尚未有研究直接证实，但在外眦角外 1.0~1.5 cm 处进行注射或许可以将肉毒毒素扩散到眼外肌的风险降至最低。

因为眶周区域对注射比较敏感，所以肉毒毒素注射时常需加用疼痛管理技术。注射时可以使用表面麻醉剂如 4%~6% 利多卡因，因其起效时间合适。此外，注射前后即刻使用冰袋冷敷也可减轻疼痛，并且还可以收缩眶周血管、减少新发的瘀青。在少数情况下，有些过于焦虑的患者可以在治疗前口服镇静剂。当

然，由于镇静后禁止驾驶，因此必须提前安排好患者的交通方式。如果使用了表面麻醉剂如 4% 利多卡因乳膏，则应在注射前将其完全清除。因为残留的乳膏可以堵塞 30 G 或 32 G 的针头，从而导致浪费时间和药品。

当使用肉毒毒素来改变眉毛的轮廓 / 形状时，需要对注射治疗上的一些细节进行讨论。用 A 型肉毒毒素改变眉毛位置的基本原理是选择性放松降眉肌肉。在眉毛中央处，重要的降眉肌肉是皱眉肌、降眉肌、降眉间肌。从瞳孔中线到颞侧，眼轮匝肌是唯一的降眉肌肉。眼轮匝肌在颞线（联合腱）内侧和额肌对抗，在颞线颞侧（颞肌浅面）则无对抗肌。因此，放松颞侧降眉肌肉会使眉毛上抬（图 12.6）。

以前关于注射部位的选择有各种各样的报道，包括直接注射在眉尾，或者眉尾上方，还有眉毛外侧下方。如果肉毒毒素能够确切地作用于眼轮匝肌，那么具体在哪个位点进行注射可能并不重要。注射时必须严格避免肉毒毒素弥散到不该进入的区域，如额肌下部。有些注射者使用高度稀释（如 4 ml 的生理盐水）的肉毒毒素进行注射，因此需要注射更多容量，建议注射在相对浅的位置以避免弥散入上睑提肌。另一种选择是采用更有效、浓度更高的注射液。笔者发现 1 ml 的稀释液可以在治疗区域增加操控的精确性，特别是沿着眶上缘进行注射时更应该小心。使用该方法可以安全地在

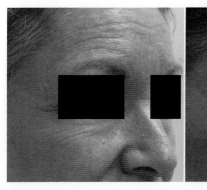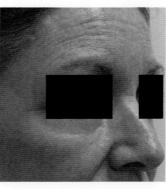

图 12.6　颞部降眉肌肉（眼轮匝肌）的松弛导致眉毛上抬。该患者同时也进行了眉间复合体治疗

治疗区域进行注射。

例如，治疗难治性眼睑痉挛的患者时，笔者常规会沿着眶上缘注射 3 个位点，每个位点使用 5 U 的 Ona A 型肉毒毒素（总剂量为 15 U），在上睑的内侧和外侧分别加用 2.5~5.0 U（总剂量为 5~10 U），治疗后没有明显的不良反应（根据 Biesman 医生的个人经验交流）。注射时应总是将针头朝向远离眼眶的方向，如果向眼球方向注射，则可能导致肉毒毒素弥散入眼外肌，或者如果患者在注射过程中突然移动甚至会导致严重的损伤。

新手医生可能希望将操作手靠在患者的面部以稳定操作，这样可以避免注射时患者因意外活动而导致静脉或眼球被刺中。当在眶周区域进行注射时，必须保证将针头一直向着远离眼球的方向。为了最大限度地降低外眦区域发生瘀斑的风险，应尽可能在注射时甄别血管。注射室内良好的室内头顶光源、皮肤镜、透射照明或使用交叉偏振光源对看清血管走行均有帮助，这对于Ⅰ~Ⅲ型皮肤和皮肤萎缩患者更容易。笔者推荐在真皮层内进行浅层注射，注射后类似浅表丘疹（图 12.7）。如果可能，应避免在紧邻的明显血管处进行注射。

最后，为了避免针头朝向眼眶，注射应该从侧面开始而不是正面。如果注射后即刻出血或瘀青，可以用指尖或棉签按压注射位点 1~2 分钟以减轻扩散。此外，使用脉冲染料激光也可以加快新发紫癜的消散。

虽然一般来说，不应该规定固定的注射剂量和注射位点数量，但注射眼轮匝肌睑板前部应特别小心。可以在该肌肉中央进行注射（紧邻瞳孔下方），或者也可以注射两个位点（大约是对应内外侧角膜缘的位置）。如果在中央位置进行单点注射，Ona A 型肉毒毒素的初始剂量不应超过 2 U。如果需要进行补充注射，则可在术后 2 周随访时进行。如果计划进行两点注射，则每个位点的注射剂量不应超过 1.0~1.5 U。在该区域注射过多的肉毒毒素会影响眼睑的闭合且可能引起流泪、睑外翻，甚至眼睑皮肤向内朝眼球翻转（睑内翻）。当眼轮匝肌眶隔前部用力收缩而眼轮匝肌睑板前部不动时，会发生睑内翻。在这种情况下，眼轮匝肌眶隔前部向上移动，"骑跨"在眼轮匝肌睑板前部浅面，并将睑板前部肌肉和睑缘向内朝眼球推挤。这样常常会产生严重的眼球疼痛和刺激症状。注射下睑时，由于下斜肌位于眼眶相对前方的位置，所以建议在皮下层进行注射以避免药物扩散到下斜肌。如果下斜肌受到影响，可发生垂直复视和（或）扭转性复视。

本章中最后讨论的治疗区域是鼻根部和鼻背部斜向皱纹，即所谓的"兔纹"。这种动态皱纹可以在患者皱鼻、做不开心的表情及苦笑时出现。

此外，这种皱纹常常与鱼尾纹一同出现，因为两者都可以由长期眯眼引起。这种皱纹需与降眉间肌过度活动导致的横向皱纹进行鉴别。

兔纹可以由鼻肌横向部分的肌肉收缩引起。此部分肌肉由上颌骨发出，斜跨过鼻梁，

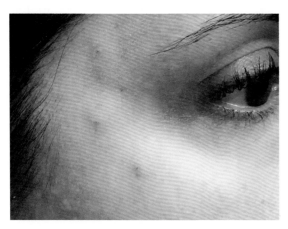

图 12.7 图中浅表丘疹显示眼周注射神经调质的深度，能最大限度地减少并发症的发生

延伸成为一薄层腱膜并与对侧的肌肉及降眉间肌腱膜相延续。鼻肌有两个主要部分，一部分为横行，也称压缩部（同时也称鼻孔压肌），可以缩小鼻孔，另一部分称为鼻翼或扩张部（同时也称鼻孔开大肌），可以扩张鼻孔。而对于某些患者，兔纹形成的另一种原因是由提上唇鼻翼肌以类似于颧肌形成外眦皱纹的方式引起的。

注射技术

在该区域进行注射治疗时，应严格避免注射提上唇鼻翼肌和提上唇肌以防止发生上唇下垂。沿着鼻背中线、鼻侧壁上部，在鼻肌浅面 1~3 个注射位点进行注射，可足以减轻或消除这些皱纹。由于该区域血管丰富，浅层注射对于防止瘀青至关重要。在一般情况下，每个注射位点注射 1~3 U 的 Ona A 型肉毒毒素就足以达到理想效果。在治疗眉间区域皱纹时，注射者也可以考虑在鼻肌上部每侧再注射 1~2 U 以防止复发。正如先前提到的，笔者推荐用 1 ml 稀释液以避免药物在该区域的弥散，若发生弥散可能导致上唇下垂。

总而言之，使用肉毒毒素改善面部眶周区域皱纹，既充满挑战性，又依赖于医生的注射技术。术前对该区域进行详细评估对于实现良好的治疗效果至关重要，特别要注意治疗前存在的任何不对称、深层肌肉的代偿运动和眉毛本来的位置。轻度改善眶周区域外观便可以大幅提升面部美观和实现年轻化，使用本章所描述的方法和技术可使患者在这一反应敏感的区域持续获得良好的年轻化效果。

（李孔盈　赵久丽　译）

参考文献

[1] Frankel AS. Botox for rejuvenation of the periorbital region. Facial Plast Surg 1999; 15(3):255–262.

[2] Flynn TC. Periocular botulinum toxin. Clin Dermatol 2003 Nov–Dec;21(6):498–504.

[3] Matarasso A, Glassman M. Effective use of botox for lateral canthal rhytids. Aesthet Surg J 2001 Jan;21(1):61–63.

[4] Matarasso SL, Matarasso A. Treatment guidelines for botulinum toxin type A for the periocular region and a report on partial upper lip ptosis following injections to the lateral canthal rhytids. Plast Reconstr Surg 2001 Jul;108(1):208–214.

[5] Biesman, B. Periorbital rejuvenation. In Hirsch R., Sadick N., and Cohen JL (eds), *Aesthetic Rejuvenation – A Regional Approach.* New York, McGraw Hill, 2008:100–115.

[6] Goldman MP. Festoon formation after infraorbital botulinum A toxin: a case report. Dermatol Surg 2003 May;29(5):560–561.

[7] Schwartz RJ, Burns AJ, Rohrich RJ, *et al.* Long-term assessment of CO2 facial laser resurfacing: aesthetic results and complications. Plast Reconstr Surg 1999; 103(2):592–601.

[8] Biesman BS. Anatomy of the eyelid, forehead, and temporal region. In Biesman BS (ed), *Lasers in Facial Aesthetic and Reconstructive Surgery.* Baltimore.Williams and Wilkins 1999:15–27.

[9] Aguilar GL, Nelson C. Eyelid and anterior orbital anatomy. In Hornblass AH (ed.) *Oculoplastic, Orbital and Reconstructive Surgery.* Baltimore,Williams and Wilkins 1988;4–22.

[10] Benedetto AV. *Botulinum Toxins in Clinical Aesthetic Practice*, 2nd ed. New York: Informa Healthcare, 2011:64.

[11] Fagien S. Botox for the treatment of dynamic and hyperkinetic facial lines and furrows: adjunctive use in facial aesthetic surgery. Plast Reconstr Surg 1999;103:701–708.

[12] Biesman BS, Arndt KA. Periocular treatment. In Carruthers A and Carruthers J (eds). *Botulinum Toxin. Procedures in Cosmetic Dermatology.* 2005 Elsevier, Inc.:45–57.

[13] Kane MAC. Classification of crow's feet patterns among caucasian women: the key to individualizing treatment. Plast Reconstr Surg:2003 Oct 112(5);33S–39S.

[14] KaneAC, Cox SE, JonesD, *et al.* Heterogeneity of crow's feet line patterns in clinical trial subjects. Dermatol Surg 2015 Apr;41(4):447–456.

[15] Carruthers J, Fagien S, Matarasso SL. Consensus recommendations on the use of botulinum toxin type a in facial aesthetics. Plast Reconstr Surg 2004 Nov;114(6 Suppl): 1S–22S.

[16] http://www.med.umich.edu/lrc/coursepages/m1/anatomy2010/html/anatomytables/muscles_head_neck.html

[17] Maas CS, Kim EJ. Temporal brow lift using botulinum toxin A: an update. Plast Reconstr Surg 2003 Oct;112(5 Suppl): 109S–112S.

第13章

下面部和小腿塑形

Mee young Park, MD (PhD), Dennis A. Porto, MD, and Ki Young Ahn, MD (PhD)

下面部塑形

概述

1994年，Smyth 首次报道了 A 型肉毒毒素（BoNT-A）在良性咬肌肥大（BMH）患者中的应用。2001年，von Lindern 等报道了 A 型肉毒毒素注射可作为一种潜在的改善下面部轮廓的美容治疗方式，并同时被韩国和其他亚洲国家的医生应用。

A 型肉毒毒素下面部轮廓的塑形机制与治疗动态皱纹和各种面部神经肌肉紊乱如眼睑痉挛和面肌痉挛不同。相反，面部轮廓塑形依赖于神经肌肉接头处乙酰胆碱阻断造成的暂时而明显的肌肉萎缩和部分肌肉麻痹的效果。

表情肌（传统的 BoNT-A 注射除皱的作用靶点）相对较薄。反复注射后，这些肌肉即使发生萎缩，由此带来的临床效果也不明显。相反，由于咬肌肌肉较厚，它可作为改善面部轮廓的理想治疗靶点，用于良性的咬肌肥大症的治疗。

应用神经毒素进行体形塑造有待进一步探讨。研究者已经开始尝试使用肉毒毒素进行小腿、肩膀和颈部塑形。但在这百花齐放的领域里，肉毒毒素的作用仍需要更进一步的研究。

塑形

有些女性偏爱椭圆形和杏仁形脸形，而不喜欢被认为更男性化的方形下颌。高加索人种和亚洲人种之间的面部差异主要是颅面部形状。与有着较短、较宽面孔的亚洲女性相比，欧洲起源的人种通常有较长和较窄的面部形状。许多亚洲妇女不太喜欢方形下颌，因为这样会显得下面部更宽。男人往往更喜欢清晰且明显的下颌，因此注射治疗在这个群体中很少见；但是，我们也乐意为那些寻求纤瘦外观的男性或对变性手术感兴趣的人提供治疗。

下颌骨的轮廓塑形虽然在高加索人种中很少见，但在亚洲却是相对常见的美容外科手术。

目前，手术治疗局限于下颌骨角和下颌骨体切除术、咬肌切除术和吸脂术。这些外科手术有很多缺点，包括持久性肿胀、血肿和术后疼痛。除了这些近期并发症，经口外入路术式的下颌骨手术还可能导致颈部明显的切口瘢痕，面神经的部分麻痹也有报道。

对于通过肉毒毒素注射改善面部轮廓的人群，其年龄一般在 20~40 岁，这个年龄段往往肩负社会责任并有社交需求，使他们很难接受外科手术。因此，使用 A 型肉毒毒素（BoNT-A）进行下面部轮廓调整为高风险的外科手术提供了简单的替代方法。

BoNT-A 注射用于下面部轮廓塑形目前已在韩国获得认可。这种术式开始像下颌角切除术一样频繁地被使用，并且有时和下颌角切除术联合使用。

笔者的目标是建立一种提供可预测、临床效果显著且避免手术风险的术式。自 2001 年以来，笔者一直致力于实现这一目标，并在本章剩余部分阐述研究结果。

咬肌的解剖学结构

咬肌是最表浅和最强壮的咀嚼肌。咬肌是一个厚的、像四边形的肌肉，由浅头和深头两个头组成，其两个头的纤维在止点处相连续。浅头部较大，以增厚的腱膜起自上颌骨颧突和颧弓前 2/3 的下缘。它的肌纤维向下向后插入下颌角，以及下颌骨升支下半部的外侧表面。深头更小但更发达。它起源于颧弓后 1/3 下面和整个颧弓内侧面。它的肌纤维向腹侧和下侧

插入下颌骨升支的上半部分，与下颌骨的冠突高度相仿。肌肉深部在前面部分被浅部覆盖，在后面部分被腮腺覆盖。

和其他 3 个咀嚼肌（包括颞肌、内侧翼状肌和外侧翼状肌）一样，咬肌由三叉神经的下颌支（V3）支配。

双侧咬肌通过整个肌肉的收缩使下颌骨提升而抬起下颌。抬起下颌骨通常发生在闭嘴时。咬肌的活动与内侧翼状肌相似，但作用更强。

进行尸体解剖来更好地描述咬肌的解剖学标志和其他特性以改进手术技术。咬肌长约 8 cm，它的厚度随着长度的变化而变化，最厚处约 1 cm（图 13.1）。咬肌的大部分位于从鼻翼下缘到耳屏的连线下方（图 13.2）。

为了采用超声和 CT 扫描研究咬肌，笔者招募了 12 名年龄段在 20~40 岁无咬肌肥大的女性。在这些正常对照组受试者中，超声检查的咬肌平均厚度（均值 ± 标准差）为：左侧为 12.1 ± 1.0 mm 和右侧为 12.1 ± 1.1 mm。通过 CT 扫描显示，这些数据分别为 12.1 ± 1.2 mm

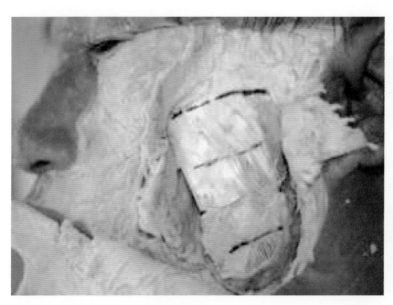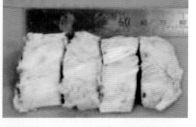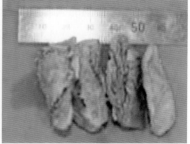

图 13.1　咬肌沿其长轴的横截面视图

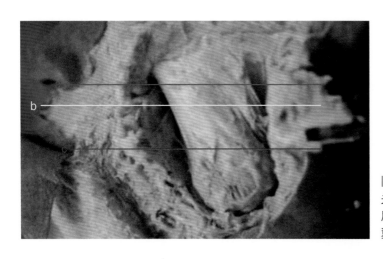

图 13.2 咬肌与鼻、唇、耳之间的毗邻关系。咬肌的大部分位于从鼻小柱到耳屏连线的法兰克福水平位置下方。a. 鼻翼下；b. 上唇边界最高点；c. 口角外侧

和 12.5 ± 1.8 mm。以上数据也与中国李青峰等发表于 2014 年的论文结果相似。

这些是唯一发表的咬肌厚度测量值，因此可以作为是否患有双侧咬肌肥大（BMH）的参考。

注射前的考虑

与患者一起回顾性分析咬肌肥大可能的原因是非常重要的。这些原因包括咀嚼口香糖或墨鱼、睡眠磨牙症、各种牙科治疗和颞下颌关节疼痛 – 功能紊乱综合征（TMJPDS）。如果怀疑下颌角骨性突起，可以用 X 线检查确认。如果怀疑 TMJPDS，可以通过 X 线、CT 和（或）MRI 检查确认。注射 BoNT-A 可能会在这些患者中导致不良反应。

注射技术

与其他神经调质的使用一样，关于肉毒毒素的类型、剂量、体积、注射位点和重复注射间隔时间在不同作者之间存在相当大的差异。笔者将 100 U 的 Ona A 型肉毒毒素（保妥适）溶解于 2 ml 的生理盐水中，相当于 0.1 ml 的生理盐水中含 5 U 的肉毒毒素。然后嘱患者咬紧下巴，使咬肌的边界和体积可以被触及。通过从鼻翼下到耳屏绘制 1 条连线，并将其与触诊到的咬肌前部下部和咬肌后部边缘连接构成 1 个安全注射区域。不需要使用肌电图导航即可进行经皮肌内注射。分 5~6 个注射位点将 25~30 U 肉毒毒素注入每侧咬肌中。在男性患者中，有时使用剂量可高达 40 U。笔者采用 29 G 的 12.7 mm BD 胰岛素注射器深入到咬肌内部进行注射。大多数患者的注射总剂量为 50~60 U（图 13.3）。

保证两侧咬肌同时注射是很重要的，即使有些患者存在双侧咬肌不对称的情况。因为双侧肌肉是同时收缩的。但是，在较肥厚的一侧可以多注射 5~10 U 肉毒毒素（图 13.4）。

应用超声和 CT 测量咬肌体积减小

为了更好地评估注射 BoNT-A 后咬肌体积的减小，在术后随访时应进行 CT 和超声检查。由于不同部位厚度有所变化，应该使用明确定义的体表标志和患者体位进行有意义的测量。

在注射前和注射后 1 个月、3 个月时采用超声和 CT 检查对咬肌厚度进行连续测量。2 名男性和 43 名女性入组了这项研究。年龄为 24~48 岁，平均为 35 岁。在 45 名患者中，有 15 名接受了 3 次超声扫描，而 14 名接受了 3 次 CT 扫描。超声检查注射前的咬肌厚度平均值为：左侧 14.0 ± 1.9 mm，右侧 14.4 ± 2.2 mm。CT 检查显示左右两侧分别为 14.9 ± 2.2 mm 和 15.5 ± 3.3 mm。超声检查注

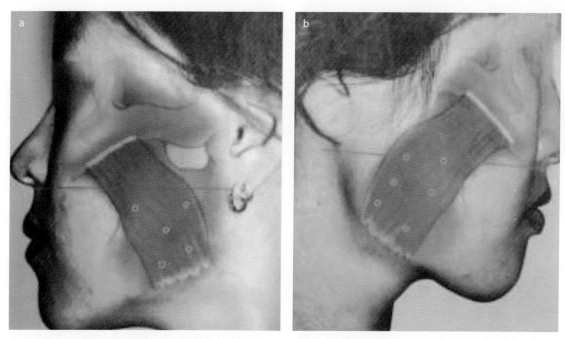

图 13.3　注射位点。为每侧咬肌采用棋盘式图案创建 5 个或 6 个注射位点（a、b）

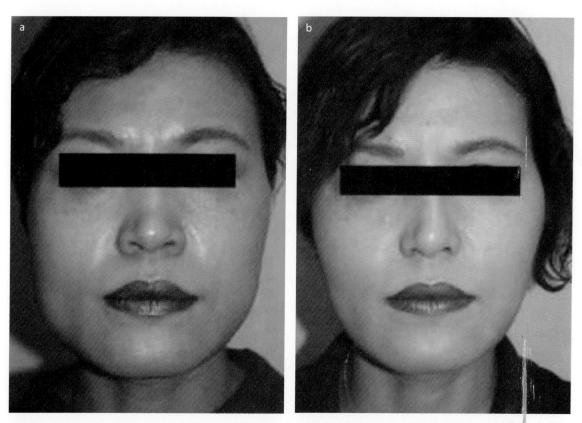

图 13.4　一名 34 岁女性患者，使用 25 U 保妥适治疗左侧咬肌，使用 30 U 保妥适治疗右侧咬肌。a. 注射前；b. 注射后 3 个月

射后 1 个月和 3 个月平均咬肌厚度为：左侧分别为 11.2 ± 1.6 mm 和 11.5 ± 1.4 mm；右边分别为 11.5 ± 1.6 mm 和 11.9 ± 1.4 mm。通过 CT 扫描显示，这些数据分别为 13.3 ± 2.1 mm 和 12.0 ± 1.7 mm 及 14.2 ± 2.6 mm 和 12.7 ± 2.2 mm（表 13.1）。

在这项研究中，超声和 CT 检查咬肌平均厚度的变化为 2.8~2.9 mm，这些变化大约相当于注射前时咬肌厚度的 18%~20%。这种变化差异具有统计学意义。变化最大的一名患者显示约有 30% 的咬肌厚度变化，因而被排除在研究外。

2001 年，一些研究试图量化 BoNT-A 注射后咬肌厚度的变化。von Lindern 等的一篇报道发现用平均 100 U 的吉适对 7 名单侧或双侧咬肌和颞肌肥大患者进行治疗，发现平均 50% 的咬肌厚度减少。在 7 名患者中 4 名患者在单次注射后结果被认为在美学上令人满意。To 等报道了 5 名单侧和双侧咬肌肥大的患者接受每侧 200~300 U 的吉适注射治疗，并通过超声检查证实了改善的效果。5 名患者中有 3 名需要在 1 年内进行 2 次注射。Mandel 和 Tanakan 报道了应用 5 U 肉毒毒素治疗 1 名单侧咬肌肥大患者，效果持续大约 4 个月。然而没有长期报告结果。

表 13.2 总结了最近其他尝试量化使用神经调质改善咬肌的报道。

通过连续照片测量的结果

对于患者来说，最重要的结果是他们临床外观的改善。这可以很简便且低成本地通过

表 13.1 对两侧咬肌厚度的测量数据进行描述性分析（均值 ± 标准差）

时间方法	注射前		注射后 1 个月		注射后 3 个月		对照（N=12）	
	Lt	Rt	Lt	Rt	Lt	Rt	Lt	Rt
CT（N=14）	14.9 ± 2.2	15.5 ± 3.3	13.3 ± 2.1	14.2 ± 2.6	12.0 ± 1.7	12.7 ± 2.2	12.1 ± 1.2	12.5 ± 1.8
SONO（N=15）	14.0 ± 1.9	14.4 ± 2.2	11.2 ± 1.6	11.5 ± 1.6	11.5 ± 1.4	11.9 ± 1.4	12.1 ± 1.0	12.1 ± 1.1

注：Lt，左侧；Rt，右侧；SONO，超声；CT，计算机断层成像。

表 13.2 几种肉毒毒素治疗咬肌肥大相关文献的比较

参考文献	Aesth Plast Surg, 2011, 35:452–455	Plast Reconstr Surg, 2014, 134:209e,	Plast Reconstr Surg, 2005, 115:919	Dermatol Surg, 2015,41: S101–S109	Dermatol Surg, 2003,29: 484–489
通讯作者	C. S. Chang, et al.	Qingfeng Li, et al.	Nam Ho Kim, et al.	Chuanchang Dai, et al.	Kyle Seo, et al.
肉毒毒素类型	Dysport	衡力（与保妥适类似）	Dysport	BTX-A（不明）	保妥适
浓度和稀释剂	200 U/ml 溶于灭菌注射用水	不明	125 U/ml 溶于灭菌注射用水	不明	100 U/ml 溶于生理盐水
每侧咬肌注射位点	6 点	不明	3~4 点	4 点	6 点
每侧咬肌总剂量	120 U	20~40 U，取决于咬肌厚度	100~140 U，取决于咬肌体积	35 U	30 U
测量改善概率	体积减少 30%	厚度减少 32%	厚度减少 31%	厚度减少 31%	体积减少 22%

前－后（A-P）方向的照片进行精确测量。笔者收集了多名患者的连续照片，并使用标准化技术测量他们的改善。为了量化改善，测量经口角水平下面部宽度（A），并与相对不变的左右鼻翼间宽度（B）进行比较。利用这些数值，下面部宽度减少百分比可以通过下面的公式确定：

$$经口角水平下面部宽度减少比例（\%）=$$
$$\frac{A/B（注射前）- A/B（注射后）}{A/B（注射前）} \times 100\%$$

这个比例在图 13.5 中也进行了展示。

笔者使用这种测量方法测量了 1 名患者，发现注射后 1 个月患者面部宽度减少了 3.7%。最大改善概率为注射后 3 个月时面部宽度减少了 6.9%，最终在注射后 1 年改善概率变为 4%（图 13.6）。这一结果符合笔者的临床经验，在第 3~4 个月达到最大功效，并在数月后逐渐恢复到基线水平。因此，应用

BoNT-A 注射与下颌骨切除术或吸脂术相比更具动态性和可逆性。

在一次注射治疗后，患者非常满意。在注射 10 个月后，45 名患者中有 37 名非常满意或满意。这些数据与其他作者已发表的报道结果相似。

再次注射

咬肌肥大注射 BoNT-A 后的改善随着时间逐渐消退，所以重复注射通常是必要的。一些医生让患者决定何时需要再次注射，而其他医生则系统地列出了再次注射计划表。此外，一些医生会根据患者咬肌的体积调整 BoNT-A 注射剂量，而其他医生在所有后续注射时都维持原剂量注射。

笔者研究了一组每 6~12 个月重新注射一次初始注射剂量的患者（如上所述通常为每侧 25~30 U）。然后进行连续照片测量随访面部宽度变化。在随访的 13 名患者中，他们在

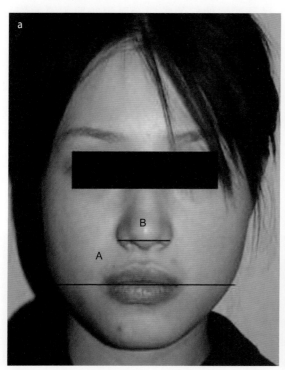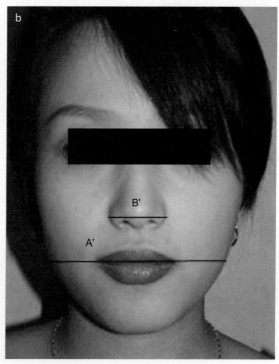

图 13.5 治疗前后患者双侧鼻翼间宽度及经口角水平下面部宽度的改善情况对比照片（a、b）

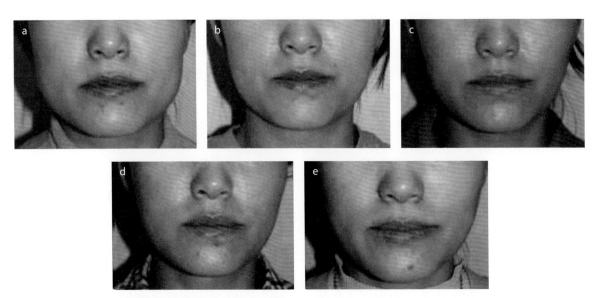

图 13.6　注射后 1 年内连续系列照片显示最大效果在注射后 3 个月时出现（a~e）

几年中至少接受了 3 次注射。患者平均完成 5.5 次注射，并每 11.5 个月进行再次注射。笔者分析了两组患者：间隔 7~12 个月不规则再注射组和每 6 个月定期再次注射组。结果显示，前者下面部宽度减少平均值为 8.15%，后者为 12.42%。此外，6 个月组比 7~12 个月组停止注射后咬肌改善效果维持时间更长（图 13.7）。

很少有研究报道重复注射后的效果持久性。

Kim 等研究了 121 名接受 BoNT-A 注射治疗超过 1 年的患者，他们无论在哪家医院均进行 2~8 次注射。在每次就诊时，均用超声测量咬肌厚度。根据患者咬肌厚度，在每侧咬肌使用 100~140 U 吉适。平均咬肌厚度从第 1 次注射时测量的 13.32 mm 基线水平减少到最后一次随访时的 9.94 mm（改善为 25.4%）。随着咬肌厚度的减少应用吉适的剂量也随之下调。

在一项纳入 98 名患者的随机对照试验中，Jiao Wei 等发现注射 BoNT-A 后提示患者尽早锻炼他们的咬肌会延迟咬肌肥厚的恢复时间。

对下颌骨和其他咀嚼肌的影响

Chang 等应用三维 CT 检查了 BoNT-A 双侧咬肌注射前和注射后 3 个月时下颌骨的变化。他们评估了 10 名女性患者，测量其下颌骨皮质厚度、骨厚度和下颌骨量，在此注射前后时间间隔内并没有发现显著的变化。他们

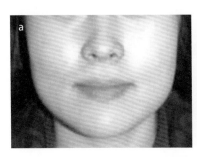
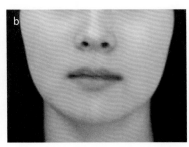
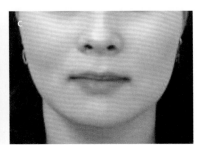

图 13.7　每 6 个月定期应用肉毒毒素治疗一次的患者，其咬肌肥大显著改善（a~c）

相信这一结果支持在一些合适病例中可以使用 BoNT-A 注射咬肌联合下颌骨手术治疗。此外，Chung-Chih Yu 等使用 CT 检查确认其他咀嚼肌的体积在咬肌注射后无显著变化。

不良反应

患者可能会在注射后 1~4 周出现注射部位疼痛、咀嚼硬食困难和言语障碍等不良反应，这些都是暂时的；也有可见咬肌束、口干、不对称（包括颧骨突出或面颊凹陷）的报道。Kim 等认为面颊凹陷可能归因于咬肌注射部位过高或位点太靠前，这一现象在皮肤弹性不好的患者中可能更常见。

最常见的不良反应是短暂的轻度咀嚼无力，患者咀嚼时易疲劳或吃硬的食物时咀嚼力减弱。这种变化是轻度且可耐受的，在注射 BoNT-A 之前就应该能预料的。

笔者通过使用咬合力传感器，量化了这种咬肌强度的降低程度，并测量了双侧咬肌使用 25 U BoNT-A 注射前、注射后第 2 周、4 周、8 周和 12 周时的咬合力。虽然最大咬合力在注射后力量明显降低，但在第 12 周时可慢慢恢复。Chung-Chih Yu 等完成了一项类似的研究，发现注射后 1 周患者咬合力下降，在第 3 周达到最低点。但到第 3 个月，尽管患者咬肌肥大外形改善效果仍存在，但咬合力已完全恢复。这种差异被认为是由于其他咀嚼肌代偿所致。

其他不良反应与在身体其他部位注射 BoNT-A 类似，包括头痛、身体疼痛和罕见的过敏反应。此外，也有多次注射后出现抗体导致治疗失败的少数报道。

应用 BoNT-A 实现理想的面部轮廓塑形可以最大限度地减少咬肌肥大，同时尽量减少咬肌的乏力。有报道认为，颞下颌关节紊乱综合征或抗体形成与注射高剂量的 BoNT-A 有关。

在 Sloop 的剂量 – 反应曲线中，超出某一点后额外增加 BoNT-A 单位剂量不会带来额外的功效。因此，建议使用最低必要剂量注射，并合理制订再次注射计划，以预防注射并发症的发生。

小腿塑形

介绍

越来越多的女性对小腿轮廓塑形感兴趣，部分原因是流行服饰会突显这一区域（如高跟鞋、短裤、裙子、紧身裤）。通常，想要进行此项目的女性往往以前是职业或业余运动员，或者从事那些需要长时间站立工作而导致小腿肥大的人群（包括专业模特）。相反，男性很少要求改善小腿轮廓，尽管该项目可以作为变性手术的一部分，事实上笔者没有接待过 1 名男性患者。

在过去的 15 年中，人们尝试了许多小腿塑形的方法，但大多数需要进行侵入性手术，存在着内在的风险。这些手术操作包括吸脂术、内镜下部分切除肥厚的小腿肌肉手术、切断支配腓肠肌内侧头部的胫神经分支手术。除了瘀斑、肿胀、血肿、瘢痕和感染等常见的手术风险外，还有文献报道术后患者恢复时间延长和步态紊乱等并发症。

小腿的外观不仅受深面肌肉的影响，还取决于皮下脂肪丰富或缺乏、暴露的跟腱，以及胫骨和腓骨的形状。小腿肥大包括 3 种病因类型：脂肪型（通常有纤细的踝关节），肌肉肥厚型（走路的时候通常可见肌肉束）及脂肪与肌肉肥大两者结合型（通常有更大的足踝周长和"萝卜样"腿）。

脂肪型小腿肥大患者可从吸脂术中受益最多。在过去，通常对肌肉肥厚型患者在内镜下切除部分肥厚的小腿肌肉和切断支配腓肠肌内侧头部的胫神经分支。在脂肪和肌肉肥大两者结合型患者中，可进行上述术式的联合治疗。

应用 BoNT-A 进行小腿轮廓塑形在 15 年前始于韩国。医生们应用 BoNT-A 进行下面部注射获得良好的效果后，开始将其用于小腿塑形。BoNT-A 注射被认为是更安全的、效果短暂但是有效的手术替代治疗。正如预期的那样，由于肌肉肥大造成的小腿粗壮患者从 BoNT-A 注射中获益最多。

解剖学

应用 BoNT-A 进行小腿轮廓塑形的目标肌肉是位于小腿后表面的腓肠肌和比目鱼肌。这些肌肉的主要作用是跖屈。其中，比目鱼肌是更重要的姿势肌肉，在正常站立时持续收缩以防止人向前摔倒。因此，比目鱼肌麻痹可能会影响步态和稳定性。

由于腓肠肌更表浅，因而更容易影响小腿的轮廓。腓肠肌内、外侧头分别起源于股骨内、外侧髁突。腓肠肌与比目鱼肌一起形成跟腱插入跟骨后表面。腓肠肌虽然也有助于跖屈，但它起到的作用较小，当它变弱时不太可能影响步态。因此，BoNT-A 注射的目标肌肉是（至少首先是）腓肠肌。

注射技术

在注射之前，当患者跖屈时识别和标记小腿肌肉最肥大的部分。将 100 U 保妥适溶于 10 ml 生理盐水中给患者注射，即浓度为 10 U/ml。腓肠肌是一种相对较厚和致密的肌肉，因此笔者建议使用 23 G、1.25 英寸、10 ml Profi 注射器注射。

在小腿肌肉肥大的患者中，笔者发现他们小腿肌肉的解剖学结构经常归属于下列 3 类：突出的内侧头、突出的内侧及外侧头和弥漫性突出的小腿（图 13.8）。

笔者为患者每侧小腿注射 50~100 U，分 5~10 个注射位点，每点注射 5~10 U BoNT-A。注射应该深入到肌肉的实质，因此需要一个

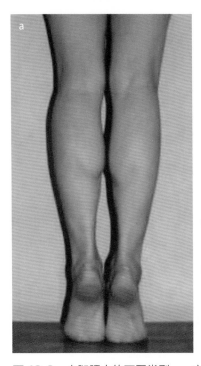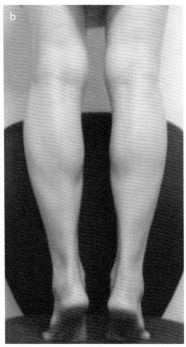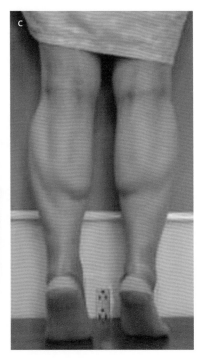

图 13.8　小腿肥大的不同类型。a. 突出的内侧头；b. 突出的内侧及外侧头；c. 弥漫性突出的小腿

1.25 英寸的注射器。大多数患者每次总注射剂量为 100~200 U。为了降低步态异常的风险，有时建议第一次只对内侧腓肠肌进行注射。

临床效果

由于治疗费用因素和效果持续时间相对较短，应用 BoNT-A 进行小腿轮廓塑形仍然是相对罕见的手术。此外，应用 CT 或超声检查进行客观效果的测量已被证明是困难且成本过高的检查手段。由于以上原因目前很少有这方面的报道。以下为笔者回顾性分析 3 例示范案例。

案例 1

一名 28 岁腓肠肌内侧头肥大的患者。在每侧小腿注射 50 U 保妥适。内侧头注射位点分布如图 13.9 所示。注射后 8 周，腓肠肌内侧头的边界变柔和了。

案例 2

一名 41 岁伴有腓肠肌内侧头和外侧头突出的患者。在每侧小腿每次注射 50 U 保妥适，共注射 4 次。在她第 4 次注射的 3 年后随访，可见小腿持续变瘦（图 13.10）。

案例 3

一名 56 岁小腿弥漫性突出的患者。每 6 个月用希尔敏 100 U 进行每侧小腿注射。对腓肠肌和比目鱼肌都进行了注射。在第 2 次注射后 6 个月，患者小腿更加纤细，表面轮廓更显消瘦（图 13.11）。

根据笔者的经验，小腿肥大的临床改善倾向于在注射后第 3~4 周开始明显，并从第 6~12 个月开始回归基线水平。这种变化与笔者在下面部轮廓治疗中的经验类似。Park 等发现对每侧小腿注射 50~150 U BoNT-A，注射后 6 个月可使小腿周长减少 0.7~1.58 cm（改善 12.5%~24.8%）。这种改善的比例也类似于咬肌注射。除了小腿围度的改变，很多患者也对小腿轮廓的改善感到满意。

不良反应

最常见的不良反应是注射部位轻微的瘀斑或暗沉和短暂的不适。不常见的不良反应有站立不稳或疲劳（特别是穿高跟鞋时）。这种不

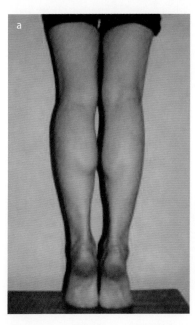
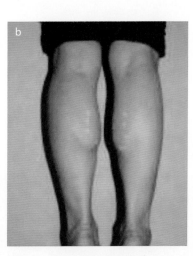
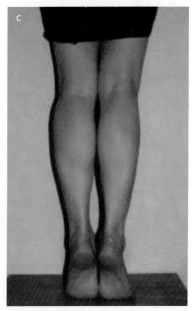

图 13.9　a. 注射前；b. 注射位点；c. 腓肠肌内侧头的萎缩

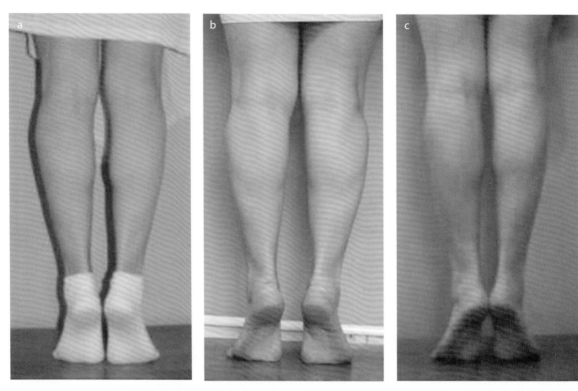

图 13.10　a. 注射前；b. 第 4 次注射前；c. 第 4 次注射后 3 年

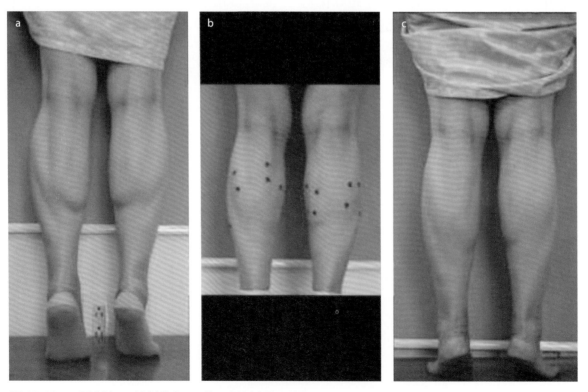

图 13.11　a. 预注射；b. 注射位点；c. 第 2 次注射后 6 个月

稳定性与更大的给药剂量和腓肠肌以外部位注射有关，并趋于在 1 个月内消退。笔者并没有观察到步态紊乱或抗体形成导致的 BoNT-A 无效，虽然理论上存在这种风险。为了降低抗体形成的可能性（特别是考虑到高剂量的 BoNT-A 注射要求），注射间隔时间建议为 6 个月或更长时间。为了减少不良反应和成本，应该努力使用最小必要剂量的 BoNT-A 以达到理想的临床效果。

总结：咬肌和小腿塑形

BoNT-A 注射的基本原理适用于咬肌和小腿注射。例如，小腿肌肉比咬肌大得多，因此将 100 U 保妥适稀释于 10 ml 生理盐水中，而用于咬肌注射时则稀释于 2 ml 生理盐水中。对于以上两种肌肉，注射位点应该均匀分布在肌肉的实质内，包括起止端。当不能确保均匀分布时，可导致小腿肌肉代偿性肥大或肌束震颤。

根据笔者的经验，基于许多因素包括性别、年龄、解剖学结构和种族等，个体对 BoNT-A 的临床反应差异很大。此外，小腿肥大肌肉的减少往往不像 Sloop 曲线那样理想化。相反，基于笔者的经验和现有的文献报道，似乎无论使用多大注射剂量，肥大的咬肌和小腿都能减少原体积的 20%~30%。因此，应尽一切努力根据患者需求使用尽可能少的 BoNT-A 剂量来实现最佳的临床效果。小腿两侧肌肉群都需要定期重复注射以达到持续改善效果。高剂量的 BoNT-A 注射可使患者增加抗体产生的风险从而导致治疗失败，所以建议重复注射时间至少间隔 6 个月。由于应用 BoNT-A 注射治疗较大肌肉群（斜方肌、三角肌、大腿肌）越来越受欢迎，所以更应该注意

注射不可过于频繁。

至关重要的是，最理想的临床终点通常不是最大的肌肉体积减少；相反，目标应该是美丽。美在某种程度上与对称和黄金比例等美学原则有关，但也有一部分超出了客观的定义且依赖于医生的艺术敏锐度。

（邹　翀　陈树秀　译）

参考文献

[1] Smyth AG. Botulinum toxin treatment of bilateral masseteric hypertrophy. Br J Oral Maxillofac Surg 1994;32:29–33.

[2] von Lindern JJ, Niederhagen B, Appel T, Berge S, Reich RH. Type A botulinum toxin for the treatment of hypertrophy of the masseter and temporal muscle: an alternative treatment. Plast Reconstr Surg 2001;107:327–332.

[3] Park MY, Ahn KY, Jung DS (2003) Botulinum toxin type A treatment for contouring of the lower face. Dermatol Surg 29:477–483; discussion 483.

[4] Kim HJ, Yum KW, Lee SS, Heo MS, Seo Kyle Effects of botulinum toxin type A on bilateral masseteric hypertrophy evaluated with computed tomographic measurement. Dermatol Surg 2003;29:484–489.

[5] Park, MY, Ahn KY. Follow-up; Botulinum toxin A for the treatment of facial hyperkinetic wrinkle lines in Koreans. Plast Reconstr Surg 2003;105:148(s).

[6] Satoh K. Mandibular contouring surgery by angular contouring combined with genioplasty in Orientals. Plast Reconstr Surg 1998;101:461–472.

[7] To EW, AhujaAT, HoWS, et al. A prospective study of the effect of botulinum toxin A on masseteric muscle hypertrophy with ultrasonographic and electromyographic measurement. Br J Plast Surg 2001;54:197–200.

[8] Yun Xie, Jia Zhou, Haizhou Li, Cheng Cheng, Tanja Herrler, Qingfeng Li. Qingfeng Li Classification of masseter hypertrophy for tailored botulinum toxin type A treatment. Plast Reconstr Surg 2014; 134:209e–217e.

[9] Mandel L, Tanakan M. Treatment of unilateral masseteric hypertrophy with botulinum toxin: case report. J Oral Maxillofac Surg 1999;57:1017–9.

[10] Chang. CS, Bergeron L, Yu CC, Chen PKT, Chen YR. Aesth Plast Surg 2011;35:452–455.

[11] Kim NH, Chung JH, Park RH, Park JB. The use of botulinum toxin type A in aesthetic mandibular contouring. Plast Reconstr Surg 2005;115:919–929.

[12] Yun Xie, Jia Zhou, Haizhou Li, Cheng Cheng, Tanja Herrler, Qingfeng Li. Classification of masseter hypertrophy for tailored botulinum toxin type A treatment. Plast Reconstr Surg 2014;134:209e–218e.

[13] KimNH, Park RH, Park JB. Botulinum toxin type A for the treatment of hypertrophy of the masseter muscle. Plast Reconstr Surg 2010;125:1693–1705.

[14] JiaoWei, Hua Xu, Jiasheng Dong, Qingfeng Li, Chuanchang

Dai. Prolonging the duration of masseter muscle reduction by adjusting the masticatory movements after the treatment of masseter muscle hypertrophy with botulinum toxin type A injection. Dermatol Surg 2015;41:S101–S

[15] Ahn KY, Kim ST. The change ofmaximum bite force after botulinum toxin type A injection for treating masseteric hypertrophy. Plast Reconstr Surg 2007;120:1662–1666.

[16] Chung-Chih Yu, Philip Kuo-Ting Chen, Yu-Ray Chen. Botulinum toxin A for lower facial contouring: A prospective study. Aesth Plast Surg 2007;31:445–451.

[17] Lee HH, Kim ST, Lee KJ, Baik HS. Effect of a second injection of botulinum toxin on lower facial contouring, as evaluated using 3-dimensional laser scanning. Dermatol Surg 2015;41:439–444.

[18] Sloop RR, Escutin RO, Matus JA, Cole BA, Peterson GW. Dose–response curve of human extensor digitorum brevis muscle function to intramuscularly injected botulinum toxin type A. Neurology 1996;46:1382–1386.

[19] Park JM, Ha JS, Lee KC, Kim SK, Lee GN, Lee MJ, Lee KH. The effect of botulinum toxin A on calf reduction. J Korean Soc Plast Reconstr Surg 2005;32:85–92.

[20] Suh IS. Neurectomy of nerve branch to medial gastrocnemius muscle for calf reduction. J Korean Soc Aesth Plast Surg 2007;13;95–104.

[21] Lee HJ, Lee DW, Park YH, Cha MK, Kim HS, Ha SJ. Botulinum toxin A for aesthetic contouring of enlarged medial gastrocnemius muscle Dermatol Surg 2004;30:867–871.

[22] Han KH, Joo YH, Moon SE, Kim KH. Botulinum toxin A for lower leg contouring. J Dermatol Treat 2006;17:50–254.

第 14 章

口周的治疗

Shawn Allen, MD (FAAD, FACMS), Roberta Sengelmann, MD, and Rachel Simmons, MD (FAAD)

概述

面部的年轻化可以采用包括激光、手术、注射填充和局部药妆等多种不同的方法。中面部的老化（面部中央区域的老化）大部分可能归因于口周肌肉的长期使用，以及口腔周围骨质和支撑结构的丧失。由于具有最少的停工时间、良好的安全性、持续的功效和结果的可重复性优势，如软组织填充和神经毒素注射等微创治疗越来越受欢迎。特别是在口周区域，肉毒毒素去神经化的作用在微创治疗面部年轻化中扮演着重要的角色。

虽然目前美国 FDA 批准的肉毒毒素美容适应证不包括口周区域的治疗，对于经验丰富的注射者来说，可以利用神经毒素的肌肉放松效应来减少这个区域的面部纹理、皱纹和褶皱，以及重塑面部外形。肉毒毒素的口周区域的应用包括治疗功能亢进的垂直唇纹，通过降低上唇或抬高嘴角来调整面部外观，平滑下巴区域的小凹坑，以及恢复面部对称性。由于口唇对许多日常活动至关重要，因此应注意全面了解口周的肌肉解剖学结构和神经毒素特性，以避免并发症的发生。

一般来讲，由于口周的重要功能，下面部的注射剂量通常倾向于低于上面部。在该区域过量注射不仅影响美容效果，而且会影响到口唇在进食、说话、饮酒和日常活动中的正常功能。因此，在为患者注射时应特别小心，尤其是那些依靠口唇运动功能为职业的患者，如管乐器演奏家、歌手、言语治疗师和公共演讲者。与尽量减弱和消除眉间肌肉复合体运动的治疗目标相反，治疗口周区域的目的在于保证功能的基础上削弱肌肉的力量。因此，在治疗前必须告知患者，口周注射的预期效果相较于眉间会更细微。

本章将回顾神经毒素在口周区域的常见应用，并将重点介绍改善肌肉高张力性所致的垂直唇线，放松上唇以缓解"露龈笑"，提升下垂的嘴角，纠正凹凸不平的下巴等治疗方法。笔者会提供专家共识建议，以及笔者对剂量和注射部位的偏好。需要注意的是，笔者推荐的剂量会根据所选择的药物类型（神经调质、肉毒毒素的种类）而有所不同。本章中，笔者将剂量讨论限制在本书出版时美国 FDA 批准用于美容用途的肉毒毒素：吉适 Abo A 型肉毒毒素（吉适），保妥适 Ona A 型肉毒毒素（保妥适）和 Inco A 型肉毒毒素（希尔敏）。其他可用于美容的神经毒素需要根据产品相关的研究或指南来给药。请注意，肉毒毒素的单位在不同产品之间可能无法等量互换，因为必须考虑产品的扩散特性、剂量单位、起效时间、持续时间、效力和不良反应等因素；然而，研究者们普遍认为保妥适和希尔敏可以 1∶1 的比例进行对等比较。笔者对保妥适 / 吉适有更多的临床经验，当只阐述保妥适剂量时，读者可以替代为希尔敏剂量。

唇部区域：垂直唇纹

上下辐射分布的垂直唇纹主要由称为口轮匝肌的大括约肌活动引起。此肌肉收缩引起嘴唇收拢，并在完全收缩时产生放射状皱纹。口轮匝肌的功能在日常活动中至关重要，如吃喝动作的完成、使用吸管吸吮，发出"p"和"q"等字母读音及吹口哨。治疗口轮匝肌的目的是减弱肌肉张力（而不是麻痹肌肉），来改善拢嘴的外观和口周纵纹的形成。注射过量会导致该区域发声、进食、饮水和接吻困难。造成静态放射垂直唇纹提早出现的诱发因素包括日常频繁的噘嘴动作。如吸烟者、经常喝瓶装水的运动员及专业管乐器演奏家，由于他们日常频繁噘嘴收紧嘴唇的动作而增加过早产生垂直唇纹的风险。笔者注意到女性先后出现垂直唇纹的趋势远远超过男性。

垂直唇纹本质上可以分为动力性和静止性的。由肌肉收缩引起的动态纹长期未予治疗的最终结果是静态纹。一旦静态纹形成，虽然通过神经毒素注射可以使其减轻，但通常不能被完全消除。这往往需要联合软组织填充、化学或激光换肤术治疗。因此，早期使用肉毒毒素治疗有助于预防和（或）延迟静态纹的产生。

据报道，除了松弛的垂直唇纹外，在唇红边缘注射也可能产生轻微的唇假性增大，这是由于括约肌向心张力降低而继发的唇外翻。

治疗垂直唇纹时，肉毒毒素的注射结合其他医美治疗方法可产生有益的协同效果。当口周区域的肉毒毒素与软组织填充结合治疗时，肉毒毒素的存在可以增加填充物在这一高度动态区域中的维持时间。肉毒毒素还可以改善口周激光换肤术的效果，因为理论上减少肌肉的收缩会缩短愈合的时间。

根据口唇的形状、口轮匝肌的肌肉强度，以及动态唇纹位置和严重程度，治疗的注射位点因人而异。用于注射垂直唇纹的肉毒毒素可以单独或同时用于上唇和下唇。许多患者只注射红唇边缘即可缓解，而其他一些患者则需要注射红唇边缘和白唇的局部区域来治疗。嘱患者做出生气时噘嘴的动作有助于评估需要注射的位点、剂量和注射次数（图 14.1）。

目前可用于口周区域老化严重程度分类的量表有数种。在最大限度地缩拢口唇的状态下对口周皱纹进行分类的美学评定量表（情绪状态量表，profile of mood states, POLM），特别适用于神经毒素治疗口周区域的效果评估。通过肉毒毒素对垂直唇纹的成功治疗，患者通常可以在 POLM 评分中提高一个等级。在临床实践中，针对患者对改善程度的咨询和宣教方面，这些量表可以帮助缓和患者的期望值，并用于评估患者的满意度。

基于已发表的专家共识推荐和笔者的偏好，对垂直唇纹注射的药物包括吉适、保妥适和希尔敏。吉适单位（DU）、保妥适单位（BU）和希尔敏单位（XU）的药物注射位置基本相同。药物稀释的剂量应根据患者需求和预期效果来调整。对于中度的动力性唇纹，应在上唇的红唇边缘 2~5 mm 内的 2~

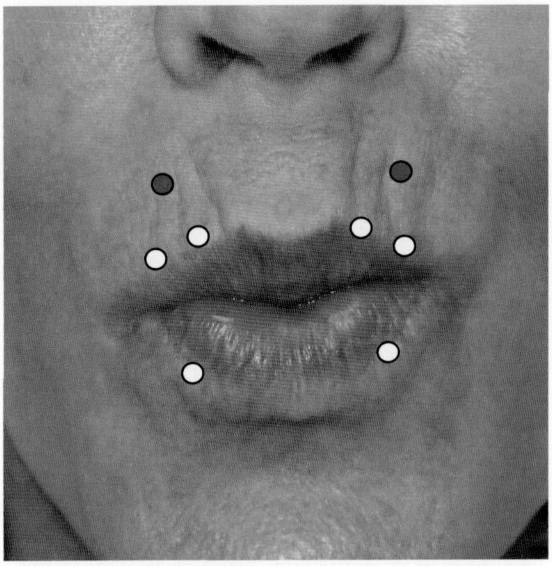

图 14.1　噘嘴的动作将有助于确定注射剂量和位点。沿着红唇边缘的白色圆圈标识为常规注射位点，每点注射 2.5~5 DU 或 1~2 BU / XU。红色圆圈为额外补充的注射位点，但可能会增加口唇功能受损的风险

4 个注射位点注射，每个位点注射 2~4 DU 和 1~2 BU/XU。对于放射状唇纹较长的患者，可以在白唇皮肤中部进行剂量相似的额外 2 个点注射，但是这些额外位点的注射可能增加对口唇功能影响的风险，应谨慎进行。由于下唇动态纹较少，通常在紧靠红唇边缘下方的两个位点处注射，每点注射 2~3 DU 或 1~2 BU/XU。上唇的注射剂量范围为 2.5~16 DU 和 4~6 BU/XU，下唇的注射剂量范围为 2.5~7.5 DU 和 2~3 BU/XU。

Cohen 等比较了上唇和下唇注射保妥适（BU）7.5~12 BU 用于减少口周皱纹的剂量反应。作者发现，对于大多数患者而言，7.5 BU 的剂量（上、下唇均分两个注射位点，上唇为 5 BU，下唇为 2.5 BU）是最佳的，因为它的有效期可长达 16 周，且出现后遗症的可能性较低。本研究中与治疗相关的后遗症包括唇部无力、唇部麻木、进食困难、唇干、唇部饱胀感、唇部肿胀和无法接吻。应注意避免在这一区域过量注射。减少唇下垂和功能受损风险的相关措施包括先小剂量注射，并让患者在 2 周后复诊以进行重新评估，并根据需要加用额外的剂量补充。一些注射者也可以选择仅治疗上唇，以保持下唇立体效果和功能的完整性。保持注射浅表且在唇红边缘的 5 mm 范围内也有助于避免并发症。让患者在注射前做噘嘴的动作有助于评估肌肉的强度和完整性，并相应地调整肉毒毒素剂量（图 14.2）。其他一些需要注意的关键点包括避免太靠外侧注射，因为如果口角的完整性受到累及可能导致口下垂和流涎。此外，也应避免太靠内侧注射，因为这可能会导致唇弓（“丘比特弓”）形状的变平或消失。

最后，根据笔者的经验，口轮匝肌的持续性活动，加上低剂量注射，将会缩短肉毒毒素在该区域中的药效维持时间。因此，在注射之前，应与患者充分沟通使其产生客观合理的预期，告知患者可能需要频繁注射治疗，以及可以应用如激光或化学换肤术、软组织填充等其他辅助治疗方法来达到满意的效果。

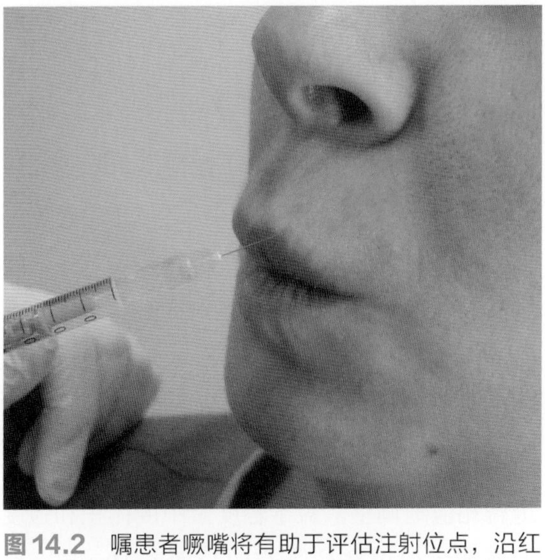

图 14.2　嘱患者噘嘴将有助于评估注射位点，沿红唇边缘每点注射 2.5~5 DU 或 1~2 BU/XU。注射时选用 1 ml 注射器和 32 G 针头

颏部区域：颏部凹坑和颏唇褶皱

颏部凹坑也称为"桃核样下颌""皱苹果样下颌"或"高尔夫球样下颌"，主要由颏肌的活动引起。这对肌肉起源于颏隆突骨面附近的切牙窝，左右两侧分别向上外侧方向上行直抵下唇，并止于颏部的皮肤。颏部凹坑发生于肌肉动态收缩时，但通常不会产生静态变化。

颏肌协同降下唇肌不仅是颏部凹坑产生的重要因素，也是颏唇褶皱形成的主要原因。一旦颏唇褶皱或沟形成，虽然它们可能会被神经毒素注射所缓解，但通常不会被彻底消除。这可能需要附加软组织填充或其他颏部移植物植入手术以进行完全矫正。因此，早期应用肉毒毒素治疗颏部凹坑有助于预防和（或）延迟颏唇褶皱的产生。

用于矫治颏部凹坑的肉毒毒素注射可以在中央位置单点注射或在两个对称的位置分别进行双点注射。嘱患者做将下唇推向上唇或将下唇拉进下牙齿的动作来触诊颏肌，这有助于评估注射点的位置。颏肌是颏部最深层的肌肉，注射应该深达骨膜层次上方。注射点应在距离下颌骨边缘 10 mm 以内的范围（图 14.3）。注射时可以针对颏肌表面纤维的浅表进行，但这样做会带来更高的波及降下唇肌的风险，导致患者口唇功能受损。另外，还必须注意避免过度向外、向上的注射，这也可能因累及降下唇肌而导致患者口唇功能不全和流涎。

已发表的专家共识建议和笔者对颏肌注射的偏好如下：两种产品的注射位置基本相同。所有毒素的用量应根据稀释容量和追求的效果进行相应地调整。对于轻度至中度体积和强度的颏肌，建议在颏隆突的骨面 5~10 mm，使用 5~10 DU 和 2.5~5 BU/XU 单点注射，或者两个单独的注射点可能对更强壮、更宽大的颏肌更有效。每点注射 5~10 DU 或 2.5~5 BU/XU（图 14.3）。注射剂量范围为 5~20 DU 和 2.5~10 BU。小剂量注射并嘱患者在 2 周后复诊，必要时进行补充注射是有帮助的。一些有经验的医生可能会将注射点偏上更加靠近唇侧的位置来治疗颏部凹坑和颏唇褶皱。但如果不慎注射中累及了降下唇肌，则会增加口唇功能不全的风险。

应注意避免在该区域过量注射或靠近唇侧的注射点过高，因为这可能导致口唇功能受损。将风险降至最低的方法包括在较低剂量范围内进行治疗，并在 2 周后嘱患者复诊进行重新评估，必要时可进行补充注射。在颏部骨骼边缘 5~10 mm 深层注射，可进一步避免发生不良反应。在注射之前使患者口唇做模拟的特定动作，将有助于评估肌肉的强度和完整性，可帮助调整注射剂量和位置。

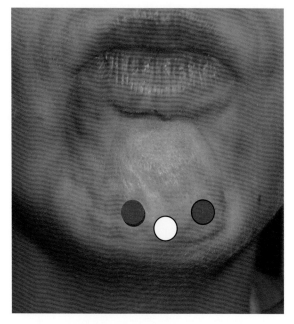

图 14.3 患者配合做出噘嘴的动作有助于辨认颏肌的收缩。白色圆圈表示单点注射 10 DU 或 5 BU / XU。红色圆圈表示两个独立注射位点每点注射 2.5~5 DU 或 2.5~5 BU / XU

口角下垂：悲伤状嘴唇

口角在基线水平的下垂会产生悲伤或愤怒等不满的外观，这主要是由降口角肌（DAO）的活动引起的。降下唇肌的外侧肌纤维（DLI）和颈阔肌条带也发挥了一定作用。降口角肌起源于下颌骨骨缘，沿下颌缘向外上方走行，其在起点处与颈阔肌相交织。这对肌肉从外上方至内上方的弧形方向上升，止于对应的嘴角，与口角区域的部分口轮匝肌和笑肌肌纤维交织。口角下垂是降口角肌无拮抗或过度的向下收缩造成的，尽管这可能加重口角沟和木偶纹，但通常不会导致静态变化。一旦口角褶皱或者沟形成，神经毒素注射可使其平缓，但通常不会被完全消除。结合软组织填充通常对完全矫正最有帮助。使用肉毒毒素注射早期治疗口角下垂可能有助于预防和（或）延迟口角纹的产生。

注射肉毒毒素治疗口角下垂通常以每侧单点注射的方式进行。嘱患者做露出下牙齿的动作同时触诊降口角肌有助于评估注射的位置。降口角肌是下颌外侧的浅表肌肉，应定位在下颌骨缘末端 5 mm 内的肌肉层次注射。另外，可针对降口角肌的更浅表纤维进行注射，但是这种做法具有更高的风险，因为可能会波及降下唇肌导致口唇功能不全。如果沿下颌的外侧缘过高位置进针注射，可能会导致更多的肌纤维发生去神经化作用，或者无意中累及降下唇肌和上行的部分颈阔肌肌纤维，导致口唇功能障碍。

已发表的专家共识建议和笔者对降口角肌注射的偏好如下：注射的位置基本相同。注射剂量应根据稀释液量和所需效果进行相应地调整。对于轻度至中度降口角肌的体积和强度，针对下颌骨边缘 5 mm 内的单点注射 5~10 DU

或 2.5~5 BU / XU 通常足够（图 14.4）。总剂量范围为 10~20 DU 和 5~10 BU / XU。更有经验的医生可以选择靠近唇侧的更高的入针点注射降口角肌，还可通过 2.5 DU 和 1 BU/XU 低剂量的第二点注射，但这可能导致发生流涎的风险。

应注意避免在这一区域的过度治疗，这可能导致口唇功能不全。此外，避免过度靠近唇侧偏上位置的注射点注射，因为这可能不慎累及降口角肌和降下唇肌去神经化作用而导致口唇功能不全和流涎。通过小剂量注射并在 2 周后嘱患者复诊进行重新评估，根据需要补加注射剂量等方法，可将此风险降至最低。在下颌骨边缘 5 mm 的范围内进行注射，将有助于避免不必要的不良反应。在注射之前嘱患者做动作，将有助于评估肌肉的强度和完整性，并相应地调整注射剂量和部位。

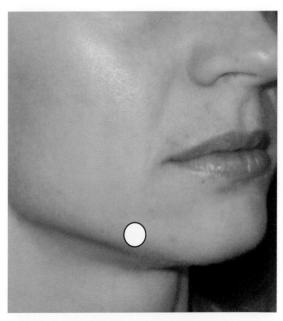

图 14.4　白色圆圈表示在下颌边缘的降口角肌注射 5~10 DU 或 2.5~5 BU / XU 可使嘴角上扬

露龈笑

露龈笑的定义是指微笑时牙龈过度的显露（＞3 mm），主要由提上唇鼻翼肌（LLSAN）的过度收缩引起。其他唇部提肌，如提上唇肌（LLS）、提口角肌（LAO）、笑肌、颧小肌（ZMi）和颧大肌（ZMa）也可能在露龈笑的形成中发挥作用。Mazzuco 和 Hexsel 基于上面列出的与露龈笑有关的特定肌肉，进一步将露龈笑分为 4 类。

此外，牙龈组织和上颌骨的遗传或获得性变化也可加重露龈笑的产生。虽然肉毒毒素可能是许多患者的理想治疗选择，但也可考虑选择口腔外科医生、牙齿正畸医生或牙周病医生进行唇重置术、牙龈激光术和其他手术治疗。LLSAN 起源于鼻侧壁的骨面和上颌骨的额突，并插入上唇口轮匝肌的边缘深面。肌肉从鼻侧壁沿着鼻翼沟边缘在提上唇肌下方走行，然后与口轮匝肌肌纤维交织。近端的下行肌纤维有助于扩张鼻孔，而纵向纤维有助于提升唇部。微笑时口唇肌肉无拮抗的向上拉动产生过度露龈，但不会导致静态变化。肉毒毒素注射也可纠正上唇的基线升高和不对称性。

提上唇鼻翼肌和提上唇肌是产生露龈笑的主要因素，两者在鼻翼、嘴唇和脸颊的交界处肌纤维交叉。与一些口周问题相反，神经毒素注射可以缓解露龈笑，并且通常仅通过神经毒素即可完全纠正。如上所述，最严重的情况才可能需要其他手术治疗，如唇部和牙龈的外科矫正、激光牙龈治疗、牙科矫治器和上颌骨手术等。

肉毒毒素注射矫正过度露龈通常以每侧单点注射的方式进行。嘱患者微笑同时触诊提上唇鼻翼肌将有助于评估注射的位置。提上唇鼻翼肌应定位在鼻翼沟和上唇交界处的深面（图 14.5）。该区域的注射可以从较低的剂量开始，并按计划在 2 周后进行调整。较高剂量的注射可能会导致口唇功能受损或无法进行对称、有效的微笑。

已发表的专家共识建议和笔者对提上唇鼻翼肌注射的偏好如下：注射的位置基本相同。注射量应根据稀释液量和所需效果进行相应地调整。对于轻度至中度露龈笑，在上唇、鼻子和面颊（紧靠鼻翼沟旁）的交界处 5~10 mm 内使用单点注射，每侧注射 5~10 DU 或 2.5~5 BU/XU（图 14.5）。总剂量范围为 10~20 DU 和 5~10 BU/XU。

在该区域注射应注意避免过度治疗及注射位点过低或过于靠外侧，因为这可能麻痹提上唇鼻翼肌、提上唇肌和颧大、小肌等肌肉的远

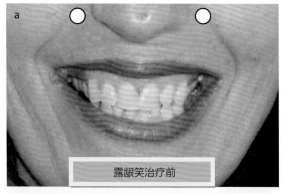

露龈笑治疗前

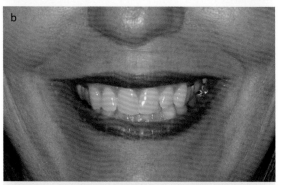

每侧单点注射 5 U 丽舒妥治疗 2 个月（总剂量 10 U）

图 14.5 a. 露龈笑治疗前；b. 在鼻翼缘水平、鼻翼外侧 1 cm 处，每侧单点注射 5 U 吉适治疗后 2 个月

端肌纤维，从而导致口唇功能不全。最大限度降低口腔功能受损风险的做法包括低剂量注射，并在 2 周后嘱患者返回进行重新评估，根据当时的情况进行额外的补充剂量治疗。在上唇和脸颊交界处的鼻翼沟旁 5~10 mm 内进行注射，有助于避免进一步的不良反应。在注射之前嘱患者做口唇动作，将有助于测量肌肉的强度和完整性，并能相应地帮助调整注射剂量和部位。

总结

治疗下面部皱纹需要详细了解患者面部解剖学结构。口周是相互拮抗的肌肉群互相平衡制约的一个区域，肌肉在某些关键的部位相互嵌入交织。注射者应该了解拮抗肌的肌肉去神经化产生的影响，以避免发生不对称和过度矫正。在口周区域周边注射的策略有助于将功能丧失的风险最小化。应该注意的是，所有上述推荐的注射位点都位于口周区域的中心或外围的边缘（图 14.6）。该位置有助于确保仅将目标肌肉的某些纤维去神经化支配。鉴于口周区域的肌肉功能非常重要，该区域应由经验丰富的注射者治疗。在注射之前，应该在患者放松、微笑和做噘嘴动作的状态下分别进行术前拍照，并详细进行术前告知及沟通。掌握面部解剖学结构，从较低剂量开始注射，并嘱患者在 2 周后复诊，甚至补充注射剂量，这样有助于确保充分治疗，同时最大限度地降低这一敏感区域的注射风险。

（刘 派 刘 冰 译）

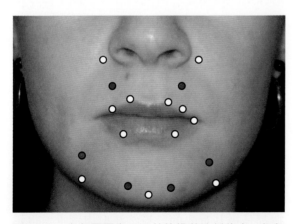

图 14.6 白色圆圈表示汇总的推荐注射位点。红色圆圈表示需要谨慎考虑的补充注射位点。注意白色注射位点位于口周区域肌肉的边缘。红色注射位点更靠近中间，并可能带来更高的口唇功能损害风险

参考文献

[1] Semchyshyn N, Sengelmann RD. Botulinum toxin A treatment of perioral rhytides. Dermatol Surg 2003 May;29(5):490–495.

[2] Cohen J, Dayan Sn. OnabotulinumtoxinA dose-ranging study for hyperdynamic perioral lines. Dermatol Surg 2012;38:1497–1505.

[3] Cohen J, Thomas J, Paradkar D, et al. An interrater and intrarater reliability study of 2 photographic scales for the classification of perioral aesthetic features. Dermatol Surg 2014;40:663–670

[4] Kane M, Donofrio L, Ascher B, et al. Expanding the use of neurotoxins in facial aesthetics: a consensus panel's assessment and recommendations. J Drugs Dermatol. 2010 Jan; 9;(1 Suppl);S7-S22, quiz S23–S25.

[5] Carruthers J, Fagien S, Matarasso SL. Botox Consensus Group. Consensus recommendations on the use of botulinum toxin type A in facial aesthetics. Plast Reconstr Surg. 2004 Nov;114 (6 Suppl):1S–22S.

[6] Carruthers J, Carruthers A. Clinical indications and injection technique for the cosmetic use of botulinum A exotoxin. Dermatol Surg 1998; 24:1189–1194.

[7] Gray's Anatomy: The Anatomical Basis of Clinical Practice. 40th edition (2008).

[8] Garber DA, Salama MA. The aesthetic smile: diagnosis and treatment. Periodontol 2000 1996;11:18–28.

[9] Mazzuco R. Hexsel D. Gummy smile and botulinum toxin: A new approach based on the gingival exposure area. J AmAcad Dermatol 2010 Dec;63(6):1042–1051.

[10] HwangWS, Hur MS, Hu KS, et al. Surface anatomy of the lip elevator muscles for the treatment of gummy smile using botulinum toxin. Angle Orthod 2009;79:70–77.

[11] Polo M. Botulinum toxin type A (Botox) for the neuromuscular correction of excessive gingival display on smiling (gummy smile). Am J Orthod Dentofacial Orthop. 2008;133:195–203.

[12] Carruthers A, Carruthers J. Cosmetic uses of botulinum A exotoxin. In: Klein AW, eds. Tissue Augmentation in Clinical Practice: Procedures and Techniques. New York: Marcel Dekker; 1998:207–236.

第 15 章

颈部年轻化

Koenraad De Boulle, MD, Lakhdar Belhaouari, MD, and Julia D. Kreger, MD

美是一种跨越年龄和性别的追求，无论男女老少，人们都向往着自己能够青春常驻，甚至达到"逆转时光"的外貌状态。在 3500 年前的古埃及典籍中曾赞颂过蜂蜜牛奶混合石膏颗粒制成的磨砂膏改善肤质的效果。尽管身为地球演化中的高等进化者，人类依旧屈服于衰老——躯体在时光流逝中的变化。这种生理现象在所有生物中不可逆，难以察觉并且无法避免。从形态学角度来说，面部和颈部是衰老过程中最具代表性且最难改变的部位。

衰老的解剖学功能基础

面颈部的衰老特点可归为三部曲：下垂、皱纹、萎缩。颈部的下垂产生于弹性减退，具体表现在皮肤、皮下脂肪、筋膜与肌肉等部位的张力与强度的下降。

颈部皮肤与皮下脂肪组织

皮肤松弛变薄，弹性减退皆因其力学成分（主要是指胶原纤维和弹性纤维）的丢失。下颌角及下颌线线条模糊、皮肤皱缩、下颌赘肉及"火鸡颈"的出现都解释了为什么人们老去时会在照镜子时不自觉的用手向上向后提拉自己面部和颈部的皮肤（这一动作也模拟了除皱手术的效果），并同时哀叹时光易逝。其实正是这些人而非专业的外科医生提出了除皱手术的思路，那些贡献巨大的医生如美国的 Charles Conrad、Miller，法国的 Suzanne Noel、Raymond Passot 和 Julien Bourguet，荷兰的 Eugen 及德国的 Erich Lexer 敢为天下先，最早实施了真正的除皱手术。在整个 20 世纪，众多优秀的外科医生追随着这些先驱的脚步不断地进行研究，发展形成了如今的技术。

颈部肌肉

作为一名医生，对解剖学知识的理解至关重要。解剖学是医学基础学科，无论对于哪个专业的医生，解剖学知识都是不可或缺的。在尝试某项操作、某种治疗方案之前，必须从生理上、功能上和临床上理解其解剖学基础，无论是手术还是非手术治疗，解剖学知识的掌握都是极其重要的，当然注射肉毒毒素也不例外。

颈阔肌

Platysma 在希腊语中是指浅平的盘子。颈阔肌（platysma muscle）是颈部皮下一层薄而平整，较为宽阔，双侧对称、平铺呈四边形的肌肉。其覆盖颈部前外侧及面部下方区域越过下颌骨水平支，从胸骨延伸至下颌骨及颏部下端（图 15.1）。

颈阔肌尾端起自覆盖肩峰、三角肌及锁骨下区域的皮肤，向上向内侧延伸，形成覆盖颈部前外侧的浅筋膜。

颈阔肌分为两部分，分别自两侧尾端发出，向上延展并在颈部中线上端汇合。其前内侧边缘形成颈阔肌肌束。75% 的人体颈阔肌肌束于颏下 1~2 cm 的高度相互交叉，10% 的人体肌束保持分离状态，15% 的人体相互交汇后肌束同时发出纤维连接至甲状软骨。

颈阔肌止点包括的骨与皮下组织如下。

● 交织后前侧纤维止于颏突与颏结节处皮肤。

● 中间纤维止于下颌骨水平支下缘外侧骨质及颏结节外侧的部分骨质。部分纤维与降鼻翼肌、降口角肌相连。

● 后侧与外侧纤维覆盖下颌角并延伸至口角和颊部皮肤。最外侧的肌纤维止于笑肌（部分人的笑肌缺乏肌纤维仅由颈阔肌筋膜折叠

形成）。

功能： 颈阔肌的前束纤维向下牵拉颏部皮肤，中束纤维可下拉口角与下唇，后束纤维向外侧、下侧牵拉颊部皮肤和口角。它收缩时同样可向牵拉颈部的皮肤产生颈纹，于此同时锁骨、胸骨上与肩部皮肤得到上提的力量。颈阔肌多于肢体被迫用力或愤怒时收缩，使筋膜呈带状。颈阔肌随年龄增长萎缩后可因颏颈部皮肤失去张力而形成"火鸡颈"，即老年人颈部出现的影响美观的垂直向皱纹。

颈阔肌是如何老化的？

像颈部的皮肤和皮下组织一样，颈阔肌的老化伴随着肌肉的萎缩和肌张力的减退，肌肉软弱无力，生物强度和黏弹力下降。但和皮肤不同的是，肌肉的肌张力会对牵拉产生对抗，出现反应性的收缩。这种收缩在某种程度上对抗了年龄和重力产生的下垂力量，使肌肉长度缩短，而缩短的肌肉缺乏正常张力，于是出现假性肌肉静态张力。

这样的结果就导致原本扁平的肌肉失去了其特性，纤维集合成为束状（即颈阔肌肌束），肌束之间或空缺，或被疏松的低张力结

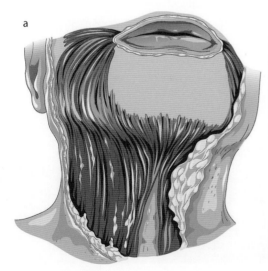
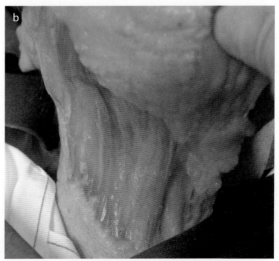

图 15.1　a. 资料来源：经 L. Belhaouari 许可复制（L. Belhaouari, 2013）；b. 解剖：由法国 Toulouse 大学解剖系 L. Belhaouari 和 F. Lauwers. 完成。资料来源：照片由 L. Belhaouari 提供（L. Belhaouari, 2013）

缔组织填充，使原本平整的浅层肌筋膜面出现沟壑。这些沟壑的意义十分重要，当肉毒毒素注射时恰好注入到这些空白区域时，由于缺乏肌肉屏障，药物不可避免地将会向深层弥散。若药物剂量过大时，则会发生不良反应。

综上所述，颈阔肌肌束的成因可归纳于两个方面：静态肌肉的缩短和纤维相互粘连成束。

与颈阔肌相关的肌肉

降口角肌

降口角肌是一块三角形的肌肉（法国学者曾将这块肌肉命名为三角形肌），它的底边起自下颌骨水平支外侧缘内侧 1/3，纤维向上延伸，与颈阔肌前束纤维交叉缠绕，继续向上至口角。部分纤维束与口角皮肤连接并参与形成口角，与悲伤表情相关。另一部分纤维与面部其他肌肉交织后形成称为蜗轴的肌肉结节，之后向内上方进入上唇（包括颊肌上筋膜）参与形成外侧口轮匝肌，最后连接到人中嵴皮肤下方。这些浅表的外部纤维参与人中的形成（民间有"人中是上帝的指尖划过每一个新生儿嘴唇留下的印迹"的说法），随着年龄的增长，肌肉萎缩，肌张力减退，人中形态将变得模糊、扁平。

降下唇肌

降下唇肌呈四边形，它的底边起自下颌骨外斜线的前 1/3，在降口角肌附着线之上。因此，降口角肌在这一水平覆盖降下唇肌，更加表浅（明白这一点对于理解肉毒毒素注射的深度和层次非常重要）。如同降口角肌，这些纤维在进入皮肤与下唇红唇边缘之前与颈阔肌前束纤维交织缠绕。作为改变下唇形态的肌肉，它的游离缘更宽，收缩时参与嫌恶与讽刺的表情形成。

笑肌

部分解剖学研究认为，笑肌是一种非恒定的、非常薄且表浅的肌肉，它起自颈阔肌，水平向外延展，呈三角形，后侧终止于颊部中间，连接蜗轴和口角的皮肤。同时它也可被看作是颊肌的附属，可向外侧牵拉口角，在面颊中部向皮肤发出的纤维收缩时可加深酒窝。

颈部衰老的标志

简而言之，颈部衰老主要表现在以下 3 个方面。

（1）松垂，颈部皮肤松垂伴随下颌缘和颈颏角模糊。

（2）萎缩，表现出颈阔肌肌束的形态。

（3）颈横纹。

在前面的章节笔者已经对前两项特点进行了讨论。

松垂—肌肉、皮肤覆盖物的下垂

软组织覆盖物的下垂可以解释衰老时下颌缘及颈颏角会出现形态模糊。覆盖物包括皮肤、皮下脂肪及颈阔肌。这个概念同样可解释皮肤褶皱、下颌赘肉及"火鸡颈"的形成（图 15.2）。

颈阔肌肌束

颈阔肌肌束的形成在之前的章节已有叙

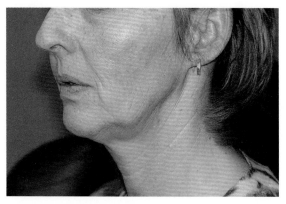

图 15.2 下颌赘肉的形成，使颏颈角、下颌轮廓线模糊（照片由比利时 K. De Boulle 提供）

述。随着时间的流逝，部分颈阔肌纤维缩短并相互聚集成束而导致。肌纤维随时间逐渐萎缩及颈阔肌对颈部皮肤和口底结构等软组织的持续支撑作用，使颏部及颈部的沟壑更加明显（图 15.3）。

颈横纹

首先需要探讨的是颈横纹是否应归于表情类皱纹（运动性皱纹）。如果它们是，就可以认为肉毒毒素将会对其有效，如同额纹的治疗效果。但实际上肉毒毒素对颈横纹的效果有待商榷，因为颈横纹并非运动性皱纹。提醒一下，颈部皱纹其实可分为 4 类：光损伤性表浅皱纹、动态表情纹、深层褶皱线及组织堆积纹（图 15.4）。

光损伤性表浅皱纹

此类皱纹是表浅的表皮纹路，上唇唇周皱纹就是典型的例子。这种皱纹形成的原因是真皮乳突层弹性组织分解，使弹性降低的真皮乳头层相对于深层的真皮更加松垮而出现折叠，形成细纹。此类皱纹在颈部同样可见。

动态表情纹

众所周知，这类皱纹形成的原因是皮肌对于其附着于皮肤的影响。颈阔肌纤维起点附着于肩峰、三角肌和锁骨下区域的皮肤，部分肌纤维止于下颌骨下缘外斜线的前部，主要的肌纤维插入颊部和口角的皮肤。在整个颈部肌肉中，颈阔肌主要覆盖前外侧区域，就颈部皮肤而言极少有纤维插入。因此，颈部几乎不存在真正意义上的动态表情纹。对于动态表情纹才推荐使用肉毒毒素治疗。

深层褶皱线

颈横纹实际上是一种永久的弹性褶皱，如同颧颊皱纹和垂直额纹。这些"手风琴样折叠的弹性皱纹"因长年累月的头颈部屈伸扭转运动形成。由于每日低头和抬头的次数都很多，颈部皮肤相应形成水平方向的折叠。这些折叠随着皮下弹性组织的消失逐渐变得持久，与邻近的深层组织相比更加疏松，同时更加缺乏弹性、更薄，更易形成褶皱。皮肤也因此适应了这种折叠状态下的张力，它是一种假性褶皱，是一种永久性的弹性皱纹。这些问题会因褶皱上方软组织的重量而被加重，而相关软组织会因年龄增长、固定的睡眠姿势（长时间头部微屈的状态）而更加松弛，从而进一步加重皱纹，就像闭合的手风琴一样形成固定的折痕。这就是肉毒毒素对这些皱纹无效的原因，因为这些是弹性的固定折痕，而不是缘于肌肉收缩的动态表情纹。

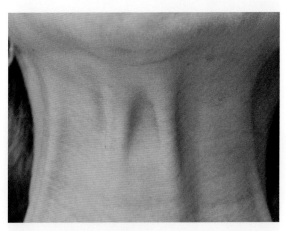

图 15.3 明显的颈阔肌肌束（照片由比利时 K. De Boulle 提供）

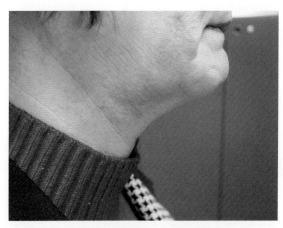

图 15.4 深部水平褶皱线及光损伤性表浅皱纹（照片由比利时 K. De Boulle 提供）

颈部年轻化

在之前的章节中笔者也提到了颈部衰老的4个特征性表现。

（1）颈阔肌肌束。

（2）皮肤松垂伴有颏颈角形态模糊。

（3）下颌缘消失。

（4）颈横纹。

肉毒毒素对以上4个特征都有作用吗？本章总结了肉毒毒素与其他外科相关技术对这4个表现的作用。

● 颈横纹为弹性皱纹而非动态表情纹，因此肉毒毒素对其无效，不存在使用指征。

● 颈部的软组织松垂无法通过肉毒毒素治疗获得提升的效果，所谓的肉毒毒素用于面部提升术在今日也依旧是一个梦想。

许多杂志和大多数有经验的作者都认为注射肉毒毒素对于颈部松垂的患者几乎无效，绝对达不到手术的长期效果。目前的观点认为，对于部分患者来说，肉毒毒素对于高张力性肌束（如颈阔肌肌束）有效，但也缺乏明确的文献报道证明这些患者的面部轮廓、颈横纹或松弛会有所改善。

Phillip Levy是首位描述"纳芙蒂蒂颈（Nefertiti neck）"这一概念，并将其推广为一种治疗方式的学者。这种治疗方法对改进下颌缘形态极有帮助，或多或少地达到了视觉上的提升效果（图15.5）。然而，其效果也有很大的差异性，所以Levy强调选择合适人群的重要性。当患者的皮肤及韧带弹性较好时治疗效果将会非常明显。因此，对于年轻的患者及已经接受过颈部提升手术的患者均是较为理想的适应人群。但是对于下面部和颈部的提升，在颈阔肌肌束和下颌下区的肉毒毒素注射远将不能达到颈部提升手术的效果。

只有颈部提升手术才能真正地使皮肤和颈阔肌筋膜系统紧致，去掉过剩皮肤脂肪，修正面部轮廓，拉紧颈阔肌边缘，在颏颈处提供一个向后、上方的提升力（图15.6）。

当了解了老化和不同治疗技术的原理之后，我们就知道这些技术都不是十全十美的。手术针对的是松垂和皮下脂肪堆积，填充技术针对的是凹陷和容量缺失，线雕、激光、剥脱术等技术针对的是光老化性损伤，而肉毒毒素针对的主要是动态皱纹。将这些技术结合应用十分必要，虽然它们也可以被单独使用，并且

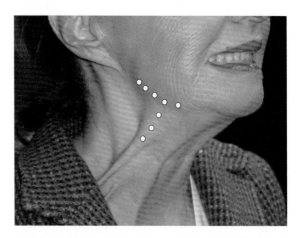

图15.5 纳芙蒂蒂提升法，即为按照图示位置每点注射 2 U Ona 肉毒毒素（照片由比利时 K. De Boulle 提供）

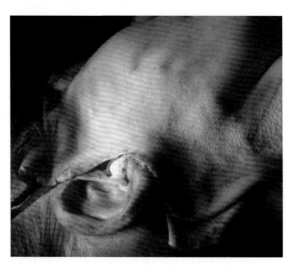

图15.6 采用面颈部提升术恢复面部轮廓的案例

在某些案例中可取得较好的效果。这些技术有着巨大的互补性,将它们结合应用可达到更完美的治疗效果。

颈阔肌肌束

颈阔肌肌束是颈部肉毒毒素注射的最佳指征。颈阔肌是一层扁平的肌肉,随着年龄增长而失去其同质性,其纤维聚集成簇形成颈阔肌束。在颈阔肌肌束之间出现空白或者松散的致密纤维,这使颈阔肌平坦的表面上产生了间隙。了解这些随衰老而发生的变化是掌握肉毒毒素注射颈阔肌技术的基础。

颈阔肌肌束的肌纤维松弛后可以使颈阔肌肌束减少,甚至消失。因为它们不再聚集成限制颈部垂直动度的束带,使颈部的放松状态和倾斜活动状态更协调,颈部的线条更柔和。

治疗指征包括如下。

● 伴随轻度颈部皮肤下垂的新发或明显的颈阔肌肌束,无论是静止还是活动时均可出现的松弛。

● 作为面部提升手术的辅助治疗。

实际上,虽然提升手术是治疗面颈部软组织松弛的首选,但即使是最优秀的医生,手术对于颈阔肌肌束的改善也有限。

这就是颈部需要肉毒毒素治疗的意义——放松颈阔肌肌束,使其不再明显,甚至消失。手术–注射结合是一种最优而非相斥的方案。

颈阔肌肌束治疗的相关文献报道在注射技巧、单束病变注射剂量、颈部总注射剂量、患者预后与满意度上存在着一定的分歧。

颈阔肌肌束的治疗技巧较简单。

1. 观察并标记颈阔肌肌束在静息时的形态与颈屈伸时出现的动态形态。

2. 分次注射少量肉毒毒素(如 2 U Ona 肉毒毒素或等效价的 Abo 肉毒毒素、Inco 肉毒毒素),沿着肌束长轴注射,每点间隔 2 cm,

注意从靠近颏部及下颌缘的高位开始注射。

3. 进针点必须准确地位于皮下,使药液弥散至肌肉。为避免进针过深,可像皮试那样在皮下打起皮丘。注射时操作者拇指和示指捏起颈阔肌肌束条索,细心感觉并避免针头刺入条索的肌间隙内,而是刺入夹捏起的两层皮肤间的间隙(此处涉及 5 个层次:拇指侧的皮肤及肌肉、肌肉与肌肉间的间隙、示指侧的肌肉及皮肤)(图 15.7,图 15.8)。

4. 注射点需分布在颈阔肌肌束全长,每点间隔 2 cm。

5. 推荐对所有可见肌束进行注射,因为若

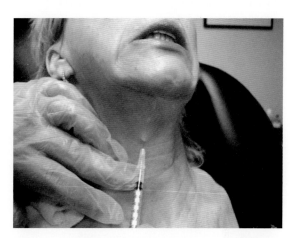

图 15.7 颈阔肌肌束注射肉毒毒素时,垂直皮肤进针,打出皮丘(照片由比利时 K. De Boulle 提供)

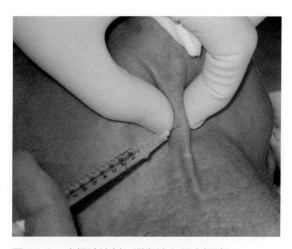

图 15.8 夹捏法注射:避免注入肌肉间隙

只有部分肌束松弛，未松弛的肌束区域将反射性出现肌张力过高和反应性增强的情况。该规律在所有肌肉上均可见（额肌是最佳证明：当内侧区域松弛时，外侧区域的肌张力会更高，从而出现"墨菲斯托效应"）。

6. 避免在颈部应用大剂量的肉毒毒素注射（单次注射总剂量应控制在 40~60 U 的 Ona 肉毒毒素或等效价的 Abo 肉毒毒素或 Inco 肉毒毒素）。近期几篇报道均推荐颈部治疗的最大剂量为 50 U。

7. 在颈部中段，尤其注意不要在颈阔肌肌束之间注射。如前文所述，颈阔肌肌束之间往往由于肌纤维的聚集成为肌纤维空白区域。在这种情况下，注射可能会进入颈阔肌深层间隙，引发肉毒毒素弥散造成的各种不良反应。另外，在肌束间注射也没有任何临床意义，因为肉毒毒素对于颈部松弛和颈横纹无效（图15.9）。

8. 对于注射后出现皮下瘀青或瘀斑的随访研究目前并不完善。

下颌缘形态模糊

这是面颈部衰老的早期征象。随着下颌缘（包括下颌骨水平支、下颌角）组织出现轻度下垂，使面部轮廓变得不那么清晰。下颌赘肉此时往往也会形成，使原本覆盖于下颌缘的颈阔肌及皮下脂肪因重力作用而出现移位。

只有典型的轻度至中度案例在治疗后恢复了较好的下颌骨边缘形态，因此必须正确区分单纯的肌肉松弛和覆盖物下垂。早期注射肉毒毒素所取得的效果多因颈阔肌松弛减轻了面部下拉力量所致（图15.10，图15.11）。

在中度至重度面部下垂的案例中，颈阔肌的注射永远不可能达到面部提升的效果，因为其皮肤和皮下的软组织已经出现了明显的松弛，对于明显的下颌缘形态模糊和组织下垂的患者，肉毒毒素注射仅作为颈部提升的辅助治疗，适用于那些未准备好手术或不具备手术条件的患者，还有仅要求微小改变或希望没有恢复期的人群。

肉毒毒素改善面部下垂的原理是什么呢？有以下两种可能的解释。

● 颈阔肌后外侧纤维覆盖下颌缘，并向上插入口角及颊中部的皮肤，并与笑肌纤维相交织。颈阔肌的肌张力增高会向下牵拉上述组织，使下面部出现下垂倾向。随着年龄增长导致的皮肤松垂，使下颌缘区域的组织向下移位，以及颌颈部原本紧致的轮廓消失。肉毒毒素放松颈阔肌可以起到对抗的作用，使口角、

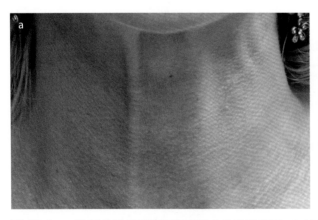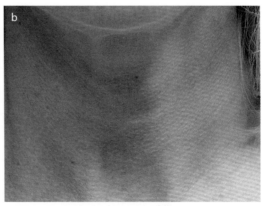

图15.9　a. 注射前单侧颈阔肌肌束最大收缩状态时；b. 注射 12 U Ona 肉毒毒素 1 周后（照片由比利时 K. De Boulle 提供）

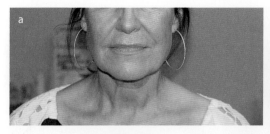

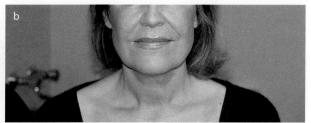

图 15.10　a. 治疗前的静息状态；b. Ona 肉毒毒素治疗后的静息状态（照片由比利时 K. De Boulle 提供）

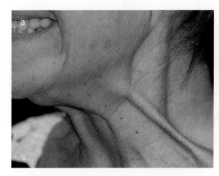

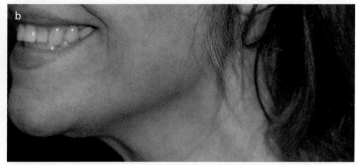

图 15.11　a. 治疗前的最大收缩状态；b. Ona 肉毒毒素治疗后的最大收缩状态（照片由比利时 K. De Boulle 提供）

颊中部得到提升，下颌缘区域的组织抬高，以及肌肉 – 皮肤覆盖的下颌缘骨性结构显露出良好的轮廓，让脸形轮廓更加清晰。

● 第二种解释同样与颈阔肌静态肌张力有关。静态肌张力的增强会使附近垂直肌纤维缩短，下颌缘处的肌肉 – 皮肤覆盖层主要由皮肤和颈阔肌构成，与上颈部解剖区域的生理弧度相贴合。当颈阔肌纤维缩短时，如同弓弦短缩那样阻碍颈阔肌与上颈部及下颌下区域相贴合。因此，放松此处的颈阔肌，可使肌纤维长度增加，使下颌下缘的生理弧度更加清晰 (图 15.12)。

注射位点应选择在下颌骨水平支下 1 cm 线上，每点间隔 2 cm。注射层次必须十分表浅，在真皮下注射，不要穿透颈阔肌以免造成药液弥散。每侧 3 点或 6 点小剂量注射（如每点注射 2 U 的 Ona 肉毒毒素或等效价的 Abo 肉毒毒素或 Inco 肉毒毒素）。颈阔肌的外侧通常止于下颌角处，故无须再在下颌角后方进行注射。

为什么在放松颈阔肌的同时放松降口角肌会有更好的效果呢？因为它们有一定的协同作用。如前所述，颈阔肌止于颊中部，同时延伸至口角，与降口角肌的纤维相交织（图 15.13 ）。因此，颈阔肌的作用是向下牵拉下面部，同时与降口角肌协同下降口角。因此，最好选择松弛与该功能相关的所有肌肉，避免一方松弛后另一方的肌张力出现代偿性增强的

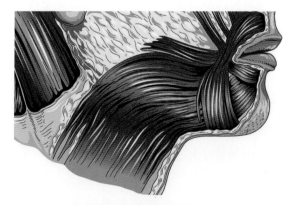

图 15.12　颈阔肌后外侧纤维覆盖下颌缘，向上插入口角

现象。

降口角肌的注射剂量应是颈阔肌束的 2 倍（如每点注射 4 U 的 Ona 肉毒毒素或等效价的 Abo 肉毒毒素或 Inco 肉毒毒素）。

● 注射层次要位于皮下、降口角肌浅面，避免穿刺过深越过降口角肌而影响到降下唇肌。

● 注射点位于下颌缘上 1 cm 处，避免过高而影响到口轮匝肌。

● 注射点应位于降口角肌前缘后侧，即口角垂线后方 2 cm 处，避免药液向内侧弥散而影响降下唇肌（图 15.14）。

患者的选择

尽管没有明确的指南用于指导颈部肉毒毒素注射技术的患者选择，以确保成功的效果，但多数相关专家赞同以下的原则。

● 患者颈部的皮肤弹性良好；年轻患者的疗效通常更加显著。

● 颏下脂肪下垂程度较轻的患者效果相对明显（图 15.15）。

● 患者颈阔肌的活动度良好。测试方法：嘱患者收缩颈阔肌，适合患者的理想的下颌缘会随颈阔肌收缩而消失。

并发症和不良反应的预防

颈部肉毒毒素注射的随访并不复杂，注射后辛瘀斑极少出现。不良反应很少见，多数与颈阔肌着力运动有关，尤其是深呼吸时。不良反应应在一开始注射时就尽量避免，需要小心注射并减少肉毒毒素的剂量。并发症的发生主要是由于药液向深层弥散导致的。药液弥散至颈阔肌下的原因可能是单纯注射过深，也可能是注射剂量过大。

注射过量

整个颈部的注射总剂量应控制在 40~60 U。首先应了解颈部肉毒毒素注射的首要指

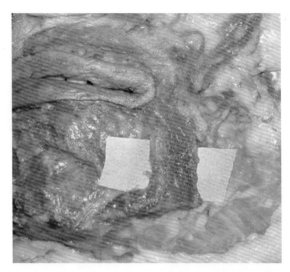

图 15.13　解剖：由法国 Toulouse 大学解剖系 L. Belhaouari 和 F. Lauwers 完成（资料来源：图片由 L. Belhaouari 提供）（L. Belhaouari, 2013）

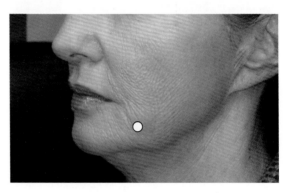

图 15.14　降口角肌的肉毒毒素注射点（照片由比利时 K. De Boulle 提供）

征是颈阔肌肌束的存在，其次是早期的下颌缘形态模糊。因此，无须强求改善松弛（肉毒毒素注射提升术并不存在），或消除颈横纹的效果。这些尝试完全没有作用，却增加了注射剂量，导致注射过量的风险。

注射过深

注射过深显然是操作失误。如前文所述，首先，两条颈阔肌肌束间存在肌纤维空白区域，此处注射药液会直接弥散至颈阔肌深层间隙。其次，注射单条颈阔肌肌束时医生应用辅助手示指、拇指捏住颈阔肌束，穿刺时不要进入两层肌肉之间的"三明治区"（此处的 5 个

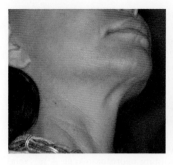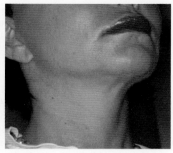

图 15.15 资料来源：经 L. Belhaouari 许可复制（L.Belhaouari, 2006）

层次分别为示指侧皮肤、示指侧肌肉、示指侧肌肉－肌肉间隙、拇指侧肌肉、拇指侧皮肤）。穿刺位点十分表浅，仅限皮下，勿穿透颈阔肌。

药液弥散过深的风险

● 颈部深层肌张力降低使颈部不能形成有效的动态和静态支撑，特别是胸骨乳突肌受累时，会造成颈部僵硬及屈颈困难。

● 颈阔肌参与头部前屈，过于放松将使其受累。

● 笑容僵硬。

● 舌骨下肌群受累时，将导致吞咽困难及唾液分泌不足。

● 咀嚼困难。

● 呼吸功能受累。

严重的并发症

注射引起的吞咽困难、咀嚼困难、语言障碍、误吸甚至吸入性肺炎均有报道。这些报道均涉及过量注射，且注射部位不限于颈阔肌区域，接受注射的患者本身存在肌力不足的表现。因此，注射时要严格把握注射指征，避免为怀疑或明确有相关疾病发作史的患者注射。

总结

改善面颈部老化的技术有很多种，这些技术的不断发展使治疗越来越走向微创化，从而使治疗的有效性和安全性得到有效提升。但若混淆各种技术的原理会影响医生对治疗适应证的把握。肉毒毒素注射对颈部有效，但有效性达不到面部的水平，它仅适用于存在颈阔肌肌束和下颌缘模糊尚无须接受手术的早期患者。因此，手术仍是改善松垂的首要选择。我们要勇于进取，同时要谨慎小心，珍惜自己的名誉和患者的信任。

（李无言 邹 肿 译）

参考文献

[1] Noel S. La Chirurgie Esthétique: Son Rôle Social. Masson: Paris, 1926

[2] Nahai F. The Art of Aesthetic Surgery. Quality Medical Publishing: Saint Louis, MO, 2005.

[3] Belhaouari L, Gassia V. L'art de la toxine botulique et des techniques combinées en Esthétique; éditions ArnetteWolters Kluwer, France, 2013.

[4] Hoefflin S. Anatomy of the platysma and lip depressor muscles. A simplified mnemonic approach. Dermatol Surg 1998;24:1225–1231.

[5] Hoefflin S The platysma aponeurosis. Plast Reconstr Surg 1996;97:1080.

[6] Mitz V, Peyronie M. The superficial musculo-apeuronotic system (SMAS) in the parotid and cheek area. Plast Reconstr Surg 1976;58:80–88.

[7] Belhaouari L, Gassia V, Lauwers F. Muscular balance and botulinum toxin. Ann Chir Plast Esthet 2004;49:521–526.

[8] Cardoso de Castro C The value of anatomical study of the platysma muscle in cervical lifting. Aesthetic Plast Surg 1984;8:7–11.

[9] Mejia J, Nahai F, Nahai F, Momoh A. Isolated management of the aging neck. Semin Plast Surg 2009;23:264–273.

[10] Gassia V, Beylot C, Béchaux S, Michaud T. Botulinum toxin injection techniques in the lower third and middle of the face, the neck and the décolleté: the "Nefertiti lift". Ann Dermatol Venereol. 2009;136(Suppl 4):S111–S118.

[11] Kane M. The functional anatomy of the lower face as it

applies to rejuvenation via chemodenervation. Facial Plastic Surg 2005;21:55–64.

[12] Sclafani A, Kwak E. Alternative management of the aging jawline and neck Facial Plast Surg. 2005;21:47–54.

[13] Fagien S, Raspaldo H. Facial rejuvenation with botulinum neurotoxin: an anatomical and experiential perspective. J Cosmet Laser Ther 2007;9(Suppl 1):23–31.

[14] Lowe N, Yamauchi P. Cosmetic uses of botulinum toxins for lower aspects of the face and neck. Clin Dermatol 2004;22:18–22.

[15] Levy PM. Neurotoxins: current concepts in cosmetic use on the face and neck–jawline contouring/platysma bands/ necklace lines. Plast Reconstr Surg 2015 Nov;136(5 Suppl):80S–83S.

[16] Raspaldo H, Niforos FR, Gassia V, et al. Lower-face and neck antiaging treatment and prévention using onabotulinumtoxin A: the 2010 multidisciplinary French consensus – part 2. J Cosmet Dermatol 2011 Jun;10(2):131–149.

[17] Kane M. Nonsurgical treatment of platysmal bands with injection of botulinum toxin A. Plast Reconstr Surg. 1999;103(2):656–663.

[18] Carruthers J, Fagien S, Matarasso S, et al. Consensus recommendations on the use of botulinum toxin type A in facial aesthetics Plast Reconstr Surg 2004;114:1S–22S.

[19] Levy PM. The 'Nefertiti lift': a new technique for specific re-contouring of the jawline. J Cosmet Laser Ther 2007;9(4):249–252.

[20] Prado AS, Parada F, Andrades P, et al. Platysma chemical dénervation with botox before neck lift. Plast Reconstr Surg 2010 Aug;126(2):79e–81e.

[21] Asher B, Talarico S, Cassuto D, et al. International consensus recommendations on the aesthetic usage of botulinumtoxin type A (Speywood Unit – part II: wrinkles on the middle and lower face, neck and chest. J Eur Acad Dermatol Venereol. 2010;24:1285–1295.

[22] Brandt FS, Bellman B. Cosmetic use of botulinum A exotoxin for the aging neck. Dermatol Surg. 1998;24(11):1232–1234.

[23] Brandt FS, Boker A. Botulinum toxin for rejuvenation of the neck. Clin Dermatol 2003;21:513–520.

[24] Carruthers J, Carruthers A. Botulinum toxin A in the mid and lower face and neck. Dermatol Clin 2004;22:151–158.

[25] De Boulle K. Botulinum neurotoxin type A in facial aesthetics Expert Opin Pharmacother 2007;8:1059–1072.

[26] De Boulle K, Fagien S, Sommer B, Glogau R. Treating glabellar lines with botulinum toxin type A-hemagglutinin complex: A review of the science, the clinical data, and patient satisfaction. Clin Intervent Aging 2010;5:101–118.

[27] Dayan SH, Maas CS. Botulinum toxins for facial wrinkles: beyond glabellar lines. Facial Plast Surg Clini North Am 2007;15(1):41–49.

[28] Prager W, Bee EK, Havermann I, et al. IncobotulinumtoxinA for the treatment of platysmal bands: a single-arm, prospective proof-of-concept clinical study. Dermatol Surg 2015 Jan;41 Suppl 1:S88–S92.

[29] Liew S. Discussion: microbotox of the lower face and neck: évolution of a personal technique and its clinical effects. Plast Reconstr Surg 2015 Nov;136(5 Suppl):101S–103S.

[30] Atamoros F. Botulinum toxin in the lower one third of the face. Clin Dermatol 2003 Nov–Dec;21(6):505–512.

[31] Klein A. Complications, adverse reactions and insights with the use of botulinum toxin. Dermatol Surg 2003;29:549–556.

第 16 章

面部不对称的治疗

Scott Rickert, MD (FACS), Lesley F. Child, MD, and Andrew Blitzer, MD (DDS, FACS)

概述

面神经是人体中最常出现麻痹的神经。由于第Ⅶ对脑神经不仅支配面部表情肌，而且还起到保护眼球、分泌泪腺、口腔活动、分泌唾液、味觉及感觉的作用，该神经损伤的表现可以非常明显。面部表情的稳定性是不分国界和文化的人群普遍追求的目标。若丧失做出面部表情的能力，患者常会出现社会孤立感和情感障碍。面瘫的病因很多，最常见的原因包括创伤性面瘫、特发性面神经麻痹（贝尔麻痹）、医源性和原发性面瘫。

评估

评估面神经损伤有几种不同的方法。在现有的评估体系中，没有一个体系可以全面、充分、可靠地评估不同类型的面部不对称，包括面瘫、局灶性面肌无力及面肌联动。因此，在评估面部不对称时，必须采用适合患者情况的评估方法。

最广泛采用的是 House-Brackmann 面神经功能评估量表（表 16.1）。

虽然 House-Brackmann 面神经功能评估量表对面部功能的整体量化有效，但是对评估面肌联动和部分面部功能并不可靠。

临床面部评估（FaCE）量表是一个包含 15 项内容的量表，它可以用于评估面部损伤和运动障碍。现在认为该量表用来评估大部分面部不对称是有效、可靠的，但是不能有效评估面肌联动。

面肌联动评估问卷（SAQ）包含 9 项内容，可以有效可靠地评估面肌联动，但是不能足够有效地评估更全面的面部不对称（图 16.1）。第 9 个问题在 SAQ 中不作为计分项。

治疗

在面神经损伤的患者护理中，最重要的是对眼球的保护，特别是保护角膜，以防止可能导致失明的不可逆并发症。滴眼液、眼药膏、夜间胶带闭合眼睑及应用保湿装置等措施均有助于防止眼球并发症的发生。

有很多外科技术可用来纠正面部不对称。整体来说，这些技术操作的主要目的是在静态和动态下建立面部的平衡。在静息状态下，上

表 16.1 House-Brackmann 面神经功能评估量表

分级	描述	特征
I	正常	所有神经分支面部功能正常
II	轻度	整体：轻度无力、面肌联动 静态：张力、对称性正常 动态： 额部：活动度良好或中度 眼：闭眼不费力 口：轻微不对称
III	中度	整体：明显、非损毁性面部不对称、明显但不严重的面肌联动。可能存在半侧颜面的痉挛或收缩 静态：张力、对称性正常 动态： 额部：活动度轻微至中度 眼：用力可闭眼 口：最大限度用力时有轻微力量减弱
IV	中度至重度	整体：损毁性面部不对称和（或）明显面肌无力 静态：张力、对称性正常 动态： 额部：无动度 眼：眼睑闭合不全 口：最大限度用力时口角不对称
V	重度	整体：只有轻微的、难以观察到的动度 静态：面部不对称 动态： 额部：无动度 眼：眼睑闭合不全 口：活动度轻微
VI	完全损伤	面部无功能

睑金箔片植入术及下睑外眦成形术有助于解决眶周区域的不对称，以及防止角膜干燥。静态面部悬吊术及面部除皱术有助于矫正静息状态的中下面部的整体不对称。

更多的动态手段可以帮助提供静态和动态的平衡。利用颞肌或咬肌肌肉移植是动态悬吊术的一个例子。神经移植术与神经吻合术可以为失神经的区域提供远期的神经支配，包括神经移植与端-端吻合的神经缝合术（通常为耳大神经或舌下神经）、跳转移植术（通常为舌下神经插入一段腓肠神经或耳大神经与面神经吻合）、桥接移植术或跨面神经移植术。

使用肉毒毒素及美容填充剂已经成为治疗轻度或重度面部不对称的新兴的非手术治疗手段。

由于面部不对称的表现非常复杂，因此针对患者制订个体解决方案非常重要。建立面部动态及静态的平衡这一目标必须永远作为治疗的本质。这一目标可以通过单一的治疗方法或者联合手术和（或）非手术治疗手段达到。一个联合治疗的案例就是听神经瘤切除术合并术中面神经损伤的治疗，它可以利用舌下神经-面神经吻合术联合肉毒毒素注射治疗面肌联动，使患者尽可能达到静态及动态的面部对称。

面肌联动评估问卷（SAQ）

日期：

　　请回答下列有关面部功能的问题，根据以下的描述进行评分，评分为 1~5 分。

1= 很少或者没有；
2= 偶尔或者很轻微；
3= 有时或者轻微；
4= 大多数时间或者中度的；
5= 一直或者严重的。

序号	问题	评分
1	微笑时，闭眼	
2	说话时，闭眼	
3	吹口哨或噘嘴时，闭眼	
4	微笑时，颈部紧张	
5	闭眼时，面部发紧	
6	闭眼时，嘴角会动	
7	闭眼时，颈部紧张	
8	进食时流泪	
9	微笑时，下唇运动到相应位置	
10	面部运动时，颏部出现凹陷	

注：面肌联动总分 = 问题 1~9 得分总和 /45 × 100。

图 16.1　面肌联动评估问卷（SAQ）

面肌联动

　　已经证实肉毒毒素对于面神经损伤后出现神经纤维异常再生的患者是最有效的。面肌联动患者表现为面部一个区域有意识地运动时，另一个区域出现没有意识的运动，这是面瘫后最麻烦的并发症之一。面肌联动不仅使患者出现社交障碍，多个肌群同时痉挛也会导致明显的疼痛。通常面肌联动为眼 – 口联动，患者主动闭眼时可伴有不自主口周运动，反之亦然。由于受到异常的神经支配，面肌联动的外科干预极富挑战性，手术达到最好的结果通常也并不理想。

　　面肌联动的病因有多种，有证据支持异常轴突再生及面神经核过度兴奋与之相关。面肌联动一般分为两种类型：第一种是协同型的面肌联动，患侧的运动与健侧的运动相似，但是较健侧更为剧烈；第二种是拮抗型的面肌联动，即继发的面部运动与正常的面部运动是对抗性的。Bajaj-Luthra 等定量分析了患侧和健侧的面肌联动运动形式。面部运动主要集中在被称为口角蜗轴的部位，一些面部肌肉在口角侧聚集，形成一个立体的纤维肌肉团块。有眼 – 口面肌联动表现的患者在刻意闭眼时常出现增多的涡轴运动。这一运动常为不对称，并且在水平和垂直方向上都会收缩移动。

　　如前所述，大部分面部评分系统聚焦于面部损伤和功能障碍（如 House-Brackmann 面神经功能评估量表，FaCE 量表），但是没有将面肌联动作为面部功能障碍的一部分进行可靠的评估。最近经过验证的 SAQ 可以对患有面肌联动患者进行更稳定可靠的评估，这一问卷包含 9 个与面肌联动相关的项目，需要患者自行评分。

　　几种不同的非手术疗法已经用来治疗面肌联动。最早报道治疗面肌联动有稳定治疗效果的物理疗法之一是哑剧疗法。这种临床医生和哑剧演员合作的方法最初起源于荷兰。如今，面肌联动最普遍的治疗方式包括面部神经肌肉再训练和肉毒毒素注射治疗，后者可以增强再训练的效果。

　　一开始对面肌联动患者进行评估时，注意到面肌联动的非典型特征如面肌无力、面部麻木、角膜反射减弱，或者任何其他脑神经异常是十分重要的。在这些情况下，应使用影像学检查方法如 MRI 和（或）血管造影排除占位性病变。一旦发现相应的病变，应到神经外科就诊。

　　使用肉毒毒素辅助治疗面肌联动时，目标是弱化异常刺激的面部肌肉运动，从而获得更对称的面部动态和静态外观。上面部和下面部的初始治疗应同时进行。最佳注射剂量取决于个体差异，根据患者主动、被动活动时的面部对称性而定。医生对面部解剖学结构的详尽理解对于采取正确的治疗措施至关重要。在肌电图的监测下，颧大肌、提口角肌、降口角肌、笑肌、颈阔肌是最常注射的肌肉。

颧大肌起自颧颞缝前的颧骨，该肌肉斜向下插入口角。大笑时该肌肉向后、向上牵拉口角。颧小肌起自颧骨，止于上唇外侧部分，将上唇向后、向上、向外侧牵拉。

提口角肌起自眶下孔下面的尖牙窝，这些肌肉纤维止于口角。降口角肌起自下颌骨斜线，止于口角。降口角肌的作用是降低口角，与提口角肌的作用相拮抗。

笑肌起自咬肌筋膜，水平向前走行于颈阔肌浅面，止于口角皮肤。笑肌的作用为牵拉口角。

颈阔肌为一宽扁的片状肌肉，起自覆盖胸大肌和三角肌上部的筋膜。该肌肉肌纤维越过锁骨，沿着颈部边缘斜向上、向内走行。前部肌肉纤维在下颌联合下方及后方与对侧肌肉纤维交错；后部纤维跨过下颌骨，一部分止于斜线下的骨面，一部分止于下面部皮肤和皮下组织，这些纤维很多与口角和唇下部肌肉交织。颈阔肌收缩时有牵拉、下降口角的作用。

肉毒毒素注射后的有效期为3~4个月。患者在注射后3~4个月随访时可以根据需要再次注射。为了使不良反应最小，且又能起到充分的作用，再次注射或者补充注射常常推迟至患者下次就诊时，届时可以使用更高的总剂量进行注射。

笑容不对称

面部特征的不对称可以通过注射肉毒毒素来平衡。由于一侧面部肌肉收缩时的力量与另一侧不同导致的微笑动作不对称，对患者的生活质量产生显著却一直以来未被重视的影响。在整体不对称的面部上，我们经常能够注意到一些细微的差别。同样的，露龈笑时由于嘴唇牵拉过多，患者自己也能观察到这种差别。提上唇的肌肉包括提上唇肌、提上唇鼻翼肌、颧大肌、颧小肌、提口角肌和笑肌。降下唇的肌肉包括降下唇肌、颏肌和颈阔肌。根据面部不对称的程度，对个别肌肉注射肉毒毒素有助于达到微笑时的面部对称，以减少上唇或下唇的过度牵拉。这些注射均应在肌电图的监测下进行，以减少因注射位点不准确而引起的并发症。

此外，如果患者微笑时面部出现凹陷或者扁平的外观等无法通过对侧注射肉毒毒素来纠正的情况，直接填充注射（如羟基磷灰石、脂肪）可用于平衡患者微笑时的面部不对称。

眼睑不对称

眼睑不对称或眼睑下垂可以采用非手术治疗来解决，如注射小剂量的肉毒毒素。在瞳孔中线外侧下睑小心注射肉毒毒素有助于防止眼轮匝肌下外侧过度活动引起的眼睑下垂，这可使下睑收紧，并能纠正轻微的不对称。当睑下垂较严重时，下睑整形手术联合肉毒毒素注射是有效的方法。在任何治疗之前进行下睑牵拉试验是非常重要的，以确保下睑有足够的支撑张力。如果张力不足，治疗时可能引起睑缘炎和（或）溢泪。

咬肌肥大 / 面部塑形

咬肌肥大通常是由夜间磨牙、颞下颌关节疼痛–功能紊乱或偏颌引起，表现为局部下颌不适和面部方形线条。咬肌肥大最早的治疗方法是外科手术，而肉毒毒素注射是整体缓解咬肌肥大的非常有效的方法。在肌电图的监测下，对肥大肌肉进行化学神经溶解术，随着时间的推移，使肌肉体积开始缩小，可以减轻局部不适感，并能改善面部外形。除非引起咬肌肥大的潜在原因得以完全纠正，否则有必要对患者进行反复的肉毒毒素注射，以防止咬肌的再次肥大。

面瘫

单侧面肌无力的患者常因无法拥有一张对称的脸而感到沮丧。许多医生不愿意对患者的症状进行治疗是因为这些患者的神经功能常常可以恢复而每个人恢复的时间表不尽相同。由于麻痹的面神经有可能逐渐恢复正常，这类患者面部的不对称性不稳定，但是于健侧注射肉毒毒素能够有效地获得基本对称的面部外观，从而使患者在等待恢复期间得到极大的帮助。笔者建议肉毒毒素注射不要过于激进，但是应该达到改善面部对称性的效果。肉毒毒素注射的优点在于其 3~4 个月的有效期，如果在 3~4 个月的时间内患者面神经有间断地恢复，可以相应地进行面部注射的微调，使患者继续保持面部的对称和平衡。局部填充材料（如羟基磷灰石晶体或聚乳酸）与肉毒毒素注射联合使用，可以有助于达到面部对称。需要处理的特殊区域包括健侧鼻唇沟及口唇和眉毛对称性的微调。

脂肪营养不良

脂肪营养不良的病因包括先天性和后天性两种。目前，脂肪营养不良的主要病因与治疗人类免疫缺陷病毒（HIV）时使用高效抗及转录病毒治疗（HAART）有关。脂肪营养不良患者典型的表现为面部脂肪流失、眼球凹陷、颧骨高突。尽管有些患者在改变 HAART 方案后症状有所好转，但大部分患者的面部外形改变还是需要治疗的。使用局部填充材料如羟基磷灰石晶体、聚乳酸有助于改善消瘦部位的外观。重要的是，在每位患者的个性化治疗中应努力实现面部对称的目标。

面部肌肉注射肉毒毒素的并发症

面部肌肉注射肉毒毒素可能引起一些并发症。精通面部解剖学、经验丰富的医生对于患者获得肉毒毒素注射的最佳效果至关重要。由于肉毒毒素的疗效通常为 3~4 个月，任何并发症可能持续同样的时间，并将随着肉毒毒素的药效消失而消失。

眶上缘下方注射肉毒毒素可能会导致药物弥散进入上睑提肌，从而引起上睑下垂。在等待肉毒毒素作用消失的过程中，可以使用拟交感神经活性滴眼液，如 0.5% 或 1% 安普尼定（每日 3 次，每次 1 滴），刺激米勒肌，可起到一定程度的对症治疗作用。

眼周肌肉注入过量的肉毒毒素可能导致肌无力和瞬目减少。如果不加以治疗，随着时间的推移，可能发生暴露性角膜炎。治疗暴露性角膜炎通常的方法是使用眼科人工泪液、眼药膏和（或）临时保护性眼罩。

对下面部进行表浅的肉毒毒素注射可能导致药物局部弥散进入鼻唇沟，使鼻唇沟变平。如果药物作用足够强，可能导致患者微笑时出现面部不对称。通过未来随访时使用较小剂量的肉毒毒素和（或）健侧注射肉毒毒素矫正面部不对称，可以使这一并发症随着时间的推移得到纠正。另外，患者可以通过注射填充材料如羟基磷灰石晶体或脂肪来改善局部的面部不对称，以及补救由于注射肉毒毒素而导致的面部轮廓变化。

口周区域注射过量的肉毒毒素可能导致唇无力或口腔功能不全，表现为间断流涎、进食时食物泄漏。颈前区颈阔肌深部注射可能导致吞咽困难或声音嘶哑。重度吞咽困难的患者可能需要进行饮食调整。

对注射肉毒毒素（A 型或 B 型）产生抗体的病例已有报道，这可以通过观察眉间小剂量注射肉毒毒素的皱纹抚平效果来加以测试。如果初次注射无效，应该尝试使用另一种类型的肉毒毒素（A 型或 B 型）。在一般情况下，对一种肉毒毒素有免疫抵抗的患者对另外一种肉毒毒素并没有免疫抵抗。

病例展示

以下展示的两个病例说明了每个病例的挑战性，以及个性化治疗的必要性，不管治疗方案是单一治疗还是联合治疗。

病例 1

66 岁女性，因脑血管意外中脑出血后出现右侧面瘫。该患者接受了手术和非手术联合治疗。她首先接受了静态重建手术，包括右上睑金箔片植入术、右侧静态悬吊术和右侧提眉术，以及舌下神经 – 面神经吻合术。继而进行左面部肉毒毒素注射（包括左侧额部、左侧提口角肌、左侧颧肌和左侧降口角肌），以达到面部对称目的（图 16.2）。

病例 2

50 岁女性，因左面部钝性外伤后遗留左侧面瘫。该患者接受了手术和非手术联合治疗。她首先接受了腓肠神经与面神经的桥接移植术。随后对 3 块明显不对称的肌肉进行了肉毒素注射，即右侧笑肌、右侧提口角肌和右侧颧肌，以及填充了少量的局部填充材料（羟基磷灰石晶体），以平衡两侧不对称的鼻唇沟（图 16.3）。

结论

面部不对称的治疗方法非常复杂，患者个

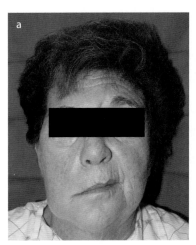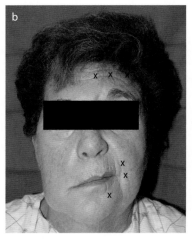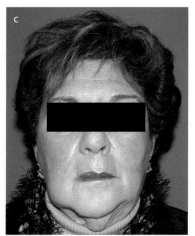

图 16.2 a. 术前照片；b. 标注的注射位点（黑色"X"为肉毒毒素注射位置）；c. 术后 2 个月照片

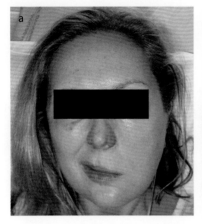 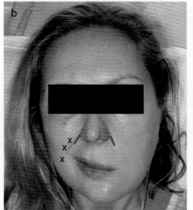 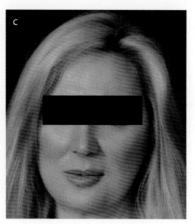

图 16.3　a. 术前照片；b. 标注的注射位点（黑色 "X" 为肉毒毒素注射位置；蓝色区域为填充材料位置）；c. 再次注射肉毒毒素及填充后 6 个月照片

性化程度高。因此，必须全面评估每位患者，包括面部对称性、肌无力、消瘦、面肌联动和恢复的可能性。每位患者的治疗应该个性化，并具体到选择单一治疗还是联合治疗方法［外科手术和（或）非手术］，并由精通面部解剖学知识的医生进行注射。治疗面部不对称最重要的目标是建立在静态和动态状态下均平衡、对称的面部。

（曹玉娇　魏思奇　王　悦　译）

参考文献

[1] Clark JM, ShockleyWW. Management and reanimation of the paralyzed face. facial plastic and reconstructive surgery. In Papel ID (Ed.) Facial Plastic and Reconstructive Surgery (pp 660–685). New York, NY: Thieme Medical Publishers, Inc., 2002.

[2] House JW, Brackman DE. Facial nerve grading system. Otolaryngol Head Neck Surg. 1985;93:146–147.

[3] Mehta RP,WernickRobinson M, Hadlock TA. Validation of the Synkinesis Assessment Questionnaire. Laryngoscope 2007 May;117(5):923–926.

[4] Laskawi R. Combination of hypoglossal-facial nerve anastamosis and botulinum toxin injections to optimize mimic rehabilitation after removal of acoustic neurinomas. Plast Reconstr Surg 1997 April;99(4):1006–1011.

[5] Neely JG, Cheung JY,WoodM, et al. Computerized quantitative dynamic analysis of facial motion in the paralyzed and synkinetic face. Am J Otol 1992 Mar;13(2):97–107.

[6] Bajaj-Luthra A, VanSwearingen J, Thornton RH, et al. Quantitation of patterns of facial movement in patients with ocular to oral synkinesis. Plast Reconstr Surg 1998 May;101(6):1473–1480.

[7] Beurskens CH, Heymans PG. Positive effects of mime therapy on sequelae of facial paralysis: stiffness, lip mobility, and social and physical aspects of facial disability. Otol Neurotol 2003 Jul;24(4):677–681.

[8] Blitzer A, Brin MF. Management of hemifacial spasm and facial synkinesis with local injections of botulinum toxin. Oper Tech Otolaryngol-Head Neck Surg 2004 June;15(2):103–106.

[9] Gray H. Anatomy of the Human Body, 20th edn. New York, Bartelby.com, 2000.

[10] Peterson S, Martins CR, Cofrancesco J Jr. Lipodystrophy in the patient with HIV: social, psychological, and treatment considerations. Aesthet Surg J 2008 Jul–Aug;28(4):443–451.

第 17 章

并发症与弥散

Matteo C. LoPiccolo, MD, Farhaad R. Riyaz, MD, and David M. Ozog, MD (FAAD, FACMS)

概述

肉毒毒素注射美容引起的严重或持久的并发症极其罕见，这是因为肉毒毒素注射维持的时间相对较短，且效果可自然逆转。然而，注射医生仍然要十分了解肉毒毒素注射相关的并发症，并在注射前与患者进行讨论。

通常将肉毒毒素注射的相关并发症归为三大类：第一类是由肉毒毒素直接药理作用导致的（真正的不良反应）；第二类是由不正确的注射技术导致的（如注射部位或药物剂量不合适）；第三类则是继发于注射的肉毒毒素扩散所导致的，许多医生将此称为"弥散效应"。Ona A 型肉毒毒素（保妥适，Allergan 公司，加利福尼亚州尔湾市）、Abo A 型肉毒毒素（吉适，Ipsen 公司，英国）、Inco A 型肉毒毒素（希尔敏，Merz 公司，德国）和 B 型肉毒毒素（Myobloc，Solstice Neurosciences 公司，加利福尼亚州南圣弗朗西斯科市）注射相关的轻微不良反应、严重的全身反应及注射部位特殊的并发症将在本章进行阐述。

无论注射肉毒毒素后出现的非预期效果是否能被患者本人或其他医护人员观察到，将这些并发症记录下来是很重要的，这样可以提高患者的满意率，久而久之也会提升医生自身的注射技术。

弥散

肉毒毒素的弥散将在单独的章节进行深入地阐述，但由于药物弥散会导致肉毒毒素引起的很多并发症，在此做一简要说明。

许多医生已经使用"弥散"一词来描述肉毒毒素注射引起肌肉和小汗腺产生效应的范围。注射区域的作用既可在水平方向上扩散到邻近结构，也可在垂直方位上扩散到注射区域的浅层和深层组织。注射肉毒毒素所引起的弥散程度可能与多个因素有关。肉毒毒素的浓度和注射量可能会影响其弥散的范围。尽管有一项研究并未发现更大体积的肉毒毒素注射在其安全性或有效性上存在差异，但其他研究者们发现将肉毒毒素注射液稀释 5 倍后对额纹的作用范围可弥散增大 50%。更高的稀释倍数也会进一步提高并发症的发生率（如治疗眉间皱纹时引起的眉下垂），这说明稀释倍数的增加会扩大弥散范围。最近一项有关 Abo A 型肉毒毒素对汗腺影响的研究表明，皮肤的类型、注射的部位及汗腺功能亢进的程度都会影响肉毒毒素弥散的效果，但注射的深度和剂量并不影响弥散的范围。有些医生认为按摩注射区域可能也会增加弥散的范围。

最后，各种不同类型的肉毒毒素的弥散范围并不能直接加以概括。尽管 Ona A 型肉毒毒素和 Abo A 型肉毒毒素两者在稀释比例为 1：2.5 时的弥散范围似乎并没有差异，但当稀释比例为 1：3、1：4 或者更高时，Abo A 型肉毒毒素可显示出更显著的弥散度。此外，与 Ona A 型肉毒毒素相比，Ona B 型肉毒毒素在治疗额纹时有着更大的弥散半径。

并发症和不良反应

常见的轻度并发症和注射部位的不良反应

A 型和 B 型肉毒毒素注射后最常见的并发症通常是与注射相关的、局部的反应，具有自限性。注射位点可出现局部的疼痛、红斑、肿胀、压痛、出血和瘀青，一般会在注射后的数分钟至数天内缓解（图 17.1）。这些并发症的程度与注射部位及注射次数有关。采用毛囊口内注射技术、使用含抑菌剂的生理盐水配置肉毒毒素、应用更细的注射针头及局部外敷麻醉剂或冷敷等方法均可减轻疼痛。注射前

10~14 天避免使用非甾体抗炎药、维生素 E 和阿司匹林，可减轻瘀青的程度。对于特别容易出现瘀青的患者，注射前可冰敷注射区，使血管收缩。如果注射点出血，应立即压迫，并暂停注射。如果出现瘀青，可采用 595 nm 脉冲染料激光进行治疗（10 mm 光斑，10 ms 脉宽，7 J/cm^2 能量）。

通常面部肌肉肉毒毒素注射后出现自限性头痛也较常见。在一项由 320 名受试者参与的研究中，约有 1% 的受试者术后出现了严重的头痛。这一结果被认为是由于注射导致的肌肉痉挛所致，通常发生于肉毒毒素起效引起肌肉麻痹之前。注射时避免针头触碰深部骨膜，而只在肌肉的表面或肌肉的浅层内注射，这可能有助于减少此类并发症的发生。其他并发症包括鼻咽炎、皮肤变紧、呼吸异常和流感样症状，较少见。

每年都有数以百万的人接受肉毒毒素注射，其溶解液也有多种多样，但注射部位的感染极其罕见。单纯疱疹病毒感染也很少发生，A 型肉毒毒素注射后出现带状疱疹曾有报道。

发热、胸痛、寒战、焦虑、味觉障碍、耳鸣和外周性水肿也曾被报道，但目前尚无证据表明这些与注射肉毒毒素绝对相关。另外，Rima B 型肉毒毒素还可引起口干、咽干及眼干，即使注射部位距离这些区域很远。

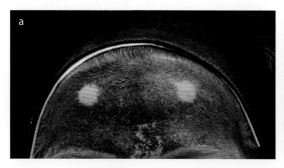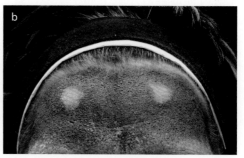

图 17.1　Ona A 型肉毒毒素注射后局部皮肤即刻出现红斑（a）和血肿（b）（照片由 D. Hexsel 提供）

严重的全身并发症

如前所述，A 型和 B 型肉毒毒素用于治疗和美容通常是安全的，患者能够很好耐受，大多数并发症都在局部出现，且呈自限性。全身性不良反应尽管罕见，但也有报道。A 型和 B 型肉毒毒素注射后引起肌肉乏力曾有报道，包括肌无力、复视、视物模糊、睑下垂、吞咽困难、发音困难、构音障碍、尿失禁和呼吸困难等。

Ona A 型肉毒毒素注射后引起的超敏反应也有报道，包括荨麻疹、软组织水肿及过敏导致的死亡（采用 100 U Ona A 型肉毒毒素注射治疗颈阔肌张力异常）。在这例因过敏反应导致死亡的报道中，该患者使用了利多卡因作为稀释液，因此真正的死亡原因并不能被明确。患有心血管疾病的患者在接受非美容目的的肉毒毒素注射时，心律失常和心肌梗死导致的死亡也曾发生。另外，Ona A 型肉毒毒素注射后引起的新发和反复发作的癫痫、晕厥和急性闭角型青光眼也有报道，但这些是否与肉毒毒素注射直接有关尚不能确定。重要的是，在皮肤美容一次性使用剂量达到 100 U 的肉毒毒素时，这些严重的、危及生命的并发症尚未被报道。

肉毒毒素注射也会导致一系列的神经肌肉不良反应。这些症状出现在注射后的数天内，也可持续多达 6 个月的时间。在注射 1400 U Ona A 型肉毒毒素治疗腋下和手掌多汗症的报道中，有一例患者出现了"肉毒中毒样症状"，表现为全身肌肉乏力、远端肌肉收缩颤抖、深呼吸时心血管反射减弱、弥漫性肌无力、复视及双侧轻度睑下垂，同时还伴有泪液减少、流涎和出汗。全身肌肉无力也见于注射 250 U Ona A 型肉毒毒素治疗痉挛性斜颈的报道。大剂量肉毒毒素的使用和广泛的弥散可能

导致了这两个报道中出现的症状。曾患有神经肌肉疾病（如重症肌无力、脊髓性肌萎缩侧索硬化症或兰伯特 – 伊顿综合征）可能会增加出现"肉毒毒素中毒症状"的风险，因此这些是肉毒毒素注射的禁忌证。当患者出现肉毒毒素中毒症状时是否立即静脉注射抗毒素还存在争议。有多种抗毒素可供使用，不同制剂的使用剂量也不同。这些抗毒素并不能在市场上常规获取。在美国，抗毒素被冷冻保存在全国的特殊储存点，使用时必须得到联邦卫生部门官员的许可。

Ona A 型肉毒毒素注射治疗痉挛性斜颈可引起严重的吞咽困难，从而可能会导致误吸。对于吞咽或呼吸功能已经受损的患者，注射肉毒毒素后更容易出现误吸。这一不良反应可持续数周，且可能需要放置胃管来维持充足的营养和体液平衡。Rima B 型肉毒毒素注射后引起的全身并发症与 A 型肉毒毒素所引起的并发症类似，包括肉毒毒素中毒症状、严重的呼吸抑制和吞咽困难。

注射部位的特异性并发症

额部

额部注射肉毒毒素之前最好先检查额肌运动的整个范围，并标记出需要注射的位点。这有助于避免不恰当的肉毒毒素注射及由此导致的不良后果。

注射额肌治疗额纹最常见的并发症是眉下垂，这不仅不美观，而且可能会暂时性地阻挡视野而影响视力。眉下垂通常是由于肉毒毒素注射位置太靠近眉毛或由于药物弥散至额肌下部所致。因此，注射位点应该至少在眉上或眶上缘上方 2 cm，同时对降眉肌也要注射，这样才能降低这种风险。术前患者的选择也很重要，年轻的患者更适合治疗上部额纹，而老年患者和男性患者在接受肉毒毒素注射治疗额纹

后有可能会在眉下方形成一松弛冗赘的囊袋状皮肤堆积，这也被称为假性下垂。如果发生下垂，对眉间肌肉复合体进行化学神经溶解术可以减弱降眉肌的力量，从而使内侧眉毛抬高 1~2 mm。如果眉间肌肉复合体已经注射过肉毒毒素，对外侧眼轮匝肌注射 1~2 U Ona A 型肉毒毒素可提升外侧眉毛（图 17.2）。

　　注射治疗额纹时要小心避免造成眉倾斜。导致这一并发症的原因是：与内侧额肌相比，外侧额肌未能被充分麻痹，从而使外侧眉毛上移。这一现象可单侧或双侧发生，称为"Nicholson"眉，就像男演员 Jack Nicholson 天生的外侧眉毛上翘的形状一样。避免这一并发症的最佳方式是确保对额部外侧区域的注射点位于虹膜以外。如果这种情况已经发生，应该对外侧额肌注射小剂量肉毒毒素（1~3 U Ona A 型肉毒毒素）来降低眉毛的末端，从而使眉毛外形平缓。注射点应该在眉毛上方 2 cm，与初次眉毛内侧的注射位置一致。更大剂量的肉毒毒素注射会对这一现象矫枉过正，从而造成眉毛外侧过度下垂，或呈"兜帽样"遮挡部分眼睛。

眉间

A 型和 B 型肉毒毒素注射眉间区域最受关注的并发症是上睑下垂，早期的报道其发病率为 0.8%~9%（图 17.3）。目前出现该并发症的概率远低于 1%，这是因为采用了更小剂量和更浅位置的注射技术。该并发症的发生是由于肉毒毒素弥散穿越眶隔，累及上睑提肌和睑板前的肌肉所致。在注射皱眉肌的外侧部分时，由于其紧靠瞳孔上方，发生上睑下垂的风险更高。由于这部分的皱眉肌纤维直接止于真皮内，因此仅仅 1~2 mm 的注射深度就足够达到预期的效果，而且也不容易引起眶部更深层组织的肉毒毒素弥散。

　　如果出现了上睑下垂这一少见的并发症，其出现的时间一般在注射后的 2~10 天，且可能持续 2~4 周。患者早晨醒来时下垂的程度可能较轻，白天逐渐加重，最终影响视野。这一并发症更常见于老年患者，因为他们的眶隔很薄甚至缺失。有报道既往有眼周手术史（包括眉上提术）的患者也会发生这一并发症。任何这一区域的手术都会改变肉毒毒素注射后的弥散方式。对于本来就有上睑下垂或者有冗赘的上睑需要依靠额肌收缩来完全睁开眼睛的患者，必须在肉毒毒素注射前就将它们辨别出来。对这类患者进行眉间肉毒毒素注射需要小心谨慎。

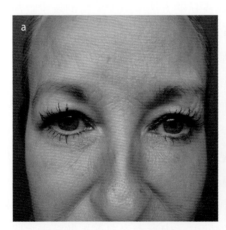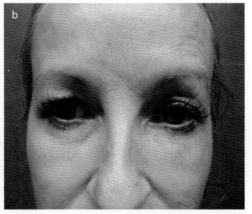

图 17.2　a. Ona A 型肉毒毒素注射右侧额肌后出现右侧上睑下垂；b. 对外侧眼轮匝肌注射 2 U Ona A 型肉毒毒素后患者症状部分改善

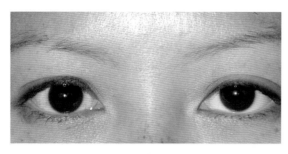

图 17.3 Ona A 型肉毒毒素注射眉间后患者出现左侧上睑下垂（照片由 A. Carruthers 提供）

如果患者抱怨"眉毛沉重"，那就可能是出现了眉下垂，这也是另一个常被报道的并发症。有趣的是，眉下垂的发生率会随着肉毒毒素注射治疗眉间区域而降低。治疗皱眉肌时，注射点应至少位于眶上缘 1 cm 以上，而治疗额肌时，注射点应至少位于眶上缘 2 cm 以上。采取小剂量肉毒毒素注射可以减少药物弥散。同样重要的是，应避免将肉毒毒素注入内眦以外的眉毛区域，因为这会增加眉下垂的风险。此外，需告知患者术后不要按摩注射区域，也不要收缩眉间肌。

对于采用冷敷以减少注射区域瘀青的患者，应告知他们要向上按压，而不是按摩该区域，因为按摩会促进药物弥散。当出现上睑下垂时，可使用 α- 肾上腺素受体激动剂滴眼液（如 0.5% 盐酸可乐定、2.5% 去氧肾上腺素）来治疗。这些药物可引起肾上腺素受体激动的米勒肌收缩，提升睑缘 1~2 mm。每日使用 3 次以便改善症状，并一直应用到睑下垂症状消失（通常在 1~6 周内）。眉间注射可能会发生瘀青，但发生率远低于眶周区域注射。眉间肉毒毒素注射所引起的罕见并发症包括眼睑肿胀、额部僵硬和额肌痉挛。眉间注射肉毒毒素后也有可能出现鼻侧面的斜纹（兔纹），可在鼻侧壁近端内侧注射 3~5 U 肉毒毒素（Ona A 型肉毒毒素）来改善。

相较于面部其他部位的肉毒毒素注射，眉间注射肉毒毒素引起的头痛更常见。既往报道注射后头痛总体发生率为 1%，但在一项肉毒毒素注射眉间皱纹的双盲安慰剂对照研究中报道，有 11% 的肉毒毒素注射患者和 20% 的安慰剂注射患者出现了头痛。

眶周

肉毒毒素注射改善眶周皱纹时可发生一些不良反应。这一区域是注射后最容易出现瘀青的部位，因为这里分布着大量的表浅静脉，很容易发生损伤。在这一区域注射时应像结核菌素试验那样行皮内表浅注射，这样就可以避免损伤深部肉眼看不见的组织结构。充足的光线很重要，也可以考虑使用静脉显影技术以降低针头扎入血管的风险。

肉毒毒素治疗鱼尾纹时可能会导致颧弓上方的皮肤褶皱增多。这不仅造成局部不美观，同时还可能导致松弛的皮肤在重力作用下向下垂而加重颧纹。注射前评估这一区域的皮肤松弛度很关键。如果患者巩膜暴露得较多、下睑皮肤松弛明显或者下睑皮肤夹捏后回弹缓慢，那么注射后出现上述问题的概率较大。注射后出现下睑的颧袋纹或袋状臃肿也曾有报道，原因可能与肉毒毒素注射后淋巴回流的肌肉泵作用减弱有关。可以通过减少注射点或表浅注射成皮丘的方法来减少瘀青的发生。注射前后进行冰敷可以收缩血管，从而减少瘀青。对于术后早期出现的瘀青，可通过直接按压局部或使用 595 nm 的脉冲染料激光治疗以减少药物扩散和加速吸收。对于之前出现过严重瘀青，或者由于社交的需要不能忍受瘀青的患者，在注射前 10 分钟可用含肾上腺素的利多卡因呈皮丘状注射，可使血管收缩。

肉毒毒素眶周注射后的弥散也是需要注意的问题。肉毒毒素向下扩散至颧大肌可能会影响嘴角的上提，从而导致微笑时双侧不对称和颊部松弛。同样，肉毒毒素向内下方弥散至眼轮匝肌可能会导致下睑外翻。向内侧扩散至外直肌会导致短暂的轻度斜视。一些措施可以最大限度地避免出现上述并发症，例如，注射点距离眶缘大于 1 cm，在表浅位置注射（因为颧肌在眼轮匝肌深面），避免在颧骨下缘注射。如果患者出现了复视，可以遮盖患眼来对症治疗，且需持续 7~10 周待症状自然缓解。其他的措施包括棱镜的治疗或麻痹内直肌等，建议在眼科医生的指导下进行。

除了上述并发症外，眶周注射 B 型肉毒毒素还会引起中度至重度的口腔干燥症和干眼症。以上症状出现的平均时间是在注射后 12 天，几乎可持续 1 个月。

上唇与下唇

尽管肉毒毒素注射治疗唇纹效果明显，但这一区域的注射仍要小心谨慎。药物过量、药物弥散或者过度治疗均可导致口轮匝肌功能失调、颊部松弛、微笑时双侧不对称及言语困难（图 17.4）。术前应告知患者这些可能出现的问题，并应进行表浅注射，且注射时要保持双侧对称进行。有些医生建议充分稀释后注射可确保肉毒毒素弥散的一致性。建议从小剂量肉毒毒素注射开始（每点 0.5~1.0 U，最多注射 4 个位点），这样后期可根据患者反馈的效果，再继续追加注射剂量以达到满意的预期效果。即使应用了这些注射技巧，有些患者在注射后数天至数周内仍会出现不能做吹口哨动作和发"S"和"P"音时困难。歌手、演奏家或者那些需要使用口轮匝肌做精细动作的人群不适宜在口周区域注射肉毒毒素。肉毒毒素注射还会引起上唇唇珠变平，但这很容易通过填充剂进行矫正。

颊部和颏部

肉毒毒素注射降口角肌来提升口角时，如果肉毒毒素扩散至口轮匝肌，可导致口轮匝肌功能不协调或颊部松弛。降口角肌的注射点应位于下颌缘与鼻唇沟延长线交点的外侧注射，并且注射剂量要小，这样才能避免发生上述并发症。降下唇肌也可能会受影响，从而导致微笑时的不对称（图 17.5）。如果出现这一并发症后，在对侧降下唇肌注射 2 U 肉毒毒素可使双侧对称。

肉毒毒素注射颏肌用于减轻颏裂和颏部褶皱、皱纹在临床上也很常见。注意不能直接在颏部褶皱处注射，这样会导致嘴唇功能的不协调及微笑时的不对称。太靠近外侧注射或注射过于表浅也会导致这一问题。注射剂量一般不要超过 6 U（Ona A 型肉毒毒素）。

颈阔肌肌束和颈横纹

肉毒毒素注射颈阔肌可以减轻垂直的颈阔肌肌束和颈横纹。一开始有些医生认为需要大剂量的肉毒毒素注射才能充分麻痹这块相对较大的肌肉，有报道使用了高达 200 U 剂量的肉毒毒素。这么大剂量的肉毒毒素注射在此区域可能会导致严重的、危及生命的并发症。A 型或 B 型肉毒毒素扩散至咽部的吞咽肌肉时会导致吞咽困难。颈部无力可能是由于肉毒毒素

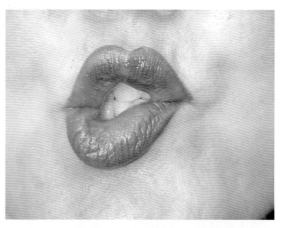

图 17.4　口周注射 Ona A 型肉毒毒素后患者出现下唇的不对称（照片由 A. Carruthers 提供）

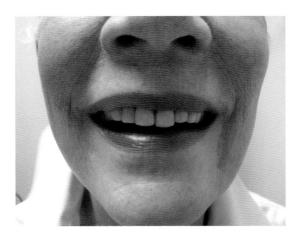

图 17.5 降口角肌注射 Ona A 型肉毒毒素 2 U 后引起微笑时的不对称，这是由于肉毒毒素影响了左侧降下唇肌

被直接注射至胸锁乳突肌、斜方肌或头夹肌，也可能是由于肉毒毒素扩散至颈部带状肌，或者是上述肌肉受累及的综合效应。颈部肉毒毒素注射后发生极其罕见的呼吸抑制和死亡也有报道。目前发现颈部注射低剂量肉毒毒素产生的效果和一开始报道的高剂量注射所产生的效果相同，并且出现并发症的概率更低。笔者建议表浅注射和低剂量注射（每个颈阔肌肌束开始剂量为 6~8 U Ona A 型肉毒毒素，后续可追加注射以达到预期效果），以减少并发症的发生。

颈部注射肉毒毒素较少见的不良反应是水肿、红斑、瘀斑、肌肉痛和颈部不适。在一项颈部注射肉毒毒素的研究中，瘀青是最常见的并发症，发生率低于 20%。有少于 10% 的患者在注射后 2~5 天内出现短暂的、轻度的颈部不适。

多汗症

使用 50~100 U Ona A 型肉毒毒素（或等效价的 Abo A 型肉毒毒素和 Rima B 型肉毒毒素）治疗手掌多汗症可导致手部握力及手指的肌肉力量减弱。这可能是由于肉毒毒素向深部肌群的弥散所致。手部握力和手指的肌肉力量

减弱持续时间较短，通常为 2 周左右。一项将 Ona A 型肉毒毒素和 Abo A 型肉毒毒素按 1∶4 剂量比用于治疗手掌多汗症的小样本研究结果表明，上述并发症更多见于 Abo A 型肉毒毒素的注射。但该研究并没有对其他剂量比的结果进行直接对比观察。口干和咽干是 B 型肉毒毒素治疗手掌多汗症的常见并发症，而在 A 型肉毒毒素注射中则较少见。尽管最近一项研究发现，注射 Rima B 型肉毒毒素组和注射安慰剂组患者在疼痛感受上没有差别，但有些医生认为相较于 A 型肉毒毒素，注射 B 型肉毒毒素治疗手掌多汗症时会更疼痛。

表浅注射肉毒毒素有助于防止上述并发症的发生。每次应该只对单掌进行注射，否则双手注射后出现握力减弱会严重影响患者正常生活和工作。对于曾经出现过此类情况的患者，再次注射时应减少在鱼际肌上方的肉毒毒素用量。其他常见的并发症包括自限性，且局部出现的刺感、疼痛和麻木。

肉毒毒素注射治疗腋窝多汗症可能会出现局部瘙痒，平均持续时间为 2~3 周，其他部位出现的代偿性多汗症持续时间可达 12 周。代偿性多汗症相对于前述的其他并发症而言并不严重，通常不会影响患者继续接受治疗。

综上所述，肉毒毒素注射出现的不良反应并不常见，可通过熟悉局部解剖学知识和仔细注射来减少并发症的发生。幸运的是，大部分并发症是短暂的，对于有经验的医生来说很容易处理。

（王千文 王 宇译）

参考文献

[1] Korman JB, Jalian HR, Avram MM. Analysis of botulinum toxin products and litigation in the United States. Dermatol Surg 2013;39(11):1587–1591.

[2] Hankins CL, Strimling R, Rogers GS. Botulinum A toxin for glabellar wrinkles. Dose and response. Dermatol Surg 1998; 24(11):1181–1183.

[3] Hsu TS, Dover JS, Arndt KA. Effect of volume and concentration on the diffusion of botulinum exotoxin A. Arch Dermatol 2004;140(11):1351–1354.

[4] Carruthers A, Carruthers J, Cohen J. Dilution volume of botulinum toxin type A for the treatment of glabellar rhytides: does it matter? Dermatol Surg 2007;33(1 Spec No.):S97–S104.

[5] Hexsel DM, Soirefmann M, Rodrigues TC, do Prado DZ. Increasing the field effects of similar doses of Clostridium botulinum type A toxin–hemagglutinin complex in the treatment of compensatory hyperhidrosis. Arch Dermatol 2009;145(7):837–840.

[6] Carruthers A, Kiene K, Carruthers J. Botulinum A exotoxin use in clinical dermatology. J Am Acad Dermatol 1996; 34(5 Pt 1):788–797.

[7] Hexsel D, Dal'Forno T, Hexsel C, Do Prado DZ, Lima MM. A randomized pilot study comparing the action halos of two commercial preparations of botulinum toxin type A Dermatol Surg. 2008;34(1): 52–59.

[8] Nussgens Z, Roggenkamper P. Comparison of two botulinum-toxin preparations in the treatment of essential blepharospasm. Graefes Arch Clin Exp Ophthalmol 1997; 235(4):197–199.

[9] Ranoux D, Gury C, Fondarai J, Mas JL, Zuber M. Respective potencies of Botox and Dysport: a double blind, randomised, crossover study in cervical dystonia. J Neurol Neurosurg Psychiatry 2002;72(4): 459–462.

[10] Simonetta Moreau M, Cauhepe C, Magues JP, Senard JM. A double-blind, randomized, comparative study of Dysport vs. Botox in primary palmar hyperhidrosis. Br J Dermatol 2003;149(5):1041–1045.

[11] Trindade de Almeida AR, Marques E, de Almeida J, Cunha T, Boraso R. Pilot study comparing the diffusion of two formulations of botulinum toxin type A in patients with forehead hyperhidrosis. Dermatol Surg 2007;33(1 Spec No.): S37–S43.

[12] Flynn TC, Clark RE, 2nd. Botulinum toxin type B (MYOBLOC) versus botulinum toxin type A (BOTOX) frontalis study: rate of onset and radius of diffusion. Dermatol Surg 2003;29(5):519–22; discussion 22.

[13] Lewis T, Jacobsen G, Ozog D. Intrafollicular orifice injection technique for botulinum toxin type A. Arch Dermatol 2008;144(12):1657–1658.

[14] Carruthers J, Fagien S, Matarasso SL. Consensus recommendations on the use of botulinumtoxintypeainfacial aesthetics. Plast Reconstr Surg 2004;114(6 Suppl): 1S–22S.

[15] Allergan. [9/5/2010]. Available from: http:// www.allergan. com/assets/pdf/botox_cosme tic_pi.pdf.

[16] Medicis. [9/5/2010]. Available from: http:// www.dysport. com/prescribinginformation .html.

[17] Hexsel D, Spencer JM, Woolery-Lloyd H, Gilbert E. Practical applications of a new botulinumtoxin. JDrugsDermatol.2010; 9(3 Suppl):S31–S37.

[18] Alam M, Arndt K, Dover J. Severe, intractable headache after injection with botulinumAexotoxin:reportof5cases. J Am Acad Dermatol 2002;46:62–65.

[19] Solstice. [9/5/2010]. Available from: http:// www.myobloc. com/hp_about/PI_5–19–10. pdf.

[20] Baumann L, Slezinger A, Halem M, Vujevich J, Mallin K, Charles C, et al. Double-blind, randomized, placebo-controlled pilot study of the safety and efficacy of Myobloc

[21] Tugnoli V, Eleopra R, Quatrale R, Capone JG, Sensi M, Gastaldo E. Botulism-like syndrome after botulinum toxin type A injections for focal hyperhidrosis. Br J Dermatol. 2002;147(4):808–809.

[22] Bakheit AM, Ward CD, McLellan DL. Generalised botulism-like syndrome after intramuscular injections of botulinum toxin type A: a report of two cases. J Neurol Neurosurg Psychiatry. 1997;62(2):198.

[23] Bhatia KP, Munchau A, Thompson PD, Houser M, Chauhan VS, Hutchinson M, et al. Generalised muscular weakness after botulinum toxin injections for dystonia: a report of three cases. J Neurol Neurosurg Psychiatry. 1999;67(1):90–93.

[24] Matarasso A, Matarasso SL, Brandt FS, Bellman B. Botulinum A exotoxin for the management of platysma bands. Plast Reconstr Surg. 1999;103(2):645–52; discussion 53–55.

[25] KleinAW. Complications, adverse reactions, and insights with the use of botulinum toxin. Dermatol Surg. 2003; 29(5):549–56; discussion 56.

[26] AscherB, ZakineB, KestemontP, Baspeyras M, Bougara A, Santini J. A multicenter, randomized, double-blind, placebo-controlled study of efficacy and safety of 3 doses of botulinum toxin A in the treatment of glabellar lines. J Am Acad Dermatol. 2004;51(2):223–233.

[27] CarruthersA, CarruthersJ. Botulinum toxin type A for the treatment of glabellar rhytides. Dermatol Clin. 2004;22(2): 137–144.

[28] KleinAW, CarruthersA, FagienS, Lowe NJ. Comparisons among botulinum toxins: an evidence-based review. Plast Reconstr Surg. 2008;121(6):413e–422e.

[29] MoyR, MaasC, MonheitG, HuberMB. Long-term safety and efficacy of a new botulinum toxin type A in treating glabellar lines. Arch Facial Plast Surg. 2009;11(2): 77–83.

[30] Beer K, Cohen JL, Carruthers A. Cosemetic uses of botulinum toxin A. In: Ward AB, Barnes MP, editors. Clinical uses of botulinum toxins. Cambridge: Cambridge University Press; 2007. p. 248– 328.

[31] Carruthers A, Carruthers J, Flynn TC, Leong MS. Dose-finding, safety, and tolerability study of botulinum toxin type B for the treatment of hyperfunctional glabellar lines. Dermatol Surg. 2007;33(1 Spec No.):S60–S68.

[32] Sadick NS, Faacs. Botulinum toxin type B for glabellar wrinkles: a prospective open-label response study. Dermatol Surg. 2002;28(9):817–821.

[33] Lew H, Yun YS, Lee SY, Kim SJ. Effect of botulinum toxin A on facial wrinkle lines in Koreans. Ophthalmologica. 2002;216(1): 50–54.

[34] Carruthers JD, Lowe NJ, Menter MA, Gibson J, et al. Botox Glabellar Lines Ⅱ Study Group. Double-blind, placebocon-trolled study of the safety and efficacy of botulinum toxin type A for patients with glabellar lines. Plast Reconstr Surg 2003;112:1089–1098.

[35] Lowe NJ, Lask G, Yamauchi P, Moore D. Bilateral, double-blind, randomized comparison of 3 doses of botulinum toxin type A and placebo in patients with crow's feet. J Am Acad Dermatol. 2002;47(6): 834–840.

[36] Karen JK, Hale EK, Geronemus RG. A simple solution to the common problem of ecchymosis. Arch Dermatol. 2010;146(1): 94–95.

[37] Aristemodeu P, Watt L, Baldwin C, Hugkulstone C. Diplopia associated with the cosmetic use of botulinum

toxin A for facial rejuvenation. Ophthal Plast Reconstr Surg 2006;22:134–136.

[38] Baumann L, Slezinger A, Vujevich J, Halem M, Bryde J, Black L, et al. A double-blinded, randomized, placebo-controlled pilot study of the safety and efficacy of Myobloc (botulinum toxin type B)-purified neurotoxin complex for the treatment of crow's feet: a double-blinded, placebo-controlled trial. Dermatol Surg. 2003;29(5):508–515.

[39] Vanaman M, Fabi SG, Carruthers J. Complications in the Cosmetic Dermatology Patient: A Review and Our Experience (Part 1). Dermatol Surg. 2016; 42(1):1–11.

[40] Carruthers JD, Glogau RG, Blitzer A. Advances in facial rejuvenation: botulinum toxin type a, hyaluronic acid dermal fillers, and combination therapies—consensus recommendations. Plast Reconstr Surg. 2008;121(5 Suppl):5S–30S; quiz 1S–6S.

[41] Brandt FS, Bellman B. Cosmetic use of botulinum A exotoxin for the aging neck. Dermatol Surg. 1998;24(11):1232–1234.

[42] Jankovic J, Brin MF. Therapeutic uses of botulinum toxin. N Engl J Med. 1991; 324(17):1186–1194.

[43] Schnider P, Moraru E, Kittler H, Binder M, Kranz G, Voller B, et al. Treatment of focal hyperhidrosis with botulinum toxin type A: long-term follow-up in 61 patients. Br J Dermatol. 2001;145(2):289–293.

[44] Lowe NJ, Yamauchi PS, Lask GP, Patnaik R, Iyer S. Efficacy and safety of botulinum toxin type a in the treatment of palmar hyperhidrosis: a double-blind, randomized, placebo-controlled study. Dermatol Surg. 2002;28(9):822–827.

[45] Naumann M, Lowe NJ. Botulinum toxin type A in treatment of bilateral primary axillary hyperhidrosis: randomised, parallel group, double blind, placebo controlled trial. BMJ. 2001;323(7313):596–569.

[46] Graber EM, Dover JS, Arndt KA. Two cases of herpes zoster appearing after botulinum toxin type a injections. J Clin Aesthet Dermatol. 2011;4(10):49–51.

[47] Morton LM, Smith KC, Dover JS, Arndt KA. Treatment of purpura with lasers and light sources. J Drugs Dermatol. 2013; 12(11):1219–1222.

[48] Li M, Goldberger BA, Hopkins C. Fatal case of BOTOX-related anaphylaxis?.J Forensic Sci. 2005;50(1):169–172.

[49] Sta hli BE, Altwegg L, Lu scher TF, Corti R. Acute myocardial infarction after botulinumtoxininjection. QJM.2011; 104(7):615–616.

[50] LoweNJ,HallidayD.Veinimaginglaser reduces bruising in bruise-prone botulinum toxin injected patients. J Cosmet Laser Ther. 2016:1–3.

[51] GoldmanMP.Festoonformationafter infraorbital botulinum A toxin: a case report.DermatolSurg.2003;29(5): 560–561.

第 18 章

肉毒毒素和其他非手术治疗的联合应用

Amy Forman Taub, MD, Lauren Fine, MD (FAAD)

概述

对于大多数美容从业者来说，采用联合治疗方案是为了让患者获得最佳的美容效果。但这些方案种类繁多，且难以研究。在医学界，很少同时研究一种以上的药物，除非是几种药物混合在一起（或均由一家公司生产）。在皮肤病学界，各种原料常被混合成一种药物来增强其用药依从性、降低成本，并利于审批。在美容界，情况也是如此。虽然有很多患者只接受过一种激光治疗、只用过一种填充剂或毒素，但同时使用两种及更多疗法的情况已逐渐变得越来越来常见。肉毒毒素（BoNT）已成为最常见的美容操作，也常与其他治疗方法相结合。有研究将肉毒毒素与 5 种不同的透明质酸（HA）填充剂联合注射于面部 13 处区域，92.6% 的患者在注射治疗后 6 个月对效果满意。虽然感觉上联合治疗会获得更好的疗效，研究人员仍试图去研究和量化这些益处。因此，笔者罗列了这些联合治疗的数据，并从临床的角度进行讲解和分析。

填充剂和肉毒毒素

面部老化是一个受多种因素影响的复杂过程，会导致皮肤粗糙、松弛、弹性不足、色泽改变、毛细血管扩张、细纹和皱纹增多等问题。容量缺失和肌肉活动过度也是引起老化的因素，造成凹陷、静态皱纹和动态皱纹。鉴于此，皮肤填充剂补充了容量，肉毒毒素又减少了肌肉活动，两者联合治疗是很具吸引力的面部年轻化治疗方案。本章的所有研究并不都是使用同一种肉毒毒素进行的。本章将统称为肉毒毒素，除非特别说明其属名（如 Ona A 型肉毒毒素、Abo A 型肉毒毒素、Inco A 型肉毒毒素）。

在最早的一项联合应用肉毒毒素和软组织容量填充的评估性研究中，Faigen 和 Brandt 发现，在较深的眉间皱纹或唇部进行填充的前 1 周注射过肉毒毒素的患者，透明质酸能维持更长的时间。对此现象有两个假说：①肉毒毒素减少了形成皱纹的动态肌肉成分，防止了因肌肉反复活动导致的填充剂衰减；②通过减少肌肉反复活动，改善了填充剂周围新生胶原蛋白的环境。

在另一项针对眉间区域的研究中，16 名有深度静态眉间皱纹且接受了肉毒毒素和透明质酸联合治疗的效果比仅接受肉毒毒素单独治疗的效果要好。94% 的联合治疗患者在治疗后仅有轻微皱纹，而仅接受肉毒毒素治疗的患者都没达到无皱纹或轻微皱纹的效果（表18.1）。在一项纳入 38 名中度至重度眉间皱纹患者的前瞻性随机单盲对照研究中，肉毒毒素和透明质酸联合应用比仅使用透明质酸在静息状态及最大皱眉状态下都能取得更好的效果。此外，联合治疗的中位效果持续时间几乎是透明质酸单独治疗的 2 倍（32 周 vs 8 周）。值得注意的是，此项研究没有纳入肉毒毒素单独治疗组，故无法进行肉毒毒素单独治疗和联合治疗的对比研究（表 18.1）。在另一项纳入 20 名患者的半面随机对照研究中，一侧在眉间进行肉毒毒素注射治疗，另一侧则同时注射肉毒毒素和透明质酸；在治疗后 24 周发现联合治疗在眉间区域的效果优于肉毒毒素单独治疗。Plate 等也有相似的发现。他们对 65 名有中度至重度眉间皱纹的患者注射肉毒毒素或胶原蛋白，或两者联合治疗，1 个月后发现联合治疗患者的皱纹取得更显著的改善（联合治疗组改善率为 79% vs 肉毒毒素单独治疗组改善率为 56%，填充剂单独填充组改善率为 50%；P<0.05）。而且，肉毒毒素和胶原蛋白联合注射的患者临床效果更持久，患者满意度也更高（表 18.1）。

眉间皱纹是面部最常用肉毒毒素和填充剂联合治疗的部位（图 18.1）。肉毒毒素单独治

表 18.1　肉毒毒素和填充剂的联合治疗

作者	研究设计 / 方法	评估时间	临床效果	注释
Carruthers, Carruthers, Maberley, 2003	16 例注射 A 型肉毒毒素和 Hylan B 型透明质酸 vs 仅注射 A 型肉毒毒素，以治疗眉间皱纹的回顾性研究；进行临床评估和照片评估	注射 A 型肉毒毒素 / Hylan B 型透明质酸之前（基线）和之后，照片对比	仅注射 A 型肉毒毒素后，没有患者（0）达到无皱纹或轻度皱纹的效果。注射 A 型肉毒毒素和 Hylan B 型透明质酸后，16 名患者仅 1 名（6%）存在中度眉间皱纹，其余患者（94%）存在轻度眉间皱纹	
Carruthers, Carruthers, 2003	38 例注射 A 型肉毒毒素和瑞蓝透明质酸或仅注射瑞蓝透明质酸，以治疗眉间皱纹的前瞻性随机研究；进行临床评估和照片评估	基线和治疗后 32 周中每 2 周 1 次评估	联合治疗组在静态和最大皱眉状态下的反馈都更好；效果维持时间显著更长（32 周 vs 18 周）。第 16 周的良好反馈为 95%VS 83%（联合治疗组 vs 单独治疗组）	研究局限性：未设立单纯 A 型肉毒毒素注射的对照组
Patel, Talmor, Nolan, 2004	前瞻性随机研究纳入了 65 例患者，分别注射 A 型肉毒毒素（22 例）、Zyderm 胶原（20 例），或者两者联合（23 例）以治疗眉间皱纹；使用患者满意度评分和独立医生评价来进行治疗效果评估	基线，术后 1 周、1 个月和 3 个月	在随访中，联合治疗组在皱纹严重程度的改善比单独治疗组都更好（术后 1 个月的数据是 79% vs 56% vs 50%）	

疗对动态皱纹为主的年轻患者非常有效。随着光损伤和皮肤松弛的加剧，眉间皱纹会在静态显得更加"深刻"，可能无法依靠肉毒毒素单独治疗得到完全矫正。如果像数字 1 或 11 的垂直皱纹在不皱眉的情况下已很明显，则通常需要联合治疗（肉毒毒素放松肌肉 1~2 周后，再填充垂直皱纹）。根据一位经验丰富的注射者的经验，按上述方法进行治疗的患者，约有 15% 在 1~2 年内仅需使用肉毒毒素进行维持治疗，无须进一步填充。肉毒毒素的预注射在肉毒毒素生效后可使剩余的静态皱纹得到评估。根据 2008 年面部美学共识专家组（FACG）的共识建议，肉毒毒素与眉间填充物联合应用约占当时的 25%。在对新患者进行联合治疗和分期治疗的专家中，有 73% 的

患者先进行肉毒毒素注射治疗，再进行填充剂注射治疗。

尽管已有大量明确证据证明透明质酸和肉毒毒素在眉间皱纹的联合治疗有显著而持久的矫正效果，在该区域的填充注射仍需谨慎。因为这个区域容易产生血管栓塞而导致皮肤和软组织坏死等潜在的并发症。进针位置不精准或者注射时施压过大都可能导致这些罕见但严重的并发症。在眉间区域注射时，注射材料应顺畅地从针内通过。为避免引起并发症，强支撑性的填充剂（主要用于深部容量填充的较大粒径或较高浓度的材料）、永久或半永久性填充剂不应用于此处。注射层次应相对表浅。眉间区域只推荐应用透明质酸进行填充，因为可以在出现阻塞迹象的早期（如局部发白、疼痛或

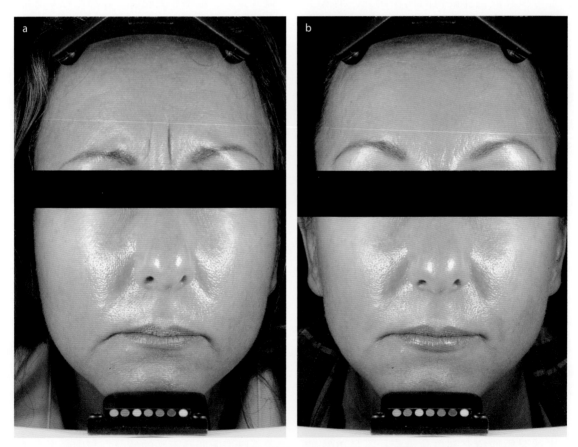

图 18.1　a. 治疗前；b. 垂直眉间皱纹注射 1 支透明质酸、眉间注射 45 U 肉毒毒素 3 周后（照片由 Amy Forman Taub 提供）

感到显著压力）进行透明质酸酶注射以缓解阻塞、避免组织缺血和坏死。眉间皱纹的填充剂注射尚未通过美国 FDA 的审批。

眉部塑形特别适合进行肉毒毒素和填充剂联合治疗。眉部应被视作一个三维立体的区域。眉下垂是面部老化的常见症状，且会不经意地传达出疲劳或倦怠。在年轻女性的眉间进行肉毒毒素单独注射可将眉部抬高 1~2 mm。在降眉肌外侧注射肉毒毒素有助于眉外侧的提升，以重塑眉弓。在眶上缘的眉外侧脂肪垫进行填充注射可进一步提升眉外侧，使其轮廓向前突显，更显年轻。根据 FACG 的共识，肉毒毒素单独用于眉塑形占 50%。超过 90% 的专家会在此处应用填充剂进行容量填充。

联合治疗也可应用于鱼尾纹。Beer 等进行了一项开放性非随机的初步研究，纳入了 20 名有轻度至中度颞部容量缺失、眉间皱纹和（或）眼周皱纹的患者。他们接受了在眉间或眼周区域注射肉毒毒素，并在眉间或颞部注射透明质酸的联合治疗。尽管效果在 3~9 个月后有所减弱（具体取决于注射肉毒毒素或填充剂），64% 曾单独注射肉毒毒素的患者表示联合治疗的效果更好。虽然 FACG 的全体成员仍使用肉毒毒素治疗此区域，但 80% 的专家现在会联合填充剂进行颞部的容量填充。在外眦的外、下方进行皮下填充注射可改善平坦的颞部；同时注射肉毒毒素治疗鱼尾纹能提拉和重塑上颊部，最终达到颞部年轻化的效果。和口周相比，填充剂在颊部的维持时间更长，原因是该区域动作较少。当眼周笑纹向中部延伸至颧颊部时，应避免单独使用肉毒毒素注射，以免影响眶下神经，导致微笑时不对称或下睑松垂。对于颧部内侧的笑纹，FACG 的成员主要应用透明质酸填充剂单独治疗；不足 20% 的病例偶尔应用联合治疗。眼轮匝肌的中部是一

个棘手的治疗部位。在注射之前一定要对眼轮匝肌睑部肌肉的张力进行测试，然后在瞳孔中线方向上少量注射肉毒毒素用于放松眼轮匝肌睑部。这样可使眼睛睁得更大，形状从杏仁状变得更圆，这种形态的改变需要提前与患者进行沟通。此处也是二三十岁女性首先会注意到皱纹的部位。因其较浅表而使填充效果不自然且容易出现丁达尔现象，故目前没有合适的填充剂用于改善这些皱纹。在此处注射肉毒毒素使肌肉充分松弛可能导致睑外翻，而在泪沟进行填充可通过拉伸作用改善眶下皱纹，就像颊部填充可以改善颧颊部的皱纹一样。

肉毒毒素和填充剂联合治疗的另一应用方向是鼻背和鼻尖的重塑。容积缺失、医源性凹陷或既往损伤都可影响鼻尖轮廓。注射填充可提升鼻梁、重塑鼻尖轮廓。在鼻小柱基底部进行注射填充可抬高鼻尖。在鼻棘部两侧（提上唇肌）和鼻下部（降鼻中隔肌）两侧少量注射肉毒毒素可进一步加强鼻尖的美感。因曾有注射填充剂后导致失明的报道，在此区域和眉间注射时一样必须谨慎操作。虽然不仅限于这些部位，但在眉部、鼻部及鼻唇沟注射填充剂后发生失明的风险最大。

下面部是另一个适合联合治疗的部位。对这个部位的治疗，将其看作一个整体，而非独立的部位是一种很好的办法。光损伤、质地改变和弹性丧失都会导致该部位的老化。口角和唇部容量缺失及口轮匝肌的收缩运动使得这个部位非常适合联合治疗。口轮匝肌的反复收缩造成口周辐射状的皱纹。肉毒毒素在降口角肌、颏肌和颈阔肌的联合注射可消除下面部肌肉的下拉作用，从而使得外侧口角提升至一个更放松的位置。在颏肌进行肉毒毒素注射能改善下巴表面凹凸不平的情况。与肉毒毒素单独治疗相比，同时对软组织进行填充来支撑口角

和下颌前沟，可达到更年轻的效果。下颌前沟的容量填充使下颌轮廓更加柔和，使面部更显椭圆而减轻棱角感（图 18.2）。在不同的时间进行多次治疗更有利于重新评估。处理垂直唇纹时，上唇注射 4~8 U Ona 肉毒毒素（保妥适）、下唇注射 3~8 U Ona 肉毒毒素（保妥适）联合透明质酸注射，可以获得容量填充、塑造唇形的效果。最后，肉毒毒素在下面部的一项重要应用就是治疗笑容不对称。完成这项联合治疗可有不同的时间安排。有的可能在同一天完成，重要的是需在注射肉毒毒素之前完成注射填充和手法按摩。一经注射，就不要对毒素注射部位进行按压，因其可能扩散至更远的区域，从而造成意外的影响。

10 名女性参与了一项包括注射 Inco A 型肉毒毒素（希尔敏）、羟基磷灰石钙（微晶瓷，Merz 公司，德国）和透明质酸（玻尿酸，Merz 公司，德国）的联合治疗项目，该项目旨在确定她们的外观年龄是否有所减小。照片由 50 名不知情的观察者基于年龄、健康状态和吸引力进行打分。10 名女性在 4 步治疗之后，都有了明显的逐步的外貌改善（图 18.3）。

在 2009 年末，美国 FDA 批准了注射用多聚左旋乳酸（舒颜萃 Sculptra, Valeant 公司）用以矫正鼻唇沟的轮廓缺陷及其他面部皱纹。目前，还没有检验肉毒毒素和多聚左旋乳酸联合治疗的临床试验。根据笔者的经验，虽然仍没有此联合治疗方案的正式研究，但它与肉毒毒素联合透明质酸填充（图 18.4）有相似的效果。

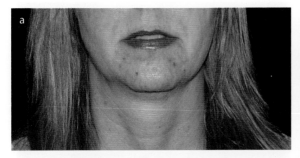
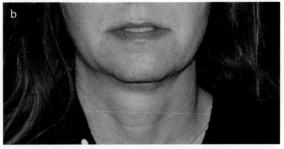

图 18.2　肉毒毒素注射降口角肌及透明质酸填充木偶纹和颏部皱纹。a. 木偶纹、口周细纹和颏部皱纹治疗前；b. 肉毒毒素和填充剂联合治疗后（照片由 Amy Forman Taub 提供）

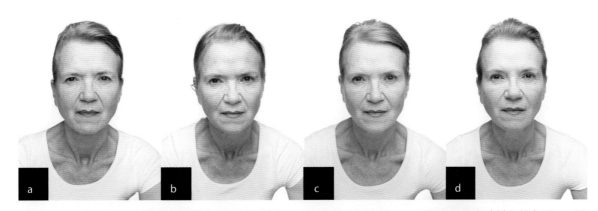

图 18.3　一名女性患者面部多次治疗后的累积效应。a. 治疗前；b. 注射 Inco A 型肉毒毒素（希尔敏）后；c. 注射 Inco A 型肉毒毒素（希尔敏）和羟基磷灰石钙联合治疗后；d. Inco A 型肉毒毒素（希尔敏）+ 羟基磷灰石钙 + 玻尿酸联合治疗后（资料来源：Fink, 2014，经 Matrix Medical Communications 许可转载）

目前美容治疗的思路是将面部视为一个三维立体结构从静态和动态两种情况下进行综合分析。仅仅将去除皱纹作为美容治疗的终极目标是错误的想法。在面部的一些部位，联合治疗有助于患者取得更好、更持久的效果。减少面部肌肉原因导致的下垂及肌肉收缩所产生的皱纹，同时弥补衰老导致的容量缺失，是目前美容外科医生所追求的一个平衡的状态，即塑造自然和谐的年轻化外观。最近的 FACG 共识建议重申了这一愿景。

广谱光和非剥脱激光与肉毒毒素的联合治疗

强脉冲光（IPL）是一种非剥脱性广谱光技术，可有效治疗与光老化相关的皮肤色斑和毛细血管扩张。既往研究表明，IPL 单独治疗能改善面部皱纹。IPL 治疗和肉毒毒素化学神经溶解术联合治疗与单独治疗相比被认为可以更有效持久地治疗面部皱纹。但也存在着联合治疗中使用的能量设备影响毒素效能的担忧。

Carruthers 和 Carruthers 在 2004 年开展了纳入 30 名患者的 IPL 单独治疗及其与肉毒毒素联合治疗面部老化的首个前瞻性随机对照研究。全体研究对象都接受了 IPL 治疗；联合治疗组同时在双侧鱼尾纹各注射 15 U 肉毒毒素。和 IPL 单独治疗组相比，联合治疗组的鱼尾纹在静态和大笑状态下都得到改善，同时其毛细血管扩张、雀斑、毛孔粗大及皮肤纹理都有轻微改善。对他们的治疗效果同时进行临床

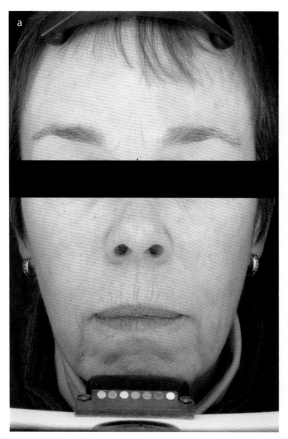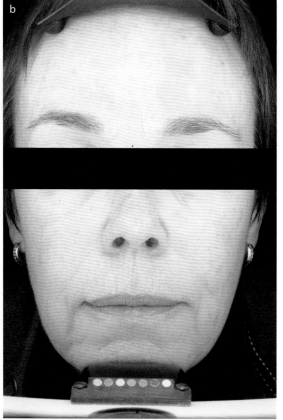

图 18.4　a. 治疗前；b. 对颊部、鼻唇沟、口角沟皱纹注射 1 安瓿的舒颜萃，并在垂直唇纹（眉间与前额）注射 4 U 肉毒毒素 6 周后（照片由 Amy Forman Taub 提供）

评估和照片评估。结果显示两种治疗协同达到最佳的面部年轻化效果（表 18.2）。Khoury 等评估了全颜面 IPL 联合颊部肉毒毒素皮内注射的效果。研究中的患者接受了 IPL 治疗，同时一侧颊部进行 8 处 0.1 ml Ona A 型肉毒毒素（保妥适）皮内注射（总剂量 8 U），另一侧颊部进行 8 处生理盐水注射。与 IPL 联合生理盐水对照侧相比，IPL 联合肉毒毒素的一侧获得了更多的细纹改善（在治疗 4 周后，改善率为 93% vs 29%）。联合治疗侧的红斑也得到了更大的改善。研究人员对其他如色斑、毛孔粗大、皮肤纹理及整体状态等因素都进行了评估，两侧没有显著差异（表 18.2）。将一个部位置于"静息的状态"来修复的道理类似于治疗骨折时的制动固定，这种方法很直观，解释起来也容易让患者理解。这两项研究虽然样本量小，但提供了这一原则的科学依据，尽管这些结果可能是短暂的。根据 Carruthers 的报道里所展示的图表，在治疗后 26 周，IPL 治疗组（71% 为中度，29% 为轻度）的皱纹在静态下比联合治疗组（92% 为中度，8% 为轻度）更好。治疗后 26 周，IPL 单独治疗组在皱纹治疗上的成功率为 21%，而联合治疗组的改善为 0。在 Khoury 等的研究中，治疗的显著效果持续至第 8 周研究结束时。至少在患者必须等待受热后的成纤维细胞产生胶原蛋白这一段时间内，联合使用肉毒毒素治疗细纹显效更快。患者认识到早期非剥脱性光子嫩肤治疗的良好效果，可能使他们愿意完成序列治疗，以及其他辅助性皮肤护理。如果对那些完成了序列非剥脱性治疗的患者展开一项研究，让半数患者在 1 年内继续接受肉毒毒素治疗，

表 18.2　广谱光或非剥脱性激光与肉毒毒素联合治疗

作者	研究设计 / 方法	评估时间	临床效果	注释
Khoury, Saluja, Goldman, 2008	前瞻性随机双盲半面研究中的 14 名女性都接受了标准的强脉冲光治疗，并在一侧颊部注射了肉毒毒素，而在另一侧注射了生理盐水；进行照片评估	基线，治疗后 1 周、4 周、8 周	在治疗后 4 周，强脉冲光联合肉毒毒素治疗（93%）比强脉冲光联合生理盐水治疗（29%）在皱纹和细纹上有更多的改善	A 型肉毒毒素联合强脉冲光可更显著地改善红斑。两组其他效果评估（如色素沉着、毛孔粗大、皮肤纹理）的结果相当
Carruthers, Carruthers, 2004	前瞻性随机研究中 30 名有鱼尾纹女性接受了 A 型肉毒毒素与广谱光（BBL）联合治疗对比广谱光单独治疗；进行照片评估	基线，治疗后 3 周、6 周、9 周、12 周、18 周、26 周	A 型肉毒毒素联合强脉冲光治疗组在静态和最大微笑时的效果均更好；联合治疗组还轻微改善了雀斑、毛细血管扩张、毛孔粗大、面部皮肤纹理等问题	皮肤活检显示两组患者的真皮胶原均增加。广谱光单独治疗组在毛细血管扩张、雀斑及皮肤纹理的改善更显著，A 型肉毒毒素联合组的改善率为 15%
Semchyshyn, Kilmer, 2005	19 名研究对象在眉间或鱼尾纹处注射 A 型肉毒毒素。一侧在注射后 10 分钟内接受 VBeam 激光、SmoothBeam 激光、CoolGlide 激光、强脉冲光或射频治疗；进行照片评估	基线及治疗后 2~3 周	在眉间或眼周部位注射 A 型肉毒毒素的 10 分钟内接受 VBeam 激光、SmoothBeam 激光、CoolGlide 激光、强脉冲光或射频治疗，并没有发现 A 型肉毒毒素化学神经溶解术的作用功效下降	首项且唯一一项探索 A 型肉毒毒素和多种非剥脱性激光及射频联合治疗的研究

并与其余首次治疗后就停止治疗的患者相比，这一过程会很有趣。

Semchyshyn 和 Kilmer 评估了在肉毒毒素注射后立即进行强脉冲光治疗是否会对化学神经溶解术的功效有所影响。研究对象在行光子嫩肤前（10 分钟内）接受肉毒毒素注射。通过对比治疗前和治疗 2 周后的照片，没有发现肉毒毒素功效减退的迹象。值得注意的是，此研究还包括了接受肉毒毒素和脉冲染料激光、长红外脉冲激光、Nd：YAG 1064 nm 长脉冲激光和单极射频治疗的患者，获得了类似的研究结果（表 18.2）。最近，一项专注于微聚焦超声和肉毒毒素及填充剂联合疗法的回顾性研究也证实了这些联合治疗的安全性。

到目前为止，这是探讨肉毒毒素与这些光电设备进行联合治疗的唯一出版的书籍。其目的在于说明这些光电设备在注射肉毒毒素后的即刻应用并不会降低毒素效能，也不会加剧这些设备的不良反应。在结合能量设备治疗和肉毒毒素注射时，最好还是先进行能量设备治疗，因为穿透伤和微小的血凝块都可能造成皮肤对能量的吸收增加而加重损伤，并导致并发症。其中一位研究者（Amy Forman Taub）在能量设备治疗后常规等待 30 分钟，使皮肤冷却，再进行肉毒毒素注射。

肉毒毒素和激光磨削

自 20 世纪 90 年代中期，皮肤的激光磨削使皮肤美容发生了革命性巨变。对于剥脱性激光治疗，如二氧化碳和 Er：YAG 激光能选择性地将水确定为靶色基，精准气化表皮和浅层真皮，达到创面愈合和真皮重塑的目的。除了改善皮肤纹理和色素改变，磨削还可通过刺激胶原新生，改善静态皱纹。自从肉毒毒素开始用于治疗动态皱纹，两者的联合应用在全球范围内用于改善皱纹。肉毒毒素的化学神经溶解术作用可减少肌肉收缩，从而防止激光磨削刺激的新生真皮胶原的中断，促进新生胶原的沉积。

已有无数联合治疗大有裨益的报道。Fagien 报道在激光磨削术前使用 Abo 肉毒毒素吉适，尤其是在鱼尾纹区域注射后，激光磨削术的作用有所增强。他认为，提前进行肉毒毒素注射可提高被磨削皮肤的平整度，从而能更持久地去除皱纹。West 和 Alster 首次报告了在二氧化碳激光磨削术治疗后，肉毒毒素注射对动态皱纹的影响。与仅接受激光磨削术的对照组相比，在激光磨削术后立即注射肉毒毒素的患者在前额、眉间和眼角的皱纹都取得了更好、更持久的改善（表 18.3）。Carruthers 和 Carruthers 在 4 名女性患者的面部进行二氧化碳激光磨削术前，一侧注射、另一侧不注射 A 型肉毒毒素的对照研究，发现尽管改善的程度和满意度都未能量化，患者都对进行了肉毒毒素预注射的一侧更满意（表 18.3），且未进行预注射侧的鱼尾纹显得更粗大、密集和明显。术后每 6~12 个月接受规律的注射治疗或可延长磨削的效果。

Zimbler 等评估了在二氧化碳激光术或铒双模激光磨削术前 1 周进行肉毒毒素注射的效果。在一项纳入 10 名患者的前瞻性随机半侧面部试验中，预注射位点比未注射位点取得了更显著的改善，其成果对鱼尾纹临床研究意义重大（表 18.3）。研究者们推荐在磨削术后继续维持性地注射肉毒毒素以获得最佳效果。Lask 等对眼周皱纹进行了一侧接受 Er：YAG 激光磨削术并注射肉毒毒素，另一侧接受 Er：YAG 激光磨皮术并注射生理盐水的半侧面部对照研究。在 12 个月的随访中，联合治疗侧比对照侧在眼周皱纹、皮肤纹理、肤色及其他眼周皮肤老化的特征上都取得了更显著的改善（表 18.3）。

正如软组织容量填充的病例一样，应在磨削术前 1~3 周进行肉毒毒素注射，使其在磨削术时可减少肌肉活动。通过在磨削术前处理好动态肌肉，以减少其将对新生胶原和弹性纤维的沉积和分布的影响，最终使重塑的真皮在痊愈后具有更光滑的表面形态。

近年来，点阵剥脱性及非剥脱性激光因其较传统磨削术低风险、恢复期短等优势，更加获得欢迎而得到普及。目前唯一发表的关于这项联合治疗的文献是一例病例报道。Beer 和 Waibel 报道了在一名患者的颊部皱纹进行肉毒毒素注射和点阵激光联合治疗。在波

长 1540 nm 的非剥脱性点阵激光治疗前一天，双侧颊部的 4 个位点各接受 1 U Abo A 型肉毒毒素（吉适）注射。3 次治疗每隔 3 周进行 1 次。每次治疗后，辐辏状的皱纹均得到显著改善（图 18.5）。尽管相关照片可说明颊部皱纹在联合治疗后的改善程度远远优于单纯做非剥脱点阵激光的治疗（即使应用最高能量）。但由于不是半侧面部对照，各治疗因素起到的作用并不清楚。

虽然没有大样本的临床双盲研究来比较激光磨削术联合肉毒毒素及其单独应用的效果，这些引用的研究已经说明了在激光磨削术前注射肉毒毒素在效果上，尤其是在眼周区域的效果上取得的进步。根据该研究者的经验，将肉毒毒素与其他剥脱性激光治疗方法如

表18.3　肉毒毒素和激光磨削的联合治疗

作者	研究设计 / 方法	评估时间	临床效果	注释
West，Alster，1999	40 名接受了全颜面二氧化碳激光磨削的患者随机接受眉间、前额、外眦 A 型肉毒毒素治疗或无附加治疗；进行临床评估和照片评估	基线，治疗后 3 个月、6 个月、9 个月	肉毒毒素组在眉间、前额和外眦的动态皱纹矫正效果比非肉毒毒素组更好、更持久	
Zimbler 等，2001	前瞻性随机盲法半面研究纳入 10 名女性患者，A 型肉毒毒素预注射（鱼尾纹、额纹、眉间皱纹）联合激光磨削术（二氧化碳或铒双模激光）对比激光磨削术单独治疗；进行临床评估和照片评估	基线，治疗后 6 周、3 个月、6 个月	肉毒毒素预注射位点比未注射位点取得更显著的疗效，尤以鱼尾纹处的疗效最佳	为了达到最佳效果，推荐术后注射保妥适进行维持。不同磨削术方法之间没有差异
Yamauchi，Lask，Lowe，2004	前瞻性随机安慰剂对照研究共纳入 33 名患者，对比 A 型肉毒毒素联合眼周 Er: YAG 磨削术与磨削术单独治疗的效果与安全性；进行临床评估和照片评估	基线，治疗后 1 周、2 周、4 周、8 周、12 周	肉毒毒素注射侧比安慰剂注射侧更能显著改善眼周皱纹、皮肤纹理、色素沉着及其他眼周老化特征	
Beer，Waibel，2007	颊部点阵磨削术前一天进行 A 型肉毒毒素注射的病例报道	间隔 3 周分别进行 3 次治疗	首次激光治疗后，颊部皱纹明显改善；第二次治疗后继续改善；第三次轻微改善	特别关注颊部皱纹。局限性是仅为病例报道，未设对照组

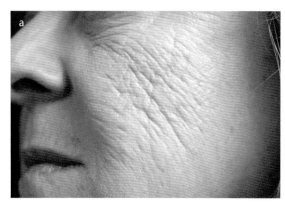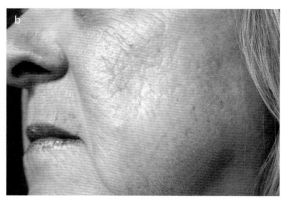

图 18.5 a. 左颊治疗前；b. 肉毒毒素联合点阵磨削术治疗后（资料来源：Beer, 2007）

2790 nm YSGG 激光相结合也能获得相似的效果（图 18.6）。尽管直观感觉当皮肤在形成新生胶原时应令其处于静息状态才能增强和延长效果，但如果有更多双盲安慰剂对照研究并明确其潜在的分子机制将更有益处。

肉毒毒素和其他方法——化学剥脱术、化学磨削术及医学化妆品

化学剥脱术、局部用药和各类医学化妆品是求美者用以改善面部老化的其他选择。尽

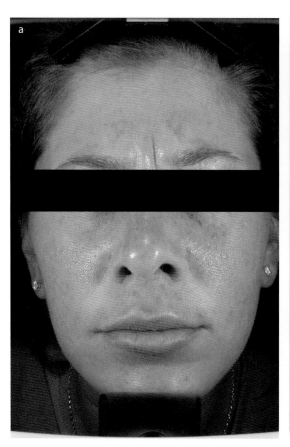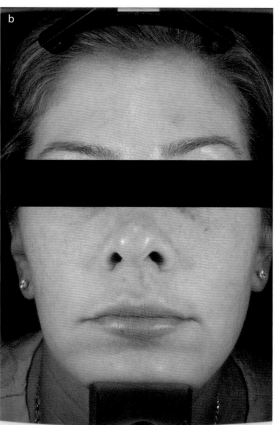

图 18.6 a. 治疗前；b. 全颜面 Erbium: YSGG 联合眉间、前额、降眉肌外侧注射 53 U 肉毒毒素治疗后（照片由 Amy Forman Taub 提供）

管也缺乏对照研究，这些产品也常与肉毒毒素联合应用。在 Jody Comstock 多中心临床研究里，2697 名正接受包括 Abo 肉毒毒素（吉适）、真皮填充剂、非剥脱性和剥脱性激光治疗、微晶磨削术和化学剥脱术等治疗的患者同时接受了一项在治疗前平均 4 周、治疗后平均 6 周的分 4 个阶段的维甲酸 / 对苯二酚治疗计划。患者为典型的抗衰老市场群体（95% 的女性年龄在 35~65 岁）。在接受肉毒毒素注射和局部治疗方案的 239 名患者中，80% 以上的患者在肤色、皮肤质地、色素沉着和眼周细纹上有至少 1 级的改善。30% 以上的肉毒毒素治疗组患者在色素沉着、皮肤质地和眼周细纹上至少有 2 级的改善。研究结果显示，与各种单独治疗相比，维甲酸 / 对苯二酚治疗方案的互补性应用可能对各种面部老化的体征起到了额外的改善作用。该研究的主要局限性在于这两种治疗方法的单独应用未得到检测。

Marina Landau 通过临床效果及照片对比对 3 名患者进行的化学剥脱联合肉毒毒素治疗的效果进行了评估。3 名患者都取得了显著的改善，但这些结果没有特别量化，也没有和单独治疗相对比。Landau 推测联合治疗产生了协同的年轻化作用，应比单独治疗更有效。

Kadunc 等观察了 12 名患者在进行口轮匝肌的肉毒毒素预注射后，对其上唇垂直唇纹进行化学磨削的效果。研究在化学磨削（磨削后使用 35% 三氯醋酸）1 周前，在单侧红唇边缘注射肉毒毒素。2 名不知情的观察者在治疗前及治疗后 30 天、90 天、180 天和 3 年应用 4 分制的面部皱纹严重程度评定量表（FWSS）来评估皱纹的严重程度。从治疗后 90 天至第 3 年，肉毒毒素注射侧比对侧的测评等级低（$P<0.05$）。其他关于肉毒毒素联合治疗的研究很少，不足以充分说明联合治疗的长期效果。

肉毒毒素和单极射频

单极射频（MRF）通过电容耦合采用射频能量，以提供深层真皮和皮下组织的组织加热，同时冷却表皮，并在 3~6 个月后实现真皮重塑。MRF 可应用于面部、颈部、眉部、睑部和躯体的提拉、紧致和轮廓塑形。在前额和眼周，单极射频和肉毒毒素注射都可用于提眉和消除眼周皱纹。Stephen Bosniak 医生是首批发现在单极射频治疗 2 周前，在降眉肌注射肉毒毒素有助于放松导致眉下垂的肌肉这一现象的美容医生之一。这可以消除降眉肌肉向下牵拉的作用，使胶原更易于重塑。虽然最后的效果可能无法持续 4~6 个月，但以单极射频效果来看，一定程度的提眉效果是显著的。在外眦对眼轮匝肌进行肉毒毒素预注射联合单极射频可产生更显著的颞部提拉效果。可惜的是，除了无数整形美容从业者的感性观察外，并没有量化性的研究来证明两者的协同作用。

肉毒毒素和肌肉刺激（MS）

一种对面部和颈部肌肉重复高幅电刺激的设备可用于增加肌肉体积。其目的是引起肌肉肥大，从而起到对眉部、双颊、下颌线和颈部的提拉和固定作用，这也是 Mulholland 所描述的脸部塑形法。虽然已由一些患者和医生证明其对面部肌肉能产生实质性的三维立体效果，但因缺乏营销和推广，培训和操作起来也有一定难度，故此方法在整形市场上仍鲜为人知。但有学者已在临床实践中成功运用此方法长达 14 年之久，并完成了一项有 17 名年龄 50~56 岁女性参与的研究，她们接受了 20 次 10 周以上的治疗和为期 12 个月的随访。几乎所有的研究对象都在上面部注射了肉毒毒素。

虽然肌肉刺激疗法在提升颏部、颊部、眼周和颈部肌肉的疗效都可以量化，但因肉毒毒素作为治疗的混淆变量，使肌肉刺激在眉部的疗效无法准确评估。鉴于肌肉刺激疗法可加强额肌和眼周肌肉的活动，那么它可同时引起肌肉提升和导致皱纹。但根据笔者的经验，在上面部持续的不定期的高压治疗，再结合肉毒毒素注射，可以获得比肌筋膜刺激疗法单独治疗更好的美容效果（图 18.7，图 18.8，图 18.9）。一项理论提出，注入面部肌肉的肉毒毒素拮抗了面部提肌的功效，有效地"解放"了提肌肌群，使肌肉刺激所致的肌肉肥大更显著。但这也易于引出不同的观点，即这两种方法在上面部更多的是拮抗作用而非协作作用，因为肌肉刺激可以使动态皱纹增多。肌肉刺激疗法通过增加"肥大的"面部提肌体积来改善面部容貌。

结论

注射肉毒毒素和填充剂、激光及其他光电治疗、皮肤紧致术、化学剥脱术、医学护肤品和微电流等其他医学美容方法的结合已普遍存在于所有整形美容诊所的日常工作中。在我们快节奏的生活里，许多患者希望减少治疗次数，并要求在一次治疗中完成多项操作。大部分美容从业人员敢于同时进行多项操作的原因主要有 3 点：①医学美容方法的激增；②对错综复杂的老化过程更深入的理解使多种不同的操作手段成为必然；③研究揭示了联合治疗的安全性。至少肉毒毒素注射和其他整形美容手段的结合使得联合治疗手段更为丰富（图 18.3）。

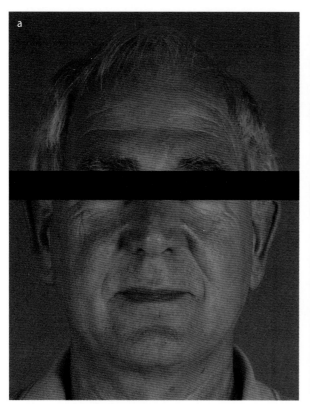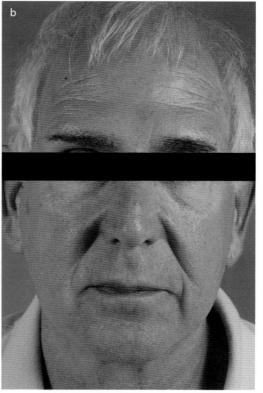

图 18.7　a. 治疗前；b. 接受 47 Pan GTM 提拉治疗 1 年，并在眉间、前额和鱼尾纹处注射肉毒毒素 3 周后（照片由 Amy Forman Taub 提供）

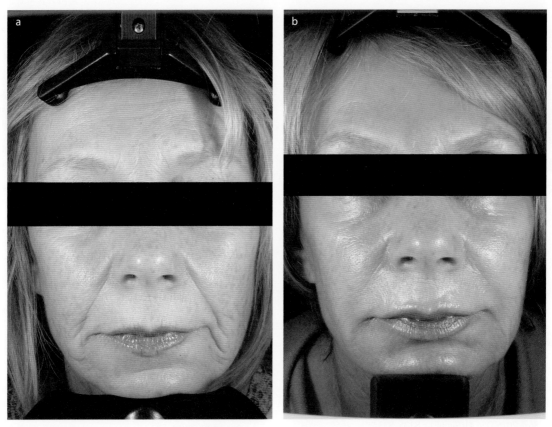

图 18.8　a. 治疗前；b. 接受 34 Pan GTM 提拉治疗 2 年，在眉间和鱼尾纹处注射 54 U 肉毒毒素，在鼻唇沟及嘴角沟皱纹注射 6 支乔雅登雅致 ™ 3 周后（照片由 Amy Forman Taub 提供）

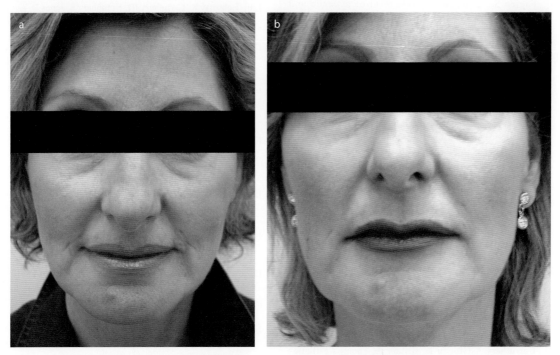

图 18.9　a. 治疗前；b. 接受 20 Pan GTM 提拉治疗，并在眉间、额部和鱼尾纹处注射 60 U 肉毒毒素 5 个月后（照片由 Amy Forman Taub 提供）

据很多文献报道，尽管几乎都是小样本研究，其中一些还没有安慰剂对照组，都表明了在注射肉毒毒素和填充剂、强脉冲光、剥脱性和非剥脱性激光之间都有真实的协同作用。肉毒毒素和填充剂在眉间区域的联合治疗就是其功效和持久性的最好证明。技术的发展使我们能更容易地研究人类面部三维立体的静态和动态变化，无疑将在皮肤和面部肌肉的活动中发现更多创面愈合、新陈代谢及其他分子活动之间的关系，进一步巩固联合治疗的科学基础，以加深我们对肉毒毒素的理解。

（余泮熹　张　广 译）

参考文献

[1] Molina B, David M, Jain R, et al. Patient satisfaction and efficacy of full-facial rejuvenation using a combination of botulinum toxin type A and hyaluronic acid filler. Dermatol Surg 2015 Dec;41(Suppl 1): S325–S332.

[2] Fagien S, Brandt FS. Primary and adjuvant use of botulinum toxin type A (BOTOX) in facial aesthetic surgery: beyond the glabella. Clin Plat Surg 2001;28: 127–148.

[3] Fagien S. Botox for the treatment of dynamic and hyperkinetic facial lines and furrows: adjunctive use in facial aesthetic surgery. Plast Reconstr Surg 2003;112:40S–53S.

[4] Carruthers J, Carruthers A, Maberley. Deep resting glabellar rhytides responds to BoNT-A and Hylan B. Dermatol Surg 2003; 29:539–544.

[5] Carruthers J, Carruthers A. A prospective, randomized, parallel group study analyzing the effect of BoNT-A (Botox) and nonanimal sourced hyaluronic acid (NASHA, Restylane) in combination compared with NASHA (Restylane) alone in severe glabellar rhytides in adult female subjects: treatment of severe glabellar rhytides with a hyaluronic acid derivative compared with the derivative and BoNT-A. Dermatol Surg 2003;29:802–809.

[6] Dubina M, Tung R, Bolotin D, et al. Treatment of forehead/glabellar rhytides\complex with combination botulinum toxin a and hyaluronic acid versus botulinum toxin A injection alone: a split-face, rater-blinded, randomized control trial. J Cosmet Dermatol 2013 Dec;12(4):261–266.

[7] Patel M, TalmorM,NolanW. Botox and collagen for glabellar furrows: advantages of combination therapy. Ann Plast Surg 2004;52(5):442–447.

[8] Bosniak S. Combination therapies: a nonsurgical approach to oculofacial rejuvenation. Opthamol Clin N Am 2005; 18:215–225.

[9] Carruthers J, Glogau R, Blitzer A, Facial Aesthetics Consensus Group Faculty. Advances in facial rejuvenation:botulinum toxin type A, hyaluronic acid dermal fillers, and combination therapies-consensus recommendations. Plast Reconstr Surg 2008;121(5S):5s–30s.

[10] Bosniak S, Cantisano-Zilkha M, Purewal BK, Zdinak L. Combination therapies in oculofacial rejuvenation. Orbit 2006;25:319–326.

[11] Matarasso S, Carruthers J, Jewell M, Restylane Consensus Group. Consensus recommendations for soft-tissue augmentation with nonanimal stabilized hyaluronic acid (Restylane). Plast Reconstr Surg 2006;117:3s–34s.

[12] Friedman PM, Mafong EA, Kauvar AN, et al. Safety data of injectable nonanimal stabilized hyaluronic acid gel for soft tissue augmentation. Dermatol Surg 2002;28:491.

[13] Schanz, S, SchippertW, Ulmer A, et al. Arterial embolism caused by injection of hyaluronic acid (Restylane). Brit J Dermatol 2002;146:928.

[14] Hanke CW, Higley HR, Jolivette DM, et al. Abscess formation and local necrosis after treatment with Zyderm or Zyplast collagen implant. J Am Acad Dermatol 1991;25:319.

[15] Huilgol SC, Carruthers A, Carruthers JD. Raising eyebrows with botulinum toxin. Dermatol Surg 1999;25(5):373–375.

[16] Carruthers J, Carruthers A. Facial sculpting and tissue augmentation. Dermatol Surg 2005;31(11):1604–1612.

[17] Beer K, Julius H, Dunn M,Wilson F. Remodeling of periorbital, temporal, glabellar, and crow's feet areas with hyaluronic acid and botulinum toxin. Journal of Cosmetic Dermatology 2014;13:143–150.

[18] Klein A, Fagien S. Hyaluronic acid fillers and botulinum toxin type A: rationale for their individual and combined use for injectable facial rejuvenation. Plast Reconstr Surg 2007;120(6S):81s–88s.

[19] Dayan SH, Kempiners JJ. Treatment of the lower third of the nose and dynamic nasal tip ptosis with Botox. Plast Reconstr Surg 2005;111(6):1784.

[20] Beleznay K, Carruthers JD, Humphrey S, Jones D. Avoiding and treating blindness from fillers: a review of the world literature. Dermatol Surg 2015 Oct;41(10):1097–1117.

[21] Coleman K, Carruthers J. Combination therapy with BOTOX and fillers: the new rejuvenation paradigm. Dermatol Ther 2006;19:177–188.

[22] Fink B, Prager M. The effect of incobotulinumtoxin a and dermal filler treatment on perception of age, health, and attractiveness of female faces. J Clin Aesthet Dermatol 2014 Jan;7(1):36–40.

[23] Carruthers J, Burgess C, Day D, et al. Consensus recommendations for combined aesthetic interventions in the face using botulinum toxin, fillers, and energy-based devices. Dermatol Surg 2016. May;42(5):586–597.

[24] Goldman MP, Weiss RA, Weiss MA. Intense pulsed light as a nonablative approach to photoaging. Dermatol Surg 2005;31:1179–1187.

[25] Goldberg MP, Cutler KB. Nonablative treatment of rhytids with intense pulsed light. Lasers Surg Med. 2000; 26:196–200.

[26] Weiss RA, Weiss MA, Beasley KL. Rejuvenation of photoaged skin: 5 years results with intense pulsed light of the face, neck, and chest. Dermatol Surg 2002;28:1115–1119.

[27] Sadick NS,Weiss R, Kilmer S, Bitter P. Photorejuvenation with intense pulsed light: results of a multi-center study. J Drugs Dermatol 2004;3(1):41–49.

[28] Hedelund L, Due E, Bjerring P,Wulf HC, Haedersdal M. Skin rejuvenation using intense pulsed light: a randomized

controlled split-face trial with blinded response evaluation. Arch Dermatol 2006 Aug;142(8):985–990.

[29] Carruthers J, Carruthers A. The effect of full-face broadband light treatments alone and in combination with bilateral crow's feet botulinum toxin type A chemodenervation. Dermatol Surg 2004;30:355–366; discussion 366.

[30] Carruthers J, Carruthers A. Adjunctive botulinum toxin type A; fillers and light-based therapies. Int Ophthalmol Clin 2005 Summer;45(3):143–151.

[31] Khoury J, Saluja R, Goldman M. The effect of botulinum toxin type a on full-face intense pulsed light treatment: a randomized, double-blind, split-face study. Dermatol Surg 2008;34:1062–1069.

[32] Semchyshyn N, Kilmer S. Does laser inactivate botulinum toxin? Dermatol Surg 2005;31:399–404.

[33] Fabi SG, Goldman MP, Mills DC, et al. Combining microfocused ultrasound with botulinum toxin andtemporary and semi-permanent dermal fillers: safety and current use. Dermatol Surg 2016 May;42(Suppl 2):S168–S176.

[34] Zimbler M, Nassif P. Adjunctive applications for botulinum toxin in facial aesthetic surgery. Facial Plast Surg Clin N Am 2003;11:477–482.

[35] Fagien S. Botox for the treatment of dynamic and hyperkinetic facial lines and furrows. Plast Reconstr Surg 1999;103:701–713.

[36] Fagien S. Extended use of botulinum toxin A in facial aesthetic surgery. Aesthet Surg J 1998;18:215–219.

[37] West T, Alster T. Effect of botulinum toxin type A on movement-associated rhytides following CO2 laser resurfacing. Dermatol Surg 1999;25:259–261.

[38] Carruthers J, Carruthers A. Combining botulinum toxin injection and laser resurfacing for facial rhytides. In: Coleman LW, ed. Combined Therapy: BOTOX and CO2 Facial Laser Resurfacing. Baltimore, MD:Williams &Wilkins;1998:235–243.

[39] Carruthers J, Carruthers A. Botulinum toxin and laser resurfacing for lines around the eyes. In: Blitzer A, BinderWJ, Carruthers A, eds. Management of Facial Lines andWrinkles. Philadelphia, PA: LippincottWilliams &Wilkins; 2000:315–318.

[40] Carruthers J, Carruthers A, Zelichowska A. The power of combined therapies: Botox and ablative facial laser resurfacing. Am J Cosmet Surg 2000;17:129–131.

[41] Zimbler M, Holds J, Kokoska M, et al. Effect of botulinum toxin pretreatment on laser resurfacing results: a prospective, randomized, blinded trial. Arch Facial Plast Surg 2001;3:165–169.

[42] Yamauchi P, Lask G, Lowe N. Botulinum toxin type A gives adjunctive benefit to periorbital laser resurfacing. J Cosmet Laser Ther 2004;6:145–148.

[43] Beer K,Waibel J. Botulinum toxin type A enhances the outcome of fractional resurfacing of the cheek. J Drugs in Dermatol 2007;6:1151–1152.

[44] Comstock J. Using a 4% hydroquinone/tretinoin-based skin care system in conjunction with facial rejuvenation procedures. Poster presented at the Americal Academy of Dermatology 66th Annual Meeting; February 1–5, 2008; San Antonio, TX.

[45] Landau M. Combination of chemical peelings with botulinum toxin injections and dermal fillers. J Cosmet Dermatol 2006;5:121–126.

[46] Kadunc BV, Almeida ART, Vanti AA, Chiacchio N. Botulinum toxin A adjunctive use in manual chemabrasion: controlled long-term study for treatment of upper perioral vertical wrinkles. Dermatol Surg 2007;33:1066–1072.

[47] Sadick N. Radiofrequency Technology. Minimally Invasive Techniques of Oculo-Facial Surgery. New York:Thieme; 2005:12–21.

[48] Sukal SA, Geronemus RG. Thermage: the noablative radiofrequency for rejuvenation. Clin Dermatol 2008;26(6):602–607.

[49] Hodgkinson DJ. Clinical applications of radiofrequency: nonsurgical skin tightening (thermage). Clin Plast Surg 2009;36(2);261–268, viii.

[50] Bosniak S, Cantisano-Zilkha M, Nestor M. Thermalifting of face, neck, and brows. Oper Tech Oculoplast Orbital Reconstr Surg 2001;4(2):113–117.

[51] Mullholland, RS. The Pan GTM:A non-surgical soft-tissue contouring of the face and alternative to face lifting. Presented at the 22nd Annual Meeting of the Rocky Mountain Plastic Surgery Association, Salt Lake City,March 15, 2003.

[52] Taub AF. Evaluation of a nonsurgical, muscle-stimulating system to elevate soft tissues of the face and neck. J Drugs Dermatol 2006;5(5):360–364.

[53] Langelier N, Beleznay K,Woodward J. Rejuvenation of the upper face and periocular region: combining neuromodulator, facial filler, laser, light, and energy-based therapies for optimal results. Dermatol Surg 2016 May;42 (Suppl 2):S77–S82.

[54] Cuerda-Galindo E, Palomar-Gallego MA, Linares-Garc′ıavaldecasas R. Are combined same-day treatments the future for photorejuvenation? Review of the literature on combined treatments with lasers, intense pulsed light, radiofrequency, botulinum toxin, and fillers for rejuvenation. J Cosmet Laser Ther 2015 Feb;17(1):49–54.

[55] Molina B,DavidM, Jain R, AmselemM, Ruiz-Rodriguez R, et al. Patient Satisfaction and Efficacy of Full-Facial Rejuvenation Using a Combination of Botulinum Toxin Type A and Hyaluronic Acid Filler. Dermatol Surg 2015 Dec;41(Suppl 1): S325–S332.

第 19 章

皮肤癌及瘢痕患者的围手术期肉毒毒素治疗

Timothy Corcoran Flynn, MD, Molly C. Powers,MD, and David M. Ozog,MD (FAAD, FACMS)

概述

已有多项研究报道表明，肉毒毒素注射可用于改善面部组织修复的治疗效果。肉毒毒素可减少面部表情肌的活动从而固定组织来帮助伤口愈合。由于面部表情肌的运动减少，覆盖于肌肉表面的皮肤活动度减少，最终降低伤口表面的张力。另外，肉毒毒素对病理性瘢痕，如增生性瘢痕和瘢痕疙瘩的治疗效果有待评估。另外，有研究表明肉毒毒素可能对与伤口愈合相关的成纤维细胞及其细胞因子表达有直接影响。本章将探讨如何将肉毒毒素应用于创伤修复和皮肤癌患者的治疗及其治疗增生性瘢痕及瘢痕疙瘩的可能性。

面部组织修复中肉毒毒素的应用

患者往往因瘢痕外观而感到沮丧。病理性瘢痕形成不仅会导致功能受限，同时由于患者对美观的关注，瘢痕也会带来严重的焦虑情绪。有研究充分表明，患者不仅担心皮肤癌病灶的切除情况，而且担心重建手术区域的外观。患者对于外观的担心可能会导致自我意识

和社交焦虑的增加，而这最终可能导致患者出现心理问题及社交障碍。对于皮肤癌的切除、组织修复和创伤性瘢痕的治疗来说，外科医生需要首先考虑的仍然是将外观上的瘢痕最小化。

伤口愈合是一个非常复杂的过程，涉及炎症、组织增殖及重塑等多个相互关联的过程。在这一复杂的过程中，任何干扰因素都可能导致病理性的伤口愈合。例如，有研究证实伤口张力增加将延长伤口愈合过程的炎症期，反复发生的微小创伤将导致愈合伤口中糖胺聚糖和胶原蛋白的沉积增加。基于伤口愈合的原理，外科医生已采用剥离术、皮瓣转移术、深部分层缝合术等伤口闭合技术进行减张缝合，最终减少微小创伤的影响。利用肉毒毒素暂时的麻痹作用来减少伤口张力（和类似的微创伤），进而促进外科伤口及创面愈合的治疗效果仍待深入评估。

多项研究表明，在即刻外科修复阶段，肉毒毒素可以减少瘢痕形成。大多数研究显示，相较安慰剂，使用肉毒毒素治疗后美观效果更佳。公认的肉毒毒素治疗的作用机制是其通过对邻近肌肉行化学神经溶解术来减少伤口张

力。然而，一些研究表明，肉毒毒素能通过作用于转化生长因子 -β₁（TGF-β₁）、胶原合成、结缔组织生长因子（CTGF）和其他细胞因子来促进伤口愈合。这些内容都将在本章阐述。

多个临床研究都报道肉毒毒素有助于伤口愈合。早在 1997 年，Choi 等报道了对接受眼睑成形术且存在伤口愈合并发症危险因素的患者，在眼睑成形术术后注射保妥适的益处。危险因素包括曾接受放射线照射、烧伤、既往手术瘢痕、肌肉痉挛等。眼睑重建后肌肉运动可能增加伤口裂开、瘢痕形成甚至眼睑异位的发生率。这项包含了 11 名患者的研究中，通过对比应用保妥适的化学性去神经化和通过机械方法实现伤口的部分制动，证明了肉毒毒素促进伤口愈合的作用继发于伤口的完全制动。然而这项研究中没有设置对照组。

2000 年，Gassner 等进行了一项双盲、安慰剂对照研究，在灵长动物前额外侧缝合伤口上使用 A 型肉毒毒素。三方互盲观察者的数字评分量表显示，A 型肉毒毒素能麻痹伤口周围的组织并改善面部瘢痕外观。最后的效果评估在使用肉毒毒素 12 周后进行。尽管这些结果不能被推广到人类中，但已实现了相关概念的验证。

Gassner 等进一步的研究工作表明药物制动能改善面部瘢痕。31 名患者包括存在前额撕裂伤或非黑色素皮肤肿瘤或其他肿瘤的前额切口的患者完成了全程的研究。患者被随机分到两组，一组在伤口闭合的 24 小时内接受邻近伤口肌肉内的肉毒毒素注射，另一组接受安慰剂注射。由两名经验丰富的面部整形外科医生对术后 6 个月标准化照片进行盲法评估。肉毒毒素治疗组的中位视觉模拟评分（visual analogue scale, VAS）得分为 8.9 分，安慰剂组得分为 7.2 分（P = 0.003），上述结果提示肉

毒毒素治疗能改善伤口外观，促进伤口愈合。保妥适在前额伤口使用的剂量为 <2 cm 伤口 15 U，2~4 cm 伤口 30 U，>4 cm 伤口 45 U。

2006 年，Wilson 探讨了使用 A 型肉毒毒素来预防面部瘢痕的增宽。基于制动促进伤口愈合这一基本原则，此研究试图通过化学性去神经化方式最终减少伤口非皮肤张力线方向来源的张力。论文中报道了 30 名因面部显著瘢痕或既往面部增宽瘢痕接受修复手术的患者及 10 名面部病变切除的患者。所有的伤口都垂直于皮肤张力线。保妥适用来诱导手术期间暂时性的肌肉麻痹。药物使用剂量为 1.5 U/cm。平均修复伤口的长度为 9.8 cm。通过客观和主观评测量表评估，90% 的患者情况得到改善。然而，这项研究中没有设置安慰剂对照，使用的量表也没有经过效度检验。

2009 年，Flynn 发表了一项针对接受莫氏显微手术治疗皮肤癌的患者术中使用 A 型肉毒毒素（保妥适）或者 B 型肉毒毒素（Myobloc）的研究。共有 18 名患者接受了上述治疗。如果莫氏手术缺损区受到表情肌牵动表面皮肤运动的影响，则考虑在术中使用 A 型（保妥适）或 B 型肉毒毒素（Myobloc）。18 名患者的创面通过原位缝合或者邻近组织转移进行了关闭。术中即刻在缝合伤口周围 1~2 cm 的区域进行肉毒毒素注射，直接麻痹牵拉伤口的肌肉。影响伤口闭合的肌肉或肌肉群将暂时被进行化学神经溶解术。例如，如果额肌收缩牵拉影响头皮创面修复，如图 19.1 所示，全部额肌应暂时被化学去神经。肉毒毒素的剂量以能麻痹所有相关的肌肉为宜。图 19.2 显示了一个鼻根部基底细胞癌切除后创面修复的病例。术中应用肉毒毒素注射麻痹了整个眉间组织复合体。

9 名患者接受了 A 型肉毒毒素（保妥

适）注射，9 名患者接受了 B 型肉毒毒素（Myobloc）注射。两种肉毒毒素注射组的治疗效果无显著差异，肉毒毒素注射后无严重并发症发生。仅有 1 名患者在接受保妥适注射后发生了邻近转移组织区域的表皮剥脱。治疗后 3 个月随访，患者均未存留明显的肉毒毒素麻痹作用，大部分患者获得了较好的美学效果。

Flynn 等曾发表论文阐述，同样在 1∶100

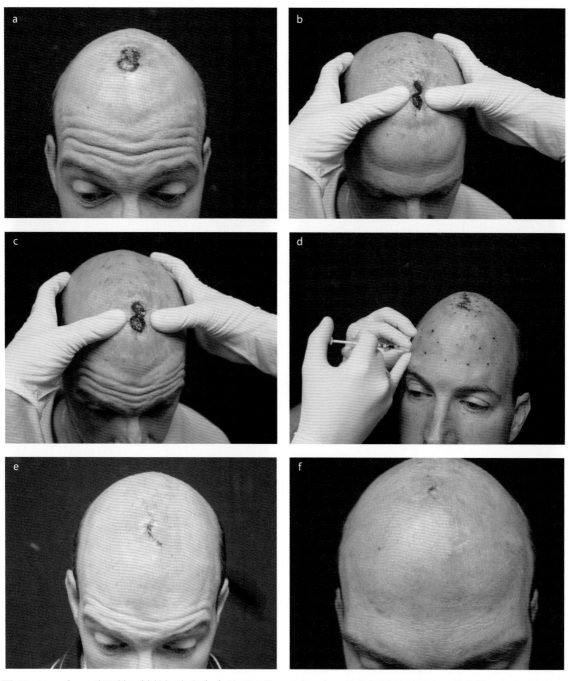

图 19.1 一名 42 岁男性因鳞状细胞癌（a）接受了莫氏手术。伤口边缘通过外科医生手的牵拉可以大致闭合，但额肌收缩会显著牵拉伤口外侧使伤口增宽（b、c）。修复伤口术后即刻在额肌区域注射了 3000 U 的 B 型肉毒毒素（d）。图中显示了注射肉毒毒素 48 小时后的效果（e）。B 型肉毒毒素在伤口修复 2 周后仍然完全有效（f）

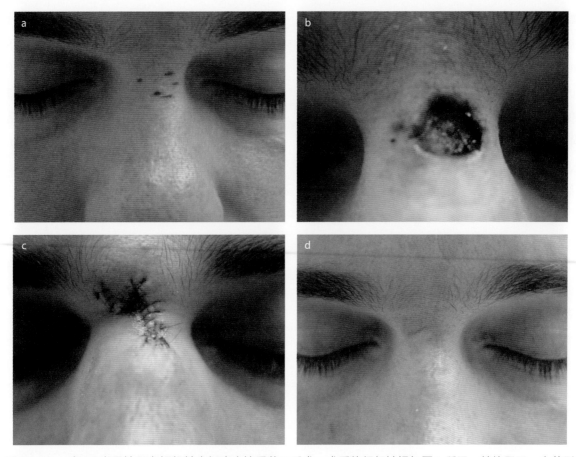

图 19.2　一名 33 岁男性因鼻根部基底细胞癌接受莫氏手术。术后的组织缺损如图 b 所示，并使用了一个菱形异位皮瓣用于修复组织缺损。术中在眉间组织复合体（降眉间肌、降眉肌、皱眉肌）注射了总剂量为 24 U 的 A 型肉毒毒素（c），术后随访 4 个月的结果如图 d 所示

的剂量比下，相比 A 型肉毒毒素（保妥适），B 型肉毒毒素（Myobloc）起效更快，作用范围更广。无论是用于实验室研究还是临床使用中，B 型肉毒毒素（Myobloc）的起效都明显更快。因此，在皮肤癌切除术后创面修复的患者中，使用起效更快的 B 型肉毒毒素浸润效果更好。也有学者指出，B 型肉毒毒素起效维持时间短于 A 型肉毒毒素。这样能更快获得功能的恢复而不存在较长时间肉毒毒素的残留效应，从而结果看似可取。然而，迄今为止没有临床证据支持这一假设。

为了研究肉毒毒素是否对正常皮肤的伤口愈合有基本的作用，有学者设计了一项单独的研究。健康的成年志愿者在臀部一侧注射 18 U 的保妥适，作为对照组，另一侧则注射生理盐水。3 周后，受试者接受波长 2940 nm、能量密度为 6 J/cm^2 的 YAG 激光换肤术，对表皮和表皮上层真皮进行剥脱。剥脱形成的伤口会形成区域性小的针尖状出血点。治疗后连续 6 天每日对这些部位进行拍照，此后每 3 天拍照 1 次直至 41 天后。由于保妥适治疗区域和生理盐水治疗区域非常相似，可以认为真皮内注射肉毒毒素对创面愈合没有影响。

2009 年 Gassner 等报道了 2 个有趣的病例，即通过使用保妥适对下面部的伤口进行化学性麻痹。第一个病例是一名 26 岁的女性，

她的下唇受到了摩托车挤压伤，唇红边缘有不规则的组织缺损，同时可观察到口轮匝肌全层断裂。药物的配制方法为每毫升 1% 的利多卡因（含 100 000 U 肾上腺素）中溶解 7.5 U 的保妥适，治疗过程中保妥适注射总剂量达到 40 U。治疗后的随访显示，注射区域的下唇呈迟缓性麻痹，与注射利多卡因后麻痹程度类似。使用的肉毒毒素的剂量使口轮匝肌出现约 1 个月的短期功能减弱，伴随偶尔流涎和轻微的构音障碍。最终手术治疗效果非常好。

第二个病例是左颊瘢痕修复，这一瘢痕是由于面部反复脓肿进行切开引流导致。于此患者颊部及颧面部肌肉上共计注射了 30 U 的保妥适。治疗后患者的相关肌肉明显麻痹，伤口没有动态牵拉或移位的情况。术后 10 周，患者肌肉的收缩功能恢复，治疗效果非常好。作者认为为了减少愈合组织的张力，邻近或相对邻近伤口周围的肌肉群应尽可能地被彻底麻痹。对于这些非常关注瘢痕最终外观的患者，经解释后他们愿意接受暂时的功能障碍。这一研究与 Flynn 的研究不同之处在于，为了能达到完全麻痹的效果，使用肉毒毒素的剂量显著增加。然而，在使用较低剂量的肉毒毒素时，也可能获得上述较好的治疗效果。如果需要使用这一技术，应该告知患者术后可能会出现组织修复区域附近大面积显著的功能障碍。

2013 年 Ziade 等实施了一项由就诊于急诊室的面部创伤患者入组的双盲、随机、安慰剂对照试验。对在缝合时造成伤口张力的肌肉群内注射保妥适或安慰剂。保妥适的平均注射剂量为 20 U（范围为 15~40 U）；共有 24 名患者完成了这项研究及后续 1 年的随访。患者术后 1 年的照片交由 6 名相互独立的医生来评价。在治疗组中，总体视觉模拟评分的中位数为 8.25 分，而对照组的中位数为 6.38 分（$P < 0.001$）。这项研究的优点在于，它是双盲、有安慰剂组对照的研究，术后患者有 1 年的随访时间，以及治疗后视觉模拟评分有 1.87 分的改善（视觉模拟评分改善 1.5 分可认为是与临床治疗相关的）。有 1 名患者在对颧小肌和提上唇鼻翼肌进行注射后，在术后 1 周随访时发现了微笑时面部表情不对称。

2015 年，Kim 等实施了唯一一项针对瘢痕裂开的双盲、随机对照的临床研究用于评估在手术切口上使用 A 型肉毒毒素（BTA）治疗的有效性和安全性。入组的 15 名患者均接受了同一名外科医生实施的开放性甲状腺切除术。在术后的 10 天内，左侧或右侧的伤口随机接受 BTA 或生理盐水的注射治疗。注射由同一位皮肤科医生来实施，该名医生对于分组情况并不知晓。术后 2 周、1 个月、3 个月、6 个月分别对患者进行随访。瘢痕的平均长度为 8 cm，肉毒毒素的平均使用剂量为 32.2 U。使用改良的 Stony Brook 瘢痕量表进行评估，治疗组的基线得分为 4.07 分，治疗后 6 个月得分为 6.70 分，而对照组基线得分为 4.07 分，治疗后 6 月后的得分为 4.17 分（$P=0.000$）。照片显示治疗效果非常好，而这归因于肉毒毒素能减少伤口张力、直接抑制成纤维细胞和 TGF-β_1 的表达。

肉毒毒素已被用于改善其他临床情况下皮肤伤口的愈合。已有研究显示，在激光换肤术治疗前后使用保妥适能减少皱纹并防止面部皱纹的再现。Yamaguchi 研究发现保妥适有助于眶周激光换肤术的治疗。另有研究显示联合使用 35% 的三氯乙酸和保妥适并实施磨皮术能改善唇部的皱纹。这些研究持续表明在围手术期或围治疗期使用 BTA 能带来治疗获益。

肉毒毒素在瘢痕疙瘩及增生性瘢痕中的应用

增生性瘢痕由于疼痛、瘙痒和活动受限，会对患者造成严重的影响。增生性瘢痕的常规治疗包括病灶内使用类固醇、激光治疗、切除病灶、放疗及加压治疗等。曾有一些有趣的病例报道了使用肉毒毒素治疗病理性瘢痕，如增生性瘢痕和瘢痕疙瘩。肉毒毒素对于瘢痕的主要作用已被多位作者报道。肉毒毒素对于瘢痕疙瘩及增生性瘢痕治疗的有效性已在体外的生化试验中得到了验证，本章将进一步探讨这一假说。以下研究探讨了肉毒毒素治疗病理性瘢痕的临床有效性。

2009 年，Zhibo 等通过前瞻性研究评估了保妥适对于瘢痕疙瘩的治疗效果，该研究在 12 个瘢痕疙瘩病灶内注射了保妥适。总的注射剂量为 70~140 U。治疗间隔为每 3 个月实施 1 次，最长治疗时长 9 个月。1 年后对治疗效果进行评估，3 名患者认为治疗效果非常好，5 名患者认为治疗效果良好，4 名患者认为治疗效果尚可接受。重要的是，治疗后所有患者的瘢痕疙瘩都没有扩大或复发。

2009 年，Xiao 等报道了使用 A 型肉毒毒素治疗存在时间超过 2 年以上的成熟增生性瘢痕，这项研究中入组了 19 名患者，使用的药物是由中国兰州公司生产的衡力。3 个月内，每间隔 1 个月在增生性瘢痕的病灶内注射衡力，注射剂量为 2.5 U/cm^3。由于瘢痕大小的不同，每个瘢痕注射 BTA 的总剂量为 2~87 U。治疗后 6 个月随访显示增生性瘢痕得到了改善，患者的治疗满意度很高。作者注意到注射 A 型肉毒毒素后瘢痕发红和瘙痒的症状得到改善，同时瘢痕质地变软。整形外科医生对患者治疗后增生性瘢痕的整体改善程度进行

分级。可能的分级包括：没有改善，轻度改善（0~25%），效果一般（26%~50%），效果良好（51%~75%），显著改善（76%~100%）。治疗后 12 名患者认为效果良好，而 7 名患者认为显著改善。在整形外科医生的分级中，15 名患者的治疗被认定为效果良好，4 名患者被认定为显著改善。这项研究的局限性在于缺乏对照组及随访期相对较短。

相比之下，2012 年，Ganluglitz 等报道了在 4 名对类固醇有耐药性的瘢痕疙瘩患者中注射 BTA（70~120 U），间隔 2 个月注射 1 次，治疗时长 6 个月。临床上通过 3D 截面光学测量系统对瘢痕疙瘩的长度和体积进行测量。同时，通过实时聚合酶链式反应（PCR），对 I 型胶原 α_1、I 型胶原 α_2、III 型胶原 α_1、转化生长因子 β_1、转化生长因子 β_2、转化生长因子 β_3、纤连蛋白、层粘连蛋白 β_2、α-SMA 的表达进行测量。研究发现治疗前后瘢痕疙瘩的外观及细胞外基质的表达、胶原纤维的合成或是转化生长因子 β 的水平并没有差异。这项研究的局限性在于样本量非常小并且治疗时间较短。

2013 年，Robinson 等报道了对 12 名瘢痕疙瘩的患者进行平均 11 个月（2~43 个月）的 BTA 治疗。9 名患者的瘢痕疙瘩位于胸部正中 / 胸骨处，其余患者则位于颈部、大腿、面颊处。其中 8 名患者在皮内交替注射了类固醇和 BTA。根据瘢痕的大小和位置，患者每次接受 20~100 U 的 BTA 注射。在平均治疗 11 个月后，通过温哥华瘢痕量表评估，9 名患者中能观察到瘢痕疙瘩的完全变平。2 名患者在邻近原有瘢痕的治疗区域出现了瘢痕的复发。1 名患者同时接受了病灶内的皮质醇和 BTA 注射，另有 1 名患者接受了强脉冲光疗法。这一研究非随机、无对照组。虽然治疗后瘢痕得

到了改善，但由于很多患者同时仍在接受其他方法的治疗，因此很难证实 BTA 在其中的作用。

2013 年 Wilaon 等报道了在瘢痕疙瘩切除后病灶内注射 BTA 和 5- 氟尿嘧啶的治疗方法取得了成功。此项研究入组了 80 名瘢痕疙瘩患者，在进行瘢痕疙瘩切除后的第 9 天在病灶内进行每厘米 0.4 ml 的 5- 氟尿嘧啶（浓度为 50 mg/ml）和 0.4 ml BTA（浓度为 50 U/ml）的注射，BTA 的最大剂量不超过 140 U。术后对患者进行 17~24 个月的随访，瘢痕疙瘩的复发率小于 3.75%。这一结果显著低于之前评估其他治疗方式研究所报道的复发率。这些治疗方法包括但不限于单纯切除术、穿着弹力服、病灶内类固醇注射、放疗、短距离放疗、使用硅酮薄膜、激光治疗、冷冻治疗。虽然研究结果表明治疗后复发率显著降低，但是此项研究没有做随机化分配或设置对照组。

已有许多研究证明肉毒毒素注射治疗病理性瘢痕的临床有效性。已实施的一些深入研究能帮助解释肉毒毒素的临床获益。例如，Xiao 等进一步研究了兰州衡力对源于增生性瘢痕的成纤维细胞的作用。他们探讨了肉毒毒素对成纤维细胞中 TGF-β_1 的影响。TGF-β_1 被认为是参与伤口愈合的最有效的生长因子，同时也是增生性瘢痕发病机制的关键调节因子。将成纤维细胞分离出来，使用 A 型肉毒毒素进行处理。经 A 型肉毒毒素处理后的成纤维细胞的生长速度较未经处理组明显减缓（$P <0.01$）。经 A 型肉毒毒素处理后，细胞内的 TGF-β_1 也减少了。

上述研究与 2009 年 Lee 等的研究相似。Lee 等通过使用 A 型肉毒毒素来麻痹大鼠背部伤口附近肌肉。研究通过手术形成大鼠背部的伤口并使其二期愈合。经肉毒毒素治疗的伤口直径变大，但组织学检查提示炎症反应降低，纤维化程度降低，成纤维细胞的数量和 TGF-β_1 的表达均降低。有假说提出，伤口的直径变大可能是为了减少伤口边缘的组织张力及成纤维细胞的活动造成。

Xiao 团队的进一步研究还涉及结缔组织生长因子（CTGF）。在增生性瘢痕的形成中，CTGF 是调节细胞生长和黏附及胶原蛋白过度沉积的重要因子。CTGF 受 TGF-β_1 水平的影响，而既往研究已证明经 BTA 治疗后 TGF-β_1 水平会下降。他们的实验室研究中使用了 8 名增生性瘢痕患者的成纤维细胞。这些成纤维细胞一部分用 BTA 处理作为试验组，未处理的作为对照组。同样，经 BTA 处理过的成纤维细胞增殖速率减慢。当使用的 BTA 剂量逐渐增加时，细胞内的 CTGF 蛋白的表达下降，两者有着相关的剂量效应。研究团队计划进一步研究肉毒毒素对来源于瘢痕疙瘩组织的成纤维细胞的作用。

Haubner 等评估了 BTA 对真皮内成纤维细胞和微血管内皮细胞的作用。在将细胞与不同浓度的 BTA 进行培养后，成纤维母细胞生长因子（FGF），白细胞介素 –6（IL-6），血管内皮生长因子（VEGF）和巨噬细胞集落刺激因子（M-CSF）的表达没有显著差异。此外，这些正常的细胞并没有显示出细胞增殖能力的改变。此项研究结果有趣的地方在于研究中使用的是商品化的成纤维细胞和内皮细胞，而 Xiao 等的研究使用的是来源于患者增生性瘢痕中的成纤维细胞。这项研究可能提示 BTA 选择作用于增生性瘢痕来源的成纤维细胞。

许多评估 BTA 对病理性瘢痕治疗的研究有非常明显的局限性，研究中无对照组或随机化分组。而且，这些研究常常阐述向病灶内注射肉毒毒素 A 作为辅助治疗带来的临床效果，并没有和其他公认有效的治疗措施进行对比，如病灶内注射类固醇、穿着弹力服、病灶切除术、使用硅酮薄膜、放疗等治疗。肉毒毒素对细胞因子表达的影响仍然是研究的中心，这或许能继续丰富病理性瘢痕的治疗理念。

总结

多项研究已经报道了在术中或治疗前使用肉毒毒素对伤口愈合的改善效果。这种效果既存在于人类中，也存在于其他物种内。在成熟的增生性瘢痕或瘢痕疙瘩的病灶中注射肉毒毒素同样也能改善瘢痕。肉毒毒素被认为是通过调节 TGF-β_1 和 CTGF 最终影响了伤口胶原的沉积。进一步的研究正在进行，以阐明肉毒毒素治疗的作用机制、使用剂量和注射时机。

（欧阳熠烨　曹玉娇　唐　蓉 译）

参考文献

[1] Flynn TC. Use of intraoperative botulinum toxin in facial reconstruction. Dermatol Surg 2009;35(2):182–188.

[2] Gassner HG, Sherris DA, Otley CC.Treatment of facial wounds with botulinum toxin A improves cosmetic outcome in primates. Plast Reconstr Surg 2000;105(6):1948–1953; discussion 1954–5.

[3] Gassner HG, Sherris DA. Chemoimmobilization: improving predictability in the treatment of facial scars. Plast Reconstr Surg 2003;112: 1464–1466.

[4] Wilson AM. Use of botulinum toxin type A to prevent widening of facial scars. Plast Reconstr Surg 2006;117(6):1758–66; discussion 1767–8.

[5] Gassner HG, Brissett AE, Otley CC, Boahene DK, Boggust AJ,Weaver AL, Sherris DA. Botulinum toxin to improve facial wound healing: A prospective, blinded, placebo-controlled study. Mayo Clin Proc 2006;81(8):1023–1028.

[6] Gassner HG, Sherris DA, Friedman O. Botulinum toxin-induced immobilization of lower facial wounds. Arch Facial Plast Surg 2009;11(2):140–142.

[7] Xiao Z, Zhang M, Liu Y, Ren L. Botulinum toxin type a inhibits connective tissue growth factor expression in fibroblasts derived from hypertrophic scar. Aesthetic Plast Surg 2011;35(5):802–807.

[8] Xiao Z, Zhang F, Cui Z. Treatment of hypertrophic scars with intralesional botulinum toxin type A injections: a

preliminary report. Aesthetic Plast Surg 2009;33(3):409–412.

[9] Xiao Z, Zhang F, LinW, ZhangM, Liu Y. Effect of botulinum toxin type A on transforming growth factor beta1 in fibroblasts derived from hypertrophic scar: a preliminary report. Aesthetic Plast Surg 2010;34(4):424–427.

[10] Lee SJ, Jeong SY, No YA, Park KY, Kim BJ. Combined treatment with botulinum toxin and 595-nm pulsed dye laser for traumatic scarring. Ann Dermatol 2015;27(6): 756–758.

[11] Martel H,Walker DC, Reed RK, Bert JL. Dermal fibroblast morphology is affected by stretching and not by C48/80. Connect Tissue Res 2001;42(4):235–244.

[12] Zheng Z, Yenari MA. Post-ischemic inflammation: molecular mechanisms and therapeutic implications. Neurol Res 2004; 26:884–892.

[13] Sherris DA, Larrabee WF Jr, Murakami CS. Management of scar contractures, hypertrophic scars, and keloids. Otolaryngol Clin North Am 1995;28(5): 1057–1068.

[14] Choi JC, Lucarelli MJ, Shore JW. Use of botulinum A toxin in patients at risk of wound complications following eyelid reconstruction. Ophthal Plast Reconstr Surg 1997;13(4):259–264.

[15] Flynn TC, Clark RE, 2nd. Botulinum toxin type B (MYOBLOC) versus botulinum toxin type A (BOTOX) frontalis study: rate of onset and radius of diffusion. Dermatol Surg 2003; 29:519–522;discussion 22.

[16] Flynn TC. Myobloc. Dermatol Clin 2004;22(2):207–211, vii.

[17] Carruthers A, Carruthers J, Flynn TC,Leong MS. Dose-finding, safety, and tolerability study of botulinum toxin type B for the treatment of hyperfunctional glabellar lines. Dermatol Surg 2007; 33(1 Spec No.): S60–S68.

[18] Ziade M, Domergue S, Batifol D, Jreige R, Sebbane M, Goudot P, Yachouh J.Use of botulinum toxin type A to improve treatment of facial wounds: a prospective randomised study. J Plast Reconstr Aesthet Surg 2013;66(2):209–214.

[19] Kim YS, Lee HJ, Cho SH, Lee JD, Kim HS. Early postoperative treatment of thyroidectomy scars using botulinum toxin: a split-scar, double-blind randomized controlled trial.Wound Repair Regen 2014;22(5):605–612.

[20] Carruthers J, Carruthers A. The adjunctive usage of botulinum toxin. Dermatol Surg 1998;24(11):1244–1247.

[21] Zimbler MS, Holds JB, Kokoska MS, Glaser DA, Prendiville S, Hollenbeak CS, Thomas JR. Effect of botulinum toxin pretreatment on laser resurfacing results: a prospective, randomized, blinded trial. Arch Facial Plast Surg 2001;3(3):165–169.

[22] Yamauchi PS, Lask G, Lowe NJ. Botulinum toxin type A gives adjunctive benefit to periorbital laser resurfacing. J Cosmet Laser Ther 2004;6(3):145–148.

[23] Kadunc BV, Trindade DE, Almeida AR, Vanti AA, Di Chiacchio N. Botulinum toxin A adjunctive use in manual chemabrasion: controlled long-term study for treatment of upper perioral vertical wrinkles. Dermatol Surg 2007;33(9):1066–1072.

[24] Zhibo X, Miaobo Z. Intralesional botulinum toxin type Ainjections as a new treatment measure for keloids. Plast Reconstr Surg 2009; 124:275e–277e.

[25] Gauglitz GG, Bureik D, Dombrowski Y, Pavicic T, Ruzicka T, Schauber J. Botulinum toxin A for the treatment of keloids. Skin Pharmacol Physiol 2012;25(6):313–318.

[26] Robinson AJ, Khadim MF, Khan K. Keloid scars and treatment with Botulinum Toxin Type A: the Belfast

experience. J Plast Reconstr Aesthet Surg 2013;66(3):439–440.

[27] Wilson AM. Eradication of keloids: Surgical excision followed by a single injection of intralesional 5-fluorouracil and botulinum toxin. Can J Plast Surg 2013;21:87–91.

[28] Lee BJ, Jeong JH,Wang SG, Lee JC, Goh EK, Kim HW. Effect of botulinum toxin type a on a rat surgical wound model. Clin Exp Otorhinolaryngol 2009;2(1):20–27.

[29] Haubner F, Ohmann E,Müller-Vogt U, Kummer P, Strutz J, Gassner HG. Effects of botulinum toxin a on cytokine synthesis in a cell culture model of cutaneous scarring. Arch Facial Plast Surg 2012;14(2):122–126.

第 20 章

追求自然的外观

Dóris Hexsel,MD, Camile L. Hexsel,MD (FAAD, FACMS), and Carolina Siega, BSc

概述

肉毒毒素的使用主要是为了达到自然的外观和提升美感，同时保留患者面部表情功能和避免出现不自然的扭曲。过去十几年已经探讨了联合治疗手段、肉毒毒素正确的注射方法和剂量，目的是为获得更好的美容效果和更和谐的外观。

自然美的概念因文化和时尚的不同而有所差异，其评价本质上是主观的，同一社会群体的个体之间也存在差异。对于自然美到底是什么样子，并没有科学的定义。但是，关于这个问题的争论经常发生在美容领域，因为患者通常想要避免看起来就是"动过手脚"的脸。Dayan 最近讨论了这一问题，并建议为了保持面部自然面貌，应考虑面部的三维特征和运动功能。在面部肌肉不收缩的情况下，僵化的表情可能不会被察觉，但在说话或表达感情和情绪时，就会出现不自然的表情。

肉毒毒素制剂

最广为人知的 A 型肉毒毒素（BoNT-A）制剂是 Ona A 型肉毒毒素（ONA；保妥适，Allergan 公司，加利福尼亚州尔湾市），Abo A 型肉毒毒素（ABO；吉适 / 阿祖拉，Ipsen 公司，英国）和 Inco A 型肉毒毒素（Inco；希尔敏，Merz 公司，德国）。它们也是最常用的肉毒毒素商业制剂。在大量讨论肉毒毒素病理适应证和美容适应证等问题的高引用量文献发表之后，不同厂家产品的剂量换算表也被制定出来：1 U 的保妥适和希尔敏大约相当于 2.5 U 的吉适。然而，如表 20.1 所示，目前在美国以外的市场上也有其他肉毒毒素产品。

肉毒毒素的储存和溶解

为了不使药物失效，必须对肉毒毒素的储存和溶解采取严格的管理措施。笔者建议在注射前使用生理盐水（无菌盐水）溶解稀释。产品中用作防腐剂的苯甲醇具有麻醉作用，会使注射更加舒适，美容用注射的肉毒毒素稀释液剂量为 1~5 ml，这取决于医生的选择和患者的需要。

最近，关于已经溶解的肉毒毒素的存储和再使用的共识已经发表。专家们指出，正确稀

表 20.1　其他市场上流通的肉毒毒素

肉毒毒素品牌	类型	制造厂商
衡力	A	中国兰州生物制品研究所
绿毒（Neuronox）	A	韩国生物制药公司美得妥（Medytox）公司
Purtox	A	美国加利福尼亚州圣巴巴拉市强生曼托公司
Neurobloc/Myobloc	B	爱尔兰埃兰制药公司

释配制的一小瓶肉毒毒素可以安全有效地用于治疗单个或多个患者，即使在注射前冷藏或冷冻达到 4 周也是安全的，前提是严格的储存管理。

患者评估、准备、宣教和建议

对面部解剖的详尽知识和深入理解，以及安全有效的个体化治疗方法是取得成功的关键。治疗必须满足医生和患者的期望，取得安全、和谐、平衡和自然的临床效果。医生对患者同情和尊重的态度有助于患者充分的表达手术意愿、期望值、对手术的恐惧和自己对手术的理解。建议医生以最小剂量生理盐水溶解，使用最小有效剂量。这一点在下面部注射时尤其重要，可以减少由于对邻近肌肉产生不良影响引起并发症的风险。

为了获得最好的自然效果，患者必须有符合实际的期望值。例如，如果患者希望他们的面部肌肉尽可能地瘫痪，但这种外观是不自然的，医生必须小心处置甚至拒绝治疗。医生还必须了解体象障碍这一疾病，其发病率在皮肤科医疗机构中为 5%~15%。必须与患者充分沟通肉毒毒素治疗的目标和预期的美容效果。肉毒毒素仅改善动态皱纹，主要是浅表皱纹，在上面部注射的效果最好。患者必须意识到，一些静态和（或）深皱纹可能改善不明显。在这种情况下，肉毒毒素注射必须结合其他治疗手段。

对于一些患者来说，为获得一个自然的外观，必须保留一些皱纹和（或）避免某些部位肌肉的瘫痪。避免不良反应也很重要，这些不良反应可以是美学方面的，如眉毛的不对称或眉尾过度抬高，也可以是医学方面的，如上睑下垂。虽然肉毒毒素注射的不良反应通常是暂时性的，但一旦发生，患者表情会显得很不自然。

有过眼睑成形术和面部提升术及文眉史的患者应该仔细进行评估。文眉通常是不对称的，这一点在肉毒毒素注射后会变得更加明显。医生还需要告知患者，肉毒毒素通常在注射后 24~72 小时起效，在大约 2 周时达峰值。预期的效果持续时间是有限的，治疗必须每隔 4~6 个月重复一次，以维持效果。每 4 个月注射一次低剂量的肉毒毒素所取得的美学效果要优于每 6 个月或更久时间注射一次大剂量肉毒毒素。注射有效低剂量可避免短期不良反应。

许多医生认为，除了熟练的注射技术和正确的剂量选择之外，为了避免肉毒毒素对注射点附近肌肉产生不良反应，还需要注意以下几点：患者应保持站立位，避免按摩注射区域，并在注射后至少 4 小时内避免剧烈的体育运动。

肉毒毒素补充注射可以在 15~30 天后进行，用于处理残余皱纹和纠正轻微的不良反应，以优化效果。这些不良反应中包括即使处理恰当，也还是可能出现的双侧不对称。尽管如此，还是要避免频繁或反复地补充注射。

注射点、剂量和步骤

对称性对自然外观是非常重要的，应该在对称的位置注射同剂量的肉毒毒素，除非患者面部本来就不对称，则需要个体化调整注射剂量和注射点。在以下段落中，给出了肉毒毒素治疗的主要适应证，以及如何达到自然外观的建议。

上面部

肉毒毒素微剂量注射

完全瘫痪的额肌给人一种不自然的外观，称为表情僵硬，有时会导致眉毛下垂，这是需要避免的。为了防止僵硬表情及眉下垂，该区域注射治疗应使用低剂量。另外，为协调皱眉肌和降眉肌的强度，则通常需要足剂量给药。

除了对特定的面部肌肉进行注射治疗之外，另一种使用微剂量肉毒毒素注射的新技术也用以实现自然的外观。它与传统方法描述的关于肉毒毒素的稀释比例、给药剂量、注射的次数和深度等有所不同。Steinsapir 报道的新方法使用了更大量的生理盐水，即以 3 ml 稀释 100 U/ 瓶的保妥适。不同品牌药物使用的剂量是 0.33~0.66 U 保妥适 / 注射点和 2 U 吉适 / 注射点。在面部和（或）颈部注射了几个真皮内或真皮下位点。最近发表的报道支持这项技术对上面部美学改善的促进作用，且没有出现常规剂量引起的额部僵硬不自然的外观，因而患者满意度较高。保妥适最新共识表明微滴注射技术对某些适应证是有益的。

眉间皱纹

安全和有效地处理眉间皱纹　眉间皱纹使人看起来充满负面情绪，如悲伤、愤怒和沮丧。此外，眉间肌属于强大的降肌，也是造成上睑低垂的原因，使患者眼部看起来比实际年龄苍老。在眉间注射肉毒毒素使眉弓中央、内侧和外侧抬高。注射时用两指触压眉间可用于减少不良反应的发生，尤其是眼睑下垂（图 20.1）。眉间皱纹治疗常用推荐剂量是 20 U 保妥适 / 希尔敏，吉适注射该区域的共识推荐剂量为 50 U。保妥适的最新共识表明，治疗眉间皱纹的经典总剂量范围为 12~40 U。由于较强的肌肉需要较高的剂量才能达到类似的效果，因此通常会相应调整剂量。除了肌肉体积上的性别差异外，不同患者之间的肌肉体积和其他特征差异也很常见。

联合其他方法治疗深部眉间皱纹　深部眉间皱纹的改善可能需要联合手术，如皮下切除法和（或）填充物。注射眉间区域的填充物时应十分谨慎，因为存在血管损伤导致严重后果的风险。皮下切除法是一种有用且安全的技术，与眉间区域注射肉毒毒素有协同作用。

根据患者的需要选择合适的技术，避免不良反应，其中也包括美学不良反应　在眉间注射会改变眉形和位置，特别是对于男性应该避免形成眉毛呈弧形的女性化外观。de Maio 描述了男性和女性的特征差异，在追求自然的外

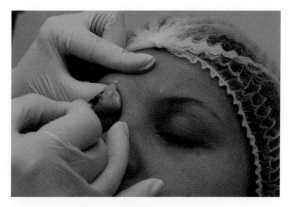

图 20.1　眉间皱纹区域的注射方法

观时具有很好的参考意义。对男性来说，直线形的眉毛看起来更好、更自然。眉尾的过度抬高是肉毒毒素眉间注射时另一种需要避免的美学不良反应。

眼睑下垂是眉间区域注射肉毒毒素相关的最严重的并发症。在这个区域，应当避免大剂量注射肉毒毒素，以及在上睑提肌直接注射，注射后也应避免过度按摩注射部位，以免产生不良反应。

如有需要需随访和修正 可在肉毒毒素注射后 15~30 天进行随访。当出现眉毛过度抬高、眉形不对称或不理想时，通过在正确的部位注射几个单位肉毒毒素很容易纠正以上问题，可以获得更自然和好看的外观。

眶周皱纹

告知患者预期结果 注射肉毒毒素能够有效减少动态性皱纹，但它不适合治疗由光老化、皮肤冗余或睡眠习惯引起的静态皱纹（图 20.2，图 20.3）。

使用正确的技术和剂量 在侧面浅层注射肉毒毒素。第一个标记点在最大收缩区的中心位置，通常位于外眦角，距离眶外侧缘至少 1 cm。可沿眼窝周边的弧线在最初标记点的上方或下方 1~1.5 cm 处选取 2 个或 3 个额外注射点（图 20.4）。不同品牌建议剂量范围为保妥适 / 希尔敏 4~15 U/ 侧或吉适 15~30 U / 侧，根据患者的需要，每侧分布 2~5 个注射点。

特别需注意处理外眦下方的鱼尾纹 在颧弓和颧突连线下方注射（图 20.5）可以影响颧肌而导致不自然的外观。重要的是，要避开颧大肌区域，因为其受累可能会引起口角的下垂。

下睑细纹同样适合肉毒毒素注射 眼轮匝肌肥大、希望增大睑裂宽度，以及出现下睑细

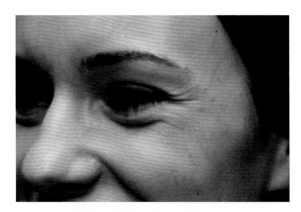

图 20.2 眼周区域注射肉毒毒素前

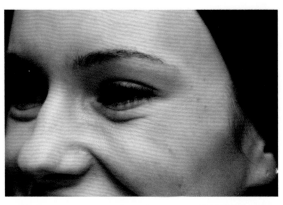

图 20.3 与图 20.2 为同一名患者，在注射肉毒毒素后，从照片上可见注射肉毒毒素对于下睑的松弛没有改善

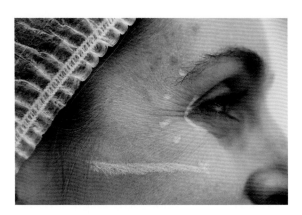

图 20.4 眼周皱纹的注射点

纹的患者都可以注射肉毒毒素。可以通过皮内注射 0.5~2 U 的保妥适 / 希尔敏，或 2~5 U 的吉适治疗，注射点位于下睑缘下约 2 mm 居瞳

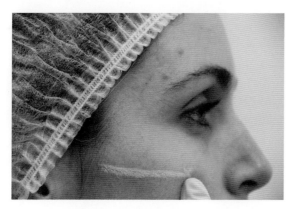

图 20.5　安全的注射位点应该在颧弓至颧突连线以上。这个非常重要，尤其是对于实施一种或联合治疗的方法进行面部提升术的患者

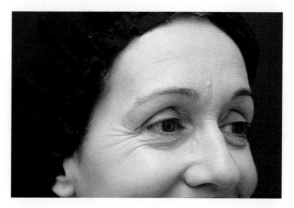

图 20.6　眼周区域肉毒毒素和填充物的联合治疗前

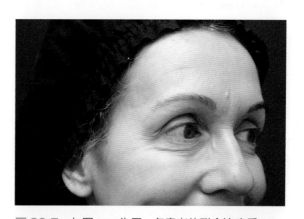

图 20.7　与图 20.6 为同一名患者的联合治疗后

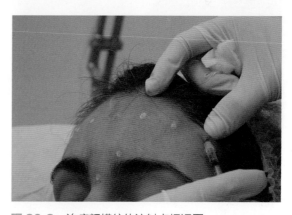

图 20.8　治疗额横纹的注射点标记图

孔中线处。理想的患者是那些下睑牵拉试验反应良好的患者。

不宜进行下睑肉毒毒素注射的患者　对合并皮肤冗余和松弛、突眼、静态皱纹或严重光损伤的患者，应当避免进行下睑肉毒毒素注射。

综合治疗措施也适用于眶周皱纹的治疗　由于肉毒毒素通过放松肌肉可以有效治疗动态皱纹，而其他因素引起的皱纹可以用特定的透明质酸填充物（图 20.6 和图 20.7）、激光、其他能量设备和化学剥脱术等辅助措施处理。

额横纹

额肌注射时建议保守治疗　因为额肌比较薄，小剂量肉毒毒素即可取得很好的效果。共识建议保妥适 / 希尔敏采用 10~30 U，吉适推荐 20~60 U，最新共识推荐保妥适治疗额纹的经典总剂量为 8~25 U。推荐低剂量注射以获得更自然的外观。治疗额横纹时，建议在发际线以下注射 4~8 个点（图 20.8）。

避免表情僵硬或呈面具样外观　低剂量及有限的注射点数量，以及额肌的部分注射可能是一些患者的最佳选择。额肌上部注射（图 20.8）可获得更自然的外观，并可保留患者的面部表情。

获得合适的眉形　标记注射点时，在女性患者中应呈略微弯曲的倒 "V" 形，而在男性中可以标记为 1 条直线。注射须在眼眶以上 1~2 cm 处进行浅注射，以防止眉下垂，造成疲劳样外观。即使患者有要求，也应该尽量避免眉毛过度抬高，以获得更自然的外观（图20.9，图20.10）。

面部不对称的处理 处理面部不对称时需要使用到一些技巧（详见第16章中矫正面部不对称的相关内容）。

中下面部

下面部应使用低剂量肉毒毒素 下面部使用较低剂量肉毒毒素注射以达到最佳的预期效果，并防止在下面部出现不良反应。必要的话，在1个月随访时再给予患者补充剂量进行修正。

多点注射应谨慎 避免在下面部进行多点注射非常重要，因为这样做的风险和不良反应

会叠加。

鼻背纹

鼻背纹（"兔纹"）一旦出现，往往需要治疗。在治疗鱼尾纹和眉间皱纹后，微笑会动员更多的鼻部肌肉，这就是为何在鱼尾纹和眉间皱纹注射肉毒毒素后鼻背纹会变严重的原因，也就是所谓的"兔纹"或"肉毒毒素征"。为了预防和治疗鼻背纹，鼻肌也需要注射肉毒毒素（图20.11）。

正确选择注射点 应该在内眦静脉下方、鼻侧壁较高位置注射低剂量的肉毒素，以避免肉毒毒素作用于提上唇肌。

使用推荐剂量 文献报道一致推荐每个注射点注射2~4 U保妥适/希尔敏和5~10 U的吉适用于治疗鼻背纹。这种剂量对一些鼻肌力量较强的患者来说是不够的。考虑到产生效果区域的大小（也称为"扩散"晕）是剂量依赖性的，最好避免大剂量注射，并在15~30天后联系患者随访追加剂量修正，这样可以尽可能地避免不良反应。

露龈笑（gingival smile）

确定露龈笑的类型 微笑受牙齿、牙龈和嘴唇三者之间的比例和排列的影响。微笑时牙龈暴露超过3 mm称为露龈笑。根据过度暴露

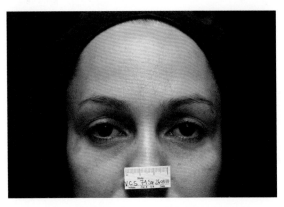

图20.9 肉毒毒素注射治疗额部的治疗前图片

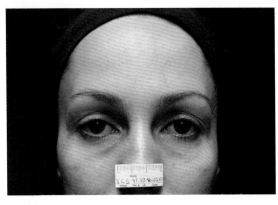

图20.10 与图20.9为同一名患者的应用肉毒毒素治疗额部眉提升的效果

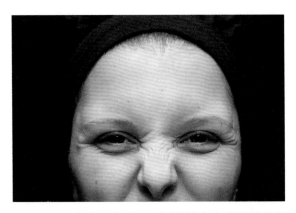

图20.11 在中面部上1/3处注射肉毒毒素前的鼻背纹

的牙龈面积和所涉及的肌肉，露龈笑（GS）可分为 4 种不同类型：前部型（最常见）、后部型、混合型和不对称型。

在正确的位点处理牙龈过度暴露，并维持口唇的运动功能　肉毒毒素注射是一种从美学上矫正露龈笑的简单、快速、有效的方法。A 型肉毒毒素注射点应选择在两侧鼻唇沟提上唇鼻翼肌处，以防止牙龈前部在微笑时过度暴露，同时保留口唇的运动功能。为了获得更自然的外观，后部型露龈笑也需要矫正。为了减少后牙龈暴露，肉毒毒素应注射到颧骨区的两个点。一个是在微笑时鼻唇沟最大的侧向收缩点，另一个点定位于距离第一个点外侧 2 cm 处，位于耳屏水平处。治疗露龈笑通常使用的肉毒毒素剂量是每个点 0.5~2 U 的保妥适 / 希尔敏和每侧 2.5~5 U 的吉适。不应该使用更高的剂量，以避免出现"小丑样微笑"的不良反应。为了获得更加自然的外观，先天性的不对称也应该予以治疗。

口周皱纹（perioral wrinkles）

低剂量可显著减少不良反应　口周区对面部美学外观及其功能有重要作用。应用适当的技巧和较低注射剂量对于治疗口周皱纹极其重要，能够避免出现不对称、肌肉功能障碍或暂时功能丧失等不良反应。应当在唇红边缘或距边缘 5 mm 以内真皮浅层注射肉毒毒素。在口唇区域选择 2~3 个注射点，并使用最低的有效剂量，以避免肌肉功能不全等并发症的出现。共识推荐的总剂量为保妥适 / 希尔敏 1~5 U，吉适 4~12 U，上唇注射 4 个点，下唇注射 2 个点。Cohen 等建议使用 7.5 U 的保妥适，可显著改善口周皱纹，效果持续至 16 周，并获得了较高的患者满意度。

联合治疗　肉毒毒素注射可作为治疗口周皱纹的辅助方法。为了取得更好和更自然的效果，治疗口周皱纹最好是结合诸如肉毒毒素、能量治疗和填充剂等治疗手段。

木偶纹（marionette lines）

为了安全和有效，应多手段联合治疗　"木偶纹"给人一种悲伤和沮丧的表情特征，它的治疗主要是使用填充剂。然而，肉毒毒素注射也对"木偶纹"的治疗有效。

于降口角肌使用安全剂量的肉毒毒素　可在双侧降口角肌注射 A 型肉毒毒素。建议每侧共注射 2~4 U 的保妥适 / 希尔敏或 5~10 U 的吉适。治疗中应该注射较低剂量的肉毒毒素，并且注射方向尽量朝向肌肉外侧，远离降下唇肌从而避免出现口角运动障碍。

首先治疗颏肌　颏肌是降口角肌的协同肌肉（图 20.12）。于颏肌注射肉毒毒素可减少降口角肌的运动。

颏部凹陷

使用肉毒毒素不仅能改善皱纹，而且还能获得更自然的效果　通过联合肉毒毒素注射和使用填充剂可以有效治疗颏部凹陷或称为"酒窝"，其出现原因是该区域的颏肌收缩及胶原蛋白和皮下脂肪的流失。皮下组织切除术可以与肉毒毒素注射相结合从而获得良好效果。不同品牌肉毒毒素注射的技巧和方法差别较大。共识建议保妥适注射 1~4 个点，但

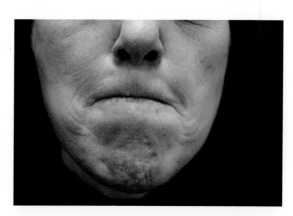

图 20.12　颏肌是支持和协同降口角肌收缩的肌肉

吉适建议注射 2 个点。建议经典的总注射剂量为 4~10 U 的保妥适或 10~20 U 的吉适，注射点应位于颏部突出的颏肌的最远端。总注射剂量也存在性别差异，一项研究建议男性剂量保妥适为 2~8 U，女性剂量保妥适为 2~6 U。如前所述，它可以改善皱纹和抑制降口角肌的运动。

面部提升

使用肉毒毒素还可以达到面部提升的效果，从而改善面部外观。值得注意的是，肉毒毒素不能代替手术提升以到达与手术治疗相似的美容效果。

正确把握使用肉毒毒素达到面部提升效果的适应证 颈阔肌肌纤维延伸到下颌缘，牵拉该区域收缩下降。为了评估患者是否对注射肉毒毒素治疗有良好效果，医生应该让患者下拉颈阔肌，下颌缘消失可能表明治疗会获得良好的效果。

获得提升效果 为了获得提升效果、改善下颌缘或下颌角，肉毒毒素应沿下颌外侧缘注射 2~4 个点。剂量为每点 1~2 U 的保妥适 / 希尔敏或 2~5 U 的吉适。

联合手段 联合其他手段以改善提升效果，如射频、红外线、微聚焦超声和填充剂。

颈部和胸部

治疗面部的同时，对颈部和胸部进行治疗可以获得更和谐、自然的年轻化效果 颈部通常比面部更易呈现衰老迹象。与颈阔肌束相比，颈纹与光老化及皮肤松弛相关性更强，而肉毒毒素更适用于有明显肌肉收缩的情况。

这个区域通常需要小的修正 残留颈阔肌束的患者需要额外追加剂量。

为改善该区域的外观，也可联合其他治疗方法 通常，前胸中部的皱纹（称为"睡眠皱纹"）与睡眠时的体位和光老化有关，但在一些患者中，它们是由于胸大肌的内侧纤维和颈阔肌尾部的相互作用造成的。肉毒毒素在这种情况下非常有效，并且通过激光、剥脱术的联合治疗手段，可以获得更好的效果。

为了有效治疗胸部皱纹，必须对胸大肌做治疗 可以要求患者交叉手臂，通过触诊了解胸大肌参与的情况。如果肌肉参与了皱纹形成，可考虑肉毒毒素单独或联合其他方式一起进行治疗。

使用适当、有效的剂量 颈部推荐剂量范围为每条束带 6~12 U 的保妥适 / 希尔敏，最大总剂量为 60 U，或总剂量 50~100 U 的吉适。注射点的总数取决于颈阔肌带的数量和长度。注射应从下颌缘的第一个点开始，向下每 2 cm 一个点，至少到颈阔肌束的中点。不应超过最大剂量，因为可能会出现吞咽困难、发音困难和颈部无力，这些症状均与极高剂量注射肉毒毒素有关。

胸部推荐总剂量为 30~100 U 的保妥适 / 希尔敏和 75~120 U 的吉适，在皱纹上方以"V"形注射，每侧分为 3~6 个点。

总结

所有美容手段的现有目标都是实现自然的外观和提升美感，保留面部表情并避免扭曲。为了实现这些目标，满足医生和患者的期望，获得和谐、平衡和自然的表情，每位患者均应使用安全和有效的剂量，并接受个体化治疗。

根据临床指征、所治疗的肌肉量、解剖位置及患者的意愿来调整肉毒毒素的剂量。强烈建议在某些区域使用最低有效剂量和容量，以避免引起不良反应，因为较大的治疗区域或过强的治疗效果会导致患者出现僵硬、不自然的外观。考虑每位患者的特征、需求和期望不同，掌握正确的技术，对于获得最佳、更安全、更自然的效果至关重要。

（周 波 曹玉娇 唐 蓉 译）

参考文献

[1] Dayan SH, Ashourian N. Considerations for achieving a natural face in cosmetic procedures. JAMA Facial Plast Surg 2015;17(6):395.

[2] Hexsel D, Brum C, do Prado DZ, et al. Field effect of two commercial preparations of botulinum toxin type A: a prospective, double-blind, randomized clinical trial. J Am Acad Dermatol 2012;67(2): 226–232.

[3] Hexsel D, Soirefmann M, Porto MD, et al. Fields of muscular and anhidrotic effects of 2 botulinum toxin-A commercial preparations: a prospective, double-blind, randomized, multicenter study. Dermatol Surg. 2015;41(Suppl 1):S110–S118.

[4] Carruthers J, Fournier N, Kerscher M, et al. The convergence of medicine and neurotoxins: a focus on botulinum toxin type A and its application in aesthetic medicine – a global, evidence-based botulinum toxin consensus education initiative: part II: incorporating botulinum toxin into aesthetic clinical practice. Dermatol Surg. 2013;39(3 Pt 2):510–525.

[5] Alam M, Bolotin D, Carruthers J, et al. Consensus statement regarding storage and reuse of previously reconstituted neuromodulators. Dermatol Surg. 2015;41(3):321–326.

[6] Malick F, Howard J, Koo J. Understanding the psychology of the cosmetic patients. Dermatol Ther 2008;21:47–53.

[7] Wilson JB, Arpey CJ. Body dysmorphic disorder: suggestions for detection and treatment in a surgical dermatology practice. Dermatol Surg 2004;30:1391–1399.

[8] Salti G, Ghersetich I. Advanced botulinum toxin techniques against wrinkles in the upper face. Clin Dermatol 2008;26: 182–191.

[9] Hexsel D, Hexsel CL. Botulinum toxins. In: Robinson JK, Hanke CW, Siegel DM, Fratila A, eds. Surgery of the Skin Procedural Dermatology, 3rd edn. Edinburgh: Elsevier 2015; 427–440.

[10] Wollina U, Konrad H. Managing adverse events associated with botulinum toxin type-A: a focus on cosmetic procedures. Am J Clin Dermatol 2005;6(3):141–150.

[11] Steinsapir KD, Rootman D, Wulc A, Hwang C. Cosmetic microdroplet botulinum toxin A forehead lift: A new treatment paradigm. Ophthal Plast Reconstr Surg 2015;31(4): 263–268.

[12] Iozzo I, Tengattini V, Antonucci VA. Multipoint and multilevel injection technique of botulinum toxin A in facial aesthetics. J Cosmet Dermatol 2014;13(2): 135–142.

[13] Wu WT. Microbotox of the lower face and neck: Evolution of a personal technique and its clinical effects. Plast Reconstr Surg. 2015;136(5 Suppl):92S–100S.

[14] Sundaram H, Signorini M, Liew S, et al. Global aesthetics consensus: botulinum toxin type a-evidence-based review, emerging concepts, and consensus recommendations for aesthetic use, including updates on complications. Plast Reconstr Surg. 2016;137(3):518e–529e.

[15] Carruthers JA, Lowe NJ, Menter MA, Gibson J, et al. A multicenter, doubleblind, randomized, placebo-controlled study of the efficacy and safety of botulinum toxin type A in the treatment of glabellar lines. J Am Acad Dermatol 2002;46(6):840–849.

[16] Carruthers J, Carruthers A. Botulinum toxin in facial rejuvenation: an update. Dermatol Clin 2009:27(4):417–425; v. Review.

[17] Carruthers JD, Glogau RG, Blitzer A. Advances in Facial Rejuvenation: Botulinum Toxin Type A, Hyaluronic Acid Dermal Fillers, and Combination Therapies-Consensus Recommendations. Plast Reconstr Surg 2008;121(5 Suppl): 5S–30S.

[18] Ascher B, Talarico S, Cassuto D, et al. International consensus recommendation on the aesthetic usage of botulinum toxin type A (Speywood unit)-part one: upper facial wrinkles. J Eur Acad Dermatol Venereol 2010:24(11):1278–1284.

[19] Monheit G, Lin X, Nelson D, Kane M. Consideration of muscle mass in glabellar line treatment with botulinum toxin type A. J Drugs Dermatol 2012;11(9): 1041–1045.

[20] Hexsel D. Combining procedures with botulinum toxin in dermatology and dermatological surgery. In: Hexsel D, Almeida AT, eds. Cosmetic Use of Botulinum Toxin. S~ao Paulo: AGE 2002; 211–215.

[21] de Maio M. Ethnic and gender considerations in the use of facial injectables: male patients. Plast Reconstr Surg 2015;136(5 Suppl):40S–43S.

[22] Hexsel C, Hexsel D, Porto MD, Schilling J, Siega C. Botulinumtoxin type A for aging face and aesthetic uses. Dermatol Ther 2011;24(1):54–61.

[23] Ascher B, Talarico S, Cassuto D, et al. International consensus recommendations on the aesthetic usage of botulinumtoxin type A (Speywood Unit)—Part II: Wrinkles on the middle and lower face, neck and chest. J Eur Acad Dermatol Venereol 2010;24(11):1285–1295.

[24] Coleman KR, Carruthers J. Combination therapy with BOTOX and fillers: the new rejuvenation paradigm. Dermatol Ther 2006;19(3):177–188.

[25] Semchyshyn NL, Kilmer SL. Does laser inactivate botulinum toxin? Dermatol Surg 2005;31(4):399–404.

[26] Khoury JG, Saluja R, Goldman MP. The effect of botulinum toxin type A on full-face intense pulsed light treatment: a randomized, double-blind, split-face study. Dermatol Surg 2008;34(8):1062–1069.

[27] Carruthers J, Carruthers A. The effect of full-face broadband light treatments alone and in combination with bilateral crow's feet Botulinum toxin type A chemodenervation. Dermatol Surg 2004;30(3):355–366.

[28] Landau M. Combination of chemical peelings with botulinum toxin injections and dermal fillers. J Cosmet Dermatol 2006;5(2):121–126.

[29] Flynn TC, Carruthers J, Carruthers A. Botulinum-A toxin treatment of the lower eyelid improves infraorbital rhytides and widens the eye. Dermatol Surg 2001; 27(8):703–708.

[30] Carruthers J, Carruthers A. Aesthetic botulinum A toxin in themid and lower face and neck. Dermatol Surg 2003;29(5):468–476.

[31] Mazzuco R, Hexsel D. Gummy smile and botulinum toxin:

a new approach based on the gingival exposure area. J Am Acad Dermatol 2010;63(6):1042–1051.

[32] Polo M. Botulinum toxin type A in the treatment of excessive gingival display. Am J Orthod Dentofacial Orthop 2005;127:214–218.

[33] Cohen JL, Dayan SH, Cox SE, *et al.* OnabotulinumtoxinA dose-ranging study for hyperdynamic perioral lines.

Dermatol Surg 2012;38(9):1497–1505.

[34] Carruthers J, Burgess C, Day D, *et al.* Consensus Recommendations for Combined Aesthetic Interventions in the Face Using Botulinum Toxin, Fillers, and Energy-Based Devices. Dermatol Surg 2016;42(5):586–597.

[35] Levy PM. The "Nefertiti lift." J Cosmet Lasers Ther 2007;9:249–252.

第 21 章

深肤色人种的治疗要点

Cheré Lucas Anthony, MD, Marta I. Rendon,MD (FAAD, FACP)

概述

随着民族的多元化发展和融合，人们对于理想的美的认识也在变化。这种变化影响了医疗美容的发展。只有认识到不同种族人群的皮肤性质差异、理解不同种族的面型区别，才能制订合适的手术方案，并获得令人满意的效果。

2015 年，25% 的美容手术操作是针对少数族裔（*译者注：这里应指相对于高加索人种而言，包括但不限于非洲人、亚洲人、拉丁美洲人、美洲土著及中东地区后裔等有色人种）。少数族裔人口的快速增长迫使医疗美容的从业人员要进一步了解不同种族皮肤的质地及审美的差异。动态皱纹贯穿人老化的过程，这使得肉毒毒素注射成为这些迅速增长的少数族裔接受的主要的医疗美容操作之一。笔者倡导对于深肤色类型的求美者更积极地使用肉毒毒素，因为对于拥有这类皮肤的人种来说，抗衰老的医美手段相对更少。在本章中，笔者将讨论较深肤色的皮肤类型特点，以及对拥有这类皮肤的求美者进行肉毒毒素注射的特殊注意事项。

少数族裔皮肤及面型特点

虽然在不同种族之间，皮肤质地和面型有很大的相似性，但他们也存在一定的差异。深肤色人种包含了很多不同的种族人群。即使同为少数族裔，不同种族之间也存在差异。拉丁美洲人、加勒比黑种人和非裔美国人通常具有不同的基因背景。单是拉丁美洲人就能囊括所有的皮肤类型，因此归纳起来非常困难。

理解这个问题的复杂性对评估和治疗尤其重要。在本章中，定义深肤色皮肤类型按人种分为 Fitzpatrick Ⅲ ～ Ⅵ型的非裔美国人、拉美裔、西班牙裔、亚裔、太平洋岛民、印第安人、巴基斯坦人及中东地区后裔等。

肤色的差异与术者对求美者的评估和治疗相关。现有文献支持不同肤色人种的皮肤存在包括黑色素含量、紫外线穿透性、真皮厚度、弹性恢复及其他方面的差异。

黑素小体的大小和分布在不同种族间变化很大。众所周知，在深肤色类型的皮肤中黑素小体分布更多、更均匀。Szabo 的研究小组最先发现了黑素小体在黑皮肤中分布更分散和均匀，而在浅色皮肤中更倾向于聚集。随着皮肤类型的变化，对于亚洲人或混血人种皮肤而言，黑素小体的分布则更加复杂。同时暴晒后的皮肤也会出现黑素小体的分布变化。

黑色素的含量也因人而异，这与衰老以及需要美容手术的患者评估有关。黑色素通过吸收和偏转紫外线 A 和紫外线 B（UVA 和 UVB）来为皮肤提供光保护。到达白种人浅层真皮的紫外线（UVA 和 UVB）是到达黑种人浅层真皮的 5 倍。事实上，所有波长的光都被黑色素同等过滤。因此，深色皮肤更不易受到急性和慢性的光损伤。

组织学上，白种人被晒伤后真皮呈现淡紫色和蓝染的弹性纤维，说明有明显的弹性组织变性，而黑种人皮肤弹性变性极小，没有淡紫色染色的弹性纤维。这种与生俱来的黑色素增加使黑种人光保护能力增强，皮肤老化可推迟至五六十岁才出现。

亚洲人皮肤出现皱纹的时间也比较晚。针对不同亚洲种族群体的研究表明，与皮肤白皙的年龄相仿的非亚洲人比，亚洲人皮肤老化的速度更慢。虽然光老化造成的皮肤皱纹不明显，但仍能观察到色素沉着和光损伤造成的弹性组织变性。亚洲人的皮肤产生这些损伤的频率和程度取决于日晒时间和靠近赤道的程度。

深色皮肤除了与生俱来的光保护能力和较少的弹性变性，真皮的特性也有所不同。黑种人和亚洲人的皮肤有更厚的真皮层，含有更多的胶原蛋白。另外，研究人员发现黑种人皮肤的回弹时间略高于白种人和西班牙裔人种。这些明显的特征揭示了面容的衰老变化，并巩固了我们的既有认知，即深色皮肤更少受到光损伤且衰老的迹象被延迟。

差异同时存在于面型当中，保持这些独特的面型特征对于保持种族的外貌特征极为重要。面部的轮廓，尤其是眼睛的角度和形状都有其独特之处。

在一篇研究不同种族面部结构的文章中也揭示了许多差异之处，尤其是在种族融合比较多的拉丁美洲人和非裔美国人之间。当然，也有一些类似之处，如亚洲人、拉美人和非裔美国人的面型往往比白种人更圆。此外，咬肌肥大，尤其是在亚洲人中，使得下颌更宽大明显。

一些墨西哥后裔人种的鼻小柱更短，而更丰满、更突出的嘴唇不仅见于非裔美国人，也见于亚洲人。

不同种族的眼睛和眉毛也有很大差异。明显的特征如亚洲人的单睑相对于其他种族的重睑。当然，还有一些其他细微的差别。

白种人、印度人和亚洲人眉毛的位置和形状相似，眉峰（眉的最高点）的位置通常在角膜外缘和外眦角之间。亚洲人从眉到上睑缘的距离较大。而印度人眉毛末端和外眦间距离更短，可能是由于他们的眼睛更斜向外上倾斜（即睑裂倾斜度更大），这是印度人和中国人的特征区别。

睑裂倾斜度有时又被称为外眦角度。最近有学者提出非裔美国人的外眦角比内眦角高得多。并且非洲人和非裔美国人比白种人眼眶更突出。亚洲人、印度人和非裔美国人及很多拉丁美洲人的独特的眼睛形状应在美容治疗之前予以重点考虑，以保持这种种族特征。

治疗中的具体应用

应用肉毒毒素治疗的注意事项

不同的皮肤类型和面型使得有色人种衰老的进程不同，这些变化会影响美容治疗效果（表 21.1）。下面笔者将重点讨论对于有色人种来说，使用 A 型肉毒毒素在保持、重塑和改善面部容貌方面的注意事项。

上面部

黑色素的增加为皮肤提供了更多的光保护，因此这部分人群的动力性皱纹要远多于由光损伤而造成的浅表细纹。而笔者在深肤色的人群中观察到上面部的老化主要见于眉间区，也就不足为奇了。多项研究对肉毒毒素治疗深肤色人群的眉间皱纹效果进行了评价，结果一致表明肉毒毒素在不同种族人群中有相似的安全性和有效性。平均而言，眉间区域分为 5 个点注射，应用总剂量为 20 U 的保妥适或希尔敏（或总剂量为 40~50 U 的吉适）。男性比女性应用肉毒毒素的总量稍高。

有趣的是，一项对吉适的研究还发现，与其他人种相比，非裔美国人的疗效更高，持续时间更长。同一项研究还发现，非裔美国人的眼部不良事件发生率略高于其他族裔（6% vs 4%），但注射部位不良反应发生率较低。在对汇总的临床数据进行分析时，也发现了类似的药效保持时间延长的表现。在白种人和有色人种中，起效时间和安全性无显著差异，但有色人种 1 个月后对药物的有效率更高。

A 型肉毒毒素分别在降眉间肌中线位点，双侧内眦正上方、眉毛上缘的皱眉肌内侧位点，以及双侧皱眉肌近外侧缘点进行注射。注射时深达骨面可以最大限度地减少额肌受累，从而在下降眉部的相关肌肉松弛时对其有向上提拉作用，进而减轻眉下垂。

上述的中间 3 个点常注射 4~5 U 的保妥适（亦或约 10 U 的吉适），而外侧的 2 个点注射剂量稍小，常注射 2~3 U 保妥适或希尔敏（或是 5 U 吉适），由于通常一侧面部的肌肉会比另一侧更发达，笔者经常让患者在注射 2 周后复诊评估效果。

肉毒毒素注射也有助于额纹的改善。笔者提倡在深肤色人种中较早使用肉毒毒素，以延缓额部静态皱纹的产生。前面的章节中已经描述了不同的额纹注射技巧。根据患者期望的额部活动度、患者的眉眼间距及额头的面积，笔者通常使用 8~12 U 的保妥适或希尔敏（或 20~30 U 的吉适）。对于额头较窄的患者，注射点可以水平排列。对于额头较宽广的患者，可以进行"V"形注射，或者通过一个中心点注射结合两侧竖直排布注射点，并在外侧较高位置以小剂量的注射进行调整。笔者重点强调，在注射前应该进行动态评估及肌肉完全放松后的评估，以考虑种族特点及肌肉力量差异。

虽然肉毒毒素注射是个相对快速的过程，但是个体化设计注射位点和注射量是一门艺

表 21.1　有色人种种族特点及其衰老的表现

部位	深肤色类型人群的特点	衰老表现
面部轮廓	亚裔、非裔美国人和拉美人面部更圆 亚洲人咬肌肥大	容量减少 腮部下垂 颏沟形成
眉	眉峰靠外 眉尾和外眦距离更近（印度人和中国人）	眉峰内移 眉下垂
眼	无重睑线，眉眼间距更宽，睑裂倾斜度更大（亚洲人）	外眼角下垂
鼻小柱	鼻小柱更短（部分墨西哥人）	鼻小柱随着年龄增长而延长
唇	嘴唇更丰满（非裔美国人、亚洲人）	容量减少

术。女性的眉形态更鲜明，眉峰更明显。一些有色人种的女性，尤其是亚洲女性中，眉眼间距更宽。注射时一定注意要高于眉毛约 2 cm 以上，以避免眉下垂的情况。注射时，笔者倾向于注射的更高、更靠中间，使得眉尾可以微微挑起，并保持眉毛的高度。

除了减少额纹，肉毒毒素还能调整眉形。年轻人的眉峰更靠外侧，而随着年龄增长，眉峰出现内移。评估有色人种的眉形和位置至关重要。笔者通常会嘱患者抬眉，突显眉峰的位置，然后沿眉峰至颞部发际线画一斜线，标记出额肌外侧向外上方牵拉眉部的位置。额部注射肉毒毒素的注射位点要保持在这条线的内侧。放松内侧的提眉力量会使外侧眉代偿性抬高，眉峰外移，更显年轻（图 21.1）。

由于亚洲人和非裔美国人的眉眼间距更宽，所以上提眉部对恢复自然外观十分重要。由于皱眉肌和降眉间肌属于降眉肌群，因此在应用肉毒毒素治疗眉间皱纹的过程中会自然地使眉上提。眼轮匝肌外侧和眶骨外上缘转角处靠外侧部位的化学神经溶解术可使眉尾轻度上扬。笔者一般在此位置注射 2 U 的保妥适或希尔敏，注射时特别注意避免突破眶缘。

眶周区域

如前所述，相较于白种人，非裔美国人的外眼角向上倾斜的角度更大。虽然非裔美国人眉下垂发生的更晚，但推测他们外眼角下垂出现的会更早。也就是说，衰老更早的表现在眶周区域。在非裔美国人睑裂倾斜度测量中，年轻人均值为 2.39°，45 岁以上则为 1.05°。这个角度很小，但是即使是很微小的改变也会对面部年轻化有很大改善。肉毒毒素可以用来巧妙地恢复这个角度，使其位置更接近于年轻的面容（图 21.2）。

实际操作中，笔者倾向于将 2 U 的保妥适或希尔敏（或 5 U 的吉适）注射到外上缘和外下缘的浅表眼轮匝肌，以松弛该肌肉，并减轻其对外眦复合体向下牵拉的力量。尽量用较少的药量以防止弥散。结合之前对眉外侧注射的技巧，并综合调整，使眼部恢复年轻态的睑裂倾斜度。

鱼尾纹

在深肤色人群中鱼尾纹出现的较晚，甚至在部分人群中非常不明显。这是因为黑色素和较厚的真皮产生的光保护作用。但是在Ⅲ型和Ⅳ型皮肤中，尤其是阳光暴晒下，仍是会产生鱼尾纹。通常笔者每侧注射 8~10 U 的保妥适或希尔敏（或 15~30 U 的吉适）。小剂量多点注射对平复眼角的细纹有较好的作用。比较特别的是，吉适可能并不像保妥适或希尔敏一样需要多点注射，但这可能更多地取决于溶解产品的容量，即容量越大，弥散范围也越大。

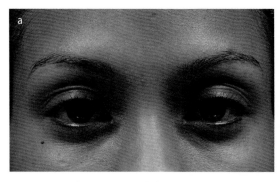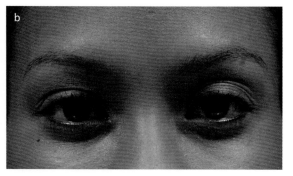

图 21.1 a. 治疗前；b. 肉毒毒素治疗后眉毛轻微抬高，以保持外侧眉峰形态

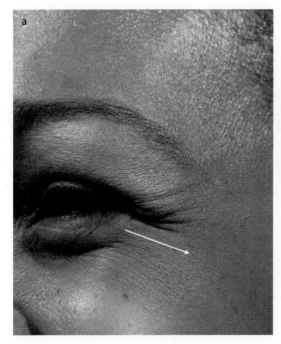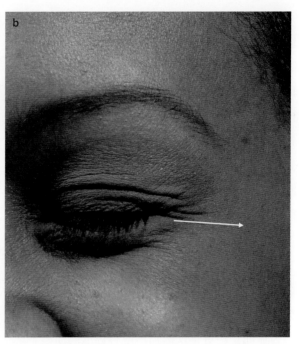

图 21.2　a. 术前：向外下方倾斜的睑裂，且倾斜程度随着动态表情而加重，并伴有眶周皱纹；b. 术后：纠正了睑裂向外下方的倾斜，淡化了皱纹，且调整了眉峰的位置

注射时沿着眶外侧缘外侧真皮内注射 2~4 个位点。

虽然鱼尾纹在深肤色人群中不甚明显，但是随着年龄增长，会显得眼睛变小、睁不开。对于浅表眼轮匝肌的注射不但可以减少鱼尾纹，同时还可以增大睑裂。尤其是对于亚洲人的眼部效果明显。但是，笔者建议在注射前应与患者解释清楚效果，因为并不是所有人都希望睑裂变得更大。在征得求美者同意的情况下，笔者在下睑的眼轮匝肌睑板前部注射约 2 U 的保妥适（或 5 U 的吉适）可以使睑裂变大。如果希望适度地抚平鱼尾纹，同时又保持眼睛的形态不变，应避免在眶下注射。

下面部

深肤色人种下面部的老化主要表现为明显的松弛。木偶纹和口角下垂是明显的老化的表现，而浅表的细纹则不明显。口周的放射状皱纹出现的较晚且少见。

口角下垂可以应用 2~3 U 的保妥适或希尔敏（或 4~6 U 的吉适）注射至降口角肌（DAO）。同时注射颏肌可以增强疗效。将小剂量的 A 型肉毒毒素注射至双侧的颏肌外侧肌束可减小其弱化口轮匝肌功能的可能性。同时，木偶纹的改善可以通过对口角外侧 1 cm 处下颌角水平的 DAO 进行小剂量注射。如果注射点的位置过高，可能会造成下唇轮廓消失。要找到合适的注射位点，可以嘱患者用力抿嘴，观察木偶纹至下颌缘的交点，笔者一般在此点的外侧和深面注射，并紧贴骨面。

饱满的嘴唇是深肤色人种的特点，并且有很多人追求嘴唇的丰满外观。虽然唇纹增加并不明显，但是嘴唇的确会随着年龄的增长而不那么饱满，采取口周的肉毒毒素注射，可以起到丰唇的作用。

如果垂直唇纹较短，可以在 4 个区域沿唇红边缘注射少量的 A 型肉毒毒素（如 1~2 U 的保妥适或希尔敏）。将唇分成 4 个象限，分别在每个象限的中外 1/4 和 3/4 处进行注射，并于对侧重复此操作。注意避免累及到口角区域，因在此处进行化学神经溶解术会引起口角下垂和流涎。如果垂直的唇纹较长，每侧唇可以应用 1~2 U 最多达 4 U 的保妥适或希尔敏（吉适用量则稍大些）。将 1~2 U 的保妥适或希尔敏稀释到 0.1 ml，于双侧分别由唇峰外侧开始沿唇红边缘进行注射。注射位点应在口轮匝肌浅层，防止深层受累，影响闭口功能。按需同法注射下唇。

面部轮廓调整

咬肌肥大通常在 20~40 岁出现，并使下颌角更突出，脸显得更宽大。在亚洲人中尤其突出，被称为方颌。咬肌肥大通常不受欢迎，因为亚洲女性更喜欢椭圆形或杏仁形的面型。注射 A 型肉毒毒素治疗咬肌肥大最早报道于 1994 年，可以有效地缩窄面型。咬肌肥大的治疗效果相对明显而持久。

Park 等的早期研究发现，25~30 U 的保妥适可保持效果至 10 个月，采用超声和 CT 评估发现咬肌平均容量减少 18%~20%。另一项有 383 名患者参与的研究发现，注射 100~140 U 吉适后，咬肌平均减少了 31%。效果持续时间和咬肌萎缩量似乎与注射剂量相关。应用超声测量咬肌体积来评估有效治疗剂量时，发现 20~30 U 的保妥适效果明显优于 10 U。总体而言，推荐剂量是每侧 25~30 U 的保妥适或 50~70 U 的吉适。经验表明咬肌肥大的肉毒毒素治疗效果与剂量相关，效果常持续 6~9 个月。不良反应包括早期笑容怪异、咀嚼无力感、语言受影响、局部注射部位疼痛等。这些都是暂时性的，在注射后 1~4 周可消失。

肉毒毒素常分 5~6 个点均匀地注射至下颌角区。多点注射有利于产生均匀的咬肌萎缩效果，防止下颌缘其他区域代偿性的肌肉增厚导致局部膨隆。注射位点从耳垂水平直至下颌角区的咬肌后下部分，注射位点尽量靠近下颌缘以避免累及笑肌、颧大肌和颧小肌。本书中有独立的章节详细介绍如何通过肉毒毒素注射来调整下颌轮廓。

其他应用

近年来出现了通过 A 型肉毒毒素注射腓肠肌瘦小腿的方法。这种方法主要在亚洲，尤其是中国和韩国流行，因为这些地区的人们比较欣赏纤细的双腿。

肉毒毒素注射可以同时改善局部的肌肉膨隆及缩小整体腿围。现有的最佳剂量的研究还较少。但单侧剂量低至 30 U、高达 70 U 的保妥适（或 150~180 U 的吉适）的应用是安全的，且效果可持续 8 个月。肉毒毒素一般被注射到腓肠肌的内侧头，因为此处一般比较膨隆，且其功能可被其他肌肉代偿。目前没有报道类似剂量会影响小腿功能。本书也有独立的章节讨论肉毒毒素注射在瘦腿方面的应用。

总结

有色人种皮肤和面型的差异会影响其衰老的进程。尽管抗衰老的手段很多，对有色人种来说还要具体问题具体分析。有色人种因光老化导致的皮肤浅表细纹更少，而动态皱纹占主导。由于眉和眼周的老化，以及面部松弛下垂导致的颏部横纹和唇纹较常见。这些衰老的表现都可以应用 A 型肉毒毒素注射进行改善。同时笔者提倡早期应用肉毒毒素，因为对深肤色人种来说，剥脱术等治疗手段的并发症较多。笔者提倡在形成真性皱纹之前进行预防和及早治疗。A 型肉毒毒素注射在有色人种的美容抗衰治疗中起着不可或缺的重要作用。获得良好美容效果的关键在于，不但要对有色人种的面部结构、组织病理学特征、皮肤特性等有

清晰的认识，还应考虑到求美者的种族背景，
在治疗中注意保留其面部的种族特征。

（都 乐 吴 茜 译）

参考文献

[1] American Society of Aesthetic Plastic Surgery. 2015 Statistics. Available at http://http://www.surgery.org/media/statistics. Accessed February 8, 2017.

[2] Szabo G. Pigment cell biology. In: Gordon M, ed. *Mitochondria and Other Cytoplasmic Inclusions*. NewYork, NY: Academic Press; 1959.

[3] Szabo G, Gerald AB, Patnak MA, Fitzpatrick TB. Racial differences in the fate of melanosomes in human epidermis. Nature 1969;222:1081–1082.

[4] Toda K, Pathak MA, Parrish JA, et al. Alteration of racial differences in melanosome distribution in human epidermis after exposure to ultraviolet light. Nat New Biol 1972;236(66):143–145.

[5] Olson RL, Gaylor J, Everett MA. Skin color, melanin, and erythema. Arch Dermatol 1973;108:541–544.

[6] Kaidbey KH, Agin PP, Sayre RM, Kligman AM. Photoprotection by melanin – a comparison of black and Caucasian skin. J Am Acad Dermatol 1979;1(3):249–260.

[7] Montagna W, Kirchner S, Carlisle K. Histology of sun-damaged skin. J Am Acad Dermatol 1989;21(5):907–918.

[8] Morizot F, Guehenneux S, Dheurle S, et al. Do features of aging differ between Asian and Caucasian women? J Invest Dermatol 2004;123:A67.

[9] Nouveau-Richard S, Yang Z, Mac-Mary S, et al. Skin again: A comparison between Chinese and European populations: A pilot study. J Dermatol Sci 2005;40(3):187–193.

[10] Griffiths CE, Goldfarb MT, Finkel LJ, et al. Topical tretinoin treatment of hyperpigmented lesions associated with photoaging in Chinese and Japanese patients: a vehicle-controlled trial. J Am Acad Dermatol 1994;30:76–84.

[11] Goh SH. The treatment of visible signs of senescence: the Asian experience. Br J Dermatol 1990;122(Suppl 35):105–109.

[12] Grimes PE. Beauty: A historical and societal perspective. In: Grimes PE, Kim J, Hexsel D, et al., eds. *Aesthetic and Cosmetic Surgery for Darker Skin Types*. Philadelphia, PA: Lippincott Williams & Wilkins; 2007:10.

[13] Montagna W, Prota G, Kenney JA, eds. The structure of black skin. In: *Black Skin Structure and Function*. San Diego, CA: Academic Press; 1993:37–49.

[14] Anh KY, ParkMY, Park DH,Han DG. Botulinum toxin A for the treatment of facial hyperkinetic wrinkle lines in Koreans. Plast Reconstr Surg 2000;105(2):778–784.

[15] Berardesca E, de Rigal J, Leveque JL, Maibach HI. In vivo biophysical differences in races. Dermatologica 1991;182:89–93.

[16] Richards G, Oresajo C, Halder R. Structure and function of ethnic skin and hair. Dermatol Clin 2003;21:595–600.

[17] Talakoub L,Wesley N. Differences in perceptions of beauty and cosmetic procedures performed in ethnic patients. Semin Cutan Med Surg 2009;28:115–129.

[18] Shirakabe Y. A new paradigm for the aging Asian face. Aesthetic Plastic Surg 2003;27: 397–402.

[19] To EW, AhujaAT, HoWS, et al. A prospective study of the effect of botulinum toxin A on masseteric muscle hypertrophy with ultrasonographic and electromyographic measurement. Br J Plast Surg 2001;54(3):197–200.

[20] Ortiz-Monasterio F, Olmedo A. Rhinoplasty on the mestizo nose. Clin Plast Surg 1977;4:89–102.

[21] Sanchez AE. Rhinoplasty in the "Chata" nose of the Caribbean. Aesth Plast Surg 1980;4:169–177.

[22] McCurdy JA. *Cosmetic Surgery of the Asian Face*. New York, NY: Thieme Medical Publishers; 1990.

[23] Grimes PE. Beauty: A historical and societal perspective. In: Grimes PE, Kim J, Hexsel D, et al., eds. *Aesthetic and Cosmetic Surgery for Darker Skin Types*. Philadelphia, Pa: Lippincott Williams &Wilkins; 2007:9.

[24] Kunjur J, Sabesan T, Ilankovan V. Anthropometric analysis of eyebows and eyelids: an inter-racial study. Br J Oral Maxillofac Surg 2006;44(2):89–93.

[25] Lam SM, Kim YK. The partial-incision technique for the creation of the double eyelid. Aesthetic Surg 2003;23:170–176.

[26] Odunze M, Rosenberg D, Few J. Periorbital aging and ethnic considerations: a focus on the lateral canthal complex. Plast Reconstr Surg 2008;121:1002–1008.

[27] Hexsel D, Hexsel C, Brunetto L. Botulinum Toxin. In: Grimes PE, Kim J, Hexsel D, et al., eds. *Aesthetic and Cosmetic Surgery for Darker Skin Types*. Philadelphia, Pa: LippincottWilliams &Wilkins; 2007: 214.

[28] Lew H, Yun SY, Lee SY, Kim SJ. Effect of botulinum toxin A on facial wrinkle lines in Koreans. Ophthalmologica 2002;216: 50–54.

[29] Grimes PE, Shabazz D. A four-month randomized, double-blind evaluation of the efficacy of botulinum toxin type A for the treatment of glabellar lines in women with skin types V and VI. Dermatol Surg 2009; 35(3):429–435.

[30] Wu Y, Zhao G, Li H, et al. Botulinum toxin type A for the treatment of glabellar lines in Chinese: a double blind, randomized, placebo-controlled study. Dermatol Surg 2010;36:102–108.

[31] Kane M, Brandt F, Rohrich R, Narins R, et al., Reloxin Investigational Group. Evaluation of variable-dose treatment with a new US botulinum toxin type A (Dysport) for correction of moderate to severe glabellar lines: results from a phase II, randomized, double-blind, placebo-controlled study. Plas Reconstr Surg 2009;124(5):1619–1629.

[32] Taylor SC, Callender VD, Albright CD, et al. Abobotulinumtoxin A for reduction of glabellar lines in patients with skin of color: post hoc analysis of pooled clinical trial data. Dermatol Surg 2012;38(11): 1804–1811.

[33] Biller J, Kim D. A contemporary assessment of facial aesthetic preferences. Arch Facial Plast Surg 2009;11(2):91–97.

[34] Huilgol SC, Carruthers A, Carruthers JDA. Raising eyebrows with botulinum toxin. Dermatol Surg 1999;25(5):373–376.

[35] Flynn TC, Carruthers A, Carruthers JDA. Botulinum-A toxin treatment of the lower eyelid improves infraorbital rhytids and widens the eye. Dermatol Surg 2001;27(8): 703–708.

[36] Von Lidern JJ, Niederhagen B, Appel T, et al. Type A botulinum toxin for the treatment of hypertophy of the masseter and temporal muscles; an alternative treatment. Plast Reconstr Surg 2001;107: 327–332.

[37] ParkMY, Ahn KY, Jung DS. Botulinum toxin type A treatment for contouring of the lower face. Dermatol Surg

2003;29(5): 477–483.

[38] Moore AP, Wood GD. The medical management of masseteric hypertrophy with botulinum toxin type A. Br J Oral Maxillofac Surg 1994;32(1):26–28.

[39] Kim NH, Chung JH, Park RH, Park JB. The use of botulinum toxin type A in aesthetic mandubular countouring. Plast Recontr Surg 2005;115(3):919–930.

[40] Choe SW, ChoWI, Lee CK, Seo SJ. Effects of botulinum toxin type A on contouring of the lower face. Dermatol Surg 2005;31(5): 502–507.

[41] Ahn J, Horn C, Blitzer A. Botulinumtoxin for masseter reduction in Asian patients. Arch Facial Plast Surg 2004;6(3):188–191.

[42] Lee HJ, Lee DW, Park YH, *et al*. Botulinum toxin A for aesthetic contouring of enlarged medial gastrocnemius muscle. Dermatol Surg 2004;30(6):867–871.

[43] Han KH, Joo YH, Moon SE, Kim KH. Botulinum toxin A treatment for contouring of the lower leg 2006;17(4):250–254.

第 22 章

腋下多汗症

Ada Regina Trindade de Almeida, MD, Joel L. Cohen, MD (FAAD, FACMS), and Chinobu Chisaki,MD

概述

汗液是小汗腺分泌的液体，其产生是一个正常的生理过程，也是人类最有效的体温调节方式。

多汗症（hyperhidrosis）是一个专业术语，意为超过体温自身调节所需的过量排汗。根据病情累及的范围，多汗症可以分为局限性多汗症和全身性多汗症。多汗症可以是某些疾病的继发性症状，在病因不明时也可以看作是原发性或特发性的。

局限性多汗症常累及的区域有腋窝、手掌、足掌、面部等具体部位。全身性多汗症通常会影响全身的皮肤，且有诸多的诱发因素（包括内分泌因素、神经性因素、感染、肿瘤、更年期／生理期及药物的不良反应，如使用抗抑郁药等）。

"局限性多汗症"一词通常是指原发性或特发性多汗症，2004 年确定的诊断标准为在没有继发性病因的情况下，局部有可见的排汗过多现象至少 6 个月，且至少符合以下特征中的 2 项。

- 双侧较对称的出汗。
- 每周至少发作 1 次。
- 对日常生活造成困扰。
- 发病年龄小于 25 岁。
- 家族史阳性。
- 睡眠时停止出汗。

据一项有关患病率的研究估计，多汗症困扰着近 2.8% 的美国人。其中，50.8% 的患者有腋下多汗伴有或不伴有其他部位多汗的症状。多汗症在 25~64 岁的人群中较为普遍，初次发病多在青春期，患者中男性和女性各占 1/2。

Walling 在一项回顾性研究中发现 93% 的多汗症患者有原发性疾病，其中只有腋下多汗症状的病例仅占 29%。不论局限性多汗症是哪一种类型，情绪性、温度性和血管扩张性刺激都会进一步加重其症状。多汗症可影响患者的日常生活、工作和社交，极大地降低了患者的生活质量。如果使用生活质量评分（QoL）来衡量，多汗症困扰患者的程度类似于重度牛皮癣、终末期肾病、类风湿关节炎和系统性硬化。

解剖学和生理学

汗腺分布于全身皮肤。在特定的解剖学区域中分布着不同数量的 3 类汗腺：小汗腺（eccrine sweat glands）、大汗腺（apocrine sweat glands）和大小汗腺（apoeccrine sweat glands）。它们分别又称为外泌汗腺、顶泌汗腺和顶泌小汗腺。

人类在出生时，全身的皮肤分布着 200 万~400 万个小汗腺，在手掌、足掌、额头、腋窝和双颊部比较集中。汗腺细胞具有体液分泌所需的泵、转运蛋白和水通道蛋白。在人体中，这些汗腺受胆碱能交感神经节后纤维的支配，感知运动或温度的刺激后在真皮层中分泌汗液，并通过直接开口于皮肤表面的导管排泄。

大汗腺在数量上要少很多，其开口于毛囊的漏斗部，集中分布在泌尿生殖区和腋窝区。大汗腺受肾上腺素和去甲肾上腺素刺激分泌黏性液体，经细菌分解后会产生难闻的气味。

研究发现，大小汗腺在形态上具备小汗腺和大汗腺两者的特征。在青春期发育时，其可能占腋窝腺体数量的 10%~45%。大小汗腺可对胆碱能刺激做出反应，对肾上腺素和异丙肾上腺素反应激烈；然而，最近的组织学研究未能证明大小汗腺存在于腋下组织样本中。这些汗腺的存在目前还存在争议。

多汗症的定义为小汗腺汗液的过量分泌，但组织学研究对比多汗症患者和正常对照组后发现两组小汗腺并没有形态学、汗腺数量或大小上的差异。

原发性局限性多汗症的病理生理学机制目前仍不甚清楚。多项研究结果显示，小汗腺的分泌性透明细胞在液体转运中起着重要作用，可能是腋下多汗症中过量汗液的来源。另有研究表明，原发性多汗症与情绪性出汗可能同受异常中枢的控制，因为其累及的身体部位和情绪性出汗的部位是一致的（如手、足和腋下）。

诊断和严重程度分级

在一般情况下，腋下多汗症是一种临床诊断。诊断需要基于相关病史，包括初次发病时间、持续时间、频率、强度、分布、对日常生活的影响程度及家族病史。体格检查和系统回顾有助于排除病因或相关情况，如妊娠等。

评估多汗症患者时，确定其排汗量的多少、受累区域的分布和对生活质量的影响程度都是非常重要的。

重量测量法可以测定一定时间和条件下的汗腺排汗量。最佳测量方法如下：先用吸水纸巾将待测患处擦拭干燥；然后，将称过重量的滤纸置于患处一定的时间。滤纸在放置前后的重量差异量化了这个时间段内该处的排汗量。不同研究中的评估时间有所差异。一些研究将患处接触时间定为 1 分钟，也有研究设定为 5 分钟、10 分钟或 15 分钟。

在一项腋下多汗症患者与正常人群的对照研究中，Hund 等认为重力测量法显示 5 分钟内出汗 100 mg 及 100 mg 以上的男性和出汗 50 mg 及 50 mg 以上的女性可确诊为腋下多汗症。此方法多适用于研究，在临床实践中并不适用。

Minor 碘淀粉试验可用于评估排汗量和受累范围，以及术后残留汗腺排汗的鉴定。接触了淀粉的碘剂变成深紫色，使得汗液容易辨认（图 22.1）。该测试须在表面麻醉或局部麻醉前进行，操作简单、成本低廉。为了获得更好的测试结果，首先用吸水纸巾擦干测试区域，再在测试区域涂上 3%~5% 碘溶液，待其晾干。对于一些持续出汗的患者，在上淀粉之前必须用吸水纸再次擦干测试处，以免出现假阳性结果。对碘剂过敏的患者，可以用胭脂红酊剂，在汗液碰到淀粉后会由红色变为粉红。可以拍照记录下患处汗腺的分布并标记出汗最严重的区域，以便将来对比。

　　一个需要注意的重要细节是，腋下多汗的区域往往与腋毛生长的区域不相吻合。在一些病例中，腋下多汗症受累区域可呈现出各种奇怪的形状，可能在腋毛生长区域之外，也可能为腋毛生长区域内一小部分。鉴于此，笔者认为必须进行 Minor 碘淀粉试验用于明确受累范围，才能充分利用肉毒毒素，以保证最佳的治疗效果。Bahmer 等将重力测量法和 Minor 碘淀粉试验相结合，并且在透明方形网格上以点计数，制成多汗症分布及严重程度表（HASI）。每个点代表 1 cm，在估算了患处面积之后，将 10 分钟重力测量法计算出的分泌量除以患处点数得到每分钟每平方厘米分泌汗液的毫克数，即为 HASI 分数。如果 HASI 值超过每分钟 1 mg/cm^2，则认为是多汗症。

　　数种测试可以用于衡量患者的生活质量受局部特发性多汗症影响的程度，如皮肤病

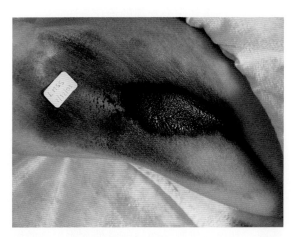

图 22.1　Minor 碘淀粉试验显示了真正的出汗区域（深紫色）和假阳性区域

生活质量指数（DLQI）、多汗症影响问卷（HHIQ）、多汗症严重程度量表（HDSS）等，也可以考虑评估精神病发病情况。但在日常临床工作中，这些测试并不是必需的。

腋下多汗症的治疗

局部治疗

　　局限性多汗症的治疗通常从使用局部止汗剂开始，它可以降低局部的排汗量。氯化铝（AlCl）盐是其中最常见的有效成分，通过机械性阻塞小汗腺导管减少排汗，长期使用可以造成分泌细胞的萎缩。在含有 10%~35% 无水乙醇或水杨酸凝胶的配方中，六水化合物疗效更佳。每晚用于干燥的皮肤上，6 小时后洗净。当出汗量减少到了可以接受的程度，用药的频率可以相应地降低，一般减至每 1~3 周 1 次。如果刺激皮肤，特别是用药浓度较高的时候，次日早晨可使用 1% 氢化可的松乳膏后会有所好转。目前，多家公司在开发新型药物如微乳液和液晶时，旨在提高止汗成分浓度的同时降低炎症反应，从而提高患者依从性。

　　其他局部外用药物如醛类，也有减轻多汗症的功效，但是因为炎症、变应性接触性皮炎、皮肤黄染等不良反应，现已很少使用。

　　局部抗胆碱药物也可用于多汗症的治疗。有文献报道外用格隆溴铵成功治疗头面部和代偿性多汗症的病例。但其经皮吸收常不够充分，一旦增大剂量或试图治疗更大的范围时，就会出现系统性不良反应。

电离子渗透法

　　电离子渗透法通过直流电将离子化物质导入完整的皮肤，其具体机制尚未明确。目前普遍接受的作用机制是毛孔填塞，因为在覆盖以玻璃纸胶带的小汗腺分布区域其疗效不能得到

发挥。其他可能的解释有短暂干扰离子泵或小汗腺的神经调节，通过复杂的机制干扰钠离子通路的重吸收等。

电离子渗透法中自来水最为常用，但有时也会添加抗胆碱药物以增强效果。治疗可能导致过敏反应，引起皮肤干燥、脱皮或皲裂，这些症状可以通过使用保湿润肤剂和（或）降低治疗频率得到缓解。

在应用局部止汗剂无效时，电离子渗透法可以作为手掌或足底多汗症的二线疗法，但因其实际操作局限，一般不用于腋下和额头等其他患处。

系统用药

口服抗胆碱药物也可用于治疗多汗症。格隆溴铵、阿米替林、溴甲胺太林和奥昔布宁都有相关报道，常用于患处面积过大或者多处受累的情况。抗胆碱药物可以与电离子渗透法和肉毒毒素注射等其他局部疗法一起应用以增强治效。在中枢和自主神经系统中，它们是 M 型乙酰胆碱受体的强力抑制剂。但因其同时抑制生理性的胆碱能神经冲动，会引起口干、心悸、视物模糊、便秘和尿潴留等不良反应，限制了其应用。这些不良反应的轻重取决于所用药物和剂量、累积用药时间和个体易感性。

少量零散文献报道了其他几种全身性药物对多汗症也有一定疗效（主要应用于全身性多汗症患者），包括地西泮、普萘洛尔、颠茄、吲哚美辛、可乐定、酚妥拉明、酚苄明、地尔硫革和加巴喷丁。

局部治疗方法

局部切除术

腋下小汗腺的去除可以通过刮治术、抽吸术，甚至直接切除皮肤完成。根据切口的大小和形状、使用的针管和刮匙、治疗的保守程度

的不同，可分为几种不同的治疗方法。医生的经验也是一个重要因素。

Wollina 等的综述比较了 1270 名接受了抽吸刮治术的患者和 693 名接受了小范围皮肤切除术患者的治疗效果。两种手术方式都是有效且安全的，只有一些轻微的暂时性并发症，且没有代偿性出汗症的报道。

无论采取哪种治疗法，都会遇到一些难治的病例。Bechara 等在分析一些病例后总结了局部手术后的残留排汗区域的 3 种类型：第一种呈圆形，即医生主要关注腋窝顶部中心区域的汗腺去除，而没有处理外周圆形区域的汗腺；第二种呈新月形，胸肌和腋窝之间存在的杯状凹陷给刮除术增加了操作上的困难；第三种是手术切口附近的点状残留区域，在以扇形刮治腋下区域的治疗中很容易出现。

小范围的皮肤切除术无论是否联合皮下汗腺的刮除，都比抽吸刮除术更为持久有效。但是，这两种手术都伴有较高的感染、出血、延迟愈合风险，以及更长的休息期和明显的瘢痕。

据文献报道，手术切除联合二氧化碳激光可有效地治疗腋下多汗症，且少有并发症出现。抽吸术属于微创治疗，只有很小的瘢痕，很多医生都将其作为常规的治疗方法。

新兴的疗法

一些设备可以向小汗腺或周围组织靶向导热，从而损伤汗腺，减少排汗量。利用激光、射频、超声等各种声光电的外用或侵入性方法，都是以此为基础改善多汗症的疗法，但目前相关数据较少。

美国 FDA 近期批准了一款名为清新微波（MiraDry）的设备，其通过微波能量来破坏小汗腺。其作用机制是微波能够使含水量高的组织如汗腺组织中的分子快速旋转、产生摩擦热

和细胞的热分解，产生热能破坏汗腺。

通过碘淀粉试验确认患处后，用网格测量腋窝，并注入含有生理盐水、利多卡因和肾上腺素的肿胀麻醉剂。无论皮肤厚薄，一次性操作工具会在皮肤和脂肪交界处释放微波热能。需要同时冷却皮肤并监控能量循环中的皮肤温度，以避免热能传导至表皮。

该设备对减少过量排汗非常有效。重量测量法测得 90% 患者的排汗量减少了 50% 及以上，平均减少了 81.7%。

治疗后 12 个月，85.5% 的患者对治疗效果表示满意。同时腋臭症状也有所改善。

常见的轻微不良反应包括水肿、数天的腋下触痛 / 疼痛、数周的上臂或腋下麻木或刺痛。

胸腔镜交感神经切断术

内镜（胸腔镜或视频辅助）交感神经切断术（ETS 或 VATS）是创伤最大的治疗方式。只推荐中度至重度多汗症患者在其他治疗无效时采用。针对多汗症的交感神经切断术旨在阻断触发小汗腺排汗的交感神经信号。

手术会通过切除、消融或剪断的方式破坏交感神经节。ETS 最常用于手掌局部多汗症的治疗，成功率很高；其对腋下多汗症的治疗效果还有待进一步验证。

根据原发症状的部位确定交感神经链切断的层面。美国胸外科医师协会（Society of Thoracic Surgeons，STS）的最新推荐是，在第 3 肋以上阻断交感神经链治疗手掌多汗症和头面部多汗症，在第 4 和第 5 肋以上阻断交感神经链治疗腋下多汗症。

大多数研究显示，较轻微的反射性出汗，也称代偿性出汗或代偿性多汗症，是在针对局限性多汗症行交感神经切断术后会遇到的主要不良反应，其发生率高达 50% 或更高。对其

他部位也会产生影响，如背部、前胸、腹部、臀尾部，少数情况下还会影响腿部。该症状一般程度较轻且较稳定，可能随着时间的推移逐渐恢复，但是在某些患者中出现时会较为严重。常在交感神经切断术后 2~8 周出现。由于该不良反应的严重性，接受 ETS 治疗的患者中多达 1/3 对此颇有微词。

其他较少发生的并发症包括胸壁感觉异常、Horner 综合征、气胸、血胸，另有极少发生的心搏骤停和心律失常。

最近发表的一篇 ETS 相关综述显示，ETS 医生的研究显示手术满意度为 85%~95%，只有 2% 的患者后悔接受了该手术，其原因主要是代偿性排汗。但是综合分析后他认为，由于交感神经分布的解剖学变异和所选用的术式不同等原因，ETS 的确切效果无法预测。

肉毒毒素

1996 年，Bushara 等最先报道了 A 型肉毒毒素注射治疗腋下多汗症的应用。这种治疗从那时开始兴起。许多开放性对照研究证明了皮内或皮下注射肉毒毒素治疗腋下多汗症的安全性和有效性。

到目前为止，Ona A 型肉毒毒素（保妥适，在美国和拉丁美洲应用；Allergan 公司，加利福尼亚州尔湾市）是唯一通过美国 FDA 批准的用于多汗症治疗的肉毒毒素，也是被研究得最多的产品。其次是 Abo A 型肉毒毒素（吉适，在美国、欧洲和拉丁美洲等国家应用，Ipsen 公司，雷克瑟姆，英国）和 Rima B 型肉毒毒素（Myobloc®/Neurobloc，分别在美国和欧洲应用；Solstice 公司 /Eisai 公司）。迄今为止，只有一篇关于 Inco A 型肉毒毒素（希尔敏，在北美和拉丁美洲及欧洲等国的应用；Merz 公司，德国法兰克福）治疗腋下多汗症

的研究。

在注射 A 型肉毒毒素之后，通常 7~10 天内起效，持续 6~10 个月，平均维持 7~9 个月。治疗腋下多汗症时，文献报道的平均剂量范围为 Ona A 型肉毒毒素 50~100 U 或 Abo A 型肉毒毒素 100~250 U，皮内注射。虽然有两篇文献报道应用大剂量 Ona A 型肉毒毒素（每侧腋窝使用 200 U）后治疗效果可延长至 29 个月，更多研究对比发现，每侧腋窝应用高于 50 U 的 Ona A 型肉毒毒素或 100 U 的 Abo A 型肉毒毒素并无更多获益。

研究表明，Rima B 型肉毒毒素的应用剂量为每侧腋窝 2500~5000 U，止汗效果起效更快，3~5 天起效，维持 9~16 周。大剂量应用也可出现全身性不良反应，如口干、调节困难、角膜炎等，所以研究人员推荐每侧腋窝使用 2000 U 为最佳剂量。

在治疗局限性多汗症时，肉毒毒素的浓度尚没有统一的标准。文献报道中对 Ona A 型肉毒毒素的稀释范围为 1~10 ml 生理盐水，大多数临床医生选用 2~5 ml。Abo A 型肉毒毒素的稀释范围为 1.25~10 ml，其中 2.5~5 ml 的使用频率最高。在对比 Inco A 型肉毒毒素和 Ona A 型肉毒毒素治疗多汗症的研究中，研究人员对两种产品都采用了 10 U/ml 的稀释标准，发现疗效相似。

一些产品在肉毒毒素溶液中添加了对其本身无影响的物质，如透明质酸酶、利多卡因和肾上腺素。其中，对腋下治疗最有意义的是利多卡因，在取得相同功效的同时能缓解疼痛，与只使用生理盐水相比，治疗过程更为舒适。

患者在腋下注射后不需要恢复期，其生活质量在治疗后也得到了极大的改善。虽然一些研究发现，肉毒毒素多次注射后，疗效持续时间并没有缩短，但也有研究发现采用多种不同治疗方法会增强疗效。

使用冰块或局部麻醉乳膏能进一步缓解不适感。皮下注射也比皮内注射疼痛感更轻，而且疗效相当。

腋下注射 A 型肉毒毒素没有明显的不良反应。有文献报道治疗区域出现瘙痒和为期 2 天的轻微荨麻疹。在接受 Ona A 型肉毒毒素治疗的患者中，有 5% 出现了代偿性出汗，一项对 Abo A 型肉毒毒素的研究显示 52 名患者中有 2 名患者出现了代偿性出汗。

研究显示，健康志愿者的体味也能通过在腋下皮内注射 Ona A 型肉毒毒素得到改善。其机制可能是通过降低局部环境的湿度和切断大小汗腺的神经支配，从而抑制细菌的繁殖。另外，也有一些家族性良性天疱疮病的腋窝渗出和腋下蚀斑得到完全或部分缓解的报道。

肉毒毒素注射

在通过碘淀粉试验明确患处后，需要拍照记录并用记号笔或结晶紫勾勒出范围。虽然一些研究者习惯于直接在有紫色残留的皮肤区域注射，但是笔者倾向于先去除皮肤的颜色，在治疗区域干净清晰的情况下进行注射治疗。

使用 30 G 针头刺透腋下柔嫩菲薄的皮肤非常容易。总的来说，注射时该区域的刺痛并不剧烈，但是，为了使治疗过程更为舒适，可以局部应用表面麻醉膏药，在注射前后使用冰块冰敷也有所帮助。

Cheshire 给自己的前臂注射了 1 U 的 Ona A 型肉毒毒素后观察到了一个面积为 $1.5\ cm^2$ 的无汗圈，而 Braune 等发现需要 2.5 U 的 Abo A 型肉毒毒素才能在皮肤上出现面积为 $1\ cm^2$ 的无汗区域。肉毒毒素浓度在注射点相对高些，距离该点越远，浓度则越低。

多汗症的治疗目标是注射后的无汗圈能够汇合重叠，在获得最佳效果的同时将影响下方肌肉组织的风险降至最低。

使用小型精密注射器，配合短的锐的 30 G 针头进行注射，或使用螺旋注射器，配合 32 G 针头进行注射。前者更为合适，因为在针头移动时，肉毒毒素不会损失。为了避免在穿破橡胶瓶塞时针头变钝，在用生理盐水配置好一定浓度的药液之后，应该用开瓶器打开存放肉毒毒素的小药瓶，并使用注射器直接抽取药物。

笔者所用的方法是在明确的出汗区域进行皮内注射，每点间隔为 1~1.5 cm。注射点的数量和注射总剂量取决于需要治疗的皮肤面积。根据面积不同，大约每侧腋下进行 10~20 个点的皮内注射，每个点 0.1~0.2 ml，每侧腋窝共注射 50~100 U 的 Ona A 型肉毒毒素。腋下注射也可在皮下脂肪浅层进行，尚未发现不良反应或疗效降低。在笔者的临床实践中，几乎所有患者的腋窝治疗都非常成功。药效维持 6~9 个月；在某些病例中，效果甚至可以维持 1 年以上（图 22.2 至图 22.7）。

经皮导入肉毒毒素

近来，研究者尝试了不使用针头等刺穿皮肤而使肉毒毒素透过皮肤的方法，并取得了一定的成果。因为肉毒毒素分子量较大，其不能直接被皮肤吸收。可能需要一些其他方法来促

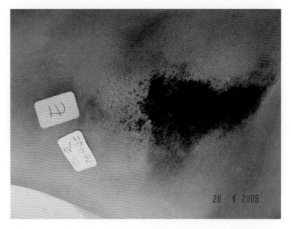

图 22.3　与图 22.2 同一名患者治疗前的左侧腋窝

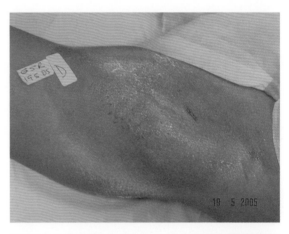

图 22.4　右侧腋窝注射 50 U Ona A 型肉毒毒素 21 天后

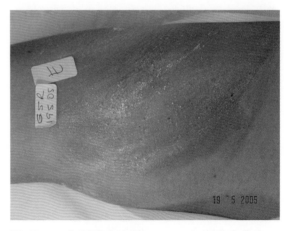

图 22.5　左侧腋窝注射 50 U Ona A 型肉毒毒素 21 天后

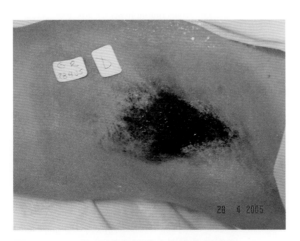

图 22.2　一名 28 岁女性治疗前的右侧腋窝

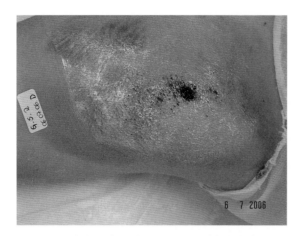

图 22.6　右侧腋窝注射 50 U Ona A 型肉毒毒素 15 个月后

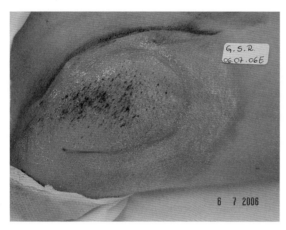

图 22.7　左侧腋窝注射 50 U Ona A 型肉毒毒素 15 个月后

进药物的透皮吸收。已有通过电流刺激导入 Ona A 型肉毒毒素的电离子渗透法治疗手掌多汗症的相关报道。

　　一项小型临床对照试验使用了一种新型的转运肽来将 A 型肉毒毒素导入皮肤。文献报道应用生理盐水溶解的 200 U Ona A 型肉毒毒素混合转运肽后，有 12 名腋下多汗症患者排汗量出现有统计学意义的明显下降，但未报道药效的持续时间。

　　这一创新给其他部位多汗症的治疗提供了一种新的思路，将来对其他疾病的治疗或许也会有所裨益。

（俞楠泽　吴　茜　李鹏程　译）

参考文献

[1] Cohen JL, Cohen G, Solish N, et al. Diagnosis, impact, and management of focal hyperhidrosis: treatment review including botulinum toxin therapy. Facial Plast Surg Clin North Am 2007;15:17–30, v–vi.

[2] Grunfeld A, Murray CA, Solish N. Botulinum toxin for hyperhidrosis – A review. Am J Clin Dermatol 2009;10(2):87–102.

[3] Moraites E, Vaughn O, Hill S. Incidence and prevalence of hyperhidrosis. Dermatol Clin 2014;32:457–465.

[4] Hornberger J, Grimes K, Naumann M, et al. Multi-SpecialtyWorking Group on the Recognition, Diagnosis, and Treatment of Primary Focal Hyperhidrosis: Recognition, diagnosis, and treatment of primary focal hyperhidrosis. J Am Acad Dermatol 2004;51:274–286.

[5] Strutton DR, Kowalski JW, Glaser DA, Stang PE. US prevalence of hyperhidrosis and impact on individuals with axillary hyperhidrosis: results from a national survey. J Am Acad Dermatol 2004;51:241–248.

[6] Walling H. Clinical differentiation of primary from secondary hyperhidrosis. J Am Acad Dermatol 2011;64(4):690–695.

[7] Swartling C, Naver H, Lindberg M. Botulinum A toxin improves life quality in severe primary focal hyperhidrosis. Eur J Neurol 2001;8:247–252.

[8] Tan SR, Solish N. Long-term efficacy and quality of life in the treatment of focal hyperhidrosis with botulinum toxin A. Dermatol Surg 2002;28:495–499.

[9] NaumannM, HammH, Lowe N. Effect of botulinum toxin A on quality of life measures in patients with excessive axillary sweating: a randomized controlled trial. Br J Dermatol 2002;147:1218–1226.

[10] Campanati A, Penna L, Guzzo T, et al. A quality-of-life assessment in patients with hyperhidrosis before and after treatment with botulinum toxin: results of an open-label study. Clin Ther 2003 Jan;25(1):298–308.

[11] Hamm H. Impact of hyperhidrosis on quality of life and its assessment. Dermatol Clin 2014;32:467–476.

[12] Sato K, KangWH, Saga KT. Biology of sweat glands and their disorders I. Normal sweat gland function. J Am Acad Dermatol 1989;20:537–563.

[13] Bovell DL, MacDonald A, Meyer B, et al. The secretory clear cell of the eccrine sweat gland as the probable source of excess sweat production in hyperhidrosis. Exp Dermatol 2011;20(12):1017–1020.

[14] Mota Juang J, Sotto MN. Anatomy and histology of sweat glands. In: Almeida ART, Hexsel DM. eds. *Hyperhidrosis and Botulinum Toxin*. Edition of authors. S˜ao Paulo, 2004;1:3–6.

[15] Kreyden O, Scheidegger E. Anatomy of the sweat glands, pharmacology of botulinum toxin, and distinctive syndromes associated with hyperhidrosis. Clin Derm 2004;22:40–44.

[16] Lindsay SL, Holmes S, Corbett AD, et al. Innervation and receptor profiles of the human apocrine (epitrichial) sweat gland: routes for intervention in bromhidrosis. Br J Dermatol 2008:159:653–660.

[17] Atkins JL, Butler PEM. Hyperhidrosis: a review of current management. Plast Reconstr Surg 2002;110:222–228.

[18] Sato K, KangWT, Saga KT. Biology of sweat glands and their disorders II. Disorders of sweat gland function. J Am

Acad Dermatol 1989;20:713–726.

[19] Bovell D, Corbett A, Holmes S, *et al.* The absence of apoecrine glands in the human axilla has disease pathogenic implications, including axillary hyperhidrosis. Br J Dermatol 2007;156:1278–1286.

[20] Bechara F. Do we have appocrine sweat glands? Int J Cosmetic Sci 2008;30:67–68.

[21] AlmeidaART,Montagner S. Botulinum toxin for axillary hyperhidrosis. Dermatol Clin 2014;32:495–504.

[22] Lakraj A,Moghimi N, Jabbari B. Hyperhidrosis: anatomy, pathophysiology and treatment with emphasis on the role of botulinum toxins. Toxins (Basel) 2013;5:821–840.

[23] Hamm H, Naumann MK, Kowalski JW, *et al.* Primary focal hyperhidrosis: disease characteristics and functional impairment. Dermatology 2006;212:343–353.

[24] Kreyden OP. Rare forms of hyperhidrosis. Curr Probl Dermatol 2002;30:178–187.

[25] Heckmann M, Ceballos-Baumann AO, Plewig G. Botulinum toxin A for axillary hyperhidrosis (excessive sweating). N Engl J Med 2001;344(7):488–493.

[26] Naumann M, Lowe N. Botulinum toxin type A in the treatment of bilateral primary axillary hyperhidrosis: randomized, parallel group, double-blind, placebo controlled trial. Br Med J 2001; 323:596–570.

[27] Hund M, Kinkelin I, Naumann M, *et al.* Definition of axillary hyperhidrosis by gravimetric assessment. Arch Dermatol 2002;138:539–541.

[28] Bahmer F, Sachse M. Hyperhidrosis area and severity index [letter]. Dermatol Surg 2008;34:1744–1745.

[29] Odderson IR. Long-term quantitative benefits of botulinum toxin A in the treatment of axillary hyperhidrosis. Dermtol Surg 2002;28:480–483.

[30] Glogau R. Hyperhidrosis and botulinum toxin A: patient selection and techniques. Clin Dermatol 2004;22:45–52.

[31] Bushara KO, Park DM. Botulinum toxin and sweating [letter]. J Neurol Neurosurg Psychiat 1994;54(11):1437.

[32] Weber A, Heger R, Sinkgraven M, *et al.* Psychosocial aspects of patients with focal hyperhidrosis. Marked reduction of social phobia, anxiety and depression and increased quality of life after treatment with botulinum toxin A. Br J Dermatol 2005;114:343–345.

[33] ShelleyW, Hurley H Jr. Studies on topical and perspirant control of axillary hyperhidrosis. Acta Derm Venereal 1975;55(4):241–260.

[34] Qualtrale RP, Coble DW, Stoner KL, *et al.* The mechanism of antiperspirant action by aluminum salts II. Histologic observations of human eccrine sweat glands inhibited by aluminum chlorohydrate. J Soc Cosmet Chem 1981;32:107–136.

[35] Holzle E, Braun-Falco O. Structural alterations of axillary eccrine glands in hyperhidrosis following long-term treatment with aluminum chloride hexahydrate. Br J Dermatol 1984;110:399–403.

[36] Benohanian A, Dansereau A, Bolduc C, *et al.* Localized hyperhidrosis treated with aluminum chloride in a salicylic acid gel base. Int J Dermatol 1998;37:701–703.

[37] Gelbard C, Epstein H, Hebert A. Primary pediatric hyperhidrosis: a review of current treatment options. Pediatr Dermatol 2008;25(6):591–598.

[38] Boonme P, Songkro S. Antiperspirants and deodorants: active ingredients and novel formulations. J Clin Dermatol 2010;1(2):67–72.

[39] Holzle E. Topical pharmacologic treatment. Curr Probl Dermatol 2002;30:30–43.

[40] Luh JY, Blackwell TA. Craniofacial hyperhidrosis successfully treated with topical glycopyrrolate. South Med J 2002;95:756–758.

[41] KimWO, Kil HK, Yoon DM, Cho MJ. Treatment of compensatory gustatory hyperhidrosis with topical glycopyrrolate. Yonsei Med J 2003:44:579–582.

[42] Cladellas E, Callejas M, Grimalt R. A medical alternative to the treatment of compensatory sweating. Dermatol Ther 2008;21:406–408.

[43] Kavanagh GM, Burns C, Aldridge RD. Topical glycopyrrolate should not be overlooked in treatment of focal hyperhidrosis. Br J Dermatol 2006;155:487.

[44] Madan V, Beck MH. Urinary retention caused by topical glycopyrrolate for hyperhidrosis. Br J Dermatol 2006:155:634–635.

[45] Panting KJ, AlkaliAS, NewmanWD, Sharpe GR. Dilated pupils caused by topical glycopyrrolate for hyperhidrosis. Br J Dermatol 2007: 158: 187–188.

[46] Stolman L. Iontophoresis with the Fischer galvanic unit. In: Almeida ART, Hexsel DM, eds. *Hyperhidrosis and Botulinum Toxin*. Edition of authors. S˜ao Paulo. 2004;17:97–100.

[47] Pariser D, Balard A. Iontophoresis for palmar and plantar hyperhidrosis. Dermatol Clin 2014;32:491–494.

[48] Shams K, Kavanagh GM. Immediate reduction in sweat secretion with electric current application in primary palmar hyperhidrosis. Arch Dermatol 2011 Feb;147:241–242.

[49] Ohshima Y, Shimizu H, Yanagishita T, *et al.* Changes in Na+, K+ concentrations in perspiration and perspiration volume with alternating current iontophoresis in palmoplantar hyperhidrosis patients. Arch Dermatol Res 2008;300:595–600.

[50] Wang R, Solish N, Murray C. Primary focal hyperhidrosis: diagnosis and management. Dermatol Nurs 2008;20(6):467–470.

[51] Glaser D. Oral medications. Dermatol Clin 2014;32:527–532.

[52] Wollina U, Kostler E, Schonlebe J, Haroske G. Tumescent suction curettage versus minimal skin resection with subcutaneous curettage of sweat glands in axillary hyperhidrosis. Dermatol Surg 2008;34:709–716.

[53] Glaser DA, Galperin T. Local Procedural approaches for axillary hyperhidrosis. Dermatol Clin 2014;32:533–540.

[54] Bechara FG, Sand EM, Altmeyer EP. Characteristics of refractory sweating areas following minimally invasive surgery for axillary hyperhidrosis. Aesth Plast Surg 2009;33:308–311.

[55] Lawrence CM, Lonsdale Eccles AA. Selective sweat gland removal with minimal skin excision in the treatment of axillary hyperhidrosis: a retrospective clinical and histological review of 15 patients. Br J Dermatol 2006;155:115–118.

[56] Commons G, Lim A. Treatment of axillary hyperhidrosis/ bromidrosis using VASER ultrasound. Aesth Plast Surg 2009;33:312–323.

[57] Klopper M, Fischer G, Blugerman G. Laser-assisted suction of axillary sweat glands and axillary epilation. In: Shiffman MA, Di Giuseppe A, eds. *Liposuction*: *Principles and Practice*. Berlin: Springer-Verlag Berlin; 2006:505–515.

[58] Park JH, Cha SH, Park SD. Carbon dioxide laser treatment vs subcutaneous resection of axillary osmidrosis. Dermatol Surg 1997;23:247–251.

[59] Bechara FG, Sand EM, Tomi NS, *et al.* Repeat liposuction-curettage treatment of axillary hyperhidrosis is safe and

effective. Br J Dermatol 2007;157:739–743.

[60] Kim WO, Song Y, Kil HK, et al. Suction–curettage with combination of two different cannulae in the treatment of axillary osmidrosis and hyperhidrosis. J Eur Acad Dermatol Venereol 2008;22:1083–1088.

[61] Glaser DA, Galperin T. Local procedural approaches for axillary hyperhidrosis. Dermatol Clin 2014;32:549–553.

[62] Jacob C. Treatment of hyperhidrosis with microwave technology. Semin Cutan Med Surg 2013;32(1):2–8.

[63] Johnson JE, O'Shaughnessy KF, Kim S. Microwave thermolysis of sweat glands. Lasers Surg Med 2012; 44(1):20–25.

[64] Chih-Ho Hong H, Lupin M, O'Shaughnessy KF. Clinical evaluation of a microwave device for treating axillary hyperhidrosis. Dermatol Surg 2012;38(5):728–735.

[65] Lee SJ, Chang KY, Suh DH, et al. The efficacy of a microwave device for treating axillary hyperhidrosis and osmidrosis in Asians: a preliminary study. J Cosmet Laser Ther 2013;15(5):255–259.

[66] Glaser DA, Coleman WP, Fan LK, et al. A randomized, blinded clinical evaluation of a novel microwave device for treating axillary hyperhidrosis: the dermatologic reduction in underarm perspiration study. Dermatol Surg 2012;38(2):185–191.

[67] Vorkamp T, Foo JF, Khan S, et al. Hyperhidrosis: evolving concepts and a comprehensive review. Surgeon 2010;8:287–292.

[68] Moraites E, Vaughn O, Hill S. Endoscopic thoracic sympathectomy. Dermatol Clin 2014;32:541–548.

[69] Callejas MA, Grimalt R, Cladellas E. Actualizaci'on em hiperhidrosis. Actas Dermosifiliogr 2010;101(2):110–118.

[70] Krasna MJ. Thorascoscopic dympathectomy. Thorac Surg Clin 2010;20(2):323–330.

[71] Bushara KO, DM Park, Jones JC. Botulinum toxin – a possible new treatment for axillary hyperhidrosis. Clin Exper Dermatol 1996;21:276–278.

[72] Rompel R, Scholz S. Subcutaneous curettage vs. injection of botulinum toxin A for treatment of axillary hyperhidrosis. J Eur Acad Dermatol Venereol 2001;15:207–211.

[73] Schnider P, Moraru E, Kittler H, et al. Treatment of focal hyperhidrosis with botulinum toxin type A: long-term follow-up in 61 patients. Br J Dermatol 2001;145:289–293.

[74] Salmanpoor R, Rahmanian MJ. Treatment of axillary hyperhidrosis with botulinum-A toxin. Int J Dermatol 2002;41:428–430.

[75] Tan SR, Solish N. Long-term efficacy and quality of life in the treatment of focal hyperhidrosis with botulinum toxin A. Dermatol Surg 2002;28:495–499.

[76] Lowe PL, Cerdan-Sanz S, lowe NJ. Botulinum toxin type A in the treatment of bilateral primary axillary hyperhidrosis: efficacy and duration with repeated treatments. Dermatol Surg 2003;29(5):545–548.

[77] Glaser DA, Coleman WP, Daggett S, et al. Type A treatment for primary axillary hyperhidrosis: 12-month interim analysis of a multicenter, open-label trial. Scientific Poster presented at the American Academy of Dermatology Meeting, 2005.

[78] James R, Phillips D, Collin J. Durability of botulinum toxin injection for axillary hyperhidrosis. Br J Dermatol 2005;92:834–835.

[79] Solish N, Benohanian A, Kowalski JW. Prospective open-label study of botulinum toxin type A in patients with axillary hyperhidrosis: effects on functional impairment and quality of life. Dermatol Surg 2005;31(4):405–413.

[80] Schnider P, Binder M, Kittler H, et al. A randomized, double-blinded, placebo-controlled trial of botulinum A toxin for severe axillary hyperhidrosis. Br J Dermatol 1999;140:677–680.

[81] Odderson IR. Long-term quantitative benefits of botulinum toxin type A in the treatment of axillary hyperhidrosis. Dermatol Surg 2002;28:480–483.

[82] Naumann M, Lowe NJ, Kumar CR, Hamm H. Botulinum toxin type A is a safe and effective treatment for axillary hyperhidrosis over 16 months: a prospective study. Arch Dermatol 2003;139:731–736.

[83] Package insert on Botox. Westport, Ireland: Allergan, Inc; August 2013.

[84] Package insert on Dysport. Wrexham, UK: Ipsen Biopharm Ltd; April 2013.

[85] Package insert on Myobloc. San Diego, CA: Elan Pharmaceuticals; September 2009.

[86] Package insert on Xeomin. Germany: Merz Pharma GmbH & Co.; November 2013.

[87] Dressler D. Comparing Botox and Xeomin for axillar hyperhidrosis. J Neural Transm 2010;117:317–319.

[88] Lowe NJ, Glaser DA, Eadie N, et al. Botulinum toxin type A in the treatment of primary hyperhidrosis: a 52-week multicenter double-blind, randomized, placebo-controlled study of efficacy and safety. J Am Acad Dermatol 2007;56(4):604–611.

[89] Absar MS, Onwudike M. Efficacy of botulinum toxin type A in the treatment of focal axillary hyperhidrosis. Dermatol Surg 2008;34:751–755.

[90] Karamfilov T, Konrad H, Karte K, Wollina U. Lower relapse rate of botulinum toxin A therapy for axillary hyperhidrosis by dose increase. Arch Dermatol 2000;136:487–490.

[91] Wollina U, Karanfilov T, Konrad H. High dose botulinum toxin type A therapy for axillary hyperhidrosis markedly prolongs the relapse-free interval. J Am Acad Dermatol 2002;46:536–540.

[92] Heckmann M, Plewig G. Low-dose efficacy of botulinum toxin A for axillary hyperhidrosis. Arch Dermatol 2005;141:1255–1259.

[93] Dressler D, Saberi FA, Benecke R. Botulinum toxin type B for treatment of axillar hyperhidrosis. J Neurol 2002;249:1729–1732.

[94] Baumann LS, Halem ML. Botulinum toxin-B and the management of hyperhidrosis. Clin Dermatol 2004;22:60–65.

[95] Nelson L, Bachoo P, Holmes J. Botulinum toxin type B: a new therapy for axillary hyperhidrosis. Br J Plast Surg 2005;58:228–232.

[96] Talarico-Filho S, Nascimento MM, Macedo FS, Pecora CS. A double-blind, randomized, comparative study of two type A botulinum toxins in the treatment of primary axillary hyperhidrosis. Dermatol Surg 2007;33:S44–S50.

[97] Trindade De Almeida AR, Secco LC, Carruthers A. Handling botulinum toxins: an updated literature review. Dermatol Surg 2011;37(11):1553–1565.

[98] Vadoud-Seyedi J, Simonart T. Treatment of axillary hyperhidrosis with botulinum toxin type A reconstituted in lidocaine or in normal saline: a randomized, side-by-side, double-blind study. Br J Dermatol 2007;156:986–989.

[99] Gullec AT. Dilution of botulinum toxin A in lidocaine vs. in normal saline for the treatment of primary axillary hyperhidrosis: a double-blind, randomized, comparative preliminary study. J Eur Acad Dermatol Venereol 2012;26:314–318.

[100] Lecouflet M, Leux C, Fenot M, *et al.* Duration of efficacy increases with the repetition of botulinum toxin A injections in primary axillary hyperhidrosis: a study in 83 patients. J Am Acad Dermatol 2013;69(6):960–964.

[101] Pearson IC, Cliff S. Botulinum toxin type A treatment for axillary hyperhidrosis: a comparison of intradermal and subcutaneous injection techniques. Br J Dermatol 2004;151(Suppl 68):95.

[102] Heckmann M, Teichmann B, Pause BM, Plewig G. Amelioration of body odor after intracutaneous axillary injection of botulinum toxin A. Arch Dermatol 2003;139:57–59.

[103] Heckmann M. Effect of Botulinum toxin type A on body odor. In: Almeida ART, Hexsel DM, eds. *Hyperhidrosis and Botulinum Toxin*. S˜ao Paulo: Edition of authors, 2004;239–246.

[104] Lapiere JC, Hirsh A, Gordon KB, *et al.* Botulinum toxin type A for the treatment of axillary Hailey–Hailey disease. Dermatol Surg 2000;26:371–374.

[105] Kang NG, Yoon TJ, Kim TH. Botulinum toxin type A as an effective adjuvant therapy for Hailey–Hayley disease. Dermatol Surg 2002;28:543.

[106] CheshireWP. Subcutaneous botulinum toxin type A inhibits regional sweating in an individual observation. Clin Auton Res 1996;6:123–124.

[107] Braune C, Erbguth F, Birklein F. Dose thresholds and duration of the local anhidrotic effect of botulinum toxin injections: measured by sudometry. Br J Dermatol 2001;144:111–117.

[108] Klein A.W. Complication, adverse reaction, and insights with the use of botulinum toxin. Dermatol Surg 2003;29:549–556.

[109] Glogau R. Hyperhidrosis and botulinum toxin A: patient selection and technique. Clin Dermatol 2004;22:45–52.

[110] Chow A,Wilder-Smith EP. Effect of transdermal botulinum toxin on sweat secretion in subjects with idiopathic palmar hyperhidrosis. Br J Dermatol 2009;160(3):721–723.

[111] Kavanagh GM, Oh C, Shams K. Botox delivery by iontophoresis. Br J Dermatol 2004;15:1093–1095.

[112] Kavanagh GM, Shams K. Botulinum toxin type A by iontophoresis for primary palmar hyperhidrosis. J Am Acad Dermatol 2006;55(5):S115–S117.

[113] Davarian S, Kalantari KK, Rezasoltani A, Rahimi A. Effect and persistency of botulinum toxin iontophoresis in the treatment of palmar hyperhidrosis. Aus J Dermatol 2008;49:75–79.

[114] Glogau RG. Topically applied botulinum toxin type A for the treatment of primary axillary hyperhidrosis: results of a randomized, blinded, vehicle-controlled study. Dermatol Surg 2007;33(1):S76–S80.

第 23 章

原发性局灶性手掌、足底、颅面多汗症和代偿性多汗症

Dee Anna Glaser,MD, Adam R.Mattox, DO (MS)

肉毒毒素可以安全有效地应用于治疗多种皮肤分泌问题，如多汗症、色汗症和弗雷综合征。本章的重点是肉毒毒素在这些临床疾病中的应用及其原理。

出汗

出汗是由交感神经系统来控制的。交感神经节后纤维主要利用神经递质去甲肾上腺素来激活周围组织上的肾上腺素受体。出汗是一个例外，小汗腺透明细胞上的毒蕈碱受体腺体是被乙酰胆碱受体激活的。小汗腺不均匀地分布在皮肤里，以手掌、足底和前额的小汗腺分布密度高（表 23.1）。热量、运动、焦虑和压力都会刺激外泌汗腺。

交感神经也支配调节大汗腺；但是，它们对肾上腺素能刺激做出的反应主要是通过神经递质肾上腺素来实现的。大汗腺最集中的地方是乳头、腋窝和会阴。大汗腺会产生一种无菌、黏稠、乳白色、无味的液体，这种液体含有蛋白质、脂肪、酸和碳水化合物。只有当分泌物被皮肤表面的细菌分解时才会产生气味。

表 23.1 外泌汗腺分布密度

解剖部位	密度 / 个·cm^{-2}
足底	620
前额	360
手掌	300
腋窝	300
大腿	120
阴囊	80
背部	65
唇部	无
乳头	无
大阴唇	无

多汗症

多汗症是指出汗过多，超过了温度调节的需要。出汗过多的定义并不明确，而且个体间差异较大。问题可能出现在汗液分泌调控系统的任何部分，从下丘脑至汗腺或汗管。原发性局灶性多汗症患者主要是小汗腺、外泌汗腺的问题，没有发现汗腺任何组织病理学上的变化或腺体增生。

根据详细的病史、全面的症状总结和细致

的体格检查是诊断多汗症类型（双侧或单侧、对称或不对称、原发性或继发性）和原因的第一步。其结果可指导进一步的检查。

此外，多汗症可分类为全身性的或局灶性的。全身性多汗症可影响全身，而局灶性多汗症则发生在局部的解剖部位。全身性多汗症通常是由于潜在原因造成的（继发性）。局灶性多汗症也可能是继发性的，如继发于周围神经系统的损伤。局灶性多汗症中更常见的是特发性（原发性）多汗症，简称多汗症。多汗症以局部汗液分泌过多为特征，通常是在腋窝、手掌、足底、面部或腹股沟（图 23.1）。通常是在青春期到成年早期这段时间发病，但是也可以从幼儿时期就出现症状，尤其是掌跖多汗。

原发性局灶性多汗症往往在 25 岁之前发病，表现为双侧、对称及局灶性出汗。但睡眠时不会出汗。对导致继发性多汗症的基础原因有多个鉴别诊断，通常是内分泌或神经系统疾病（表 23.2）。

本章将重点介绍原发性局灶性多汗症，在以下内容中简称多汗症。原发性局灶性多汗症诊断标准已由共识小组在文献报道中提出，并加以数据描述（表 23.3）。

生活质量

多汗症对患者最大的影响就是其生活质量显著降低和患者日常功能的影响。文献报道中提及了几份评估疾病严重程度和生活质量的问卷调查表。其中，最常见的是多汗症严重程度量表（HDSS），它是基于一名患者可以在办公室回答的问题，"以下哪项最能描述出汗对您日常活动的影响?"回答选项被指定为 1~4 分的整数值，3~4 分对应严重不受控制的多汗症（表 23.4）。

多汗症的评估

医生在开具处方治疗前客观评估多汗症是非常重要的。Minor 的碘淀粉试验是一种简单

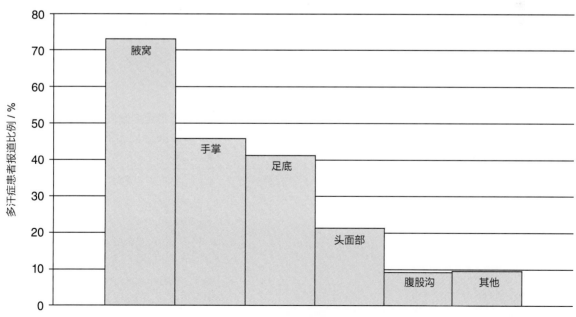

图 23.1　多汗症的常见部位

的检测汗液的存在，并定位其区域的方法。使要测试的皮肤应保持完全干燥，并在其上涂满碘溶液。当碘溶液彻底干燥后，在皮肤表面撒上淀粉。改良的碘淀粉试验可以使用 Betadine TM 溶液，大多数诊室都常规备有 Betadine

TM 溶液（图 23.2）。普通玉米淀粉有效且便宜，使用刷子、棉球、筛子或松纱布刷上玉米淀粉（图 23.3）。当粉末量达最小化时，可得到准确的比色结果。汗液中的水分可溶解碘溶液和淀粉，接着会发生化学反应，并形成多碘化合物，显色为紫色至黑色。

重力测试是定量的，可确定出汗率，通常仅用于研究。它的用法是当皮肤彻底干燥后，将预先称重过的滤纸放在相应皮肤上。传统方法是将纸张放置 5 分钟（精准定时）后重新称重。测试结果会受到操作员操作的影响，因为在重新称重之前操作员必须防止纸张浸透或蒸发。没有标准或已验证的数量可用于区分多汗症和出汗。多汗症患者的出汗量是非多汗症患者的 30 倍。多汗症平均手掌出汗量的重力测量值约为 300 mg/5 min。

多汗症严重程度量表（HDSS）已经被用于评估临床疾病严重程度和生活质量的测量。治疗反应评分为 1~4 分。在多汗症严重程度量表中每改善 1 分就相当于减少了约 50% 的出汗量。这个经过验证的量表可以帮助患者选择适合其病情的治疗方法，并能评估患者治疗的有效性。

表 23.2　多汗症的分类

局部病灶	全身病灶
原发性局部多汗症	发热
胸内肿瘤	感染
类风湿关节炎	恶性肿瘤
脊髓疾病或损伤	肿瘤
脑卒中	甲状腺毒症
汗管炎	嗜铬细胞瘤
罗斯综合征	糖尿病
房室瘘	尿崩症
味觉性多汗	低血糖
味觉性多汗症	垂体功能减退
局部单侧多汗症 [a]	心内膜炎
冷诱导多汗症	痛风
小汗腺痣	药物
社交恐惧症	更年期
鼻红色肉芽肿	焦虑
	戒断症状

注：a，也称单侧局限性特发性多汗症。

表 23.3　原发性局灶性多汗症的诊断标准

局部可见过度出汗，持续至少 6 个月
和
没有明显的次要原因
至少具有以下 2 个特征：
影响日常活动
双侧的，相对对称的
每周至少 1 次的发作频率
发病年龄 < 25 岁
家族史阳性
睡眠中局部出汗停止

表 23.4　多汗症严重程度量表（HDSS）问题：以下哪一种答案最能描述出汗对你日常活动的影响？

评分	答案
1	我的（腋下）出汗从不会明显，从不干扰我的日常活动
2	我的（腋下）出汗是可以忍受的，但是有时会干扰我的日常活动
3	我（腋下）出汗不太能忍受，并且经常干扰我的日常活动
4	我的（腋下）出汗不能忍受，而且总是干扰我的日常活动

治疗

原发性局灶性多汗症有很多治疗方法。患者应该针对其皮肤区域、疾病严重程度、年龄和职业的个人需求来选择合适的治疗方法（表

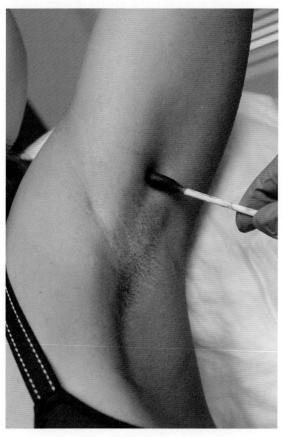

图 23.2 将碘溶液涂抹在干净、干燥的皮肤表面

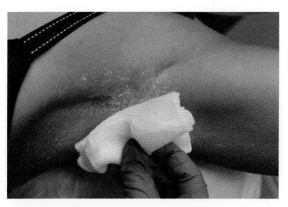

图 23.3 待碘溶液干后使用少量玉米淀粉

23.5）。专家共识小组已经为每种治疗方式制定了适应证指南。治疗前，医生必须确保患者没有可治疗的潜在病因。如果有潜在病因，医生必须要在继续治疗多汗症之前先治疗其潜在病因。

止汗剂是首选疗法。它是通过阻塞远端汗腺导管从而减少汗液排泄。但是，非处方药产品很少能控制病情严重的多汗症患者（HDSS评分为 3 分或 4 分）。高强度处方药产品含有高浓度的金属盐（最常见的是氯化铝），其疗效更为明显。尽管如此，止汗剂疗效仍然有限，且用药后常常导致刺激、红斑、干燥和瘙痒等不适。

系统性抗胆碱药如乙二醇吡咯酯（甘罗溴铵）、阿托品或奥昔布宁提供了一种全身性的乙酰胆碱受体阻滞剂。当服用可达到症状缓解所需的剂量时，患者可能会出现眼睛干燥、口腔干燥和尿潴留等症状。此外，全身排汗减少会增加体温过高的风险。

离子导入是一种最适合治疗掌跖多汗症的方法。它使用直流电连接到自来水的托盘上，所以患者可以在家里进行治疗。虽然其作用机制尚不清楚，但它可以减少腺体分泌，或使离子进入导管从而物理阻塞汗管。为了提高疗效，可在自来水中添加抗胆碱药物（粉碎的乙

表 23.5 治疗多汗症的常用疗法

止汗剂（在柜台购买）
止汗剂（处方药）
离子导入
口服药物全身治疗
A 型肉毒毒素
汗腺局部切除术
抽脂术和（或）刮除术
内镜下经胸交感神经切除术

二醇吡咯酯）。该技术不良反应相对较小，但是花费和耗时限制了其使用。

局部手术切除、抽脂术、刮除术和微波消融术可以用于去除和破坏汗腺单位。尽管该技术正在改进，但疗效取决于医生的手术技术，且通常仅限于腋窝的治疗。

内镜下经胸交感神经切除术（ETS）可长期改善腋窝和手掌的症状，但该技术并未得到普遍认可。在手术过程中，通过破坏或在适当的水平上进行剪切可阻断交感神经链。内镜下经胸交感神经切除术最显著的潜在不良反应是代偿性多汗症。其发病率虽然各不相同，但可影响 60%~70% 的患者。其严重程度不可预测，可能影响大部分的体表部位。

肉毒毒素治疗

Ona A 型肉毒毒素、Abo A 型肉毒毒素和 Inco A 型肉毒毒素都派生于 A 型肉毒毒素（BoNT-A）。Ona A 型肉毒毒素和 Abo A 型肉毒毒素在多汗症的治疗中被广泛应用。学者们也研究了 B 型肉毒毒素，并发现它是有效的。尽管有效，B 型肉毒毒素的不良反应曲线与 A 型肉毒毒素却不同。鉴于 A 型肉毒毒素的有效性和安全性，它已成为临床上的首选治疗药物。

与其他治疗方式一样，在使用 A 型肉毒毒素治疗多汗症之前，必须客观地通过比色法测试确定多汗症的范围，如使用碘淀粉试验（图 23.2，图 23.3）。A 型肉毒毒素作用的最佳平面是神经突触 – 外泌汗腺平面（通常在真皮与皮下脂肪的交界处），A 型肉毒素应在真皮深层注射。注射点间距一般为 1~2 cm，并应避免注入更深的结构，以避免进行不必要的化学神经溶解术。

在肉毒毒素稀释比例上存在着不同的原则。普遍的观点是高稀释量（低浓度）肉毒毒素会扩散并可治疗更多区域。多汗症的一个适合大容量注射的位置是腹股沟。然而，如果治疗前额时，需要精确稀释量以避免引起不良反应，所以高浓度肉毒毒素注射更适合。

代偿性多汗症是常见的内镜下经胸交感神经切除术后的不良反应，这种现象在 A 型肉毒毒素注射治疗中是罕见的。据报道偶有患者未经治疗的部位在治疗后出汗增多。文献报道中既有支持这种现象的，也有反对这种现象的。

腋窝多汗症

没有一个部位像腋窝这样得到了广泛的研究。许多研究表明了 A 型肉毒毒素治疗腋窝多汗症的优势和安全性，如欧洲和美国很多大型、多中心、随机的安慰剂对照试验。在第 22 章中笔者已对具体治疗技术进行回顾。

手掌多汗症

肉毒毒素注射治疗手掌多汗症很有效。多项小型研究都阐述了肉毒毒素在改善手掌多汗症临床症状方面的效果。治疗手部时也存在一些挑战，如最佳剂量的选择，注射时的疼痛控制，以及包括肌无力在内的不良反应。

治疗手掌多汗症的 A 型肉毒毒素最佳剂量是未知的，这个问题因手的大小不同而变得复杂（图 23.4）。Abo A 型肉毒毒素的剂量是每只手 120~500 U。然而，文献报道 Ona A 型肉毒毒素的剂量为每只手 50~200 U。Ona A 型肉毒毒素是最常用的肉毒毒素。一些作者建议确定单位面积的剂量，Schwarin 的研究小组使用了 0.8 U/cm² 的剂量，而 Narman 的研究小组对手掌使用 2 U/1.5 cm² 的剂量，每个指尖注射 3 次，中、近指指节注射 2 次，每次注射 1~2 U。加拿大国家免疫咨询委员会（NACI）推荐使用 1.5~2 U/cm²，平均每掌使用 100 U 的 Ona A 型肉毒毒素。目前还不清楚大剂量注射是否会延长症状缓解的持续时间，或增加发生肌无力的风险。当 Wollina 对 10 名患者每手掌使用 200 U 的 Ona A 型肉毒毒素后发现，患者复发时间为 3~22 个月。Saadia 的研究纳入了 24 名患者，其中 11 名患者接受每手掌 50 U 的 Ona A 型肉毒毒素治疗，13 名患者接受每手掌 100 U 的 Ona A 型肉毒毒素治疗。接受较高剂量组的患者尽管更多出现了手和手指的无力，但他们的研究患者满意度较高。两组之间效果持续时间没有显著差异。在有更大样本研究之前，每只手掌使用 75~100 U 是 Ona A 型肉毒毒素的推荐初始注射剂量，应该根据手掌的大小和过去的治疗剂量调整。

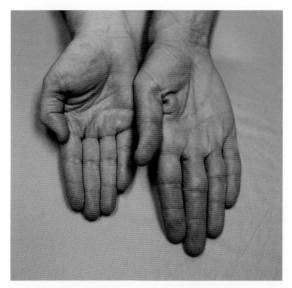

图 23.4　在应用肉毒毒素治疗手掌的多汗症时，需要考虑手的大小变化

手掌肉毒毒素注射治疗的另一个挑战是，其效果持续时间与腋下注射的持续时间相比是明显较短的。效果持续时间为 3~12 个月。Aghaei 发现患者接受每手掌 500 U 的 Ona A 型肉毒毒素治疗时，无汗状态可持续至 5 个月，但多汗状态平均持续了 10 个月。这个研究中疗效持续时间较短，其原因未知。这可能与在较厚的手掌皮肤中扩散半径较小和指节分区有关，也可能是由于胆碱能神经末梢数量较多或手部神经恢复率更快所致。

因为手部神经感受器密度高，需要的注射次数多，导致患者的注射过程很痛苦。视觉模拟量表（1~100 分）表明了注射手掌期间的患者疼痛评分平均为（68.1±31.8）分，而腋窝治疗疼痛评分为（29.9±24.5）分。研究者们已经尝试了几种控制疼痛的方法（表 23.6），发现含有利多卡因的局部麻醉剂和冷敷冰袋通常是不够的。更强烈的冷接触对疼痛缓解的效果更佳，如二氯四氟乙烷、手部冰浴或直接接触冰块。Kreyden 描述了一种离子导入技术，在 2% 利多卡因麻醉下，离子导入 30 分钟，接着在注射前使用液氮轻喷。结果显示，使用无针压力装置进行注射比标准的针剂注射更不痛苦，但疗效要小得多。因此，不能推荐使用无针装置来注射 A 型肉毒毒素。Benohanian 描述了在常规注射肉毒毒素之前，使用无针压力装置将利多卡因注射到手掌和手背的方法。Med-JetMBXx Ⅱ型（加拿大麦克马斯特大学）已经得到了加拿大和欧盟卫生部的批准。一旦出现麻醉性风团，即可用标准针注射 A 型肉毒毒素。

神经阻滞是有效的麻醉技术。手掌是由尺神经、桡神经和正中神经支配的，这三支神经都可以在手腕水平进行（图 23.5），其风险包括神经损伤和血管穿刺。此外，暂时性

表 23.6　用于手掌注射的麻醉技术

分类	特定的麻醉技术
表面麻醉	
神经阻滞	
冷冻镇痛	二氯四氟乙烷、液氮冷喷、冰袋、冰块冷敷、冰浴、凉水袋、机器辅助下冷风冷却
震动	
静脉局部麻醉（比尔阻滞）	
静脉镇静麻醉或	
全身麻醉	

手部无力可能会限制患者数小时的活动。因此，这种效果导致不允许同时治疗双手。使用 30 G 0.5 英寸针头可减少神经创伤，并要在每个神经周围注射约 2 ml 1%~2% 利多卡因。如果患者在注射过程中感到异常刺痛或异常感觉，应该稍微回退针头。如果想要药效完全发挥作用，可能需要 20 分钟或更长时间。静脉内局部麻醉（IVRA），也称比尔阻滞，是有效的麻醉技术，但需要额外的时间、设备和心血管监测。

振动麻醉越来越受欢迎。理论上，神经系统是无法同时完全感知两种不同的感觉。

手持式振动器可置于注射部位附近的手掌侧和背侧（图 23.6）。这个操作需要一名助手配合，且振动器会让患者的手产生移动，使注射更具挑战性。尽管在手掌侧使用单个振动器更容易操作，但没有同时使用两个振动器更有效（个人经验）。虽然这两种方法都不能消除注射疼痛，但可以减轻患者疼痛感。Scherer 的一项研究发现，振动器振动时振动部位的疼痛阈值明显提高，并且在疼痛部位的远端施加振动的效果优于放在近端。

笔者最常采用大力按压冰敷方法来控制由手掌注射带来的疼痛。将冰块牢固地应用于计划的注射点，并持续 7~10 秒（图 23.7）。如果患者需要额外的疼痛控制，可结合使用大力按压冰敷和振动法。例如，冰块加压持续 7~10 秒后，立即在注射点附近使用振动器不超过 1~2 秒。注射是在振动过程中进行的，这需要一名助手的配合，以及协调时间的动作。使用

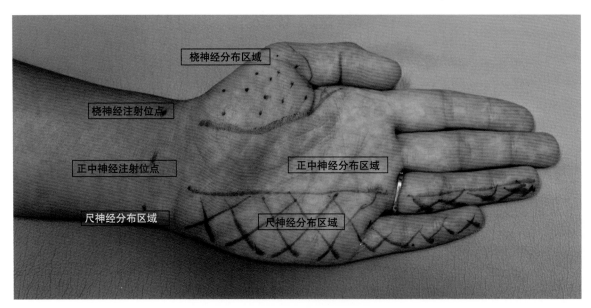

图 23.5　手掌是由尺神经、正中神经和桡神经支配的，其神经阻滞可在手腕水平进行

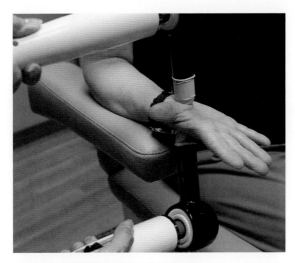

图 23.6　使用双振动技术控制疼痛

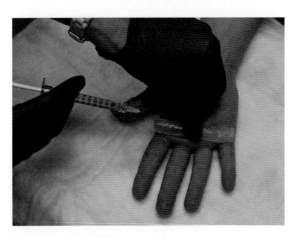

图 23.7　冰敷并加压 7~10 秒

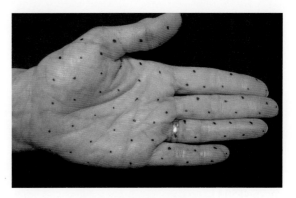

图 23.8　手掌多汗症的典型注射位点

30 G 0.5 英寸螺旋固定针头注射器或胰岛素注射器对于皮肤较厚，以及协调和手掌注射压力较高的人尤其有用。注射点间隔 1~1.5 cm，但手指每个指节单位通常需要 2~3 个注射点（图23.8）。

　　手掌注射出现瘀青是常见的现象，但是暂时性的。皮下注射可能会增加血肿的发生率。A 型肉毒毒素应注射在真皮层内，以减少药物与深层肌肉组织接触的机会。注射可能导致手部无力，其报道的发生率为 0~77%。最常见受影响的肌力区域为鱼际肌。肌力可用拇指和示指捏夹试验来测量，而握力通常不受影响。

有报道一例手部肌肉组织萎缩和手部力量逐渐减弱症状均与手部注射 A 型肉毒毒素相关。该患者每 9 个月使用每只手掌 500 U 的 Abo A 型肉毒毒素注射治疗，在第 5 个疗程后出现了上述症状。最近的案例报道发现，患者注射肉毒毒素后在发送短信时，其手部的灵活性出现了短暂的受限。因此，患者注射前应进行充分咨询，了解有无肌无力的风险，虽然该风险通常是轻微且短暂的。

　　Zaiac 通过对连续 10 只手掌进行活检发现，汗腺深度平均为 2.6 mm。为了控制针插入深度和防止肌无力，他提倡使用 ADG 针，这是一种为胶原蛋白注射而设计的针头。通过将针的长度调整为 2.6 mm 和将 Ona A 型肉毒毒素的剂量调整为每只手掌 60~70 U，他观察的连续 10 名接受手部注射的患者都没有出现手部无力现象。同样，切割后的针帽也可以用作适配器，将 7 mm 30 G 的针缩短为 2.5~3.0 mm。其他医生也发现这些技术还不够实用，因为 ADG 针很难获得，而且适配器会阻碍医生的视线。有的研究团队提倡用无菌夹子在 2.6 mm 长处将针尖向内弯曲做成直角，这样 2.6 mm 长的针头插入时可获得完全的可视范围和深度控制。他们的报道对减少并发症和提高患者满意度的有效性并没有进行量化。

儿童手掌多汗症也可以通过肉毒毒素注射治疗，但控制注射时的疼痛感是最大的挑战。同时，人们对与儿科使用相关的剂量、持续时间和不良事件知之甚少。Coutinho dos Santos 发表了 9 名 6.5~15 岁的儿童通过肉毒毒素注射成功治疗手掌多汗症的案例报道。他在该案例中采用了神经阻滞麻醉，注射剂量为每只手掌 75~150 U。

足底多汗症

关于用肉毒毒素注射用于治疗足底多汗症的报道很少。就像手掌多汗症一样，足底多汗症肉毒毒素注射没有关于最佳剂量的共识，疗效持续时间变化较大，而且注射过程痛苦。Naumann 采用 42 U 和 48 U 剂量的肉毒毒素注射来治疗双足底多汗症，每 2 只足底 × 2 cm² 注射 3 U 剂量的 Ona A 型肉毒毒素（0.15 ml）。Blaheta 和 Campanati 的研究小组报道成功地在每足底使用了 100 U 剂量的 Ona A 型肉毒毒素（100 U/5 ml 生理盐水）。注射后所有患者症状都有所好转，12 周内碘淀粉试验结果呈显著降低，并且无明显不良反应出现。

Minor 的碘淀粉试验可以用于定位多汗区，多汗区可以向上延伸至足侧面和足背。医生应将 A 型肉毒毒素均匀地分布在患区，使用小尺寸针头，进针点间隔 1~2 cm，注射到深层真皮内。因为足底角质层较厚，尤其是长满老茧的角质层，所以在足底注射技术上更具挑战性。医生必须调整注射深度以准确地给予 A 型肉毒毒素。

和手掌注射一样，对足底注射时也必须要重视疼痛控制。局部静脉麻醉（IVRA）可以提供足够的足底麻醉。一项纳入了 8 名患者

的研究发现 IVRA 比神经阻滞更有效。神经阻滞通常使用在足踝水平，足底麻醉可以使胫骨和腓肠神经行神经阻滞。如果足背部也需要注射，可加上腓骨浅部神经阻滞。

Vadoud Seyedi 报道了使用 Dermojet 行 A 型肉毒毒素足底无针注射用于治疗足底多汗症。10 名患者接受了每足 50 U 剂量的 A 型肉毒毒素 /5 ml 生理盐水注射；每足有 15~20 个注射点，并无镇痛处理。所有的患者都能较好地接受和耐受注射的疼痛，其中一名患者出现了局部血肿。疗效持续 3~6 个月；然而，有 20% 的患者主诉治疗没有效果。

目前笔者首选的控制疼痛的方法是冰敷和振动，操作方法如前所述（图 23.9）。Ona A 型肉毒毒素的剂量为每足 100~200 U。瘀青和注射疼痛是最常见的不良反应。文献中提到了一例由于 A 型肉毒毒素注射而致双足足底屈肌无力的报道，此症状在 10 天内缓解。

面部多汗症

原发性面部多汗症有几种模式，如前额、头皮周围、整个头皮、面颊、鼻子、上唇、下巴或以上区域的组合（图 23.10）。最常见的

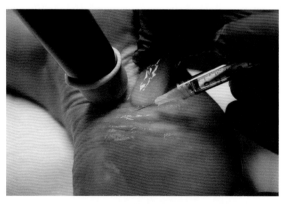

图 23.9 当混合使用冰敷和振动控制疼痛时，应先冰敷 7~10 秒，注射前再于治疗区域即刻应用振动

模式是前额，有时还包括头皮。A 型肉毒毒素治疗对所有模式的面部多汗症都有效，尤其是对味觉性出汗症的疗效持续时间特别长。

很少有文献报道颅面部多汗症应用 A 型肉毒毒素的治疗方法。Kinkelin 的研究组对 10 名男性前额多汗症患者在前额平均注射 86 U 剂量的 Ona A 型肉毒毒素，每个注射点使用 3 U 的剂量，注射点间距相等（1.0~1.5 cm）。皮内注射点比眉毛高至少 1 cm，以防止发生上睑下垂。10 名患者中有 5 名出现了部分皱眉功能的丧失，但持续时间不超过 8 周。没有患者出现上睑下垂，90% 的患者表示满意或非常满意。在本组 90% 的患者中，治疗效果维持了 5 个月以上。Tan 和 Solish 的研究也得到了相似的结果，患者前额的治疗效果平均维

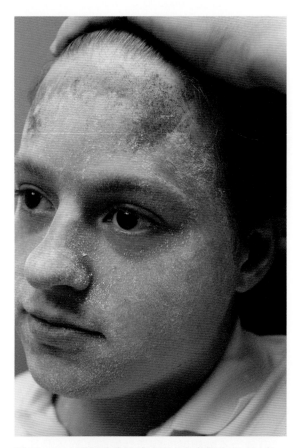

图 23.10　面部碘淀粉试验显示患者额头出汗过多，并有轻微的上唇出汗

持 4.5 个月。

Boger 采用 Abo A 型肉毒毒素治疗了 12 名患有双侧面部多汗症的男性患者，每针剂量为 0.1 ng。半侧前额总共等距注入了 2.5~4 ng，分 25~40 个位点进行注射，结果显示持续出汗减少时间 ≥ 3 个月（最多为 27 个月）。不良反应仅限于额肌力量减弱（100%）和持续 1~12 个月的眉毛不对称（17%）。

笔者观察发现前额多汗症的患者往往伴有头皮多汗症，且汗流呈弥漫性或蛇形模式。Ona A 型肉毒毒素注射点间隔 1~2 cm，每个注射点使用 2~3 U 的剂量，避免在前额下方 1~2 cm 处注射以降低眉毛下垂的风险。如果疗效不够且患者愿意接受暂时性眉毛下垂的风险的话，可以降低额部注射的位置。笔者使用的 Ona A 型肉毒毒素剂量如下：50~100 U 治疗前额和前额发际线，200 U 治疗前额和头皮周围，200 U 治疗前额和整个头皮。

味觉性多汗症（弗雷综合征）

味觉性多汗症是腮腺区域外科手术或损伤后的常见并发症。其发病原因可能是由于术后交感神经纤维方向错误，这种情况经常可以在腮腺疾病和糖尿病中观察到。其症状表现为患者在唾液分泌或者期待食物时，面颊会出汗。

多项非对照研究表明，A 型肉毒毒素对味觉性多汗症是一种非常有效的治疗方法（表 23.7）。在一项纳入了 45 名患者的大型开放性研究中，患者注射 Ona A 型肉毒毒素后面部局部出汗情况明显减少，注射平均剂量为 21 U（范围为 5~72 U）。在 6 个月的随访期间并未发现复发症状。在其他 3 项开放性研究中也观察到疗效持续时间可长达 11~36 个月。但是，A 型肉毒毒素可以导致味觉性多汗症疗效

表 23.7　肉毒毒素治疗味觉性多汗症的部分研究

作者	年份	设计	人数 / 名	剂量	维持时间 / 月
Naumann 等	1997	开放式	45	21 U Ona A 型肉毒毒素	6
Bjerkhoel 和 Trobbe	1997	开放式	15	37 U Ona A 型肉毒毒素	13
Laskawi 等	1998	开放式	19	31 U Ona A 型肉毒毒素	11~27
Laccourreye 等	1999	开放式	33	86 U Abo A 型肉毒毒素	12~36

持续时间长的原因尚不清楚。

注射前进行碘淀粉试验从而可视化出汗区域是很重要的。在应用碘溶液和淀粉后，让患者咀嚼糖果或食物有助于刺激面部出汗。于皮内 2.0~2.5 cm 处注射 2~3 U 的 Ona A 型肉毒毒素或 8 U 的 Abo A 型肉毒毒素，并使其均匀地分布在出汗区域。此治疗方法的特定不良反应包括注射过程中的疼痛感，局部血肿和短暂的局部肌肉肌力降低导致的面部不对称。因此必须谨慎治疗，避免影响颧部肌肉。

其他出汗障碍

2%~10% 的多汗症患者表现为腹股沟出汗，通常发生在青少年时期，可伴有其他身体部位的多汗症。皮下注射 A 型肉毒毒素可以控制症状时间 ≥ 6 个月。和其他身体部位一样，碘淀粉试验可用于确定产生汗液的区域，但通常在技术上具有挑战性。在出汗区域内使用 ROSS Ona A 型肉毒毒素注射时，注射点间隔 1~2 cm，每个注射点注射 2~3 U；典型剂量范围为每侧 60~100 U。

代偿性多汗症是内镜下经胸交感神经切除术最常见的并发症，发生率为 44%~91%。由于经常出汗大面积区域，治疗特别困难，但有报道证明使用 A 型肉毒毒素可以成功治疗代偿性多汗症。Belin 和 Polo 的研究使用了 A 型肉毒毒素并成功地治疗了腹部代偿性多汗症。

不幸的是，这名患者因为感染总面积太大，无法一次完成治疗（涉及他的乳头线到膝盖之间的体表区域）。Huh 在采用碘淀粉试验确定出汗区域后，使用了 300 U 的 Ona A 型肉毒毒素用于治疗胸部和腹部多汗症。每 100 U 的 Ona A 型肉毒毒素使用 10 ml 生理盐水进行稀释，注射剂量为 0.1 ml/cm^2。虽然疗效逐渐减弱，但也维持了 8 个月。Kim 和他的同事研究了 17 名接受 100~500 U Ona A 型肉毒毒素治疗的患者，每 1.5 厘米给予 2 U。他们对注射耐受性良好，但由于给药不足，症状缓解不完全，且疗效仅持续了 4 个月。

汗色症是一种罕见的疾病，其特征是可排出有色的汗液。最常见的情况是局限于面部或腋窝。Matarasso 使用 15 U 的 Ona A 型肉毒毒素治疗每侧面颊上直径为 3 cm 的受累区域。患者在 48 小时内排出的黑汗量开始明显减少。

罗斯综合征

1958 年罗斯综合征由神经学家 Alexander · T. ROSS 首次描述，其特征是单侧强直性瞳孔三联征，全身性屈光不正（Holmes-Adie 综合征），进行性节段性无汗伴有过度出汗的补偿带。患者通常感受不到自身的无汗症。相反，代偿性节段性多汗症很令人烦恼。罗斯综合征的发病机制尚不清楚，目前也没有神经纤维破坏的组织学证据。因此，ROSS 假设患者为乙酰胆碱酯酶活性缺陷，而不是汗腺退化。虽然无法治疗进行性节段性无汗症，代偿性多汗症可以通过抗毒蕈碱药系统治疗或 A 型肉毒毒素注射受累区域来改善。

局部单侧多汗症

局部单侧多汗症（LUH）是罕见的特发性疾病。它是一种有限区域的多汗症，受累区域面积小于 10 cm×10 cm，主要发生于前额或前臂。局部单侧多汗症不仅在定位上不寻常，且无触发因素，可发生在患者睡眠时。其病因可能类似于味觉性多汗症，是由于交感神经损伤后重新错误连接所致。注射 30 U 的 Ona A 型肉毒毒素可获得非常好的效果。

B 型肉毒毒素用于多汗症的治疗

B 型肉毒毒素（BoNT-B）的使用指征仅限于治疗颈部肌张力障碍，但也有报道其可用于多汗症的治疗。注射 B 型肉毒毒素可诱导出现局灶性无汗症，其治疗效果呈剂量依赖性。Birklein 报道当使用了 125 U 的剂量时，其效果持续时间长达 6 个月。

尽管对多汗症有疗效，但 B 型肉毒毒素的使用仍受全身性不良反应的限制。一名患者在接受每只手掌 2500 U 的 B 型肉毒毒素治疗手掌多汗症后，出现双侧视物模糊、消化不良、喉咙干燥和吞咽困难等症状。在一项手掌多汗症的研究中，20 名受试者在每只手掌使用了 5000 U 的 B 型肉毒毒素后，不良反应发生率如下：口干或喉咙干燥（90%）、消化不良（60%）、双手过度干燥（60%）、肌力下降（60%）、握力下降（50%）。

降低剂量可能是降低不良反应发生率的关键。然而，由于 B 型肉毒毒素治疗有出现全身不良反应的可能性，而 A 型肉毒毒素治疗多汗症的安全性更高，所以 A 型肉毒毒素仍是迄今为止治疗多汗症首选的神经毒素。

未来的方向

肉毒毒素的应用彻底改变了多汗症和其他分泌紊乱性疾病的治疗。与其他治疗方法相比，它在疗效、操作简单度和患者满意度方面均表现突出。因此，需要开发快速、安全、有效的疼痛控制方法用于更多领域的治疗。有学者正在研究新的给药设备以提供最舒适和最有效的治疗手段。Kavanagh 和他的同事们成功地使用了离子导入机对 2 名患者输送 A 型肉毒毒素，从而避免了手动注射。Glogau 证明了 Ona A 型肉毒毒素和一种特定的转运肽分子结合后，可以成功地被输送至腋窝皮肤。关于不同类型的肉毒毒素的研究仍在继续。目前，肉毒毒素是一种有价值的、患者耐受性良好的治疗方法。同时，它还可以提高多汗症和其他分泌紊乱性疾病患者的生活质量。

（付　茜　刘　派译）

参考文献

[1] Goldsmith L. Biology of ecrine and apocrine sweat glands. In: Freedberg IM, Fitzpatrick TB, eds. *Fitzpatrick's Dermatology in General Medicine*. 5th edn. New York: McGraw-Hill, Health Professions Division; 1999:157–164.

[2] Stenn K, Bhawan J. The normal histology of the skin. In: Farmer ER, HoodAF, eds. *Pathology of the Skin*. NewYork: McGraw-Hill; 2000.

[3] Glogau RG. Botulinum A neurotoxin for axillary hyperhidrosis. No sweat Botox. Dermatol Surg Aug 1998;24(8):817–819.

[4] Goldsmith L. Disorders of the eccrine sweat gland. In: Freedberg IM, Fitzpatrick TB, eds. *Fitzpatrick's Dermatology in General Medicine*. 5th edn. New York: McGraw-Hill, Health Professions Division; 1999:800–809.

[5] Kreyden OP, Scheidegger EP. Anatomy of the sweat glands, pharmacology of botulinum toxin, and distinctive syndromes associated with hyperhidrosis. Clin Dermatol Jan-Feb 2004;22(1):40–44.

[6] CheshireWP, Freeman R. Disorders of sweating. Semin Neurol Dec 2003;23(4):399–406.

[7] Grazziotin TC, Buffon RB, da Silva Manzoni AP, Libis AS,Weber MB. Treatment of granulosis rubra nasi with botulinum toxin type A. Dermatol Surg Aug 2009;35(8):1298–1299.

[8] Lear W, Kessler E, Solish N, Glaser DA. An epidemiological

study of hyperhidrosis. Dermatol Surg Jan 2007;33(1 Spec No.):S69–S75.

[9] Solish N, Bertucci V, Dansereau A, et al. A comprehensive approach to the recognition, diagnosis, and severity-based treatment of focal hyperhidrosis: recommendations of the Canadian Hyperhidrosis Advisory Committee. Dermatol Surg Aug 2007;33(8):908–923.

[10] Hornberger J, Grimes K, Naumann M, et al. Recognition, diagnosis, and treatment of primary focal hyperhidrosis. J Am Acad Dermatol Aug 2004;51(2):274–286.

[11] Walling HW. Clinical differentiation of primary from secondary hyperhidrosis. J Am Acad Dermatol Apr 2011;64(4):690–695.

[12] Hamm H, Naumann MK, Kowalski JW, Kutt S, Kozma C, Teale C. Primary focal hyperhidrosis: disease characteristics and functional impairment. Dermatology 2006; 212(4):343–353.

[13] Lowe NJ, Yamauchi PS, Lask GP, Patnaik R, Iyer S. Efficacy and safety of botulinum toxin type a in the treatment of palmar hyperhidrosis: a double-blind, randomized, placebo-controlled study. Dermatol Surg 2002 Sep;28(9):822–827.

[14] Hyperhidrosis disease severity scale (HDSS): Validity and reliability results from three studies. Glaser, D., Kowalski, J., Eadie, N. et al.Washington, D.C.: American Academy of Dermatology:P198.

[15] Stolman LP. Treatment of hyperhidrosis. Dermatol Clin Oct 1998;16(4):863–869.

[16] Glaser DA, Hebert AA, Pariser DM, Solish N. Palmar and plantar hyperhidrosis: best practice recommendations and special considerations. Cutis 2007 May; 79(5 Suppl):18–28.

[17] Benohanian A, Dansereau A, Bolduc C, Bloom E. Localized hyperhidrosis treated with aluminum chloride in a salicylic acid gel base. Int J Dermatol 1998 Sep;37(9):701–703.

[18] Praharaj SK, Arora M. Paroxetine useful for palmar-plantar hyperhidrosis. Ann Pharmacother 2006 Oct;40(10):1884–1886.

[19] Bajaj V, Langtry JA. Use of oral glycopyrronium bromide in hyperhidrosis. Br J Dermatol 2007 Jul;157(1):118–121.

[20] Klaber M, Catterall M. Treating hyperhidrosis. Anticholinergic drugs were not mentioned. BMJ 2000 Sep 16; 321(7262):703.

[21] NaumannM, Davidson J, Glaser DA. Hyperhidrosis: Current Understanding, Current Therapy CME. 2002.

[22] Stolman LP. Treatment of excess sweating of the palms by iontophoresis. Arch Dermatol 1987 Jul;123(7):893–896.

[23] Swinehart JM. Treatment of axillary hyperhidrosis: combination of the starch-iodine test with the tumescent liposuction technique. Dermatol Surg 2000 Apr;26(4):392–396.

[24] Gossot D, Galetta D, Pascal A, et al. Long-term results of endoscopic thoracic sympathectomy for upper limb hyperhidrosis. Ann Thorac Surg 2003 Apr;75(4):1075–1079.

[25] Kim BY, Oh BS, Park YK, et al. Microinvasive video-assisted thoracoscopic sympathicotomy for primary palmar hyperhidrosis. Am J Surg 2001 Jun;181(6):540–542.

[26] Belin EE, Polo J. Treatment of compensatory hyperhidrosis with botulinum toxin type A. Cutis 2003 Jan; 71(1):68–70.

[27] Andrews BT, Rennie JA. Predicting changes in the distribution of sweating following thoracoscopic sympathectomy. Br J Surg 1997 Dec;84(12):1702–1704.

[28] Kao MC, Chen YL, Lin JY, et al. Endoscopic sympathectomy treatment for craniofacial hyperhidrosis. Arch Surg 1996 Oct;131(10):1091–1094.

[29] Dressler D, Adib Saberi F, Benecke R. Botulinum toxin type B for treatment of axillar hyperhidrosis. J Neurol 2002 Dec; 249(12):1729–1732.

[30] Frasson E, Brigo F,Acler M, et al. Botulinum toxin type A vs type B for axillary hyperhidrosis in a case series of patients observed for 6 months. Arch Dermatol 2011 Jan;147(1):122–123.

[31] Hexsel DM, Soirefmann M, Rodrigues TC, do Prado DZ. Increasing the field effects of similar doses of Clostridium botulinum type A toxin-hemagglutinin complex in the treatment of compensatory hyperhidrosis. Arch Dermatol 2009 Jul;145(7):837–840.

[32] KrogstadAL, Skymne A, Pegenius G, et al. No compensatory sweating after botulinum toxin treatment of palmar hyperhidrosis. Br J Dermatol 2005 Feb;152(2):329–333.

[33] Gregoriou S, Rigopoulos D, Makris M, et al. Effects of botulinum toxin-a therapy for palmar hyperhidrosis in plantar sweat production. Dermatol Surg 2010 Apr; 36(4):496–498.

[34] Simonetta Moreau M, Cauhepe C, Magues JP, Senard JM. A double-blind, randomized, comparative study of Dysport vs. Botox in primary palmar hyperhidrosis. Br J Dermatol 2003 Nov;149(5):1041–1045.

[35] Saadia D, Voustianiouk A,Wang AK, Kaufmann H. Botulinum toxin type A in primary palmar hyperhidrosis: randomized, single-blind, two-dose study. Neurology 11 2001 Dec;57(11):2095–2099.

[36] Naver H, Swartling C, Aquilonius SM. Palmar and axillary hyperhidrosis treated with botulinum toxin: one-year clinical follow-up. Eur J Neurol 2000 Jan;7(1):55–62.

[37] Vadoud-Seyedi J, HeenenM, Simonart T. Treatment of idiopathic palmar hyperhidrosis with botulinum toxin. Report of 23 cases and review of the literature. Dermatology 2001;203(4):318–321.

[38] Glaser DA, Kokoska M, Kardesch C. Botulinum toxin type A in the treatment of palmar hyperhidrosis: the effect of dilution and number of injection sites. American Academy of Dermatology Annual Meeting; 2001.

[39] Baumann L, Frankel S,Welsh E, HalemM. Cryoanalgesia with dichlorotetrafluoroethane lessens the pain of botulinum toxin injections for the treatment of palmar hyperhidrosis. Dermatol Surg 2003 Oct; 29(10):1057–1059; discussion 1060.

[40] de Almeida AR, Kadunc BV, de Oliveira EM. Improving botulinum toxin therapy for palmar hyperhidrosis: wrist block and technical considerations. Dermatol Surg 2001 Jan;27(1):34–36.

[41] Schnider P, Binder M, Auff E, Kittler H, Berger T,Wolff K. Double-blind trial of botulinum A toxin for the treatment of focal hyperhidrosis of the palms. Br J Dermatol 1997 Apr;136(4):548–552.

[42] Aghaei S. Botulinum toxin therapy for palmar hyperhidrosis: experience in an Iranian population. Int J Dermatol 2007 Feb;46(2):212–214.

[43] Wollina U, Karamfilov T. Botulinum toxin A for palmar hyperhidrosis. J Eur Acad Dermatol Venereol 2001 Nov;15(6):555–558.

[44] Hund M, Rickert S, Kinkelin I, et al. Does wrist nerve block influence the result of botulinum toxin A treatment in palmar hyperhidrosis? J Am Acad Dermatol 2004 Jan;50(1):61–62.

[45] Perez-Bernal AM, Avalos-Peralta P, Moreno-Ramirez D, Camacho F. Treatment of palmar hyperhidrosis with botulinum toxin type A: 44 months of experience. J Cosmet

Dermatol 2005 Sep; 4(3):163–166.

[46] Tan SR, Solish N. Long-term efficacy and quality of life in the treatment of focal hyperhidrosis with botulinum toxin A. Dermatol Surg 2002 Jun;28(6):495–499.

[47] Kontochristopoulos G, Gregoriou S, Zakopoulou N, Rigopoulos D. Cryoanalgesia with dichlorotetrafluoroethane spray versus ice packs in patients treated with botulinum toxin-a for palmar hyperhidrosis: Self-controlled study. Dermatol Surg 2006 Jun;32(6):873–874.

[48] Smith KC, Comite SL, Storwick GS. Ice minimizes discomfort associated with injection of botulinum toxin type A for the treatment of palmar and plantar hyperhidrosis. Dermatol Surg 2007 Jan; 33(1 Spec No.):S88–S91.

[49] Kreyden O. BotulinumToxin in the Management of Focal Hyperhidrosis. In: Benedetto AV, ed. *Botulinum Toxin in Clinical Dermatology*: Taylor & Francis; 2006:281–285.

[50] NaumannM, Bergmann I, HofmannU, Hamm H, Reiners K. Botulinum toxin for focal hyperhidrosis: technical considerations and improvements in application. Br J Dermatol 1998 Dec;139(6):1123–1124.

[51] Benohanian A. Needle-free anaesthesia prior to botulinum toxin type A injection treatment of palmar and plantar hyperhidrosis. Br J Dermatol 2007 Mar; 156(3):593–596.

[52] Benohanian A. What stands in the way of treating palmar hyperhidrosis as effectively as axillary hyperhidrosis with botulinum toxin type A. Dermatol Online J 2009; 15(4):12.

[53] HaytonMJ, Stanley JK, Lowe NJ. A review of peripheral nerve blockade as local anaesthesia in the treatment of palmar hyperhidrosis. Br J Dermatol 2003 Sep; 149(3):447–451.

[54] Campanati A, Lagalla G, Penna L, *et al*. Local neural block at the wrist for treatment of palmar hyperhidrosis with botulinum toxin: technical improvements. J Am Acad Dermatol 2004 Sep;51(3):345–348.

[55] Vollert B, Blaheta HJ, Moehrle E, *et al*. Intravenous regional anaesthesia for treatment of palmar hyperhidrosis with botulinum toxin type A. Br J Dermatol 2001 Mar;144(3):632–633.

[56] Ponce-Olivera RM, Tirado-Sanchez A, Arellano-Mendoza MI, *et al*. Palmar hyperhidrosis. Safety efficacy of two anaesthetic techniques for botulinum toxin therapy. Dermatol Online J 2006;12(2):9.

[57] Reed ML. Surgical pearl: mechanoanesthesia to reduce the pain of local injections. J Am Acad Dermatol 2001 Apr;44(4):671–672.

[58] Sherer CL, Clelland JA, O'Sullivan P, *et al*. The effect of two sites of high frequency vibration on cutaneous pain threshold. Pain 1986 Apr;25(1):133–138.

[59] Solomon BA, Hayman R. Botulinum toxin type A therapy for palmar and digital hyperhidrosis. J Am Acad Dermatol 2000 Jun;42(6):1026–1029.

[60] Glass GE, Hussain M, Fleming AN, Powell BW. Atrophy of the intrinsic musculature of the hands associated with the use of botulinum toxin-A injections for hyperhidrosis: a case report and review of the literature. J Plast Reconstr Aesthet Surg 2009 Aug;62(8):e274–e276.

[61] Lehman JS.Writer's Block: "Texting" Impairment as a complication of botulinum toxin type a therapy for palmar hyperhidrosis. Arch Dermatol 2011 Jun; 147(6):752.

[62] Zaiac M,Weiss E, Elgart G. Botulinum toxin therapy for palmar hyperhidrosis with ADG needle. Dermatol Surg 2000 Mar; 26(3):230.

[63] de Almeida AR, Boraso R. Palmar Hyperhidrosis. In: de Almeida AR, Hexsel DM, eds. *Hyperhidrosis and Botulinum Toxin*. Sao Paulo: Know-How Editorial Ltd.; 2004:155–162.

[64] Blugerman G, Schavelzon D, Labaronnie H, *et al*. Our trick to control the depth of injection of the botulinum toxin in the treatment of hyperhidrosis. Plast Reconstr Surg 2011 Jun;127(6):165e–166e.

[65] Coutinho dos Santos LH, Gomes AM, Giraldi S, *et al*. Palmar hyperhidrosis: long-term follow-up of nine children and adolescents treated with botulinum toxin type A. Pediatr Dermatol 2009 Jul–Aug; 26(4):439–444.

[66] Naumann M, Hofmann U, Bergmann I, *et al*. Focal hyperhidrosis: effective treatment with intracutaneous botulinum toxin. Arch Dermatol 1998 Mar;134(3):301–304.

[67] Campanati A, Bernardini ML, Gesuita R, Offidani A. Plantar focal idiopathic hyperhidrosis and botulinum toxin: a pilot study. Eur J Dermatol 2007 Jan–Feb;17(1):52–54.

[68] Blaheta HJ, Deusch H, Rassner G, Vollert B. Intravenous regional anesthesia (Bier's block) is superior to a peripheral nerve block for painless treatment of plantar hyperhidrosis with botulinum toxin. J Am Acad Dermatol 2003 Feb;48(2):302–304.

[69] Vadoud-Seyedi J. Treatment of plantar hyperhidrosis with botulinum toxin type A. Int J Dermatol 2004 Dec;43(12):969–971.

[70] Sevim S, Dogu O, Kaleagasi H. Botulinum toxin-A therapy for palmar and plantar hyperhidrosis. Acta Neurol Belg 2002 Dec;102(4):167–170.

[71] Kinkelin I, Hund M, Naumann M, Hamm H. Effective treatment of frontal hyperhidrosis with botulinum toxin A. Br J Dermatol 2000 Oct;143(4):824–827.

[72] Boger A, Herath H, Rompel R, FerbertA. Botulinum toxin for treatment of craniofacial hyperhidrosis. J Neurol Nov 2000;247(11):857–861.

[73] Glaser DA, Hebert AA, Pariser DM, Solish N. Facial hyperhidrosis: best practice recommendations and special considerations. Cutis 2007 May; 79(5 Suppl):29–32.

[74] Drobik C, Laskawi R. Frey's syndrome: treatment with botulinum toxin. Acta Otolaryngol 1995 May;115(3):459–461.

[75] NaumannM, Zellner M, Toyka KV, Reiners K. Treatment of gustatory sweating with botulinum toxin. Ann Neurol 1997 Dec; 42(6):973–975.

[76] Bjerkhoel A, Trobbe O. Frey's syndrome: treatment with botulinum toxin. J Laryngol Otol 1997 Sep;111(9):839–844.

[77] Laskawi R, Drobik C, Schonebeck C. Up-to-date report of botulinum toxin type A treatment in patients with gustatory sweating (Frey's syndrome). Laryngoscope 1998 Mar;108(3):381–384.

[78] Laccourreye O, Akl E, Gutierrez-Fonseca R, *et al*. Recurrent gustatory sweating (Frey syndrome) after intracutaneous injection of botulinum toxin type A: incidence, management, and outcome. Arch Otolaryngol Head Neck Surg 1999 Mar; 125(3):283–286.

[79] Hexsel DM, Dal'forno T, Hexsel CL. Inguinal, or Hexsel's hyperhidrosis. Clin Dermatol 2004 Jan–Feb;22(1):53–59.

[80] Huh CH, Han KH, Seo KI, Eun HC. Botulinum toxin treatment for a compensatory hyperhidrosis subsequent to an upper thoracic sympathectomy. J Dermatolog Treat 2002 Jun;13(2):91–93.

[81] KimWO, Kil HK, Yoon KB, Noh KU. Botulinum toxin: a treatment for compensatory hyperhidrosis in the trunk. Dermatol Surg 2009 May;35(5):833–838; discussion 838.

[82] Matarasso SL. Treatment of facial chromhidrosis with botulinum toxin type A. J Am Acad Dermatol 2005

Jan;52(1):89–91.

[83] NaumannM, Lowe NJ. Botulinum toxin type A in treatment of bilateral primary axillary hyperhidrosis: randomised, parallel group, double blind, placebo controlled trial. BMJ 2001 Sep 15;323(7313):596–599.

[84] Birklein F, Eisenbarth G, Erbguth F, Winterholler M. Botulinumtoxin type B blocks sudomotor function effectively: a 6 month follow up. J Invest Dermatol 2003 Dec;121(6):1312–1316.

[85] Schlereth T, Mouka I, Eisenbarth G, *et al*. Botulinum toxin A (Botox) and sweating-dose efficacy and comparison to other BoNT preparations. Auton Neurosci 2005 Feb 7;117(2):120–126.

[86] Baumann LS, Halem ML. Systemic adverse effects after botulinum toxin type B (myobloc) injections for the treatment of palmar hyperhidrosis. Arch Dermatol 2003 Feb;139(2):226–227.

[87] Baumann L, Slezinger A, Vujevich J, *et al*. A double-blinded, randomized, placebo-controlled pilot study of the safety and efficacy of Myobloc (botulinum toxin type B)-purified neurotoxin complex for the treatment of crow's feet: a double-blinded, placebo-controlled trial. Dermatol Surg 2003 May;29(5):508–515.

[88] Hecht MJ, Birklein F,Winterholler M. Successful treatment of axillary hyperhidrosis with very low doses of botulinum toxin B: a pilot study. Arch Dermatol Res 2004 Feb;295(8–9):318–319.

[89] Kavanagh GM, Oh C, Shams K. BOTOX delivery by iontophoresis. Br J Dermatol 2004 Nov;151(5):1093–1095.

[90] Glogau RG. Topically applied botulinum toxin type A for the treatment of primary axillary hyperhidrosis: results of a randomized, blinded, vehicle-controlled study. Dermatol Surg 2007 Jan; 33(1 Spec No.):S76–S80.

第 24 章

外用肉毒毒素

Richard G. Glogau, MD, Eileen Axibal, MD

概述

自 Carruthers 首次公布将 A 型肉毒毒素（BoNT-A）用于治疗眉间皱纹 10 年后，美国 FDA 于 2002 年批准了该药可用于"暂时性改善 65 岁或以下的成年患者与降眉肌活动有关的中度至重度眉间皱纹"。这是美国市场上商业性应用肉毒毒素的第 1 个选择性的美容适应证。在此之前，美国 FDA 批准的治疗指征包括斜视、眼睑痉挛和颈部肌张力障碍。2013 年，美国 FDA 扩大了 BoNT-A 的适应证范围，将其用于暂时性改善中度至重度外眦细纹，即所谓的成人"鱼尾纹"。用于美容目的的广泛的超适应证也可应用于注射面部其他肌肉，包括用于产生额横纹的额肌、导致口角下垂的降口角肌和产生唇纹的口轮匝肌。

BoNT-A 目前在美国有 3 种商业形式：Allergan 公司的保妥适 Botox Cosmetic®（Ona A 型肉肉毒毒素）、Ipsen 公司、Galderma 公司的吉适 Dysport（Abo A 型肉肉毒毒素）和 Merz 公司的希尔敏 Xeomin（Inco A 型肉毒毒素）。另外，还有两种产品在韩国和中国生产，分别以 Meditoxin/Neuronox 和衡力 /

Prosigne 的名称进行销售。所有这些类型的 A 型肉毒毒素都是以稀释形式制备用于注射的，因此，它们都具有潜在的疼痛、红斑、瘀青、酸痛和针刺后感染的潜在风险等问题。由于以注射方式作为给药途径存在缺点，一些替代性给药方式的出现可以解决其中的部分问题。

目前的经皮给药系统

目前经皮给药系统只适用于小分子。例如，一些可以外用通过皮肤传递的小分子包括黄体酮、某些抗生素和尼古丁，很容易通过外用制剂乳膏、药膏、贴剂等方式给药。然而，这些载体在传递具有生物活性的蛋白质和其他大分子穿过皮肤屏障方面效率非常低。脂质丰富的角质层和表皮上层是大多数大分子进入的屏障，皮肤的主要功能是排除生物活性大分子对体内宿主的攻击。由于这个原因，大多数蛋白质通过皮肤屏障的量基本上为零。

迄今为止，通过改变药物结构来增加药物渗透性的尝试还处于初级阶段。例如，药物与载体的结合可以降低药物活性。渗透促进剂可能破坏对蛋白质生物活性至关重要的蛋白质链和三级结构。目前，大多数大分子通过皮肤屏障的传递都需要直接注射，如胰岛素、抗体、肉毒毒素、生长激素（图 24.1）。

表皮角质层和表皮上层本质上是表皮成熟分化角质细胞的多层排列，这些细胞位于具有板层结构的脂质基质中（图 24.2）。这种脂质基质通过一种称为"脂筏"的过程为分子进入皮肤提供了一种可能的途径。这个过程不依赖能量，包括分子沿着脂质基质的通道在角质层角质细胞之间的空间被动运动（图 24.3）。这个过程高度依赖于时间和分子浓度浓缩，而且随着所讨论的分子大小的增加，其效率明显降低。高离子和（或）水实体也不太可能穿透脂质基质。

目前正在进行的几项研究旨在确定各种辅料是否能够促进外用肉毒毒素的被动扩散而又不破坏屏障，以及屏障穿透技术是否能够有效地单纯促进肉毒毒素的传递。

正在研究的经皮给药系统

目前正在研究的 A 型肉毒毒素外用配方包括 RT-001（Revance 公司，纽瓦克，新泽西州）和 ANT-1207（2016 年 Allergan 公司从 Anterios 公司收购）。RT-001 凝胶含有一种无白蛋白 150 kDa A 型肉毒毒素和一种新的细胞穿透肽（CPP），可以通过皮肤传递 A 型肉毒毒素。ANT-1207 采用专利 NDSTM（Nanodermal Society）平台传输技术，这一技术专注于在皮肤上局部靶向传输大分子；NDSTM 平台的具体细节尚未阐明，但制造商描述了 A 型肉毒毒素在其制备过程中的长期稳定性，在使用时不需要重组冻干肉毒毒素。RT-001 和 ANT-1207 目前分别处于 III 期和 II b 期的研究中，用于治疗中度至重度的外眦鱼尾纹（LCLs）。这种新的 A 型肉毒毒素给药方法可以消除与外眼角和眼轮匝肌区域注射相关的局部疼痛和瘀斑。

Revance 专利肽是一种连接到目标分子上的转运分子，在本例中是 A 型肉毒毒素。这种肽的开发是对人类免疫缺陷病毒（HIV）反式入激活因子（TAT）研究的意外发现。TAT 最初是由两个研究团队 Frankel & Pabo 等和 Green & Loewenstein 等在 1988 年发现。TAT

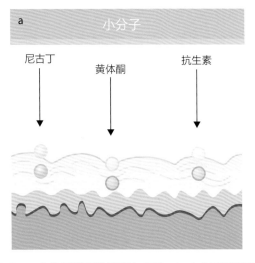
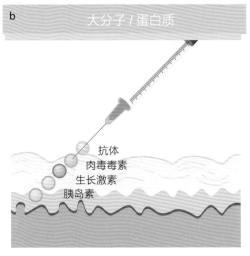

图 24.1 a. 小分子能直接渗透入皮肤；b. 大分子需要直接注射进行吸收（图片来源于 Revance Therapeutics，版权许可复制）

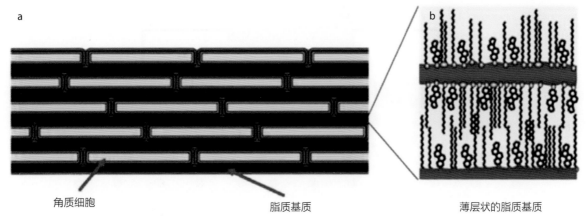

图 24.2　a. 表皮是由角质细胞及脂质基质所构成；b. 薄层状的脂质基质

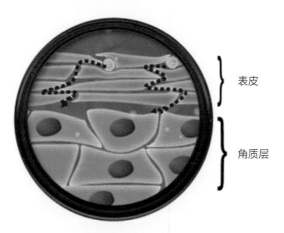

图 24.3　脂质基质是皮肤表皮层细胞间的一个通道。这个通道不依赖能量，是分子沿着脂质基质的通道在角质层角质细胞之间的空间被动运动。这个过程非常缓慢且具有浓度依赖性（图来源于 Revance Therapeutics，版权许可复制）

通过与细胞因子结合，控制其磷酸化，加速了 HIV 双链 RNA 的产生，从而增加了所有 HIV 基因的转录。TAT 内部有一个能够穿透细胞膜的蛋白转导域（PTD），在功能上负责病毒基因组的增殖。

　　Revance 专利肽的新颖之处在于，它代表了 *TAT* 基因基础残基的反向序列（图 24.4）。主肽由约 35 个 L- 氨基酸组成，序列与 TAT 相反。尽管序列发生了逆转，但蛋白质转导域仍然以同样的方式发挥作用。肽链通过非共价（静电）键结合，肽链的正电荷被带相对负电荷的 150 kDa 肉毒毒素所吸引（图 24.5a~c）。毒素被肽段所包围，肽段的蛋白转导域（PTD）向外延伸，它们可以自由地附着在细胞表面。然后，这些细胞将肽包裹的肉毒毒素吸收到细胞的细胞质中，肽包裹的肉毒毒素穿过细胞质，从另一边的细胞膜穿出并进入下一个细胞膜。这是一个主动的能量传输系统，并不专门针对肉毒毒素。它是"巨胞饮"的一种变体，细胞从周围的介质中"摄取"一大口，然后把它输送到另一边，而不伤害细胞或细胞膜（图 24.6）。这种肽可以与其他类型的分子结合，并可以为其他分子和目标物提供另外的传递系统。

　　一旦复合物穿过细胞，它就会穿过下一个细胞，然后再进入下一个细胞，直至它从真皮一侧的表皮中出来。此时毒素从载体肽释放出来，并对 SNAP-25 蛋白发挥作用，产生 A 型肉毒毒素特有的胆碱受体阻断剂。这种作用与注射肉毒毒素的作用在各方面看来都是一样的，当然，由于肉毒毒素的浓度、肽的浓度和与皮肤接触的时间长短不同，两种方式释放的

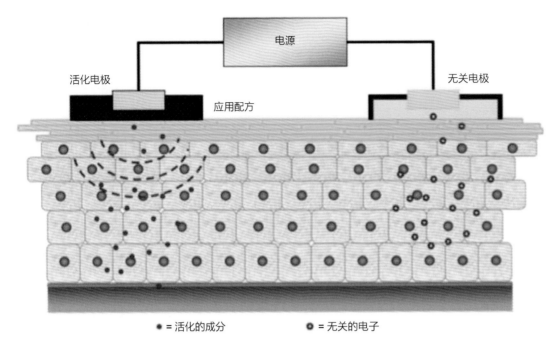

图 24.4　电离子导入法应用电流趋使分子从活化电极下进入皮肤，这个过程依赖于电流和浓度。这种方法已被用于多汗症的治疗，但操作并不方便（经 Revance 公司许可转载）

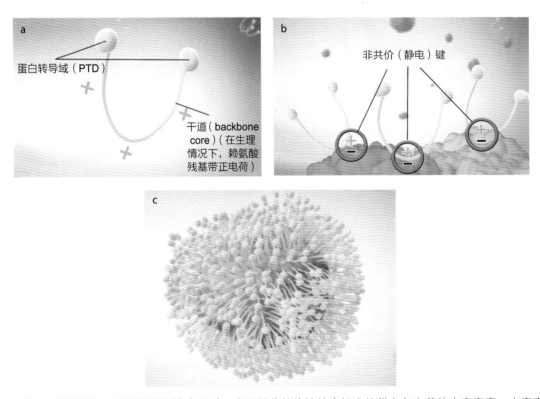

图 24.5　*TAT* 基因有一个蛋白转导域（PTD），它可以非共价地结合相应的带有负电荷的肉毒毒素。肉毒毒素被肽包裹，蛋白转导域与细胞表面结合，将肉毒毒素主动转运至细胞内，然后穿出细胞并进入下一个细胞（经 Revance 公司许可转载）

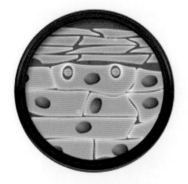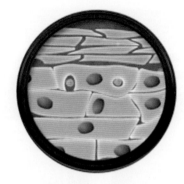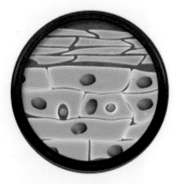

图 24.6 与细胞内的被动运送不同，被肽包裹的肉毒毒素可以主动地从一个细胞运送到邻近的细胞，并不断地重复此过程，直至肉毒毒素从表皮层逐渐运送至真皮层（经 Revance 公司许可转载）

毒素总剂量也不同。

临床试验研究

Aoki 报道的数字外展评分使用小鼠的惊吓反射来显示肉毒毒素引起的后肢肌肉无力的程度，反过来，当小鼠尾巴抬起时，肌无力会抑制小鼠足趾的分开或伸展。在正常的惊吓反射中，小鼠的足趾以快速反射的方式分开。如果后肢注射肉毒毒素，运动就会受到抑制。2011 年，Waugh 和他的同事证实，与单独应用肉毒毒素相比，外用肽 – 肉毒毒素复合物治疗肢体可产生统计学意义上有显著差异的反射抑制，这突出了细胞穿透肽在经皮药物导入的作用（图 24.7）。他们还证实，外用肽 – 肉毒毒素复合物可产生几乎完全的反射抑制，其效果与注射肉毒毒素相当。Mahmoud 和他的同事于 2016 年发表了第一项直接将外用毒素（不含载体）应用于局部肌肉注射治疗 LCLs 的研究。将 50 U Dysport 局部应用于一侧面部，并将 50 U Dysport 注射于对侧面部，共纳入 10 名受试者。动态评价 1 周和 1 个月时，外侧面部节律无显著统计学差异，两种治疗类型效果差异有统计学意义，提示注射侧鱼尾纹有改善。这证实了之前的一些研究的假设：在

局部皮肤表面应用 BoNT-A 溶液是无效的，外用有效的前提是分子应该通过某种方式穿过皮肤或角质层屏障。

目前已经开发了几种改变角质层屏障功能的技术，包括使用活性能量源（离子导入、电穿孔、声波导入和磁刺激）和角质层剥离（微针、微晶磨削、点阵 CO_2 激光、胶带剥离和吸引）来促进经皮给药吸收。其中的两种技术，即离子导入和点阵 CO_2 激光，已经进行了与局部联合应用 BoNT-A 的研究。离子导入利用低振幅的直流电促进药物进入皮肤，但缺乏靶向性和传递特异性，且对时间依赖性很强。通过这种技术，将一个活性电极放置在药物剂型上，通过从活性电极发射的电子驱动药物进入皮肤。注入目标分子的离子电荷允许目标分子被驱动到皮肤中，此时不同的离子被不同的电极从皮肤中拉出，完成电路（图 24.4）。据报道，离子导入与肉毒毒素联用是成功的。缺点是该技术对时间和浓度依赖性非常强，要求患者能够耐受直流电的感觉，并且在亲脂分子的传递方面效果较差。2015 年，Mahmoud 等证实了 CO_2 激光与局部集中应用 A 型肉毒毒素相结合，与单独使用的 CO_2 激光相比，鱼尾纹改善有显著的统计学意义。这个结果很有可能是点阵 CO_2 激光通过在表皮

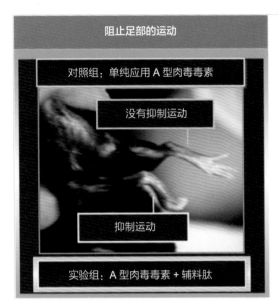
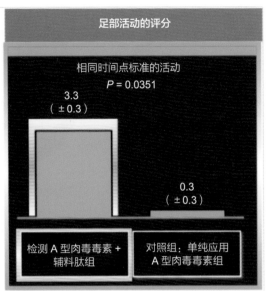

图 24.7　毒素和肽结合的实验组显示出小鼠后足部明显的抑制肌肉活动的作用，这种抑制作用明显高于没有结合肽单纯应用肉毒毒素的对照组（经 Revance 公司许可转载）

和真皮上产生微小的气化坑来去除角质层而实现的，A 型肉毒毒素大分子通过气化坑到达真皮深方，最终到达目标肌肉眼轮匝肌。2016年，这些作者证实了外用 A 型肉毒毒素而不使用激光对改善外眦鱼尾纹无效。这是唯一发表的关于 A 型肉毒毒素大分子不能穿过完整皮肤表面的临床研究。2016 年 Zhu 及其同事的一项研究表明，点阵 CO_2 激光后外用 A 型肉毒毒素可以增强面部年轻化效果。

2007 年，Glogau 在一项随机、盲法、赋型剂对照的研究中报道了使用肽 - 肉毒毒素复合物对特发性腋窝多汗症患者进行治疗的首次（用于产品研发的）概念验证性研究。表面外涂的肽 - 肉毒毒素复合物的应用表明，在首次使用 4 周后，微量碘淀粉试验显示出明显的出汗抑制作用（图 24.8）。这项试验性研究有众多局限性。首先水载体非常笨重，很难保持30 分钟完全与皮肤接触。其次，安慰剂组和试验组患者每天出汗量不同，使得数据采集的一致性变得困难。再次，外用毒素对一侧腋窝

穹隆产生的汗液抑制作用，可能是由于抑制了更高一层的皮质功能，使未治疗侧的汗液分泌减少。当比较不同患者的治疗效果时，这些因素限制了对不同治疗效果的解释。尽管如此，肽 - 肉毒毒素复合物部分的定性活性已经得到了证实。

一项单中心一期临床试验检测了 41 名受试者的致敏性和安全性。受试者前臂重复给药 4 次剂量，结果显示不良反应极少。随后进行了若干项应用 BoNT-A 治疗鱼尾纹的二期研究，其中 Glogau 于 2008 年在美国皮肤外科学会（ASDS）年会上进行了首次报道。入组受试者年龄为 30~55 岁，大笑时伴有中至重度鱼尾纹，在 9 个月内未接受过头颈部肉毒毒素治疗。在 2 个参与研究的中心，每个中心都有30 名受试者，他们被随机分成 5 组，接受不同剂量的治疗。5 组患者中有 3 组（浓度分别为 11、22 和 25 ng/ml）在治疗 4 周时被认为是成功的，没有明显的刺激性或安全性问题的报告，与鱼尾纹预处理评估相比，有 1 个或 2

碘淀粉试验：受试者 L-RAC-RGG-022

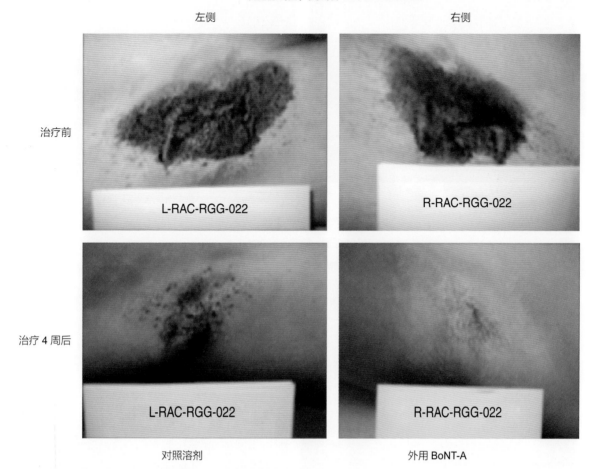

图 24.8　从腋下的碘淀粉试验显示：肽 – 肉毒毒素复合物的表面涂抹较术前可以明显抑制腋下出汗的问题（图片来源于 Glogau，2007. John Wiley & Sons 获得版权允许）

个点的变化（图 24.9）。本研究分别在患者微笑（主要终点）和无表情时（次要终点）进行评估。这项研究的重要结果显示，在主要和次要点进行评估时，增加肽 – 肉毒毒素复合物的剂量能够获得更好的效果（图 24.10），无表情时鱼尾纹的测量可靠性更高，未观察到严重的不良反应，不良反应的发生率在试验组和对照组间无差异（图 24.11）。18% 的研究对象有轻度至中度治疗相关不良反应（AEs），最常见的不良事件为使用部位局部红斑、烧灼感和眼干。值得注意的是，随着 RT-001 剂量的增加，可观察到有效性增加，不良事件没有剂量依赖性的增加。

Brandt 和他的同事在 2010 年报道了一项 Ⅱ 期双盲、安慰剂对照、重复给药的研究，受试者分别于基线时及 4 周后接受治疗。主要终点是基线时鱼尾纹的改善程度，使用全球研究者鱼尾纹评估量表（IGA-LCL）进行评估。在 8 周时，50% 经 RT-001 治疗的鱼尾纹患者较基线有 2 个点以上的改善，而对照组为 0。94.7% 经 RT-001 治疗的鱼尾纹患者有 1 个点以上的改善，而对照组中 14.7% 的患者表现出 1 个点以上的改善，没有治疗相关的不良事件发生。本研究中观察到的临床反应与注射 A 型肉毒毒素研究及早期 Ⅱ 期研究中观察到的反应相似（图 24.12）。

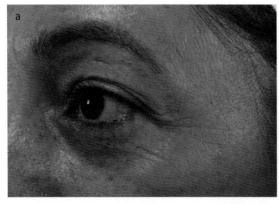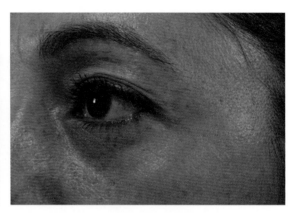

治疗前基线　　　　　　　　　　　　　　单次治疗后4周

受试者014

病例1左侧：局部使用BONT-A

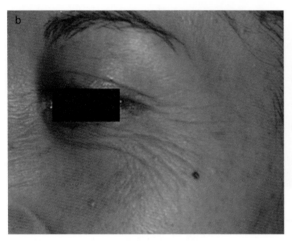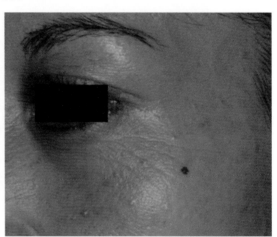

治疗前基线　　　　　　　　　　　　　　单次治疗后4周

单次表面涂抹A型肉毒毒素

图24.9　单次应用肽－肉毒毒素复合物证明外眦鱼尾纹处的肌肉活动是受抑制的，图中分别在静止状态和微笑状态下进行涂抹前和涂抹后4周的比较

　　2012年，Glogau和他的同事发表了一项Ⅱ期随机、双盲、安慰剂对照研究的结果，以评估外用RT-001 A型肉毒毒素治疗鱼尾纹的有效性和安全性。在纳入的90名患者中，45名接受外眦区单次RT-001治疗，45名接受安慰剂治疗。主要终点是在全球研究者鱼尾纹评估量表和患者严重程度评估（PSA）量表上均表现2个点以上的改善。在第4周，接受RT001治疗的受试者中，有44.4%达到了主要终点要求的改善程度，而安慰剂组为0，仅通过研究者评估，88.9%的患者达到了临床相关改善。治疗组与安慰剂组在安全性评估方面没有临床意义或显著差异。

未来的发展方向

　　由于离子导入和点阵CO_2激光联合外用肉毒毒素的成功，进一步研究应该考虑主动能量系统和破坏角质层使得肉毒毒素和其他药物能够到达靶区。对于希望避免出现注

整体上结果的有效性比较

肽和不同含量的 A 型肉毒毒素

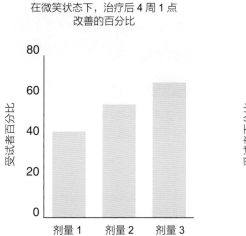
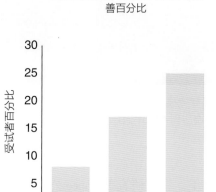

在微笑状态下，治疗后 4 周 1 点改善的百分比

在静止状态下，治疗后 4 周 2 点改善百分比

图 24.10 肽 – 肉毒毒素复合物中肉毒毒素含量的提高可以提高复合物的效果，在有些病例中堪比肉毒毒素注射的效果

静止状态下

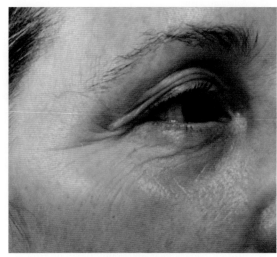
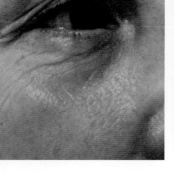

治疗前基线　　　　　　　　　　　　　治疗后 4 周

受试者 008–010；剂量 3

图 24.11 无表情时静止状态下的外眦鱼尾纹的测量可靠性更高，是更加稳定的观察终点

射 BoNT-A 的不良反应的患者来说，将外涂 BoNT-A 的使用与可选用的美容手段（如 CO_2 激光治疗、微晶磨削和微针）相结合可能是一个理想的辅助手段。考虑到额外的成本和时间，这些技术不太可能取代传统的注射技术，但可能填补特定的适应证。

由于先前的试验已经建立了稳定的结果指标、确定的剂量范围、可重复的患者满意度和优化的肽 – 肉毒毒素复合物凝胶配方，进一步的肽 – 肉毒毒素复合物经皮给药试验也已

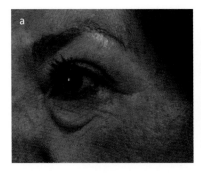 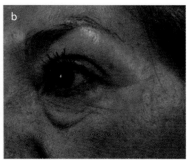 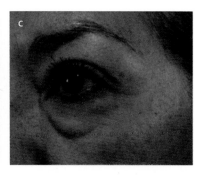

图 24.12 具有代表性的受试者治疗前、后照片显示外眦鱼尾纹变浅、变短。a. 术前；b. 第一次应用 RT001 4 周后；c. 第一次应用 RT001 治疗 8 周后（第二次应用 RT001 治疗 4 周后）（图片来自 Brandt，2010. John Wiley & Sons 获得版权允许）

完成。2016 年，一项研究 Revance 公司外用 RT001 凝胶对鱼尾纹患者安全性和有效性的Ⅲ期临床试验已经完成，但在主要终点上没有达到统计学意义。自那以后，Revance 公司将其临床开发的重点转移到以注射形式使用肽 – 肉毒毒素复合物上。早期证据表明，与其他肉毒毒素相比，肽 – 肉毒毒素复合物的作用时间更长。艾尔建公司还计划进行Ⅱb 期研究，评估使用 ANT-1207 治疗鱼尾纹的效果。

经皮外用肉毒毒素可用于注射时难以把控的解剖部位，以及用于不喜欢注射治疗的患者。对于目前使用的注射技术，外用肉毒毒素治疗也可以作为辅助或补充疗法。很明显，除了神经毒素外，其他分子也可能与肽载体结合，向真皮层传递药物。潜在的治疗领域可能包括黄褐斑、色素沉着、痤疮、多毛症和白癜风。局部肉毒毒素的应用很可能会将这种肽载体药物导入系统的创新之处扩展到其他领域，包括皮肤科和内科。

（唐园园　唐　蓉　曹玉娇 译）

参考文献

[1] Carruthers JD, Carruthers JA. Treatment of glabellar frown lines with C. botulinum-A exotoxin. J Dermatol Surg Oncol 1992; 18(1):17–21.

[2] FDA. BOTOX Cosmetic Approval Letter. 2002. https://www.accessdata.fda.gov/drugsatfda_docs/appletter/2002/botuall041202L.htm.

[3] FDA. FDA approves Botox Cosmetic to improve the appearance of crow's feet lines. September 2013; http://www.fda.gov/News Events/Newsroom/PressAnnouncements/ucm367662.htm. Accessed 4 February 2017.

[4] BOTOX Cosmetic (onabotulinumtoxinA) for injection, for intramuscular use. Prescribing information. Irvine, CA: Allergan; 2016.

[5] DYSPORTfor injection (abobotulinumtoxinA). Prescribing information. Slough, UK: Ipsen, Galderma, 2012.

[6] XEOMIN (incobotulinumtoxinA) for injection, for intramuscular use. Prescribing information. Germany: Merz Pharmaceuticals GmbH, 2014.

[7] LoweNJ, Lask G, Yamauchi P, MooreD. Bilateral, double-blind, randomized comparison of 3 doses of botulinum toxin type A and placebo in patients with crow's feet. J Am Acad Dermatol 2002;47(6):834–840.

[8] Lowe NJ, Ascher B, Heckmann M, et al. Double-blind, randomized, placebo-controlled, dose-response study of the safety and efficacy of botulinum toxin type A in subjects with crow's feet. Dermatol Surg 2005;31(3):257–262.

[9] Cot'e TR, Mohan AK, Polder JA, et al. Botulinum toxin type A injections: adverse events reported to the US Food and Drug Administration in therapeutic and cosmetic cases. J Am Acad Dermatol 2005;53(3):407–415.

[10] Frankel AD, Pabo CO. Cellular uptake of the tat protein from human immunodeficiency virus. Cell 1988;55(6):1189–1193.

[11] Green M, Loewenstein PM. Autonomous functional domains of chemically synthesized human immunodeficiency virus tat trans-activator protein. Cell 1988;55(6):1179–1188.

[12] Waugh JM, Lee J, Dake MD, BrowneD. Nonclinical and clinical experiences with CPP-based self-assembling peptide systems in topical drug development. Methods Mol Biol 2011;683:553–572.

[13] Aoki KR. A comparison of the safety margins of botulinum neurotoxin serotypes A, B, and F in mice. Toxicon 2001;39(12):1815–1820.

[14] Mahmoud BH, Ozog D, Burnett C, Cohen JL. Prospective randomized split-face comparative study between topical botulinum toxin a surface application and local injection for crow's feet. Dermatol Surg 2016;42(4):554–556.

[15] Parhi R, Suresh P, Patnaik S. Physical means of stratum corneum barrier manipulation to enhance transdermal drug delivery. Curr Drug Deliv 2015;12(2):122–138.

[16] Kavanagh GM, Oh C, Shams K. BOTOX delivery by iontophoresis. Br J Dermatol 2004;151(5):1093–1095.

[17] Solomon P. Delivery of Botox by iontophoresis. Br J Dermatol 2005;153(5): 1075; author reply 1076.

[18] Mahmoud BH, Burnett C, Ozog D. Prospective randomized controlled study to determine the effect of topical application of botulinum toxin A for crow's feet after treatment with ablative fractional CO2 laser. Dermatol Surg 2015;41(Suppl 1):S75–S81.

[19] Zhu J, Ji X, Li M, *et al.* The efficacy and safety of fractional CO2 laser combined with topical type A botulinum toxin for facial rejuvenation: A randomized controlled split-face study. Biomed Res Int 2016;2016:3853754.

[20] Glogau RG. Topically applied botulinum toxin type A for the treatment of primary axillary hyperhidrosis: results of a randomized, blinded, vehicle-controlled study. Dermatol Surg 2007;33(1 Spec No.):S76–S80.

[21] Jones T, Scott J, Tranowski D, T. J. Safety and tolerability of topical botulinum toxin type A in healthy adults. Poster presentation at the 69th Annual Meeting of the Society for Investigative Dermatology, Montreal, Canada, May 2009.

[22] Glogau R. Topical delivery systems and botulinum toxins. Poster presentation at the American Society for Dermatologic Surgery Annual Meeting, Orlando, Florida, November 2008.

[23] Kane MA, Blitzer A, Brandt FS, *et al.* Development and validation of a new clinically-meaningful rating scale for measuring lateral canthal line severity. Aesthet Surg J 2012;32(3):275–285.

[24] Brandt F, O'Connell C, Cazzaniga A, Waugh JM. Efficacy and safety evaluation of a novel botulinum toxin topical gel for the treatment of moderate to severe lateral canthal lines. Dermatol Surg 2010; 36(Suppl 4):2111–2118.

[25] Ascher B, Rzany BJ, Grover R. Efficacy and safety of botulinum toxin type A in the treatment of lateral crow's feet: double-blind, placebo-controlled, dose-ranging study. Dermatol Surg 2009;35(10):1478–1486.

[26] Glogau R, Blitzer A, Brandt F, Kane M, Monheit GD,Waugh JM. Results of a randomized, double-blind, placebocontrolled study to evaluate the efficacy and safety of a botulinum toxin type A topical gel for the treatment of moderate-to-severe lateral canthal lines. J Drugs Dermatol 2012;11(1):38–45.

第 25 章

A 型肉毒毒素有前景的新用途：在皮肤科 / 皮肤外科及其他学科的应用

Donna Bilu Martin,MD (FAAD), Stephen Mandy, MD (FAAD)

概述

A 型肉毒毒素（BoNT-A）目前已被美国 FDA 批准用于治疗眉间皱纹、斜视、原发性腋窝多汗症、眼睑痉挛、偏侧面肌痉挛、成人痉挛性斜颈，最近又被批准用于治疗慢性偏头痛、膀胱过度活动症、四肢强直和鱼尾纹。文献中的一些小样本研究和个案报道显示，BoNT-A 可改善难治性疼痛和瘙痒状态、出汗障碍性湿疹、屈侧银屑病、慢性家族性良性天疱疮（Hailey-Hailey 病）、毛囊角化病（Darier 病）、面部潮红、指（趾）缺血坏死、腮腺导管损伤等（表 25.1）。本章叙述的治疗方法都是超药物适应证的（即未经美国 FDA 批准）。对于难治性疾病，很多新方法非常有前景，但仍需要经过精心设计的大样本随机对照试验来验证其安全性和有效性。

疼痛

在很多情况下，疼痛是一种常难以处理的不适症状。BoNT-A 或可降低伤害性痛觉和神经性痛觉。组织损伤、感染、炎症和其他应激源刺激神经肽释放，激活并敏化 A 类痛觉感受器和 C 类痛觉感受器，产生伤害性痛觉。理论上 BoNT-A 可以阻断这些神经肽的局部释放，如谷氨酸盐、P 物质、血管加压素和降钙素基因相关肽（CGRP）（图 25.1）。BoNT-A 似乎也能提高热痛阈，与影响感觉神经末梢的瞬时受体电位香草酸受体 1（TRPV1 受体）有关。辣椒素是辣椒素受体（VR1）的配体，通过 BoNT-A 剪切可溶性 N- 乙马来酰亚胺敏感因子的附着蛋白受体（SNARE）复合物，TRPV1 受体表达于细胞膜。结节性痒疹患者的角质形成细胞中 TRPV1 受体呈高表达，并可能参与疼痛和瘙痒两种感觉的产生。当低 pH，如正在收缩的肌肉和缺血性肌肉疼痛出现时，也能激活 VR1 受体。

BoNT-A 还可能缓解神经性疼痛。最近的一项研究发现，将 BoNT-A 注入健康男性的额部皮肤，其结合位点是 C 纤维。患者因辣椒素所致的三叉神经痛、敏化和炎症有所缓解。带状疱疹后遗神经痛（PHN）是患带状疱疹后出现的一种并发症，可能导致慢性疼痛（图 25.2）。3 名病程为 2.5 个月的 PHN 患者接受注射 100 U A 型肉毒毒素（保妥适，艾

表 25.1　已报道应用 BoNT-A 可改善的疾病

动态皱纹	慢性家族性良性天疱疮（Hailey-Hailey 病）	出汗障碍性湿疹
眼睑痉挛	毛囊角化病（Darier 病）	屈侧银屑病
斜视	单纯型大疱性表皮松解症，Weber-Cockayne 亚型	严重的膝关节疼痛
面肌痉挛	持续性面部潮红	肱骨外上髁炎
成人痉挛性斜颈	偏头痛	乳房重建
疱疹后遗神经痛	背痛	感觉异常性背痛
多发性皮肤毛发平滑肌瘤	伤口愈合	鼻红粒病
原发性腋窝多汗症	肛门括约肌痉挛	小汗腺汗囊瘤
弗莱综合征（Frey 综合征）	代偿性多汗症	雷诺现象
腮腺导管损伤（术后）	流涎	抑郁症
良性前列腺增生	阴茎回缩	神经性皮炎
骨膜增生厚皮症 厚皮皱纹	增生性瘢痕	关节炎疼痛

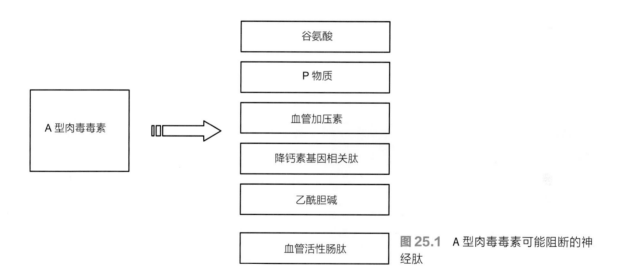

图 25.1　A 型肉毒毒素可能阻断的神经肽

尔建公司，尔湾，CA）。每 4 毫升稀释液中含 100 U 肉毒毒素，注射 72 小时内 3 名患者疼痛缓解。视觉模拟量表（VAS）疼痛评分平均得分从基线的 8.3 分下降到 2 周后的 2 分，至第 12 周上升为 4 分。一项纳入 30 名患者的较大样本随机、双盲、安慰剂对照研究显示，与评分未改变的安慰剂对照组患者相比，在积极治疗的所有患者中，试验组的 13 名患者（87%）VAS 疼痛评分至少降低 50%。BoNT-A（BTX-A）注射后 1 周患者疼痛开始缓解，并可维持至第 16 周。次要指标睡眠障碍的改善与疼痛的缓解一致，也在注射后第一周有所改善，并持续至第 12 周。抑制神经肽如 P 物质和 CGRP，可能减轻神经性炎症和疼痛。一名伴有疼痛的多发性皮肤毛发平滑肌瘤患者注射了保妥适 200 U，疼痛减轻可维持 3 个月（图 25.3）。

BoNT-A 还用于治疗引起患者疼痛的皮肤病以外的其他疾病。最近的研究显示，肉毒毒素治疗关节炎导致的关节疼痛具有很好的前

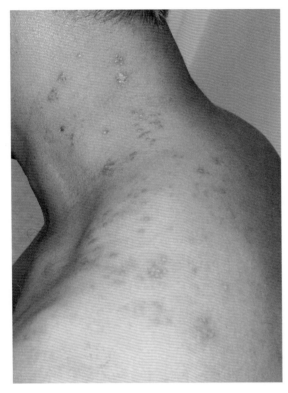

图 25.2 带状疱疹（照片由 Jason Emer 和 Gary Goldenberg 提供）

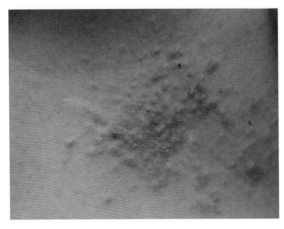

图 25.3 多发性皮肤毛发平滑肌瘤（照片由 Michael Paltiel 提供）

景。滑膜血管和滑液神经纤维中存在 P 物质和 CGRP。在一项包含 42 名中度至重度膝关节疼痛患者的研究中，患者随机分组分别注射 100 U BoNT-A + 利多卡因或注射安慰剂（生理盐水），BoNT-A 治疗组重度膝关节疼痛缓解程度（治疗 1 个月，疼痛减轻 48%）与安慰

剂对照组相比差异有统计学意义。

慢性肱骨外上髁炎或网球肘是一种伴有疼痛的疾病。在一项随机、对照研究中，24 名患者注射了 BoNT-A（60 U 溶于 1 ml 生理盐水），另有 24 名患者注射安慰剂生理盐水，注射点位于距离肱骨外上髁顶端 1/3 前臂长度处桡神经深支上方。在静息状态下，BoNT-A 治疗组疼痛减轻程度与对照组相比差异有统计学意义，但在抓握状态下，疼痛未改善。不良事件是抓握力下降。

BoNT-A 可用于治疗偏头痛、腰痛、背颈肩劳损和不适相关的肌肉骨骼来源的头痛。美国 FDA 已经批准了保妥适治疗成人慢性偏头痛（是指 1 个月内头痛超过 14 天）。每隔 12 周围绕头颈部的多次注射可以预防头痛。在一项开放标签的研究中，有钻顶样偏头痛、爆裂样偏头痛和眼型偏头痛病史的 18 名患者接受了在眉间、前额和眶周区域用 5 ml 生理盐水稀释的保妥适进行注射美容。每次治疗的平均剂量为 45.7 U。治疗 3 个月后，随访患者并评估偏头痛改善情况，其中有 13 名钻顶样偏头痛或眼型偏头痛患者和 3 名爆裂样偏头痛患者的偏头痛发生频率降低。值得注意的是，10 名患者在肌紧张区（如颞部、枕部、颈椎旁肌肉和斜方肌）也接受了注射，尽管文章作者认为这些额外的注射似乎不能确定是否发挥了作用。副交感神经纤维分泌的血管活性肠肽（VIP）和 P 物质可能在偏头痛的血管舒张和疼痛方面发挥作用。虽然 BoNT-A 确切的作用机制尚不清楚，但它可能作用于上述神经肽如 CGRP。

行乳房切除术的乳腺癌妇女可以选择假体置入乳房重建术。该手术常涉及胸肌下组织扩张，由于胸肌痉挛和收缩会造成明显的疼痛。在进行乳房切除术并同期放置组织扩张器的癌

症患者中，为 22 名患者胸大肌、前锯肌、腹直肌插入部分注射保妥适（100 U 肉毒毒素用 40~60 ml 生理盐水稀释）；26 名患者进行乳房切除术同期置入扩张器但未注射 BoNT-A。BoNT-A 治疗组在注水扩张的初期和后期，疼痛感显著降低同时麻醉剂的使用明显减少。作者发现 BoNT-A 注射 1 天后疼痛明显改善，因为肉毒毒素发挥作用的时间是注射后 6~36 小时。

瘙痒

疼痛发生时释放的上述多种神经肽，在瘙痒发生时也发挥了一定作用。组胺可激活皮肤的 C 纤维，导致神经肽的释放（P 物质、VIP、神经肽 Y、乙酰胆碱、缓激肽、血清素和前列腺素 E），促进肥大细胞释放组胺。P 物质激活肥大细胞，增加血管通透性，诱导血管舒缓激肽和前列腺素的合成。一项纳入 14 名男性患者的双盲、安慰剂对照研究发现，将 5 U BoNT-A（100 U 肉毒毒素用 2.5 ml 生理盐水稀释）注入一侧前臂，同样体积的无菌生理盐水注入对侧前臂作为对照。BoNT-A 注射治疗前和治疗后第 1、3、7 天，在治疗部位进行组胺点刺试验。BoNT-A 注射 1 周后，组胺导致的瘙痒和血管舒缩反应有所减少。该结果可能为许多顽固性瘙痒性皮肤病带来曙光，如神经性皮炎（LSC）（图 25.4）。一项小样本开放性试验研究中，对 4 名 LSC 患者皮损部位注射 20~80 U（每 2 cm × 2 cm 注射 20 U）A 型肉毒毒素（吉适，易普森公司，英国斯劳）。通过 VAS 评分，所有患者在注射 1 周后瘙痒症状均减轻，其中 3 名患者在注射 12 周后瘙痒消失。注射 4 周后，6 处皮损中有 5 处消退。BoNT-A 抑制乙酰胆碱释放可能在减轻

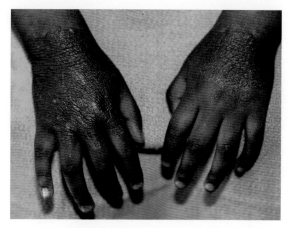

图 25.4　神经性皮炎（照片由 Tor Shwayder 提供）

LSC 瘙痒方面发挥作用。

除了炎症性皮肤瘙痒，BoNT-A 还能改善非炎症性皮肤瘙痒。在一项小样本研究中，4 名感觉异常性背痛、1 名感觉异常性股痛和 1 名足部神经病理性瘙痒患者，分别注射 18~100 U BoNT-A（每 100 U 用 3 ml 生理盐水稀释），平均注射剂量为 1 U/cm²。除了其中 1 名患者外，其他患者都曾局部外用辣椒素，但效果不佳。6 名患者中的 5 名治疗 1 周后瘙痒有不同程度的改善，但在第 6 周评估时，平均改善程度仅有 28%（与安慰剂组相当）。一名肉毒毒素治疗后瘙痒完全改善的患者之前没有使用辣椒素。作者推测，由于辣椒素和肉毒毒素均通过 TRPV1 受体发挥作用，使用辣椒素无效的患者可能对肉毒毒素缓解瘙痒也没有效果。

有病例报道描述了一名右额部长达 6 年顽固性瘙痒的 55 岁女性患者。她尝试过多种治疗均无效，包括加巴喷丁和普鲁卡因注射。这名患者的非炎症性瘙痒部位靠近 14 年前额窦手术瘢痕处。在瘙痒部位注射 15 U 肉毒毒素，为了保持面部的对称性，额部无瘙痒的另一侧也注射了 15 U 肉毒毒素。患者主诉瘙痒明显改善，效果持续 2 个月。

对多汗类皮肤疾病的作用

由于多汗可以加剧多种皮肤疾病，BoNT-A 被批准治疗原发性腋窝多汗症。关于应用 BoNT-A 治疗这类疾病的文献中，已经有一些病例报道和小样本研究。

出汗障碍性湿疹

出汗障碍性湿疹患者表现为手足部位复发性或慢性瘙痒性水疱（图 25.5），而反复接触潮湿、炎热和不透气的环境可能加重本病。可选择的治疗方法包括使用糖皮质激素、免疫抑制剂和紫外线照射，多汗往往会加重本病。一项包含 10 名出汗障碍性湿疹患者的小样本研究发现，在一侧手掌和手指进行保妥适皮下注射，未注射的另一侧作为对照。每 100 单位保妥适使用 1.0 ml 生理盐水稀释（10 U/0.1 ml）；每 15 毫米皮下注射 2 U，平均注射剂量为 162 U。10 名患者中有 7 名在注射 5~6 周内手部皮炎症状改善，包括瘙痒、水疱的出现、浸润感、红斑均减少，以及疾病活动度评分降低。其可能发生的不良反应是治疗侧手部暂时性肌无力。

在一项包含 8 名出汗障碍性湿疹患者的研究中，患者一侧手掌单独外用糖皮质激素，另一侧手掌外用糖皮质激素联合 100 U 保妥适注射。文章中没有提及肉毒毒素的稀释浓度。8 名患者中有 6 名表示使用保妥适注射的手掌出汗显著改善，湿疹发作次数和瘙痒减少。在这两项研究中，肉毒毒素导致无汗症的发生机制可能是肉毒毒素抑制了乙酰胆碱受体释放和汗腺平滑肌瘤。肉毒毒素改善瘙痒和疼痛也可能是抑制了 P 物质。因此，A 型肉毒毒素可能是对目前出汗障碍性湿疹治疗方案的有效的补充。

屈侧银屑病

屈侧银屑病表现为间擦部位的红斑和界限清楚的斑块（图 25.6）。推测肉毒毒素注射可以减少皮损局部出汗，从而减轻刺激和可能的感染，并有抗炎作用。最近的一项研究中对 15 名患者皮损部位注射了保妥适，治疗后 12 周有 87% 的患者病情改善。其改善的机

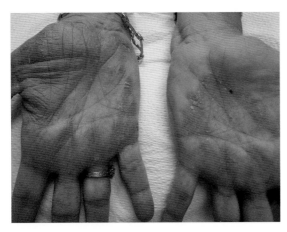

图 25.5 出汗障碍性湿疹

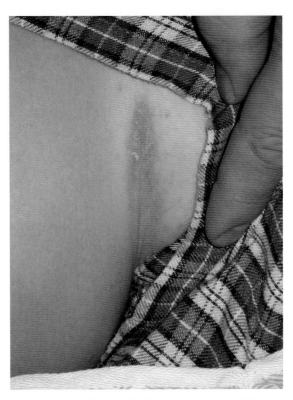

图 25.6 屈侧银屑病（照片由 Tor Shwayder 提供）

制不仅包括减少出汗，还包括阻止了诱发疼痛和瘙痒的神经肽的释放，如前列腺素和一氧化氮。

鼻红粒病

鼻红粒病好发于儿童和年轻人，它是一种鼻部和面颊的外分泌腺疾病。临床表现为先出现多汗，随后出现红斑、丘疹、脓疱和毛细血管扩张。本病较难治疗。一名 16 岁的鼻红粒病男性患者，对其鼻子两侧各 10 个点分别皮内注射 0.1 ml 保妥适，文章中未提及肉毒毒素的稀释浓度。整体症状改善持续了 6 个月，但 1 年后多汗症状复发。

慢性家族性良性天疱疮、毛囊角化病、单纯型大疱性表皮松解症

多汗是常染色体显性遗传病已知的加重因素，如慢性家族性良性天疱疮（Hailey-Hailey病），毛囊角化病（Darier 病）和单纯型大疱性表皮松解症（epidermolysis bullosa simplex，EBS）Weber-Cockayne 亚型。一名 Hailey-Hailey 病患者双侧腋窝注射 100 U 保妥适（用 5 ml 生理盐水溶液稀释），注射后 3 天内多汗症状改善，2 周内病灶消退（图 25.7），观察 12 个月无复发。一名毛囊角化病患者每侧腹股沟分别注射 40 U 保妥适，肛门褶皱处注射 20 U 保妥适（图 25.8）。治疗后 2 个月患者多汗和毛囊角化症均改善，文章中没有提及肉毒毒素的稀释浓度。还有一名单纯型大疱性表皮松解症患者在右足底注射 100 U 保妥适，左足底注射生理盐水作为对照组（图 25.9），治疗 3 周后患者症状改善并持续 3 个月。

弗莱综合征和小汗腺汗囊瘤

弗莱综合征（Frey 综合征），又称味觉性多汗症，是由面神经耳颞支的副交感神经纤维异常再生引起的，导致面部多汗。本病常见于腮腺术后，也是糖尿病罕见的并发症，

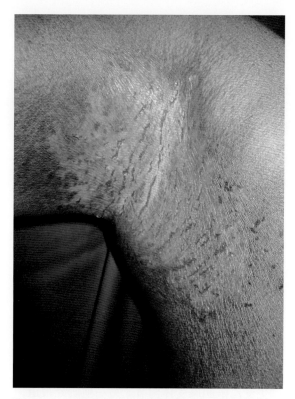

图 25.7　慢性家族性良性天疱疮（照片由 Henry Lim 提供）

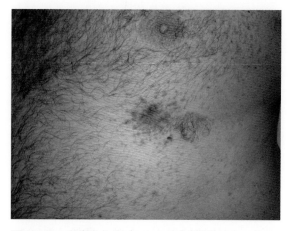

图 25.8　毛囊角化病（Darier 病）（照片由 Tor Shwayder 提供）

并可双侧出现。腮腺上方皮内注射肉毒毒素已用于减少汗液产生，可能的机制是放松了腺体周围的平滑肌。小汗腺汗囊肿（eccrine hidrocystomas）是一种常见的、单发或多发的囊性损害。一名眶周多发的小汗腺汗囊肿患

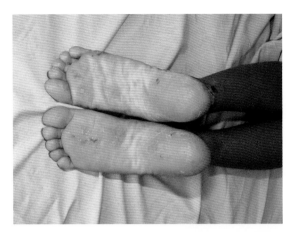

图 25.9 单纯型大疱性表皮松解症（照片由 Tor Shwayder 提供）

者，单纯切开引流治疗无效，配合注射保妥适（每个囊腔 2~3 U），皮损改善长达 4 个月。上述有效治疗结果表明，小汗腺汗囊肿中汗液的产生受乙酰胆碱受体调节。另一项研究报道，BoNT-A 还能减轻健康人的腋下异味。

代偿性多汗症

交感神经切除术是传统治疗失败的手部多汗症患者的永久解决方案，然而，大多数患者常出现难以治疗且不可逆的躯干代偿性多汗症。在一项回顾性分析研究中，17 名患者在交感神经切除术后出现了严重的躯干代偿性多汗症。每名患者接受皮下注射总剂量为 100~500 U 的保妥适。药物用 5 ml 1% 利多卡因稀释（2 U/0.1 ml）。17 名患者中有 15 名患者在 5 天内多汗症状消失，2 名患者多汗症状减轻。疗效维持了 2~8 个月。虽然这种治疗方法会出现皮肤刺激等不良反应，但不严重。

持续性面部潮红

面部潮红是一种血管舒缩性疾病，多见于白种人，常在运动、焦虑、温度变化、强烈的情感刺激下出现红斑。最近的一个病例报道描述了一名患者注射 10 U 保妥适（用 5 ml 生理盐水稀释），2 周后面部潮红明显改善。皮下

注射少量肉毒毒素对于避免面瘫至关重要。虽然治疗的作用机制目前还不清楚，BoNT-A 可能通过减少局部炎症介质，如 P 物质、TRPV1 和 CGRP，用于改善面部潮红。在一项较大样本的前瞻性病例系列研究中，纳入了 25 名年龄 35~70 岁、皮肤类型为 I ~ IV 型且因红斑毛细血管扩张型玫瑰痤疮出现面部红斑的患者。受试者的鼻尖、鼻梁、鼻翼皮内注射 15~45 U 的 A 型肉毒毒素。揭盲前研究者发现，与基线相比，治疗后 1 个月、2 个月和 3 个月红斑分级有统计学意义上的显著改善。由于本研究只有 15 名患者完成了所有随访并纳入数据分析，所以需要更大规模的安慰剂对照研究来证实上述可喜的结果。

雷诺现象和指（趾）缺血坏死

雷诺现象是一种压力和寒冷暴露后诱发的循环障碍，指（趾）末梢小血管出现可逆的间歇性收缩和缺血。临床上，患者出现疼痛、指尖溃疡和网状青斑。一项对 19 名有雷诺现象的患者回顾性研究发现，将 50~100 U 保妥适（用 20 ml 生理盐水稀释）注射至周围有神经血管束的掌指关节水平的手掌处。19 名患者中，有 16 名患者疼痛消失，12 名患者疼痛消失达 13~59 个月。已证实 BoNT-A 可以阻断胆碱能自主神经支配的平滑肌（除了汗腺、泪腺和唾液腺）。BoNT-A 抑制神经肌肉的平滑肌细胞可能导致血管舒张。作者推测，BoNT-A 抑制了疼痛相关神经递质的产生可能与临床症状的改善相关。本研究中有 3 名患者出现了持续 2 个月的手内在肌麻痹。

色素性疾病

白癜风是一种表现为局部色素脱失的自身免疫性疾病（图 25.10）。黑色素细胞细胞膜上表达毒蕈碱乙酰胆碱受体（Ach），而 Ach 在急性期白癜风的色素脱失斑中表达增加。

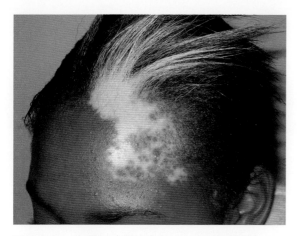

图 25.10　白癜风（照片由 Tor Shwayder 提供）

一名眶周白癜风患者注射 BoNT-A 治疗眉间皱纹和鱼尾纹，随后发现注射后几个月白癜风部位复色。为了评估 BoNT-A 是否可以治疗白癜风，10 名患者均选择一处白癜风皮损注射保妥适（100 U 肉毒毒素用 1 ml 生理盐水稀释）。另一处不治疗的白癜风皮损作为对照。治疗的皮损没有出现复色，但作者指出复色可能需要更长时间或更大剂量 BoNT-A。需要更多的研究证明 BoNT-A 是否可以作为一种有效的治疗白癜风的方法。

骨膜增生厚皮症

骨膜增生厚皮症（PDP）或肥厚性骨关节病患者表现为杵状指（趾）、骨膜骨赘形成和厚皮或面部严重的褶皱。褶皱是真皮增厚引起的，而非反复运动导致的。面部美容手术治疗通常是唯一的选择。在一项小样本研究中，3 名 PDP 患者接受了 BoNT-A 注射（Neuronox Medytox 公司，Kakrl Ochang-myeon, Cheong-wongun，韩国）。总剂量为 70~80 U BoNT-A 注入降眉间肌、皱眉肌、眉尾和额部，用 2.0 ml 无菌生理盐水稀释药物浓度为 5 U/0.1 ml。治疗 1 周后所有患者均表现出一定程度的褶皱改善，部分患者疗效维持至 6 个月。其作用机制尚不清楚。

伤口愈合与增生性瘢痕

手术前 1 周局部注射肉毒毒素可能促进伤口愈合并减少瘢痕形成，特别是在额头、眉间或上唇，其作用机制是肉毒毒素注射后减少了局部张力和运动。在伤口一期和二期愈合过程中，BoNT-A 可能抑制成纤维细胞，减少收缩。同样地，BoNT-A 可暂时性降低肛门括约肌的痉挛，促进肛门裂口或皮肤小切口愈合。一名创伤性脊髓损伤导致瘫痪的患者出现复发性肌肉痉挛和慢性臀部溃疡。将吉适注射在左侧臀大肌和溃疡周边的肌肉内。痉挛和收缩减少利于创面的护理和溃疡的愈合。作者认为，BoNT-A 还改善了溃疡部位血液微循环（图 25.11）。最近一项研究中，在手术修复过程中给予 5 名年龄小于 6 个月的完全型唇腭裂患儿注射 10 U BoNT-A，口轮匝肌内侧注射 3 U，两侧各注射 2 U。由于减少了肌肉的运动而降低了伤口周围的张力。

增生性瘢痕治疗困难，并常伴有疼痛和瘙痒。最近一项研究纳入了 19 名患者，他们有一处持续至少 2 年的增生性瘢痕，每月皮损内注射 BoNT-A（中国兰州衡力），共注射 3 个月。稀释浓度为 2.5 U/ml，每名患者一次注射不超过 100 U。注射后 6 个月进行随访，所有患者自觉瘢痕改善。瘢痕的红斑、瘙痒感和柔软度在统计学意义上有明显改善。出现这种情况的具体机制并不清楚，可能与促进创面愈合的机制相似。BoNT-A 已被证实可以影响增生性瘢痕中成纤维细胞的细胞周期分布。此外，使用含肉毒毒素（中国兰州衡力）的培养基培养从瘢痕中分离的成纤维细胞，发现实验组细胞比对照组生长慢，转化生长因子 β_1（TGF-β_1）表达也较对照组低。

腮腺导管损伤

面颊部浸润性皮肤癌可能累及腮腺导管。

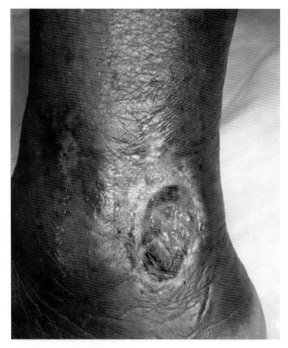

图 25.11 溃疡创面

采用莫氏显微描记手术治疗面颊部巨大鳞状细胞癌。手术后 5 天发现腮腺导管损伤导致涎腺囊肿形成，将 23 U 保妥适（稀释浓度为 50 U/ml）直接注射入腮腺，注射 2 周后症状完全消失，并持续了 6 个月。腮腺切除术后唾液腺瘘注射肉毒毒素可能也有效。同样，流涎（流口水）经常出现在许多神经系统疾病中。在腮腺、颌下腺和唾液腺注射 BoNT-A 后阻断乙酰胆碱受体可减少唾液的过度分泌。最近，131 名因神经系统疾病导致中度至重度流涎的儿童接受了颌下腺注射 BoNT-A 治疗。有 46.6% 的患儿临床改善，疗效平均维持时间为 22 周。吞咽和咀嚼困难是该治疗中可能出现的不良反应。

抑郁症

数以百万计的美国人受到抑郁症的困扰，通常采用口服药物和心理治疗。这些治疗方法花费高且常引起不必要的不良反应。最近的研究调查了 BoNT-A 对情感 / 情绪的影响。在一项研究中，20 名无精神或神经系统疾病的健康志愿者接受了仅在皱眉肌注射吉适（200 U/ml）。注射前 1 周和治疗后 1 周分别对志愿者拍摄面部其他肌肉收缩的照片。将这些照片展示给 40 名健康志愿者（未注射肉毒毒素），并要求他们以 5 分制对情绪评分。注射 BoNT-A 治疗后的面部照片被评为表达了更多的幸福和更少的愤怒、恐惧、悲伤。作者承认目前尚不清楚接受治疗的患者是否真的变得更开心了。然而，被动的面部反馈假说认为面部表情可以影响情绪，因此，有学者认为肉毒毒素可能会在治疗中减少负面情绪。同样，减少消极的面部表情和情绪可能会反过来激发积极情绪的表达，产生微笑和体验积极的情绪。

为了进一步探究这一观点，研究了 10 名中至重度抑郁症患者（根据患者自评的贝克抑郁量表 II 得分；BDI-II 和《美国精神病学会的精神障碍诊断与统计手册，第 4 版》；DSM-IV），他们在治疗前 3 个月没有改变药物或心理治疗，将 29 U BoNT-A 注入这些患者的降眉间肌和皱眉肌。治疗 2 个月后由临床心理学家评估患者，并重复 BDI-II 测试。所有患者情绪改善，根据该文章作者所述，通过 BDI-II 测试或 DSM-IV 评分，9 名患者不再符合抑郁症的临床标准。第 10 名患者为双向情感障碍。值得注意的是，这不是一项随机对照试验，由于患者样本量少，结果没有统计学意义。考虑到在美国治疗抑郁症昂贵的费用，因此评估肉毒毒素治疗抑郁症的效果和成本效益的临床试验可能会被批准。

良性前列腺增生（BPH）

良性前列腺增生可导致前列腺增大，常见于老年男性。在一项没有对照组的小样本研究中，11 名 BPH 但无前列腺癌证据的老年男性，超声引导下在前列腺两处共注射 200 U 保妥适（用 8 ml 生理盐水稀释）。治疗后 6 个月内平均前列腺体积逐渐缩小，治疗后第 18 个月患者恢复至治疗前水平。对大鼠研究发现，BoNT-A 可能通过阻断交感神经支配和减少肾上腺素对前列腺的刺激诱导前列腺细胞凋亡。

耳鸣

耳鸣的原因很多，如感染、恶性肿瘤、药物和反复暴露于噪声。对于一名由于镫骨肌阵挛所致的耳鸣患者，将含 BoNT-A（25 U/ml，中国兰州生物制品研究所）的明胶海绵通过穿孔放在其左鼓膜接近镫骨肌的位置，治疗 2 天后耳鸣消失，直至治疗 4 个月才复发。复发时采用同样的治疗方法，耳鸣再次消失。作者认为如果患者鼓膜完整，BoNT-A 可通过显微注射给药。目前其作用机制尚不清楚。

心房颤动

心脏手术后会发生心律失常如心房颤动，这与患者的并发症相关。化学神经溶解术可能在心房颤动治疗中发挥作用。一项小样本研究中，对 6 只犬的右心房 – 肺静脉和左心房 – 下腔静脉脂肪垫注射 BoNT-A（50 U/ml）。结果显示，心房颤动显著降低，迷走神经对窦房结的刺激作用也消除了。需要以人为研究对象开展大样本长期对照研究，来评价肉毒毒素引起心房短期阻断自主神经支配的有效性和安全性。

阴茎回缩和早泄

球海绵体肌和坐骨海绵体肌的收缩有助于射精过程中将精液排出。虽然没有进行试验，人们推测抑制这些肌肉的收缩可能治疗早泄，一个可能的不良反应是不射精症。目前，关于纠正阴茎回缩或改善阴茎短小的产品和手术拥有巨大的市场。肉膜收缩可引起未勃起的阴茎回缩。在最近的一项研究中，对 10 名疲软时阴茎短小（勃起时为平均长度）的男性患者肉膜注射 100 U BoNT-A。结果显示，10 名患者中有 7 名自觉阴茎回缩的次数减少和程度降低，回缩的客观测量值也下降，其效果维持了 6 个月且无不良反应。

线状 IgA 大疱性皮肤病

LABD 是一种免疫性大疱性疾病，IgA 型自身抗体与半桥粒和基底膜的成分发生反应，导致真皮与表皮交界处分离。临床表现为大疱和水疱形成，通常呈环状或线状排列，成人皮损呈多形性。本病是儿童最常见的大疱性疾病。最近报道了一名 17 岁女性 LABD 患者采用氨苯砜治疗后，其双侧腋窝仍出现了大量水疱。在她的左腋下注射 50 U BoNT-A，治疗 6 周后其左腋下仅剩一处病变，而右腋下依然持续出现水疱。随后右腋下也接受了同样治疗，结果显示水疱减少，但 6 个月后复发。该文章作者推测病情改善的原因可能是 BoNT-A 减少了腋窝出汗和炎症。

总结

自 1989 年美国 FDA 批准了 A 型肉毒毒素治疗眼睑痉挛和斜视以来，其应用范围不断扩大。最近由于肉毒毒素改善疼痛和瘙痒的发现，使其应用在医学的许多领域，而更多的应用可能即将出现。目前，正在进行保妥适治疗轻至中度寻常性痤疮的安全性和有效性的三期临床研究。肉毒毒素治疗帕金森患者脂溢性皮炎的一期临床研究也正在开展。虽然本章讨论的治疗方法仍需要大样本的对照研究证实，但其未来是有前景的。

（付思祺　刘　派　徐浩翔 译）

参考文献

[1] Carruthers J, Carruthers A. The evolution of botulinum neurotoxin type A for cosmetic applications. Journal of Cosmetic and Laser Therapy 2007;9:186–192.

[2] Zalvan C, Bentsianov B, Gonzalez-Yanes O, et al. Noncosmetic uses of botulinum toxin. Dermtol Clin 2004;22:187–195.

[3] Yuraitis M, Jacob C. Botulinum Toxin for the Treatment of Facial Flushing. Dermatol Surg 2004;30:102–104.

[4] Klein A. The Therapeutic Potential of Botulinum Toxin. Dermatol Surg 2004;30:452–455.

[5] FDA approves Botox to treat chronic migraine. www.fda. gov 2010.

[6] Stucky C, Gold M, Zhang X. Mechanisms of pain. Proc Natl Acad Sci USA 2001; 98(21):11845–1846.

[7] Cui M, Khanijou S, Rubino J, et al. Subcutaneous administration of botulinum toxin A reduces formalin-induced pain. Pain 2004;107:125–133.

[8] Prukiss J,Welch M, Droward S, et al. Capsaicin stimulates release of substance P from dorsal root ganglion neurons via two distinct mechanisms. Biochem Soc Trans 1997;25:542S.

[9] Iskawa H, Mitsui Y, Yoshitomi T, et al. Presynaptic effects of botulinum toxin type A on the neuronally evoked response of albino and pigmented rabbit iris sphincter and dilator muscles. Jpn J Ophthalmol 2000;44:106–109.

[10] Gazerani P, Pedersen N, Staahl C, et al. Subcutaneous Botulinum toxin type A reduces capsaicin-induced trigeminal pain and vasomotor reactions in human skin. Pain 2008;epub ahead of print.

[11] Sala C, Andresose J, Fumagalli G, et al. Calcitonin gene-related peptide: possible role in formation and maintenance of neuromuscular junctions. J Neuroscience 1995;15:508–520.

[12] Mense S. Neurobiological basis for the use of botulinum toxin in pain therapy. J Neurol 2004;251(Suppl 1):1/1–1/7.

[13] Steinhoff M, Bienstock J, Schmelz M, et al. Neurophysiological, neuroimmunodermatological, and neuroendocrine basis of pruritus. J Invest Dermatol 2006;126:1705–1718.

[14] Sotiriou E, Apalla Z, Panagiotidou D, et al. Severe post-herpetic neuralgia sucessfully treated with botulinum toxin A: three case reports. Acta Derm Venerol 2009;89(2):214–215.

[15] Apalla Z, Sotiriou E, Lallas A, Lazaridou E, Ioannides D. Botulinum toxin A in postherpetic neuralgia: a parallel, randomized, double-blind, single-dose, placebo-controlled trial. The Clinical journal of pain 2013;29:857–864.

[16] Purkiss J,Welch M, Doward S, et al. Capsaicin-stimulated release of substance P from cultured dorsal root ganglion neurons: involvement of two distinct mechanisms. Biochem Pharmacol 2000; 59(11):1403–1406.

[17] Meng J,Wang J, Lawrence G, et al. Synaptobrevin I mediates exocytosis of CGRP from sensory neurons and inhibition by botulinum toxins reflects their anti-nociceptive potential. J Cell Sci 2007; 120(Pt 16):2864–2874.

[18] Sifaki M, Krueger-Krasagakis S, Koutsopoulos A, et al. Botulinum Toxin Type A—Treatment of a Patient with Multiple Cutaneous Piloleiomyomas. Dermatology 2008;218(1):44–47.

[19] Mahowald M, Krug H, Singh J, et al. Intra-articular Botulinum Toxin Type A: A new approach to treat arthritis joint pain. Toxicon 2009;54(5):658–667.

[20] Espandar R, Heidari P, Rasouli M. Use of anatomic measurement to guide injection of botulinum toxin for the management of chronic lateral epicondylitis: a randomized controlled trial. CMAJ 2010;182(8):768–773.

[21] W, Brin M, Blitzer A, et al. Botulinum toxin type A (BOTOX) for treatment of migraine. Dis Mon 2002;48:323–335.

[22] Kim C, Bogart M,Wee S. Predicting Migrain Responsiveness to Botulinum Toxin Type A Injections. Arch Dermatol 2010;146(2):159–163.

[23] Durham P, Cady R, Cady R. Regulation of calcitonin gene-related peptide secretion from trigeminal nerve cells by botulinum toxin type A: implications for migraine therapy. Headache 2004;44(1):35–43.

[24] Senior M. Botox and the management of pectoral spasm after subpectoral implant insertion. Plast Reconstr Surg 2000;106:224.

[25] Layeque R, Hochberg J, Siegel E, et al. Botulinum Toxin Infiltration for Pain Control After Mastectomy and Expander Reconstruction. Annals of Surgery 2004; 240(4):608–614.

[26] Wallengren J. Neuroanatomy and neurophysiology of itch. Dermatol Ther 2005;18:292–303.

[27] Yosipovitch G, Greaves M, Schmelz M. Itch. Lancet 2003;361:690–694.

[28] Gazerani P, Pedersen N, Drewes A. Botulinum toxin type A reduces histamine-induced itch and vasomotor responses in human skin. Br J Dermatol 2009(May).

[29] HeckmannM,Heyer G, Brunner B, et al. Botulinum toxin type A injection in the treatment of lichen simplex: An open pilot study. J Am Acad Dermatol 2002;46:617–619.

[30] Wallengren J, Bartosik J. Botulinum toxin type A for neuropathic itch. Br J Dermatol 2010;163:424–437.

[31] Salardini A, Richardson D, Jabbari B. Relief of Intractable Pruritus After Administration of Botulinum Toxin A (Botox): A Case Report. Clin Neuropharmacol 2008;31:303–306.

[32] Swartling C, Naver H, Lindberg M, et al. Treatment of dyshidrotic hand dermatitis with intradermal botulinum toxin. J Am Acad Dermatol 2002;47:667–671.

[33] Wollina U, Karamfilov T. Adjuvant botulinum toxin A in dyshidrotic hand eczema: a controlled, prospective pilot study with left-right hand comparison. J Eur Acad Dermatol Venereol 2002;16:40–42.

[34] Eedy D, Johnston C, Shaw C, et al. Neuropeptides in psoriasis: an immunocytochemical and radioimmunoassay study. J Invest Dermatol 1991;96:434–438.

[35] Zanchi M, Favot F, Bizzarini M, et al. Botulinum toxin type-A for the treatment of inverse psoriasis. European Acad Dermatol and Venereol 2007;22:431–436.

[36] Bonifati C, Carducci M, Mussi A, et al. IL-1 alpha, IL-1 beta and psoriasis: conflicting results in the literature. Opposite behaviour of the two cytokines in lesional or no-lesional extracts of whole skin. J Biol Regul Homeost Agents 1997;11:133–136.

[37] Grazziotin T, Buffin R, Manzoni A, et al. Treatment of Granulosis Rubra Nasi with Botulinum Toxin Type A. Dermatol Surg 2009;35:1298–1299.

[38] Burge S. Hailey-Hailey disease: the clinincal features, response to treatment and prognosis. British Journal of Dermatology 1992;126:275–282.

[39] Santiago-Et-Sanchez-Mateos J, Bea S, Fernandez M, et al. Botulinum Toxin Type A for the Preventative Treatment of Intertrigo in a Patient with Darier's Disease and Inguinal Hyperhidrosis. Dermatol Surg 2008;34:1733–1737.

[40] Abitbol R, Zhou L. Treatment of Epidermolysis Bullosa Simplex, Weber-Cockayne Type,With Botulinum Toxin Type A. Arch Dermatol 2009;145(1):13–15.

[41] Konrad H, Karamfilov T,Wollina U. Intracutaneous botulinum toxin A versus ablative therapy of Hailey-Hailey disease- a case report. J Cosmetic & Laser Ther 2001; 3:181–184.

[42] Arad-Cohen A, Blitzer A. Botulinum toxin treatment for symptomatic Frey's syndrome. Otolaryngology-Head Neck Surg 2000;122:237–240.

[43] Woolery-Lloyd H, Rajpara V, Nijhawan R. Treatment for Multiple Periorbital Eccrine Hidrocystomas: Botulinum Toxin A. J Drugs Dermatol 2009;8(1):71–73.

[44] Heckmann M, Kutt S, Dittmar S, et al. Making scents: Improvement of olfactory profile after botulinum toxin-A treatment in healthy individuals. Dermatol Surg 2007;33:S81–S87.

[45] KimW, Kil H, Yoon K. Botulinum Toxin: A Treatment for Compensatory Hyperhidrosis in the Trunk. Dermatol Surg 2009;35(5):833–838.

[46] Bansal C, Omlin K, Hayes C, et al. Novel cutaneous uses for botulinum toxin type A. J of Cosmetic Dermatology 2006;5:272–278.

[47] Bloom BS, Payongayong L, Mourin A, Goldberg DJ. Impact of intradermal abobotulinumtoxinA on facial erythema of rosacea. Dermatologic surgery : official publication for American Society for Dermatologic Surgery [et al] 2015;41 Suppl 1:S9–S16.

[48] Neumeister M, Chambers C, Heron M, et al. Botox Therapy for Ischemic Digits. Plast Reconstr Surg 2009;124(1):191–201.

[49] Emer J,Waldorf H. Neurotoxin Update and Review, Part 1: The Science. Cosmetic Dermatology 2010;23(9):413–418.

[50] Van Beek A, Lim P, Gear A, et al. Management of vasospastic disorders with botulinum toxin. Plast Reconstr Surg 2007;119:217–226.

[51] Buchli R, Ndoye A, Arredondo J. Identification and characterization of muscarinic acetylcholine receptor subtypes expressed in human skin melanocytes. Molec Cell Biochem 2001;228(1–2):57–72.

[52] Schallreuter K, Elwary S, Gibbons N, et al. Activation/deactivation of acetylcholinesterase by H202: More evidence for oxidative stress in vitiligo. Biochem Biophys Res Commun 2004; 315(502–508).

[53] BinSaif G, Al Samary A, Al Mohizea S. Failure of Botulinum Toxin Treatment for Localized Vitligo. J Drugs Dermatol 2010; 9(9):1092–1094.

[54] Ghosn S, Uthman I, DahdahM, et al. Treatment of pachydermoperiostosis pachydermia with botulinum toxin type A. J Am Acad Dermatol 2010.

[55] Madalinski M, Chodorowski Z.Why the most potent toxin may heal anal fissure. Adv Ther 2006;23(4):627–634.

[56] Intiso D, Basciani M. Botulinum Toxin Type A in the healing of a chronic buttock ulcer in a patient with spastic paraplegia after spinal cord injury. J Rehabil Med 2009;41:1100–1102.

[57] Galarraga I. Use of botulinum toxin in cheiloplasty: A new method to decrease tension. Can J Plast Surg 2009;17(3):e1–e2.

[58] Xiao Z, Zhang F, Cui Z. Treatment of Hypertrophic Scars with Intralesional Botulinum Toxin Type A Injections: A preliminary Report. Aesth Plast Surg 2009;33:409–412.

[59] Xiao Z, Zhang M. Botulinum toxin type A affects cell cycle distribution of fibroblasts derived from hypertrophic scar. Plast Reconstr Surg 2008;61:1128–1129.

[60] Xiao Z, Zhang F, Lin W, et al. Effect of Botulinum Toxin Type A of Transforming Growth Factor B1 in Fibroblasts Derived from Hypertrophic Scar: A Preliminary Report. Aesth Plast Surg 2010;34:424–427.

[61] Krishnan R, Clark D, Donnelly H. The Use of BotulinumToxin in the Treatment of a Parotid Duct Injury During Mohs Surgery and Review of Management Options. Dermatol Surg 2009;35:941–947.

[62] Ting-Yeung L, Tam-Lin C, Pro-Yin K. Management of salivary fistula with botulinum toxin Type A. Annals of the College of Surgeons of Hong Kong 2001;5(4):156–157.

[63] Bhogal P, Hutton A, Monaghan A. Review of the current uses of Botox for dentally-related procedures. Dental Update 2006;33(3):165–168.

[64] Scheffer A, Erasmus C, Van Hulst K, et al. Efficacy and Duration of Botulinum Toxin Treatment for Drooling in 131 Children. Arch Otolaryngol Head Neck Surg 2010;136(9):873–877.

[65] Heckmann M, Teichmann B, Schroder U. Pharmacologic denervation of frown muscles enhances baseline expression of happiness and decreases baseline expression of anger, sadness, and fear. J Am Acad Dermatol 2003;49:213–216.

[66] Mori K, Mori H. Another test of the passive facial feedback hypothesis: when your face smiles, you feel happy. Percept Mot Skills 2009;109(1):76–78.

[67] Alam M, Barrett K, Hodapp R, et al. Botulinum Toxin and the facial feedback hypothesis: Can looking better make you feel happier? J Am Acad Dermatol 2007; 58:1061–1072.

[68] Finzi E,Wasserman E. Treatment of Depression with Botulinum Toxin A: A Case Series. Dermatol Surg 2006;32:645–650.

[69] Beer K. Cost Effectiveness of Botulinum Toxin for the Treatment of Depression: Preliminary Observations. J Drugs Dermatol 2010;9(1):27–30.

[70] Silva J, Pinto R, Carvalho T, et al. Intraprostatic Botulinum Toxin Type A injection in patients with benign prostatic enlargement: duration of the effect of a single treatment. BMC Urology 2009;9(9).

[71] Silva J, Pinto R, Carvalho T, et al. Mechanisms of Prostate Atrophy after Glandular Botulinum Neurotoxin Type A Injections: An Experimental Study in the Rat. Eur Urol 2009;56:134–141.

[72] Liu H, Fan J, Zhao S, et al. Botox transient treatment of tinnitus due to stapedius myoclonus: Case report. Clin Neurol Neurosurg 2010;epub ahead of print.

[73] Nair S. Atrial fibrillation after cardiac surgery. Ann Card Anaesth 2010;13(3):196–205.

[74] Seil O, Choi E-K, Choi Y-S. Short-Term Autonomic Denervation of the Atria Using Botulinum Toxin. Korean Circ J 2010;40:387–390.

[75] McKenna C, Chung S, McVary K. A model for the study of sexual function in anesthetized male and female rats. Am J Physiol 1991;261:R1276–85.

[76] Serefoglu E, Silay M. Botulinum Toxin- An injection may be beneficial in the treatment of life-long premature ejaculation. Medical Hypotheses 2009;74(1):83–84.

[77] Shaeer O, Shaeer K, Shaeer A. Botulinum Toxin (Botox) for Relieving Penis Retraction. J Sex Med 2009.

[78] Legendre L, Maza A, Almalki A, et al. Botulinum Toxin A: An Effective Treatment for Linear Immunoglobulin A Bullous Dermatosis Located in the Axillae. Acta Derm Venereol 2016; 96:122–123.

[79] Clinical Trial Review. J Drugs Dermatol 2009;8(2):195–197.

第 26 章

通过肉毒毒素注射调节情感及情绪：神经调节剂在心理社会学领域的应用

James L. Griffith, MD (MSci), Kevin C. Smith, MD (FRCPC (DERM)), and Murad Alam, MD (MSCI, MBA)

概述

"如果没有面部表情，情绪能存在吗？"

——保罗·艾克曼

尽管答案是肯定的，但这个看似简单的问题强调了面部表情对于传递情绪的重要性，同时也进一步提出了一个更微妙的问题：面部表情会影响我们的情绪感受吗？

越来越多的观察、试验及放射学证据表明，面部表情的肌肉不仅受个人情绪状态的影响，而且还能影响本人的情绪体验和他对别人情绪和意图的理解。有趣的是，这种影响似乎并非与美学上的改善相对应，但这种影响本身能通过促进个人和社会的反馈来传递积极的情绪状态。因此，控制面部表情肌肉（muscles of facial expression，MFE）可能会改变大脑皮质情绪中心的神经元放电水平，从而影响个体的情感、情绪和社交。因此，在患有精神疾病的人群中，通过使其失调的大脑活动正常化是一种新的治疗路径。

为了评估这一观点的准确性，本章将首先简要讨论面部情绪的展示和上半面部肉毒毒素（BoNT-A）注射的相关美学目标，然后再回顾近期使用肉毒毒素注射治疗重度抑郁症患者的相关临床试验，并寻找关于 MFE 和情绪状况之间动态的双向关系相关的支持或反对的证据。最后，我们将讨论未来研究肉毒梭菌在神经精神疾病中的应用，确定 BoNT-A 注射治疗的潜在良好及不良预后因素。

出于讨论目的，本篇将恐惧、愤怒、悲伤、厌恶（蔑视）的面部表情视为"负面"情绪，而幸福（大笑、微笑和快乐）将被视为"正面"情绪；惊讶将被视为"中性"情绪。

面部情绪的表现及其神经调节的美学目标

常见的 6 种非常明确的面部情绪表现分别为愤怒、悲伤、恐惧、惊讶、厌恶（蔑视）和幸福（图 26.1）。通常，每个表达都需要多组肌肉的参与。在表达情绪时，每组面部肌肉（在不同程度上）均参与一系列的面部表情——正面、负面和中性情绪（图 26.2）。例如，愤怒需要通过 8 组面部表情肌肉来表达（图 26.3）。愤怒主要通过皱眉肌的活动来表达，同时这组肌肉也可以分别表达惊讶和幸福（笑时）这些中性和正面情绪。系统研究表明消极情绪与皱眉肌、降眉间肌和额肌的活动之间关系紧密，而积极情绪则主要与眼轮匝肌活动相关。

上半面部 BoNT-A 注射治疗的首要美学相关目标位点包括眉间皱纹（皱眉肌和上颌骨），水平前额线（额肌）和鱼尾纹（眼轮匝肌），但需要记住，治疗的效果不能仅限于单组肌肉。

1. 机械方法将不可避免地影响多种目标肌肉、非目标肌肉及其他结构。例如，通过用牙齿咬住一支笔或用胶带粘贴抬起颊部来模拟微笑。同样，通过外科消融眉间复合肌或其控制运动神经将在一定程度上不可避免地影响非

目标组织［如注射眉间复合肌也会影响额肌和（或）在较小程度上影响眼轮匝肌］。

2. 通过 BoNT-A 进行面部表情肌肉放松将导致一定程度上相邻肌肉的松弛，这是由于 BoNT-A 将从注射部位扩散到临近非目标组织。

3. 通过手术或药物来减弱一个肌肉的活动将不可避免地引起附近肌肉一定程度上的代偿性收缩。例如，松弛眉间复合肌有时可引起鼻肌和提上唇肌的代偿，导致在鼻背近端形成"兔纹线"。

因此，若要通过机械、手术或化学神经调节来调整情绪状态的感知或表达，在观察及设计方案时，考虑到这些干预可能引起的普遍的原发和继发的影响是很重要的；至少在理论

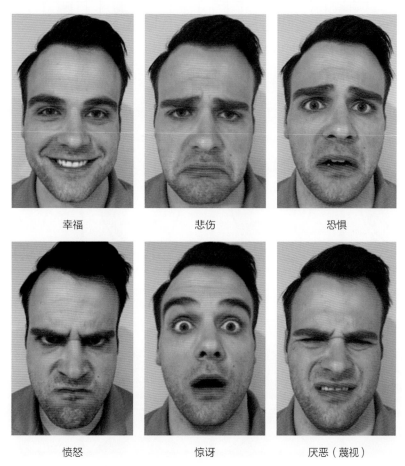

幸福　　　　　　　悲伤　　　　　　　恐惧

愤怒　　　　　　　惊讶　　　　　　厌恶（蔑视）

图 26.1　6 种明确的情绪示意图：幸福、悲伤、恐惧、愤怒、惊讶、厌恶（蔑视）

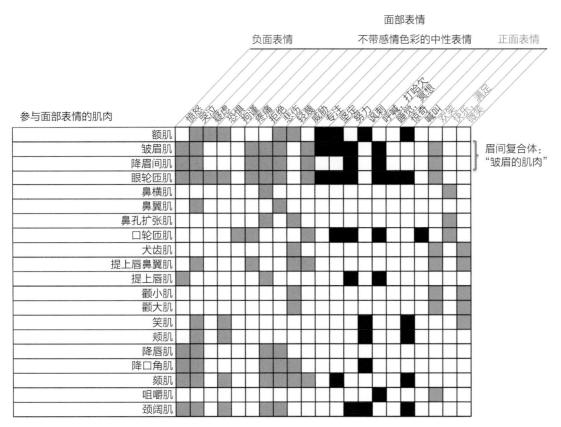

图 26.2 用于面部表情的肌肉及它们所参与展示的表情（资料来源：Victoria Contreras. 通过 ARTNATOMYA 再版许可）

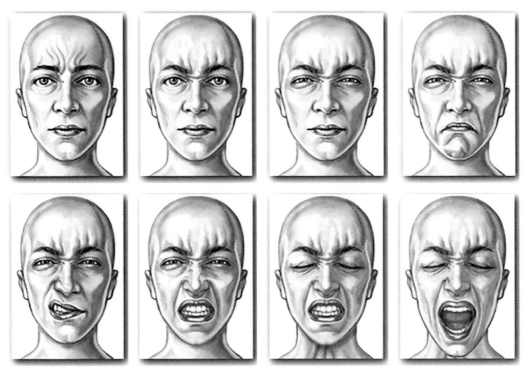

图 26.3 用于面部表情的肌肉在展示一种表情时的作用：愤怒（资料来源：Alam. 通过 Elsevier 再版许可）

上，这些因素可能会影响面部情绪反馈及其深层的神经系统。

肉毒毒素在重度抑郁症中的应用

尽管有各种行为疗法、外科手术、电击疗法和药物治疗，重度抑郁症（MDD）仍旧是一种难治疾病，缺乏普遍有效的干预措施。事实上仍有 1/3 的药物治疗未能使患者病情达到缓解，即使采用多种试验方案。因此，临床医生和研究人员一直在为这种疾病寻求新的有效治疗方案。

最近，有 3 项设计相似的随机、双盲、安慰剂对照试验及其汇总分析，旨在确定 BoNT-A 眉间注射是否在 MDD 治疗中发挥作用。以上研究纳入的 134 名受试者均被精神病学家或临床心理学家诊断为稳定、轻度至重度的 MDD，并且在过去 28 天或 60 天内（根据研究）没有改变精神药物治疗方案。受试者随机被分为安慰剂组或 BoNT-A 组。BoNT-A 组均接受注射治疗，女性共接受注射 29 U，注射位点分别为降眉间肌（7 U）、皱眉肌中部（一侧 6 U）和皱眉肌侧面（一侧 5 U）；男性则共接受注射 39 U（每个位点增加 2 U）。Finzi 等对每名男性受试者共注射药物 40 U，而安慰剂治疗组受试者则接受 0.9% 氯化钠溶液注射，注射位置为相同的面部表情肌肉。所有研究均使用 Beck 抑郁指数（BDI）和 Glabellar 眉间皱纹的临床严重程度评分（CSS-GFL），用以评估在基线水平和 BoNT-A 注射 6 周后的治疗效果。额外的抑郁评分系统和研究总的持续时间（6、16 和 24 周）因试验而异。这些试验之间的其他显著差异包括入选时中度至重度基线水平眉间皱纹是否需要最强效的治疗及使用活性抗抑郁药物。这项为期 24 周

的试验还包括在 12 周时的双重交叉，其结果与前 12 周相似。在精神病学评估期间，所有试验都尽量做到心理评估者盲法，其中两项用帽子遮盖住了眉间和前额，并且没有告知评估员这些研究药物的效果。为了评估潜在的非盲性是否可能影响两个治疗组（安慰剂和积极治疗）之间的结果，在这些研究结束时，受试者和精神病学评估者都被要求猜测受试者被分配了哪个治疗。在正确识别治疗组和改善 / 恶化抑郁评分之间并未发现关联。

针对每项研究个体和总体而言，在 6 周时注意到，抑郁评分出现统计学意义上的显著降低。每项研究中约有 1/3 的患者达到缓解（BDI ≤ 9，蒙哥马利 – 阿斯伯格抑郁评定量表 ≤ 10，17 项汉密尔顿抑郁量表 ≤ 7）。患者的总体反应和缓解率与 STAR* D 试验中西酞普兰的结果相关，该试验是最大的抗抑郁药物试验之一。西酞普兰与 BoNT-A 在对抑郁症的治疗反应和缓解率方面没有统计学意义上的显著差异。通过汇总分析，BDI 评分的改善与眉间皱纹的视觉改变无关。此外，基线水平眉间皱纹对基线水平的抑郁严重程度或受试者对 BoNT-A 注射治疗的反应的预测比较差。有趣的是，该项长期（为期 24 周）试验还指出，即使消除了 BoNT-A 的麻痹效应，抑郁症评分也会持续改善。甚至在不喜欢 BoNT-A 注射带来的美容效果的个体和没有基线水平眉间皱纹的个体中，BDI 评分也得到了改善。由于大多数受试者是女性，在没有确定结论的情况下，男性受试者的结果可以被推断出来。鉴于这 3 项研究的结果及其汇总分析，BoNT-A 似乎还可以通过一些除美学、患者和提供者间沟通或安慰剂效应等之外的因素诱导缓解或降低抑郁症的严重程度。

在这些临床试验之后，研究人员启动了一

项第二阶段概念验证临床试验，该试验评估了对患有严重抑郁症的成年女性使用 Allergan 公司 A 型肉毒毒素的效果。该试验在 2017 年结束，显示了治疗效益的趋势，但与安慰剂组相比，试验组在 6 周时抑郁评分并未能得到在统计学意义上有显著的改善（$P = 0.053$）。然而，在第 3 周（$P = 0.005$）和第 9 周（$P = 0.049$）获得了有统计学意义的显著结果。该公司正在计划进行第三阶段试验的开发。

肉毒毒素待议的神经精神作用机制

大脑左侧杏仁核的高度活跃与焦虑、抑郁、创伤后应激障碍和恐惧反应加剧等情绪有关，而使这种过度活跃正常化似乎是眉间肌注射 BoNT-A 的潜在作用之一。功能性磁共振成像（fMRI）通过识别脑血液动力学的变化来间接评估神经元活动，与未经治疗的对照组相比，模仿生气但不是悲伤的面部表情时，皱眉肌注射后降低了左侧杏仁核的活跃度。这种类似的左侧杏仁核活跃性的降低也出现在开始使用抗抑郁药后。有趣的是，A 型肉毒毒素注射皱眉肌（负面情绪的面部表情肌）后，抑郁评分得到了改善，而注射在鱼尾纹处眼轮匝肌（正面情绪的面部表情肌）后，抑郁评分结果变差。然而，BoNT-A 产生这种和其他神经精神效应的确切机制仍然存在很大争议。

目前提出的有关这种效应的机制包括：①面部表情肌的本体反馈；②镜像神经元活动的社会正负反馈；③美学偏好；④ BoNT-A 迁移至大脑情绪中心；⑤通过美学和安慰剂效应改善了对自己的感觉，或与友好的、有同情的、无威胁的和非评价的专业性使用 BoNT-A 的相互作用。如前所述，在 BoNT-A 的神经精神效应背后，随机双盲安慰剂对照组的试验结果降低了（③，⑤）视觉/美学（社会或个人）、安慰剂或患者和提供者互动等混杂因素成为主要机制的可能性。因此，本章将重点关注本体感受反馈（面部反馈假说）、社会反馈（来自镜像神经元的情绪传染和面部模仿假说），以及 BoNT-A 向大脑潜在迁移的相关证据。

面部反馈、情绪传染和面部模仿假说

关于面部反馈、情绪传染和面部模仿假说的讨论，是与 BoNT-A 的讨论相关的。例如：①面部反馈假说指的是情绪的面部表现可以产生生理上的影响/决定一个人的情绪体验；②情绪传染涉及对他人情感表现的情绪反应；③面部模仿即模仿他人的面部反应（如果面部反馈假说成立，可能会导致情绪传染）。如果以上假说系统地发生，那么肉毒毒素注射可能会分别导致以下几方面的变化：①患者自身的情绪体验和生理反应；②与患者互动的其他人的情绪体验；③与患者互动的另一人的情绪表现。简而言之，肉毒毒素注射可能会大幅度影响患者本人及与之交往的其他人。

面部反馈假说

简单来说，面部反馈假说提出，面部情绪表达行为能够改变一个人的情绪状态以及他对于他人表情、行为及意图的理解。这一理念在古希腊叙事文学《伊利亚特》中有所体现，甚至在莎士比亚所著《亨利五世》中也被提到，士兵们在作战前被要求做出强大或可怕的表情来为即将到来的战斗做好准备。Charles Darwin 和 Gelhorn 的实验室研究印证了这一文学作品中的观点，在箭毒诱导横纹肌麻痹之后，交感神经及下丘脑出现了反应性降低。

多项研究致力于研究控制人类面部表情是否对于其情感体验有影响。其中比较成功的试验能够严谨地将受试者对自身情绪表达的意识最小化，从而控制面部表情的表现。这些研究的结果大多数均支持面部反馈假说。例如，Strack、Martin 和 Stepper 发现，如果让受试者用牙齿咬住一支笔（以模拟微笑表情），可以使他们觉得卡通片更有趣（图 26.4）。在 Larsen、Kasimatis 和 Frey 的研究中，受试者前额两侧各贴上一个 T 形球座，并嘱咐他们尽力使两个球座向中心靠拢（模拟皱眉的表情）（图 26.5），再让他们看一些不愉快的图片，此时他们对这些图片的评价更加负面和消极。

在这些工作的基础上，Ekman 和 Levenson 在 20 世纪七八十年代，对面部反馈进行了更严格的实验室研究，并在 *Nature* 杂志发表了文章。他们深入讨论了关于面部活动的生理学反应，将相关研究结果和发现推向了一个高峰。该项研究通过"指导性面部活动"，共评估了 6 种情绪：惊讶、厌恶（蔑视）、悲伤、愤怒、害怕和快乐。针对每一名受试者，均有教练精确指导他们如何运用相应的肌群来做出相应情绪对应的表情，而非给他们提供一些笼统的指令（例如，在做出愤怒的表情时，受试者被要求："将你们的眉毛位置放低并聚拢，提起你们的上睑，收紧下睑，同时抿住嘴唇"）。通过这些被指导做出的表情，受试者能够再次感受到以往的真实情绪，这些情绪能够被皮肤电活动及心血管反应测量来进行评估。忽略引导产生这些表情的不同方法，在自主性评估测量上，不仅消极与积极表情不同，同一情绪也有不同的表情。这些发现为面部反馈假说提供了一些初始证据，即面部表情不仅

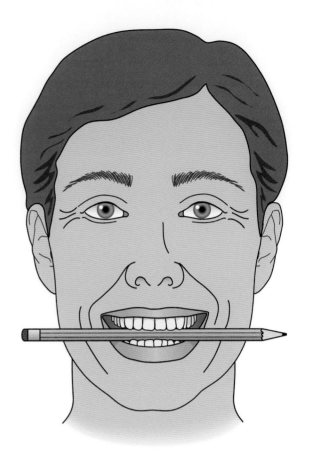

图 26.4　相较于对照组，被要求用上下牙咬住一只笔来模拟露齿笑容的受试者认为卡通片更有趣（资料来源：Alam，2008. 通过 Elsevier 再版许可）

是一种内心情感状态的表达方式，还能够引发内在的及生物学上的情绪感受。

对于通过精确指导面部表情系统来研究面部反馈假说也存在一些质疑和批评。一项声明指出其问题，即这种指导可能会暗示受试者做出某些特定的行为。一个类似的担忧是指导面部表情是愚蠢且尴尬的，所以可能会潜在地改变了情绪的反应。此外，关于情绪相应表情的分类模型的可靠性证据尚不充分。

情绪传染和面部模仿

情绪传染和面部模仿两个概念已经被经验性研究证明了。Lanzetta 在探索情绪传染这一领域时有重要发现，指出情绪传染可以被宽泛地描述为将一个人的情绪传递给另一个人的过

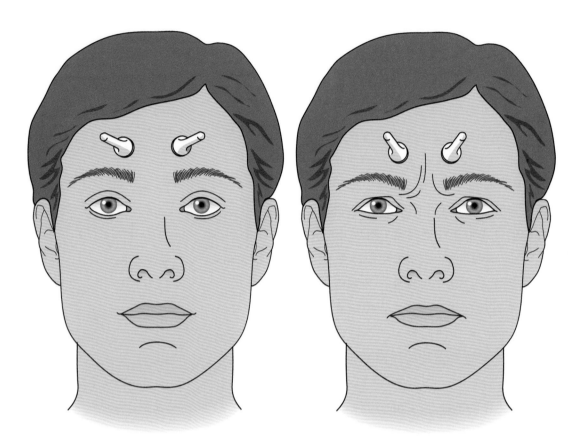

图 26.5　在观看令人不愉快的照片时，受试者被要求在前额两侧各贴上一个 T 形球座，并嘱咐他们尽力使两个球座向中心靠拢，以此来模拟皱眉的表情。相较于对照组，这部分受试者对照片评价更为负面和消极（资料来源：Alam，2008. 通过 Elsevier 再版许可）

程，尤其是这种情绪的传播发生在双方并未意识到时。这种类型的"传染"有助于提高集体凝聚力（如微笑可以促使接受、认可和结合）和群体生存力（如可怕的面部表情和发声可以提醒其他群体成员注意危险）。当正常受试者在做出表情之前就感到恐惧时，其愤怒的面部表情会增强，而中性的表情不会。

面部模仿是指他人对个体做出的类似面部表情迅速引起他人自发的同步面部表情。在刚出生数天的婴儿中就已经发现了这种模仿模式。在成人中，比较复杂的情绪是可以通过这种方式进行传递的。这一模式涉及到情绪传染、社会感知和情绪的具体体现。

在检测不同的面部表情时，正如 fMRI、正电子发射断层扫描（PET）和单脉冲经颅磁刺激（TMS）所示，面部模仿和情绪传染都密切依赖镜像神经元的激活。镜像神经元最初是在猴子大脑运动前区皮质中发现的，这些神经元在它们执行指定的运动行为时以及当它们观察其他个体执行相同的运动行为时会释放电子。目前认为，人类的镜像神经元系统参与了人类对于他人行为及行为背后意图的理解。然而，在针对莫比斯综合征（患者缺乏做出面部表情的能力）的一项研究中发现，似乎表情模仿只是情商表现的一种途径。研究人员发现试验组、对照组及规范化数据显示，患有这种疾病的患者均可以正确地理解他人的面部表情。因此，尽管模拟他人面部表情的能力有助于表达和理解他人的感受，但这种技巧似乎是理解他人情绪的有用但非必要的工具。

BoNT-A 迁移至大脑

除了通过面部反馈假说、情绪传染和面部模拟等神经精神调节方式带来的间接影响之外，BoNT-A 可能通过中枢顺行或逆行迁移对皮质神经元产生直接的影响。虽然 BoNT-A 已被证明缺乏逆行迁移和破伤风毒素转胞作用的能力，但 Antonucci 等将 BoNT-A 注射在老鼠的须部肌肉后，他们在老鼠的脑中发现了潜在的裂解的 SNAP-25 蛋白。该研究的结论仍然存在争议，因为选择用于蛋白印迹或免疫组织化学的抗体仍未完全定性，无法区分已裂解的和未裂解的 SNAP-25。另外，注射超治疗量（比临床用于整个眉间的量大 150 倍）限制了临床的推广使用。一项使用放射性碘化神经毒素的单项研究未能发现类似结果。目前尚未开展在人群中的相关研究。因此，在更多支持 BoNT-A 向中枢神经系统迁移的证据出现之前，BoNT-A 的顺行／逆行迁移似乎并不是 BoNT-A 神经精神效应的潜在机制。

神经调节剂在除抑郁症外其他神经精神病学领域中的未来潜在用途

人类镜像神经元系统在人类生物学和神经心理学中的许多方面均有涉及。虽然在健康人群中可以发现其活动状态，但许多合并疾病状态（特别是孤独症谱系障碍、阿斯佩格综合征、精神人格障碍和精神分裂症）的患者中均存在特征性的非常低的镜像神经元活动水平，并且在相应情绪刺激时具有轻微的或不恰当的快速面部反应和面部反馈。

具有高水平神经元活动的自闭症障碍个体在基本情绪的认知能力上可能相对正常，部分原因是他们通过不同的神经网络并依赖不同的途径来处理识别面部情绪；然而，与健康人相比，他们仍然会表现出自动处理面部表情上的差异。Tardiff 等在试验中观察到，缓慢呈现面部表情提高了自闭症儿童识别这些情绪的能力。如果在自闭症儿童的父母中使用 BoNT-A 注射治疗调节面部表情的程度和速度可以提高自闭症儿童识别和正确解释这些表达的能力，那么研究就是有意义的。反过来说，这些父母是否可能自身就具有低水平的镜像神经元活动或面部反馈活动也并不可知。因此，通过在自闭症儿童的父母中使用 BoNT-A 来调节面部表情是否会限制这些父母保持同理心的能力，也是具有意义的。

关于镜像神经元和面部反馈，表现出过度同理和（或）模仿能力的人可能会使周围的人产生不适。这些具有"高度自我监控"能力的人感觉更自然，并且当通过用 BoNT-A 治疗某些面部表情肌肉来调节面部反馈和相关的镜像神经元活动时，能够更准确地和内在地反映他人的感受。试验证据表明，减少面部模仿可使人能更准确地评估对方陈述的真假；最近的研究表明，过度的情感会损害认知上的处理和推理。因此，通过 BoNT-A 注射治疗的调节可以帮助受此影响的人更好地"控制"自身的感情，并且在情绪减弱之后更好地理解其他人。同样，那些因压力、焦虑或悲伤而寻求 BoNT-A 的人们可能会发现减弱与这些情绪相关的消极面部表情有助于他们应对面临的处境。事实上，其中一位作者已经收集到了 20 多个案例，这些案例中的患者积极地寻求 BoNT-A 注射治疗，因为他们觉得这种治疗可以改善其对这类情绪的应对方式。也许，这种自主选择治疗的个体群体具有高水平的镜像神经元和面部反馈活动，因此，他们使用 BoNT-A 来调节这些系统活动能够获得特别的益处。

总结

虽然最初 BoNT-A 注射治疗似乎只是对神经和精神疾病管理的一种不敏感和表浅的方法，但科学研究表明 BoNT-A 在治疗抑郁症和其他疾病方面可能有潜在的作用。肉毒毒素可能通过各种互相交错的机制来麻痹面部表情肌肉从而改变一个人情绪表现，所以在解释或阐述这些有希望的发现时，应该严谨小心。

此外，在回顾现有证据并考虑未来研究路线时，研究人员应记住获得的观察结果可能并不具有临床意义或商业价值。一般来说，患者对获得有统计学意义的显著改善程度并不感兴趣，而是寻求可靠的、明显的、与他们的治疗相关的改善。因此，在将与 BoNT-A 注射治疗面部肌肉的效果相关的临床观察结果和科学试验转化为治疗方案时，为治疗方案制定正确的纳入和排除标准非常重要，从而确定哪些是最有可能从治疗中受益的人，并且排除那些不太可能受益的对象。这样一来，选择性地将 BoNT-A 注射到面部表情的肌肉中，将可以为患有严重抑郁症和潜在的其他神经精神病症的人群提供长期的治疗益处。

（刘 彤 刘 派 吴雅荷 译）

参考文献

[1] Ekman P. Facial expression and emotion. Am Psychol 1003;48:376–379.

[2] Eckman P in A Conversation With: Paul Ekman; The 43 Facial Muscles That Reveal Even the Most Fleeting Emotions. New York Times (Aug 5, 2003). http://www.nytimes.com/2003/08/05/health/conversation-with-paul-ekman-43-facialmuscles-that-reveal-even-most-fleeting.html. Accessed February 27, 2017.

[3] Schwartz GE, Fair PL, Slat P, et al. Facial muscle patterning to affective imagery in depressed and non-depressed subjects. Science 1976;192:489–491.

[4] Schwartz GE, Fair PL, Salt P, et al. Facial expression and imagery in depression: An electromyographic study. Psychosom Med 1976;38:337–347.

[5] Smith CA, McHugo GJ, Lanzetta JT. The facial muscle patterning of posed and imagery-induced expressions of emotion by expressive and nonexpressive posers. Motivation Emotion 1986;10:133–157.

[6] Izard, CE. Facial expressions and the regulation of emotions. J Person Soc Psych 1990;58:487–498.

[7] Ekman P. Frisen WV, O'Sullivan M. Smiles when lying. J Pers Soc Psych 1988;54:414–420.

[8] Ekman P, Roper G, Hager JC. Deliberate facial movement. Child Develop 1980;51:886–891.

[9] Oberman LM, Winkielman P, Ramachandran VS. Face to face: blocking facial mimicry can selectively impair recognition of emotional expressions. Soc Neurosci 2007;2:167–178.

[10] Mori K, Mori H. Another test of the passive facial feedback hypothesis: when your face smiles, you feel happy. Percept Mot Skills 2009;109:76–78.

[11] Warden D, Rush AJ, Trivedi MH, et al. The STAR*D Project results: a comprehensive review of findings. Curr Psychiatry Rep 2007;9:449–459.

[12] Wollmer MA, de Boer C, Kalak N, et al. Facing depression with botulinum toxin: A randomized controlled trial. J Psych Res 2012 May;46(5):574–581.

[13] Magid M, Reichenberg JS, Poth PE, et al. Treatment of major depressive disorder using botulinum toxin A: A 24-week randomized, double-blind, placebo-controlled study. J Clin Psychiatry 2014 Aug;75(8):837–844.

[14] Finzi E, Rosenthal NE. Treatment of depression with onabotulinumtoxinA: A randomized double-blind, placebo controlled trial. J Psychr Res 2014 May;52:1–6.

[15] Magid M, Keeling BH, Reichenberg JS. Neurotoxins: Expanding uses of neuromodulators in medicine – major depressive disorder. Plast Reconstr Surg 2015 Nov;136(5S):111S–119S.

[16] Mitwalli H, Dolan C, Bacigalupi R. Botulinum toxin for depression: Does patient appearance matter? J Am Acad Dermatol 2016 Jan;74(1):171–173.

[17] Calzadilla, K, Marmur, M. Allergan Reports Topline Phase II Data Supporting Advancement of BOTOX (onabotulinumtoxinA) for the Treatment of Major Depressive Disorder (MDD). PR Newswire. 2017 Apr. Retrieved from http://www.prnewswire.com/news-releases/allergan-reports-topline-phase-ii-datasupporting-advancement-of-botoxonabotulinumtoxina-for-the-treatment-ofmajor-depressive-disorder-mdd-300435486.html.

[18] Hennenlotter A, Dresel C, Castrop F, et al. The link between facial feedback and neural activity within central circuitries of emotion – new insights from botulinum toxin-induced denervation of frown muscles. Cereb Cortex 2009;19:537–542.

[19] Lewis MB. The positive and negative psychological potential of botulinum-toxin (Botox) injections. Abstract presented at: British Psychological Society Harrogate, North Yorkshire, England, United Kingdom; Apr 9, 2013. Available from http://www.bps.org.uk/bpslegacy/conf_abstracts?&ResultsType=Abstracts& ResultSet_ID=9317& FormDisplayMode=view&frmShowSelected=true&localAction=details. Accessed February 5, 2017.

[20] Izard, CE. Facial expressions and the regulation of

emotions. J Person Soc Psych 1990;58:487–498.

[21] McIntosh DN. Facial feedback hypotheses: Evidence, implications, and directions. Motivation Emotion 1996;20:121–147.

[22] Darwin, C.R. *The Expression of Emotions in Man and Animals*. Oxford, England: Oxford University Press, 1998:366.

[23] Gellhorn E. The physiological basis of neuromuscular relaxation. Arch Intern Med 1958;102;392–399.

[24] Strack R, Martin LL, Stepper S. Inhibiting and facilitating conditions of facial expressions: A non-obstrusive text of the facial feedback hypothesis. J Pers Social Psych 1988;54:768–777.

[25] Alam M, Barrett KC, Hodapp RM, Arndt KA. Botulinum toxin and the facial feedback hypothesis: can looking better make you feel happier? J Am Acad Dermatol 2008;58(6):1061–1072.

[26] Larsen RJ, Kasimatis M, Frey K. Facilitating the furrowed brow: An unobstrusive test of the facial feedback hypothesis applied to unpleasant affect. Cognition Emotion 1992;6:321–338.

[27] Ekman P. Facial expressions of emotion: An old controversy and new findings. Phil Trans R Soc Lond B 1992;335:63–69.

[28] Gladwell M. The Naked Face. The New Yorker (August 5, 2002), pp. 38–49.

[29] Gladwell M. *Blink* (Chapter Six, Sections 2 and 3). New York: Little, Brown & Co., 2005:197–214.

[30] Ekman P, Levenson RW, Friesen WV. Autonomic nervous system activity distinguishes among emotions. Science 1983;221:1208–1210.

[31] Winton WM. The role of facial response in self-reports of emotion: A critique of Laird. J Pers Soc Psych 1986;50:808–812.

[32] McHugo GJ, Lanzetta JT, Sullivan DJ, et al. Emotional reactions to a political leader's expressive displays. J Pers Soc Psych 1985;49:1513–1529.

[33] Hatfield E, Cacioppo JT, Rapson RL. *Emotional Contagion*. Cambridge: Cambridge University Press, 1994.

[34] Meltzoff AN, Moore MK. Newborn infants imitate facial gestures. Child Develop 1983;54:702–709.

[35] Stel M, Vonk R. Mimicry in social interaction: benefits for mimickers, mimickees, and their interaction. Br J Psychol 2010;101:311–323.

[36] Haughton VM, Turski PA, Meyerand B, et al. The clinical applications of functional MR imaging. Neuroimaging Clin N Am 1999;9:285–293.

[37] Paulesu E, Connelly A, Frith CD, et al. Functional MR imaging correlations with positron emission tomography. Initial experience using a cognitive activation paradigm on verbal working memory. Neuroimaging Clin N Am 1995;5:207–225.

[38] Enticott PG, Johnston PJ, Herring SE, et al. Mirror neuron activation is associated with facial emotion processing. Neuropsychologia 2008;46:2851–2854.

[39] Rives Bogart K, Matsumoto D. Facial mimicry is not necessary to recognize emotion: Facial expression recognition by people with Moebius syndrome. Soc Neurosci 2010;5:241–251.

[40] Dienhardt K, Schiavo G. Endocytosis and retrograde axonal traffic in motor neurons. Biochem Soc Symp 2005;139–150.

[41] Antonucci F, Rossi C, Gianfranceschi L, et al. Long-distance retrograde effects of botulinum neurotoxin A. J Neurosci 2008;28:3689–3696.

[42] Tang-Liu DD, Aoki KR, Dolly JO, et al. Intramuscular injection of 125I-botulinum neurotoxin-complex versus 125I-botulinumfree neurotoxin: time course of tissue distribution. Toxicon 2003;42:461–469.

[43] Stel M, van den Heuvel C, Smeets RC. Facial feedback mechanisms in autistic spectrum disorders. J Autism Dev Disord 2008;38 1250–1258.

[44] Oberman LM, Winkielman P, Ramachandran VS. Slow echo: facial EMG evidence for the delay of spontaneous, but not voluntary, emotional mimicry in children with autism spectrum disorders. Dev Sci 2009;12:510–520.

[45] Minio-Paluello I, Baron-Cohen S, Avenanti A, et al. Absence of embodied empathy during pain observation in Asperger syndrome. Biol Psychiatry 2009;65:55–62.

[46] Fecteau S, Pascual-Leone A, Thoret H. Psychopathy and the mirror neuron system: preliminary findings from a non-psychiatric sample. Psychiatry Res 2008;160:137–144.

[47] Varcin KJ, Bailey PE, Henry JD. Empathic deficits in schizophrenia: the potential role of rapid facial mimicry. J Int Neuropsychol Soc 2010;16:621–629.

[48] Wang AT, Dapretto M, Hariri AR, et al. Neural correlates of facial affect processing in children and adolescents with autism spectrum disorder. J Am Acad Child Adolesc Psychiatry 2004;43:481–490.

[49] Tardif C, Lain'e F, Rodriguez M, et al. Slowing down presentation of facial movements and vocal sounds enhances facial expression recognition and induces facial-vocal imitation in children with autism. J Autism Dev Disord 2007;37:1469–1484.

[50] Zhao X, Leotta A, Kustanovich V, et al. A unified genetic theory for sporadic and inherited autism. Proc Natl Acad Sci USA 2007;104:1283–1286.

[51] Wheelwright S, Auyeung B, Allison C, et al. Defining the broader, medium and narrow autism phenotype among parents using the Autism Spectrum Quotient (AQ). Molecular Autism 2010;1:10. http://www.molecularautism.com/content/1/1/10. Accessed February 27, 2017.

[52] Oberman LM, Winkielman P, Ramachandran VS. Face to face: blocking facial mimicry can selectively impair recognition of emotional expressions. Soc Neurosci 2007;2:167–178.

[53] K¨uhn S, M¨uller BC, van der Leij A, et al. Neural correlates of emotional synchrony. Soc Cogn Affect Neurosci 2011;6(3):368–374.

[54] Cheng CM, Chartrand TL. Self-monitoring without awareness: using mimicry as a nonconscious affiliation strategy. J Pers Soc Psychol 2003;85:1170–1179.

[55] Stel M, van Dijk E, Olivier E. You want to know the truth? Then don't mimic! Psychol Sci 2009;20: 693–699.

[56] Zinchenko A, Kanske P, Obermeier C, et al. Emotion and goal-directed behavior: ERP evidence on cognitive and emotional conflict. Soc Cogn Affect Neurosci 2015;10(11):1577–1587.

第 27 章

Ona A 型肉毒毒素（保妥适）在皮肤科的应用

Jason J. Emer, MD, Eileen Axibal, MD, Ellen S. Marmur, MD (FAAD), and Heidi Waldorf, MD

概述

自 30 多年前美国 FDA 批准了肉毒毒素的临床应用后，神经毒素已被用于面部动力性皱纹的标准治疗。在市场上可获取或正在研发的多种 A 型肉毒毒素产品中，应用最广、研究最多的是 Ona A 型肉毒毒素（保妥适，Allergan 公司，加利福尼亚州尔湾市）。它于 1989 年被美国 FDA 批准用于治疗斜视与眼睑痉挛，1992 年开始用于此适应证外的美容治疗。2002 年美国 FDA 批准了 Ona A 型肉毒毒素（BoNT-A-ONA）用于治疗眉间皱纹，2013 年批准用于治疗外眦鱼尾纹。2004 年，美国 FDA 还批准了 Ona A 型肉毒毒素用于治疗成人重度腋下多汗症，尤其是局部外用药治疗效果欠佳甚至无效的患者。肉毒毒素还被超说明书地广泛用于皮肤科很多方面，如面部其他部位皮肤皱纹及手掌多汗症、面部多汗症的治疗。目前其销售遍及世界各地，且有诸多皮肤科以外的应用，如膀胱功能障碍、慢性头痛、痉挛、颈椎肌张力障碍、斜视及眼睑痉挛的治疗。肉毒毒素的应用范围越来越广泛，本章主要就 FDA 批准的 Ona A 型肉毒毒素保妥适

（以下简称 BoNT-A-ONA）的相关皮肤科应用进行阐述。

疗效

多年的临床试验和临床应用证明 A 型肉毒毒素疗效显著。2002—2003 年，Carruthers 等发表了两篇文章报道了一项采用随机、双盲、多中心、安慰剂对照的 Ⅲ 期临床试验评价 A 型肉毒毒素改善中至重度眉间皱纹的有效性和安全性。入组的 537 名患者被分为两组，405 名接受 A 型肉毒毒素治疗，而另外 132 名使用安慰剂。A 型肉毒毒素的使用剂量为 20 U，分为 5 点注射。研究者和患者评价都表明，所有时间点治疗组眉间皱纹减轻程度都优于对照组。2014—2015 年，有 3 项序列的 A 型肉毒毒素最新美容应用的 Ⅲ 期临床研究，进一步阐述了它在鱼尾纹治疗中的有效性和安全性。

在两项针对 A 型肉毒毒素治疗早期腋下多汗症的关键性研究中，Naumann 和 Lowe 将患者按照 3∶1 随机分为每侧腋下接受 50 U 肉毒毒素治疗和安慰剂治疗的两组。治疗后期，

治疗组在精神状态、日常活动和社会交往能力、每日更换衣服次数等方面都有显著的改善，改善效果显现快，维持时间长（至少 16 周），仅有少数几名患者出现不良反应。一项 Lowe 和 Glaser 开展的研究，采用不同浓度 A 型肉毒毒素（50 U 或 75 U 或安慰剂）治疗腋下多汗症也证实了类似结果。虽然是超说明书用药，A 型肉毒毒素用于手掌多汗症、面部多汗症的治疗也均被证实有效。

储存和准备

美容用保妥适（BoNT-A-ONA）有两种剂型，一种为 50 U 的 A 型肉毒梭菌神经毒素复合物，含有 0.25 mg 人白蛋白、0.45 mg 氯化钠；另一种为 100 U 的 A 型肉毒梭菌神经毒素复合物，含有 0.5 mg 人白蛋白、0.9 mg 氯化钠，均为真空灭菌包装，不含防腐剂（图 27.1）。最初未开启的瓶装冻干粉产品推荐储存于 -5 ℃或以下，后来补充说明 50 U 和 100 U 的产品也都可储存于 2~8 ℃的冰箱中，有效期分别约为 24 个月和 36 个月。建议使用不含防腐剂的 0.9% 生理盐水溶解产品，但是，由于储存等渗生理盐水的使用可以减轻患者不适，而效能并不受影响，已被用作标配（图 27.2）。厂家同样建议将溶解的产品保存于冰箱中，4~24 小时内给药，且不可冻存；当然，也有研究表明 A 型肉毒毒素溶解稀释后储存于 4 ℃冰箱后 4~6 周仍然有效，且置于 4 ℃或 -20 ℃保存 2 周后的药效与新鲜溶解的保妥适并无明显差异。虽然最初对于肉毒毒素稳定性存在顾虑，但并未发现溶解时震荡和泡沫会降低其效能。溶解的产品应该清洁、无色、不含其他特殊成分。Liu 等 2012 年发表的文章认为一瓶 A 型肉毒毒素可以给多名患者共用，前提是安全的分装和标准的安全注射技巧。该提议主要基于对皮肤外科协会的医生会员的调查，发现大部分医生常规保存肉毒毒素超过 1 周，且每瓶会给一名以上患者使用，未发现一例感染。

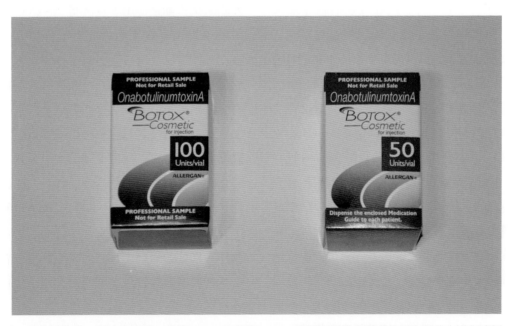

图 27.1　两种规格的 A 型肉毒毒素：每瓶 100 U 和每瓶 50 U，根据不同浓度要求使用生理盐水进行溶解

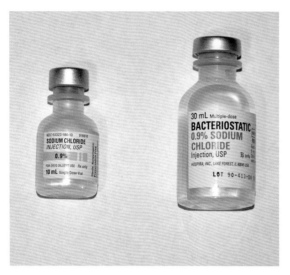

图 27.2　配制液左侧为灭菌的不含防腐剂的 0.9% 生理盐水，右侧为抑菌等渗生理盐水

治疗

A 型肉毒毒素最快小于一到两天内便可起效。在两项临床研究中，研究者和受试者对注射后第 7 天、第 30 天的反应程度评价一致，且第 30 天达高峰。另外两项大型研究表明，A 型肉毒毒素减轻眉间皱纹和鱼尾纹的维持时间通常长于 4 个月。肉毒毒素的临床效果取决于注射单位和浓度。用于美容治疗时，大多数操作者会使用 1~3 ml 生理盐水来溶解药物，如使用 2 ml 生理盐水溶解 100 U/ 瓶肉毒毒素，配制浓度为 5 U/0.1 ml。共识推荐的配制浓度为 100 U/2.5 ml，即 4 U/0.1 ml 的浓度可以用于多种用途。一项量效关系的研究显示，将总剂量 30 U 的 A 型肉毒毒素溶于 1 ml、3 ml、5 ml 或 10 ml 生理盐水中配制成的不同浓度肉毒毒素，用于治疗眉间皱纹时在安全性和有效性上并无显著差异。可以根据治疗肌群的大小调节剂量。Kane 等 2009 年发表了基于性别和肌肉大小的吉适的量效关系研究，虽然不是同一品牌，该结果也可指导保妥

适的使用。总而言之，使用浓度高就相对地缩小了注射体积，可以减轻疼痛和水肿，增加注射的精确性。同样单位的低浓度注射需要更多的稀释液，增加了注射的体积，可能存在潜在的疼痛和反应区域面积的增加。低浓度使用方法也可能收到更好的效果，或导致不可预料的局部或远处的不良反应。表 27.1 中列出了不同注射部位的推荐注射剂量。有些医生习惯使用 32 G 的针头（TSK 公司，日本），而大多数医生使用最多的 30/31 G 的针头（BD 公司，富兰克林湖，美国新泽西州），以减轻注射疼痛等不良反应。同样，注射器的型号也可以根据个人喜好来选择（图 27.3）。

眉间皱纹

美国 FDA 最早批准的肉毒毒素的美容治疗用途就是治疗眉间皱纹，一般总剂量为 20 U。眉间复合肌包括降眉间肌、皱眉肌、降眉肌、眼轮匝肌及额肌的内侧交叉纤维。降眉间肌是产生眉间横纹的主要肌肉，也参与眉间垂直纹的形成。大量的注射技术都提到早期注射时可以应用肌电导引法精确定位肌肉。大多数临床试验都是使用 5 点法将 20~25 U 的起始剂量 A 型肉毒毒素平均注射于各位点。可以根据具体情况来增减注射点，如男士保持水平眉形可以增加 2 个注射点，或有些产品比较容易弥散则可相应减少 2 个注射点。性别差异非常重要，这是注射时必须考虑的因素，如女性的眉形多呈弯形，而男性则偏水平（图 27.4、图 27.5）。女性的注射起始剂量一般低于男性，男性的肌肉更大、更厚，皮脂分泌也更多，有时甚至需要多达女性 2 倍的起始剂量。操作者在评估药物用量之前，应观察患者在放松时和肌肉收缩时产生的表情，用于分析位置的对称性、下垂及肌肉力量等。

表 27.1　不同区域注射 Ona A 型肉毒毒素的初始推荐剂量

注射区域	起始注射总剂量（U）[a]
眉间复合肌	20~40（5~7 个注射点）
前额	10~30（4~8 个注射点）
鱼尾纹	8~20 每侧（1~4 个注射点）
垂直唇纹	4~6（4 个注射点）
口角	2~8 每侧（1 个注射点）
兔纹	2~6（1~3 个注射点）
颏纹或颏窝	2~10（1~2 个注射点）
颈纹	10~15 每条（2~10 个注射点）
腋下多汗	50~100 每腋下（多点注射，每点间隔 1~2 cm）
手部多汗	50~100 每手掌（多点注射，每点间隔 1~2 cm）
足底多汗	50~100 每足底（多点注射，每点间隔 1~2 cm）

注：[a] 表中的单位只适用于 Ona A 型肉毒毒素产品。

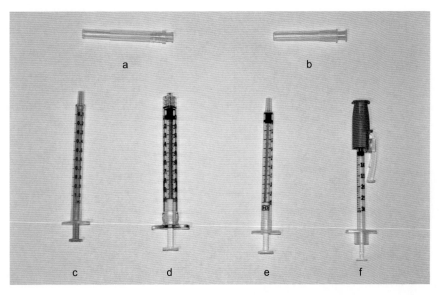

图 27.3　注射器和针头。a. 有些医生习惯使用 32 G 的针头（TSK 公司，日本）；b. 大多数医生使用最多的是 30/31 G 的针头（BD 公司，富兰克林湖，美国新泽西州）。同样，注射器的型号也可根据个人偏好来选择；c. Injekt-F Tuberkulin 低损耗注射器（B. Braun 公司，伯利恒，美国宾夕法尼亚州）；d. BD Leur-Lok Tip 螺旋注射器（BD 公司，富兰克林湖，美国新泽西州）；e. BD 结核菌素试验（OT）注射器（BD 公司，富兰克林湖，美国新泽西州）；f. BD 安全胰岛素注射器（BD 公司，富兰克林湖，美国新泽西州）

眼轮匝肌

美国 FDA 于 2013 年批准的 BoNT-A-ONA 美容治疗适应证是对外眦鱼尾纹的治疗，总剂量为 24 U，即每侧 12 U（分 3 个注射点，每点 4 U）。外眦鱼尾纹是由眼轮匝肌收缩引起的。括约肌样的眼轮匝肌包绕眼周并协助闭眼。眼轮匝肌宽而薄、表浅，该区域的皱纹由肌肉活动（闭眼和面部表情）和光老化共同作用形成。经典的方法是沿外侧眶缘浅部注射，每侧 2~5 U 的 BoNT-A-ONA。为减少肉毒毒素的弥散导致邻近肌群（颧小肌、颧大肌、提上唇肌）的麻痹，典型的方法是于外眦外侧旁开 1 cm 左右进行注射。常规注射剂量是每侧 2~5 U，应根据注射前对肌肉活动和眶周骨骼

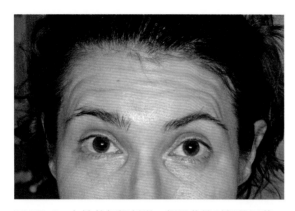

图27.4 女性前额解剖学。额肌收缩时额纹显著，同时可见弓状眉形。注意额肌是一块宽扁且具有广泛交织的大肌肉，而不是两块分开单独的肌肉，依靠局部某些固定点交织而成

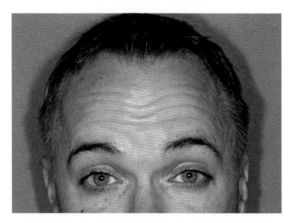

图27.5 男性前额解剖学。相比女性而言，男性的额纹更加显著，且范围较大，眉弓至前额发际线之间的距离也更宽。由于皮脂分泌更多，皮肤也更有光泽。这是一个很好的额肌案例，两块分离的肌腹在眉上交织而使眉毛更加突出立体，剩余的部分组成了额头的中上部。此外，与女性相比，男性的眉形弧度减少，更加平直

特点的精准判断来评估。

　　该部位的疗效维持时间一般要低于上面部，也呈现剂量依赖的特点，剂量越大，则维持时间越长。对于期望眼睛变大（巩膜暴露更多），眼下外侧更圆，或眼下部皱纹变少的患者，可以在瞳孔中线下的眼轮匝肌下部注射小剂量的肉毒毒素。

多汗症

　　BoNT-A-ONA 是目前唯一被美国 FDA 批准应用于治疗原发性腋下多汗症的肉毒毒素，每侧腋下 50 U。Minor 碘淀粉试验为注射前检测多汗区域的快速方法（图 27.6）。为提高精确度，在行该试验前应嘱患者至少提前 5 天停用包括止汗露在内的一切止汗药物。一侧腋下约需 50 U 的 BoNT-A-ONA，可分成 20 个注射点均匀地注射至多汗区域，每点间隔 1~2 cm。然而，对于更表浅区域受累的患者，常需增加一些注射单位，使单侧注射剂量 60~100 U。使用记号笔标记治疗区域可以帮助确保注射区药物的正确分布。注射层次应该表浅，并在标记点旁注射，而非在标记点上注射，以减少因染料残留导致人为的文身风险。增加注射点的精确度有助于提高治疗有效性和患者满意度。虽然美国 FDA 并未批准，但 A 型肉毒毒素仍常被用于手掌和足底多汗症的治疗（详见第 23 章）（图 27.7）。

安全性和并发症

　　与其他 BoNT-A 产品类似，BoNT-A-ONA

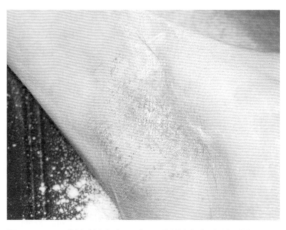

图27.6 碘淀粉试验。应用碘淀粉试验检测多汗区域，以提高肉毒毒素注射的精确度，有助于提高临床治疗的有效性和患者满意度

总体耐受度良好。2005 年，Cote 等回顾了 1989 年 12 月至 2003 年 5 月 BoNT-A-ONA 机构向美国 FDA 报告的所有并发症，包括治疗性和美容性、严重的和非严重的不良反应。在报道的 36 名严重不良事件中，有 30 名是在美国 FDA 批准的说明书中提及的可能出现的并发症，其余 6 名被认为与治疗无关。在美容应用中未出现死亡病例。报道最多的非严重不良事件包括疗效不足、注射区反应和上睑下垂。一项关于 BoNT-A-ONA 不良反应发生数量和频率的 Meta 分析，共纳入 36 项研究包括 2309 名研究对象，未发现严重不良事件。并发症包括疼痛、瘀青和肿胀等，主要与注射的位置（了解目标区域的解剖，避开可见静脉）和注射技巧（速度、针头大小、压力及是否冰敷）相关。此外，眼周、口周和睑缘区域及薄而娇嫩的皮肤区域富含表浅血管，容易伤及血管。大多数现有的证据表明，注射区淤血 / 瘀斑发生率低于 1%。表 27.2 中罗列了神经毒素用于美容治疗的常见不良反应。

头痛与上睑下垂是眉间皱纹治疗中最明显的治疗相关不良反应，其中头痛被认为是与注射过程相关而非药物本身所致，因为无论是在 BoNT-A-ONA 注射组还是安慰剂对照组，头痛发生比例类似。总体而言，BoNT-A-ONA 注射所致头痛较轻，无须治疗。但也有报道极少部分患者出现严重头痛或偏头痛，可能是因为针头刺入额部深部所致的微小创伤和骨膜撕裂，幸运的是大多为良性，一般只持续数日至数周，可采用口服止痛药治疗或仅观察即可。无意间的邻近肌群麻痹或上睑下垂是神经毒素美容治疗中发生的最显著的并发症。肉毒毒素的局部弥散可以出现在距离注射点 3 cm 内的范围。BoNT-A-ONA 的包装说明书显示在 405 名患者中约有 3% 出现上睑下垂，不过在早期注射治疗中因缺乏经验，患者上睑下垂的发生率约为 5.4%。在每次注射前捏住具体的眉间

表 27.2　神经毒素用于美容治疗的常见不良反应

上面部
常见
淤血 / 瘀斑
肿胀
上睑下垂（眉部、眼睑）
不对称
少见
眼睑功能 / 生理障碍
下睑萎缩 / 巩膜暴露
上唇运动的影响
肌肉萎缩
眼球穿孔
下面部
常见
瘀青 / 皮下血肿
肿胀
不对称
少见
露龈笑的增加或减少
对口腔肌肉力量的影响
不能提、降口唇 / 嘴唇异常运动
吞咽困难
颈部无力
口干
流涎
掌跖部
肌无力干扰精细运动功能

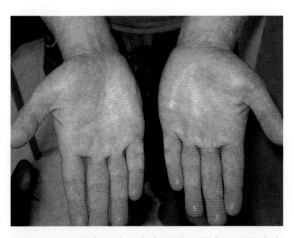

图 27.7　手掌多汗症。患有严重手掌多汗症的患者双手湿黏而反光

肌，使注射药物只在局部弥散，并在注射中进行指压，可以限制和减少不希望出现的邻近肌群麻痹。

此外，注射皱眉肌应至少在眶骨缘 1 cm 以上，注射眼轮匝肌至少在眶外侧缘的 1~2 cm，注射额肌至少在眉毛上缘 1~2 cm 范围。值得注意的是，在肉毒毒素用于额部的治疗这一章撰写的时刻，该治疗仍是超说明书使用，但已广泛应用于临床。在某些情况下，降低稀释的倍数而保证更高浓度的注射，并减少了注射剂量，可以减少药物扩散或意外的弥散。临床医生更多的经验积累也可使上睑下垂的发生率降到最低。

BoNT-A-ONA 用于腋部多汗症治疗的相关并发症不常见。约有 5% 的患者出现微小疼痛和非腋下区轻度代偿性多汗症。在超说明书应用的掌跖部多汗症治疗中，最明显的并发症就是可能出现一过性的手部无力，这是由于注射的肉毒毒素弥散至手内在肌。2/3 的患者可能会发生并反映手指抓握力量减弱，可持续 3~5 周。真皮上部的浅层注射可以帮助减少此类并发症的发生，并提高患者的舒适度。

为了减轻多汗症患者注射过程中的不适，治疗前后可以使用冰敷、氯乙烷喷雾剂、表面麻醉剂、局部神经阻滞和（或）频繁更换针头（因多点注射后针头容易变钝）。振动按摩器也常用于缓解注射疼痛。其作用原理是根据"疼痛闸门"学说，这些非伤害性刺激可关闭疼痛输入的"闸门"，阻止痛觉向中枢神经系统传导。

患者满意度

大量研究显示，BoNT-A-ONA 用于美容治疗的患者满意度一直很高。2015 年 Trinidade de Almeida 等报道，患者接受平均长达 9.1 年的长期、持续的 Ona A 型肉毒毒素治疗，其满意度较高。治疗上面部皱纹的多项临床试验表明，肉毒毒素治疗组的自我评分与安慰剂对照组相比明显升高，这些患者之前受到面部皱纹的困扰，失去年轻光滑的面容使他们看起来比自己期望的更老，或使他们看起来更疲惫、忧郁或愤怒，而实际上他们并没有这样的情绪。BoNT-A-ONA 治疗的高满意度不仅使求美者产生兴趣，也有助于其在无创美容市场拓展新的适应证。

结论

神经毒素类产品在面部美容中的应用趋向于最小剂量注射，从而获得更加自然、年轻、光滑的面容。为了达到最佳疗效，操作者必须掌握详尽的面部解剖学、神经毒素产品特性的相关知识，并且尽可能对患者进行个性化的评估。临床研究和经验将会阐述市面上不同神经毒素产品及其在面部美容和其他方面如多汗症治疗上的主要差异。作为世界上被研究最详细、使用最久的神经毒素，Ona A 型肉毒毒素可以产生安全、有效、可重复的效果，笔者期望未来美国 FDA 批准肉毒毒素应用于更多的美容区域（包括额部）。

（邓　丹　付思祺　闫　言译）

参考文献

[1] Carruthers JD, Carruthers JA. Treatment of glabellar frown lines with C. botulinum-A exotoxin. J Dermatol Surg Oncol 1992; 18(1):17–21.

[2] FDA. BOTOX Cosmetic Approval Letter. 2002.

[3] FDA. FDA approves Botox Cosmetic to improve the appearance of crow's feet lines. September 2013; http://www.fda.gov/NewsEvents/Newsroom/PressAnnouncements/ucm367662.htm. Accessed February

27, 2017.

[4] Botox [Prescribing information]. BOTOX (onabotulinum-toxinA) for injection, for intramuscular use, intradetrusor, or intradermal use. Irving, CA: Allergan; 2016.

[5] Carruthers J, Carruthers A. The evolution of botulinum neurotoxin type A for cosmetic applications. J Cosmet Laser Ther 2007;9(3):186–192.

[6] Said S, Meshkinpour A, Carruthers A, Carruthers J. Botulinum toxin A: its expanding role in dermatology and esthetics. Am J Clin Dermatol 2003;4(9):609–616.

[7] Glaser DA, Hebert AA, Pariser DM, Solish N. Facial hyperhidrosis: best practice recommendations and special considerations. Cutis 2007;79(5 Suppl):29–32.

[8] Gregoriou S, Rigopoulos D, Makris M, et al. Effects of botulinum toxin-a therapy for palmar hyperhidrosis in plantar sweat production. Dermatol Surg 2010;36(4):496–498.

[9] Carruthers JA, Lowe NJ, Menter MA, et al. A multicenter, double-blind, randomized, placebo-controlled study of the efficacy and safety of botulinum toxin type A in the treatment of glabellar lines. J Am Acad Dermatol 2002;46(6):840–849.

[10] Carruthers JD, Lowe NJ, Menter MA, Gibson J, Eadie N, Group BGLIS. Double-blind, placebo-controlled study of the safety and efficacy of botulinum toxin type A for patients with glabellar lines. Plast Reconstr Surg 2003;112(4):1089–1098.

[11] Carruthers A, Bruce S, de Coninck A, et al. Efficacy and safety of onabotulinumtoxinA for the treatment of crows feet lines: a multicenter, randomized, controlled trial. Dermatol Surg 2014;40(11):1181–1190.

[12] Moers-Carpi M, Carruthers J, Fagien S, et al. Efficacy and safety of onabotulinumtoxinA for treating crow's feet lines alone or in combination with glabellar lines: a multicenter, randomized, controlled trial. Dermatol Surg 2015;41(1):102–112.

[13] Carruthers J, Rivkin A, Donofrio L, et al. A multicenter, randomized, double-blind, placebo-controlled study to evaluate the efficacy and safety of repeated onabotulinumtoxinA treatments in subjects with crow's feet lines and glabellar lines. Dermatol Surg 2015;41(6):702–711.

[14] NaumannM, Lowe NJ. Botulinum toxin type A in treatment of bilateral primary axillary hyperhidrosis: randomised, parallel group, double blind, placebo controlled trial. BMJ 2001;323(7313):596–599.

[15] Lowe NJ, Glaser DA, Eadie N, et al. Botulinum toxin type A in the treatment of primary axillary hyperhidrosis: a 52-week multicenter double-blind, randomized, placebo-controlled study of efficacy and safety. J Am Acad Dermatol 2007;56(4):604–611.

[16] P′erez-Bernal AM, Avalos-Peralta P, Moreno-Ram′ırez D, Camacho F. Treatment of palmar hyperhidrosis with botulinum toxin type A: 44 months of experience. J Cosmet Dermatol 2005;4(3):163–166.

[17] Lowe NJ, Yamauchi PS, Lask GP, et al. Efficacy and safety of botulinum toxin type a in the treatment of palmar hyperhidrosis: a double-blind, randomized, placebo-controlled study. Dermatol Surg 2002;28(9):822–827.

[18] Simonetta Moreau M, Cauhepe C, Magues JP, Senard JM. A double-blind, randomized, comparative study of Dysport vs. Botox in primary palmar hyperhidrosis. Br J Dermatol 2003;149(5):1041–1045.

[19] Solomon BA, Hayman R. Botulinum toxin type A therapy for palmar and digital hyperhidrosis. J Am Acad Dermatol 2000;42(6):1026–1029.

[20] Vadoud-Seyedi J. Treatment of plantar hyperhidrosis with botulinum toxin type A. Int J Dermatol 2004;43(12):969–971.

[21] Vlahovic TC, Dunn SP, Blau JC, Gauthier C. Injectable botulinum toxin as a treatment for plantar hyperhidrosis: a case study. J Am Podiatr Med Assoc 2008;98(2):156–159.

[22] Botox [Prescribibg information]. BOTOX Cosmetic (onabotulinumtoxinA) for injection, for intramuscular use. Irving, CA: Allergan; 2016.

[23] Alam M, Dover JS, Arndt KA. Pain associated with injection of botulinum A exotoxin reconstituted using isotonic sodium chloride with and without preservative: a double-blind, randomized controlled trial. Arch Dermatol 2002; 138(4):510–514.

[24] Hexsel DM, De Almeida AT, RutowitschM, et al. Multicenter, double-blind study of the efficacy of injections with botulinum toxin type A reconstituted up to six consecutive weeks before application. Dermatol Surg 2003;29(5):523–529; discussion 529.

[25] Garcia A, Fulton JE. Cosmetic denervation of the muscles of facial expression with botulinum toxin. A dose-response study. Dermatol Surg 1996;22(1):39–43.

[26] Yang GC, Chiu RJ, Gillman GS. Questioning the need to use Botox within 4 hours of reconstitution: a study of fresh vs 2-week-old Botox. Arch Facial Plast Surg 2008;10(4):273–279.

[27] Trindade De Almeida AR, Kadunc BV, Di Chiacchio N, Neto DR. Foam during reconstitution does not affect the potency of botulinum toxin type A. Dermatol Surg 2003;29(5):530–531; discussion 532.

[28] Liu A, Carruthers A, Cohen JL, et al. Recommendations and current practices for the reconstitution and storage of botulinum toxin typeA. J AmAcad Dermatol 2012;67(3):373–378.

[29] Beer KR, Boyd C, Patel RK, Bowen B, James SP, Brin MF. Rapid onset of response and patient-reported outcomes after onabotulinumtoxinA treatment of moderate-to-severe glabellar lines. J Drugs Dermatol 2011;10(1):39–44.

[30] Baumann L, Dayan S, Connolly S, et al. Duration of clinical efficacy of onabotulinumtoxinA in crow's feet lines: results from two multicenter, randomized, controlled trials. Dermatol Surg 2016;42(5):598–607.

[31] Glogau R, Kane M, Beddingfield F, et al. Onabotulinumtox-inA: a meta-analysis of duration of effect in the treatment of glabellar lines. Dermatol Surg 2012; 38(11):1794–1803.

[32] Borodic GE, Ferrante R, Pearce LB, Smith K. Histologic assessment of dose-related diffusion and muscle fiber response after therapeutic botulinum A toxin injections. Mov Disord 1994;9(1):31–39.

[33] Shaari CM, George E,Wu BL, et al. Quantifying the spread of botulinum toxin through muscle fascia. Laryngoscope 1991;101(9):960–964.

[34] Shaari CM, Sanders I. Quantifying how location and dose of botulinum toxin injections affect muscle paralysis. Muscle Nerve 1993;16(9):964–969.

[35] Klein AW. Dilution and storage of botulinum toxin. Dermatol Surg 1998; 24(11):1179–1180.

[36] Klein AW, Kreyden OP. Storage and dilution of botulinum toxin. Curr Probl Dermatol 2002;30:126–130.

[37] Carruthers J, Fagien S, Matarasso SL, Group BC. Consensus recommendations on the use of botulinum toxin type a in facial aesthetics. Plast Reconstr Surg 2004;114(6

Suppl):1S–22S.

[38] Kane MA, Brandt F, Rohrich RJ, *et al.* Evaluation of variable-dose treatment with a newU.S. BotulinumToxin TypeA (Dysport) for correction of moderate to severe glabellar lines: results from a phase III, randomized, double-blind, placebo-controlled study. Plast Reconstr Surg 2009;124(5):1619–1629.

[39] Lowe NJ, Maxwell A, Harper H. Botulinum A exotoxin for glabellar folds: a double-blind, placebo-controlled study with an electromyographic injection technique. J Am Acad Dermatol 1996; 35(4):569–572.

[40] Sadick NS. The cosmetic use of botulinum toxin type B in the upper face. Clin Dermatol 2004;22(1):29–33.

[41] Rzany B, Ascher B, Fratila A, *et al.* Efficacy and safety of 3- and 5-injection patterns (30 and 50 U) of botulinum toxin A (Dysport) for the treatment of wrinkles in the glabella and the central forehead region. Arch Dermatol 2006;142(3):320–326.

[42] Carruthers A. Botulinum toxin type A: history and current cosmetic use in the upper face. Dis Mon 2002;48(5):299–322.

[43] Monheit G, Carruthers A, Brandt F, Rand R. A randomized, double-blind, placebo-controlled study of botulinum toxin type A for the treatment of glabellar lines: determination of optimal dose. Dermatol Surg 2007;33(1 Spec No.):S51–S59.

[44] Carruthers A, Carruthers J, Said S. Dose-ranging study of botulinum toxin type A in the treatment of glabellar rhytids in females. Dermatol Surg 2005;31(4):414–422; discussion 422.

[45] Flynn TC. Botox in men. Dermatol Ther 2007;20(6):407–413.

[46] Flynn TC, Carruthers JA. Botulinum-A toxin treatment of the lower eyelid improves infraorbital rhytides and widens the eye. Dermatol Surg 2001;27(8):703–708.

[47] Flynn TC, Carruthers JA, Clark RE. Botulinum A toxin (BOTOX) in the lower eyelid: dose-finding study. Dermatol Surg 2003;29(9):943–950; discussion 950–941.

[48] Swinehart JM. Treatment of axillary hyperhidrosis: combination of the starch-iodine test with the tumescent liposuction technique. Dermatol Surg 2000;26(4):392–396.

[49] Grunfeld A, Murray CA, Solish N. Botulinum toxin for hyperhidrosis: a review. Am J Clin Dermatol 2009;10(2):87–102.

[50] Heckmann M, Ceballos-Baumann AO, Plewig G, Group HS. Botulinum toxin A for axillary hyperhidrosis (excessive sweating). N Engl J Med 2001;344(7):488–493.

[51] Hexsel D, Rodrigues TC, Soirefmann M, Zechmeister-Prado D. Recommendations for performing and evaluating the results of the minor test according to a sweating intensity visual scale. Dermatol Surg 2010;36(1):120–122.

[52] Cot'e TR, Mohan AK, Polder JA, *et al.* Botulinum toxin type A injections: adverse events reported to the US Food and Drug Administration in therapeutic and cosmetic cases. J Am Acad Dermatol 2005;53(3):407–415.

[53] NaumannM, Jankovic J. Safety of botulinum toxin type A: a systematic review and meta-analysis. Curr Med Res Opin 2004;20(7):981–990.

[54] Wollina U, Konrad H. Managing adverse events associated with botulinum toxin type A: a focus on cosmetic procedures. Am J Clin Dermatol 2005;6(3):141–150.

[55] Alam M, Arndt KA, Dover JS. Severe, intractable headache after injection with botulinum A exotoxin: report of 5 cases. J Am Acad Dermatol 2002;46(1):62–65.

[56] HuangW, Foster JA, Rogachefsky AS. Pharmacology of botulinum toxin. J Am Acad Dermatol 2000;43(2 Pt 1):249–259.

[57] Klein AW. Complications with the use of botulinum toxin. Dermatol Clin 2004; 22(2):197–205, vii.

[58] Klein AW. Contraindications and complications with the use of botulinum toxin. Clin Dermatol 2004;22(1):66–75.

[59] Richards RN. Ethyl chloride spray for sensory relief for botulinum toxin injections of the hands and feet. J Cutan Med Surg 2009;13(5):253–256.

[60] Smith KC, Comite SL, Storwick GS. Ice minimizes discomfort associated with injection of botulinum toxin type A for the treatment of palmar and plantar hyperhidrosis. Dermatol Surg 2007;33(1 Spec No.):S88–S91.

[61] Campanati A, Lagalla G, Penna L, *et al.* Local neural block at the wrist for treatment of palmar hyperhidrosis with botulinum toxin: technical improvements. J Am Acad Dermatol 2004;51(3):345–348.

[62] Kuwahara H, Ogawa R. Using a vibration device to ease pain during facial needling and injection. Eplasty 2016;16:e9.

[63] Rivers JK, Bertucci V, McGillivray W, *et al.* Subject satisfaction with onabotulinumtoxinA treatment of glabellar and lateral canthal lines using a new patient-reported outcome measure. Dermatol Surg 2015;41(8):950–959.

[64] Chang BL,Wilson AJ, Taglienti AJ, *et al.* Patient perceived benefit in facial aesthetic procedures: FACE-Q as a tool to study botulinum toxin injection outcomes. Aesthet Surg J 2016;36(7):810–820.

[65] Trindade de Almeida A, Carruthers J, Cox SE, *et al.* Patient satisfaction and safety with aesthetic onabotulinumtoxinA after at least 5 years: a retrospective cross-sectional analysis of 4,402 glabellar treatments. Dermatol Surg 2015;41(Suppl 1):S19–S28.

[66] Carruthers A, Carruthers J. Patient-reported outcomes with botulinum neurotoxin type A. J Cosmet Laser Ther 2007;9(Suppl 1):32–37.

跋

　　肉毒毒素，这一近年来在临床治疗与医学美容领域备受青睐的药物，已展示出广阔的应用前景。肉毒毒素可用于眼肌痉挛、颈部肌肉痉挛、肌张力障碍、多汗症等多种疾病的治疗，也常用于面颈部年轻化、下面部塑形和小腿塑形等医学美容领域。本书详细介绍了肉毒毒素的应用历史、种类、保存及使用方法，同时对其适应证及可能引起的并发症进行了深入探讨。最近国内有新型的 A 型肉毒毒素获得国家药品监督管理局的批准，将来 B 型肉毒毒素也可能进入中国市场。这本译著对于临床使用 A 型、B 型肉毒毒素具有重要的实践指导意义。

　　严复提出翻译的标准是"信、达、雅"，这个标准同样适用于医学专业书籍的翻译。高标准的译书其实是个苦差事，需要不断地琢磨、推敲。本书得以呈现，得益于 50 多位专业整形外科医生的严谨把关与反复雕琢。每次遇到不易准确翻译的术语和词句，译者们都会进行集体沟通与研讨。有时已经确定的译文，过一段时间又觉得翻译不当或者欠妥，需要重新讨论确定。在翻译的过程中，我们查阅了大量的国内外文献，力争做到尽善尽美。一本译著的翻译水平没有最好，只有更好。书中翻译的内容难免存在疏漏和错误，敬请广大医生同道和读者朋友批评指正。

　　这本译著出版前夕，ChatGPT 出现了。ChatGPT 等人工智能语言处理工具有可能为翻译提供全新的解决方案，带来更高的精准度和更快的速度。虽然 ChatGPT 在医学专业翻译方面仍然存在一些局限性，但是相信随着人工智能的不断发展和完善，它们进行医学专业翻译的准确性和连贯性也会不断提高。未来的翻译工作可能不再需要耗费大量的时间和人力成本，并且译文更加规范、更加精准。我们期待着医学专业人士能够积极参与人工智能翻译工具的开发过程，推动智能翻译时代的到来。相信在不久的将来，外文专业书籍的内容将能够直接转化为流畅的母语，而不需要经历艰辛的翻译过程。

　　最后，我们要感谢每一位译者的积极贡献，感谢出版社与各位编辑的辛勤工作，并对支持本书出版的各位专家和同道们表示由衷的谢意。

主译：王永前

2023 年 10 月 10 日